ENCYCLOPÉDIE CADÉAC

XVI

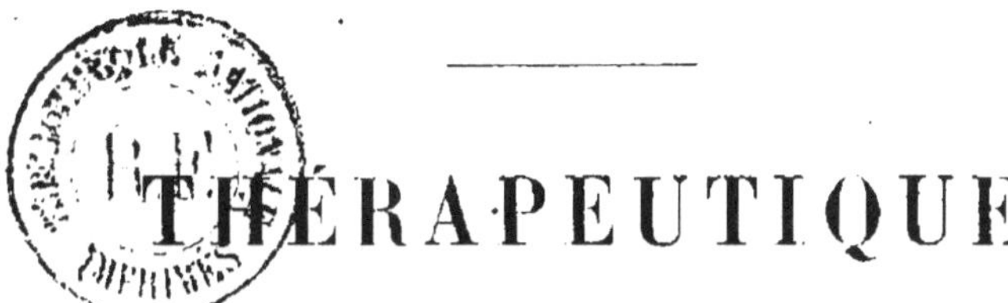

THÉRAPEUTIQUE

ET

PHARMACODYNAMIE

TOME I

ENCYCLOPÉDIE VÉTÉRINAIRE

Publiée sous la direction de C. CADÉAC

THÉRAPEUTIQUE

ET

PHARMACODYNAMIE

PAR

L. GUINARD

CHARGÉ DU COURS DE THÉRAPEUTIQUE GÉNÉRALE
A L'ÉCOLE VÉTÉRINAIRE
CHEF DES TRAVAUX DU LABORATOIRE DE THÉRAPEUTIQUE
A LA FACULTÉ DE MÉDECINE DE LYON

TOME I

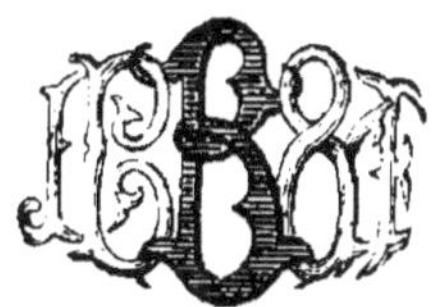

PARIS

LIBRAIRIE J.-B. BAILLIÈRE ET FILS

19, rue Hautefeuille, près du Boulevard Saint-Germain

1899

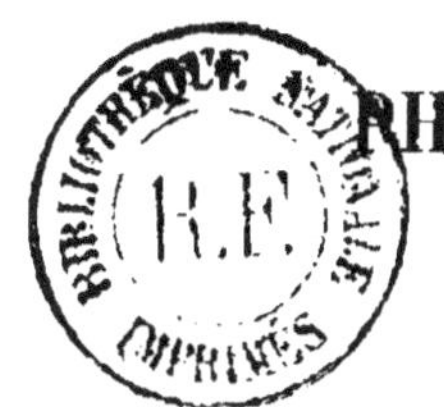

PRÉFACE

Dans les temps anciens les empiriques formaient une secte, dont les adeptes ne raisonnaient que d'après la seule observation des faits et des résultats et concluaient par analogisme et épilogisme. — Cet empirisme doctrinal, à une époque où la science et les moyens d'investigation scientifiques n'existaient pas, avait en quelque sorte sa raison d'être et nous comprenons, jusqu'à un certain point, qu'en médecine et en thérapeutique, il ait repoussé toute théorie basée sur l'étude de l'anatomie et de la physiologie, pour la raison que les connaissances qu'on en tirait alors ne pouvaient avoir la valeur d'une bonne observation et de l'expérience acquise.

Aujourd'hui, et depuis longtemps déjà, tout a bien changé. — Éclairées par les découvertes et les enseignements de la science expérimentale, la médecine et la thérapeutique n'ont plus le droit d'être *empiriques* et si parfois elles conservent le qualificatif, c'est très exceptionnellement et dans le seul but d'avouer l'impossibilité dans laquelle elles se trouvent, momentanément, d'expliquer certains faits de pure observation pratique, dont elles profitent cependant sans bien les comprendre.

Mais, en dehors de ces circonstances, la réaction contre l'empirisme a été telle qu'actuellement on le réprouve en tout et que le qualificatif d'*empirique*, presque toujours pris dans un sens désobligeant, signifie aussi bien charlatan que *médecin dépourvu de méthode et de toute connaissance théorique.*

Que ceux donc qui ne cherchent dans tout ce qu'ils font
que le but utilitaire à atteindre immédiatement et ne le
voient exclusivement que dans une expérience acquise *avec
un minimum de connaissances théoriques*, ne se méprennent
pas sur le qualificatif qu'on peut leur appliquer. — Leur
parchemin officiel, en leur donnant tous les droits, les distingue des empiriques, mais, en fait, ils ont certaines qualités de ces derniers.

En effet, en nous limitant aux connaissances toutes
théoriques qui constituent la *Pharmacodynamie*, nous nous
demandons maintenant ce que l'on peut penser de celui
qui, après examen d'un malade, médicamente, ordonne,
formule et se sert d'agents thérapeutiques variés, dont
tous les effets sur l'organisme ne lui sont pas parfaitement
connus, dont il ignore souvent le mécanisme d'absorption,
les électivités premières, le mode d'action, les modalités
d'effet avec leur cause de variabilité, etc., etc. A une
pareille question nous ne savons trop que répondre.

Actuellement, on n'a plus le droit d'employer des médicaments sans connaître exactement toute leur histoire et
tous leurs effets ; c'est une faute que de ne se servir d'un
remède qu'on a choisi, parmi les autres, que parce qu'on
l'a trouvé dans un formulaire ou parce que l'on sait, par
la pratique, qu'il réussit dans un cas semblable à celui que
l'on traite ; on n'a plus le droit d'employer dans la lutte contre
la maladie des armes dont on ignore la *théorie complète*.

Certes, je ne crois pas être un exagéré ; je ne suis pas de
ceux qui ne jurent que par l'utilité de ce qu'ils font et de ce
qu'ils enseignent ; j'ai simplement la conviction acquise que
la pharmacodynamie et la thérapeutique générale sont un
peu négligées et que les connaissances théoriques préliminaires qu'elles exigent sont souvent considérées — à
l'instar des empiriques dont nous parlions plus haut —
comme des spéculations oiseuses et sans aucun intérêt pour
l'art de guérir.

Voilà ce qu'il faut avouer, voilà ce qui est et voilà ce qui ne devrait pas être, à une époque où les moyens de diagnostic et l'étude des maladies sont arrivés à un aussi haut degré de perfection.

Mais, entend-on dire souvent, il y a tant de choses à apprendre et l'étude de la pharmacodynamie est si difficile, pour le peu de résultats pratiques qu'elle donne.

C'est vrai, la pharmacodynamie est une science difficile, mais il est cependant inexact de croire que son étude approfondie est pratiquement inutile, et cela d'abord pour la simple raison que ceux qui portent cette appréciation ne connaissent pas les éléments de la cause qu'ils jugent. J'ai pour ma part une opinion diamétralement opposée et c'est avec un désir ardent d'encourager et de faciliter l'étude de la thérapeutique générale que, chaque année, j'apporte à l'enseignement de cette science tout ce que je peux de simplifications et de clarté.

Dans le cours dont j'ai la charge à l'École vétérinaire, par suppléance de mon excellent maître M. le professeur Arloing, je m'efforce de donner aux élèves les seuls éléments qui peuvent leur être utiles, dans leur initiation à la connaissance de tout ce qui se rapporte aux médicaments et aux modifications que ces médicaments impriment aux fonctions normales de l'organisme.

Pour cela, sachant qu'il y a des enseignements qui complètent les autres, je laisse de côté tout ce qui n'est pas de la pharmacodynamie proprement dite ; je néglige l'exposé des caractères, des propriétés physico-chimiques et de la composition des drogues et produits médicamenteux ; je ne m'occupe pas des indications pratiques immédiates, qui sont beaucoup mieux enseignées ailleurs ; j'évite les chiffres, toujours ennuyeux à retenir, en ne faisant pas ou très peu de posologie ; je ne prends, dans chaque groupe, que les médicaments les plus utiles et m'en servant comme type je les étudie aussi complètement que possible ; quand besoin est, je ne crains pas de répéter souvent les choses importantes.

C'est là mon cours, et c'est sa reproduction assez fidèle

qu'on retrouvera dans cet ouvrage, que je dédie aux élèves. En l'écrivant, j'ai surtout pensé à ceux qui, ignorant tout des médicaments, doivent connaître d'abord les éléments indispensables de la thérapeutique générale et de la pharmacodynamie. Je n'ai pas eu d'autre préoccupation et ne sais même pas si, en dehors de cela, je rendrai le moindre service.

J'ai dit plus haut que je ne faisais pas de posologie, mais comme sa connaissance est de première importance et que son enseignement nous incombe, je la place à la fin du cours, sous la forme d'un tableau formulaire, qui terminera le 2e volume et où seront classés, alphabétiquement, les principaux médicaments anciens et nouveaux.

Enfin, tout en étant très heureux de voir les sciences en perpétuel état d'évolution et de modification, je regrette que le tirage des premières feuilles de mon livre ait été fait à un moment où j'aurais pu modifier un peu le jugement que j'ai porté sur les injections intraveineuses et sur les injections hypodermiques des corps gras. Les premières, en particulier, semblent appelées à rendre peut-être plus de services que je ne le dis. De même, quand nous avons parlé de l'avenir de la sérumthérapie, on ne savait pas encore que le sérum antitétanique, qui paraissait surtout devoir conserver un rôle préventif, deviendrait curatif par injection intracérébrale.

D'ailleurs, à propos de la sérumthérapie, je me fais un plaisir de rappeler en terminant que c'est à la précieuse collaboration de mon ami le Dr F. Dumarest que je dois l'avantage d'avoir, sur cette importante question, un chapitre où le lecteur trouvera, en un style clair et élégant, tout ce qu'il faut pour bien connaître et apprécier la méthode.

Et maintenant, tous mes vœux pour que chacun soit convaincu, par le très modeste aperçu que j'en donne, que la thérapeutique générale et la pharmacodynamie rendront d'autant plus de services qu'on les connaîtra mieux.

Lyon, le 1er août 1898.

L. GUINARD.

THÉRAPEUTIQUE

PRÉLIMINAIRES

I. — ACTIONS THÉRAPEUTIQUES.

Actions thérapeutiques. — Énumération et présentation sommaire des principales actions thérapeutiques. — Actions hygiéniques. — Actions chirurgicales. — Actions physiques. — Actions médicamenteuses. — Pharmacologie. — Pharmacodynamie.

Il serait logique de débuter immédiatement par une bonne définition et d'indiquer, avant tout, dans une proposition brève, claire et complète, les attributs principaux et le but de la *thérapeutique* générale ; mais comme cette désignation même pourrait prêter à des confusions, il nous semble préférable de commencer par fixer exac·tement les limites de ce livre.

Thérapeutique ayant pour étymologie θεραπεύειν, soigner, guérir, on pourrait en effet supposer que nous allons nous occuper de l'art de traiter les maladies, alors que telle n'est pas notre intention.

Dans tout ce qui va suivre, nous devrons rester le plus possible dans le domaine de la science pure et préparer simplement à la pratique médicale, en évitant d'empiéter sur le terrain clinique.

On verra plus loin que la thérapeutique proprement dite, comprise dans le sens étymologique du mot, ne doit pas être considérée comme une science, mais comme un art, et qu'à ce titre elle comprend un ensemble de connaissances qui ne saurait rentrer dans notre cadre.

Le moyen le plus simple de bien délimiter notre programme est de chercher immédiatement quels sont, parmi les moyens de guérison, ceux dont nous avons à faire l'étude.

Actions thérapeutiques. — Les divers procédés mis en œuvre dans l'art de guérir sont communément groupés sous le nom d'*actions thérapeutiques*.

Ces actions thérapeutiques sont assez nombreuses mais les principales d'entre elles peuvent être classées de la façon suivante :

Actions hygiéniques; actions chirurgicales; actions physiques ; actions médicamenteuses.

En médecine humaine, on ajoute encore les *actions psychiques* qui, dans beaucoup de circonstances, n'ont pas une médiocre valeur, et contribuent souvent à la guérison par l'influence salutaire qu'elles ont sur le moral affaibli ou détraqué de certains malades.

En dehors de cela il y aurait aussi à classer, dans le groupe des actions psychiques, les procédés qui relèvent de l'hypnotisme et du magnétisme et dont il ne sera pas question ici.

Actions hygiéniques. — Les actions hygiéniques proprement dites, dont la grande utilité est incontestable, ne nous appartiennent pas ; c'est à l'hygiéniste à en faire connaître les règles et au clinicien à savoir les appliquer, quand besoin est. Non seulement elles se proposent de fournir les moyens d'éviter beaucoup de maladies, mais nombre de ces dernières sont justiciables de leur emploi.

Cependant, si prévenir le mal ou aider à sa guérison par l'hygiène est parfait, le combattre par la thérapeutique, quand il existe, est indispensable ; aussi, bien que reconnaissant aux moyens hygiéniques une importance supérieure, nous ne croyons pas qu'il faille l'exagérer au point de discréditer l'art de guérir. C'est ce à quoi on arriverait fatalement si on acceptait les idées de certains médecins, par trop pessimistes, qui voudraient voir la thérapeutique absorbée par l'hygiène.

L'un deux a dit, par exemple : « J'ai souvent pensé que les résultats de la thérapeutique possible seraient plus probants et plus nombreux si les hommes de talent qui dépensent leur vie dans les laboratoires à rechercher le mode d'action des poisons destinés à nous empêcher de mourir, employaient leurs belles facultés à poser des règles d'hygiène et de diététique dans les maladies chroniques, pour nous permettre de vivre avec elles. » (Navarre.)

. Cette pensée fort discutable, quant aux résultats qu'elle peut avoir en médecine humaine, l'est encore bien davantage quand on envisage les conditions dans lesquelles nous avons à donner nos soins aux animaux.

Il est cependant un certain nombre de modificateurs hygiéniques qui, dans une certaine mesure, pourraient être étudiés par nous, car ils prêtent à des considérations physiologiques un peu différentes de celles qui peuvent intéresser l'hygiéniste : tel est le cas de la diététique, par exemple.

Actions chirurgicales. — La plupart des procédés qu'elles mettent en œuvre ne nous appartiennent pas et sont du domaine de la médecine opératoire. Quelques moyens particuliers entrent pourtant dans notre cadre et font l'objet de nos études : c'est ainsi que nous aurons à indiquer, sous forme de données préparatoires, les règles générales de l'*antisepsie*.

Actions physiques. — Elles comprennent surtout les effets des agents électriques et thermiques ; nous aurons à nous en occuper en recherchant l'explication physiologique des modifications organiques qu'elles produisent.

Actions médicamenteuses. — Ce sont celles que l'on développe par l'emploi des drogues et des médicaments ;

elles forment un groupe fort important, comprenant des agents thérapeutiques excessivement variés.

Ces agents thérapeutiques, mis en rapport avec les éléments organiques, les modifient de façons diverses et produisent, sur les fonctions physiologiques, des effets qui doivent être bien connus avant que l'on soit autorisé à s'en servir dans la lutte contre la maladie.

Ces effets médicamenteux sont habituellement étudiés et enseignés dans les laboratoires de physiologie, car, après avoir fait connaître le mécanisme des manifestations vitales chez l'animal sain, il appartient au physiologiste de voir ce que peuvent devenir ces manifestations sous l'influence des médicaments.

Nous retiendrons donc l'étude des modifications physiologiques produites par les actions thérapeutiques qualifiées de médicamenteuses ; elles formeront même la partie essentielle de ce livre.

C'est pour cette dernière raison que nous reconnaissons immédiatement que les termes de *pharmacologie générale* ou même de *pharmacodynamie* conviendraient mieux en tête de ces pages.

Seulement il importerait d'abord que l'on s'entendît bien sur la signification du mot *pharmacologie*. Or, tandis que, pour les uns, la pharmacologie doit traiter des formes sous lesquelles on administre les médicaments et se confond presque avec la pharmacie, pour les autres elle doit s'occuper plus spécialement du mode d'action des remèdes sur l'organisme en général, et sur les divers organes en particulier (Lauder Brunton).

La signification attribuée par Littré au mot *pharmacologie* est plus générale et, en réalité, plus en rapport avec l'étymologie du nom. Pour cet auteur, c'est la partie de la matière médicale qui a pour objet de faire connaître les médicaments en tout ce qui peut éclairer l'emploi de ces moyens thérapeutiques.

Ces acceptions diverses pourraient faire préférer le

terme de *pharmacodynamie* générale, comme impliquant mieux que les autres l'idée de modification physiologique produite par un médicament, actionnant l'organisme ou certains organes.

Mais nous devons nous conformer à l'usage et, bien qu'il renferme en lui la signification de guérison plutôt que celle de médicament, nous conserverons le terme de *thérapeutique générale*.

Ayant ainsi limité notre champ d'action, nous devons maintenant donner la définition de la thérapeutique.

II. — DÉFINITIONS ET BASES DE LA THÉRAPEUTIQUE GÉNÉRALE. — ART MÉDICAL.

Définitions de la thérapeutique. — La thérapeutique générale humaine et vétérinaire. — Division à établir dans l'étude de l'art de guérir. — La physiologie est la base immédiate de la thérapeutique et de la pathologie générales. — La thérapeutique appliquée est un art. — Difficulté de l'art médical.

Définitions. — Les définitions de la thérapeutique sont nombreuses et diffèrent très peu les unes des autres.

Parmi elles il y en a de très simples, celles-ci notamment :

« La thérapeutique est la partie de la médecine qui s'occupe du traitement des maladies. » (Soulier.)

« C'est la science de la *guérison* des maladies. »

La première est bonne mais un peu exclusive, car elle comprend surtout la thérapeutique appliquée.

La seconde est trop prétentieuse et ne mérite pas d'être employée aussi souvent qu'on l'a fait, car, même en faisant de la bonne thérapeutique, on se contente, parfois, non de guérir, mais d'améliorer simplement la maladie. Chez l'homme, en particulier, on ne lui demande fréquemment que de soulager.

Hayem comprend par thérapeutique : « la connaissance des indications et l'art de les remplir », ce qui est parfait comme définition de la thérapeutique spéciale, mais suppose connue la thérapeutique générale.

J'adopterais volontiers la définition suivante, qui est de M. le professeur Kaufmann :

La thérapeutique est cette partie des sciences médicales qui traite de l'action exercée sur l'économie vivante par certains agents et des effets curatifs que ceux-ci provoquent, lorsqu'on les fait intervenir dans le traitement des maladies.

La première partie de cette définition convient assez bien à la thérapeutique générale, l'autre, plus spécialement, à la thérapeutique appliquée ; de telle sorte que M. Kaufmann a ainsi défini complètement la thérapeutique, et, de fait, son *Traité* est à la fois général et spécial.

La thérapeutique générale nous intéressant seule, nous ne garderons que la première partie de la définition.

Seulement, contrairement à M. Kaufmann, nous n'ajoutons pas « qu'appliquée spécialement aux animaux, cette branche constitue la *thérapeutique vétérinaire* » ; car, bien que reconnaissant quelques différences dans l'ensemble des médications employées chez l'homme et chez les animaux, nous ne pensons pas qu'il faille ainsi distinguer notre médecine de celle de l'homme.

Thérapeutique vétérinaire. — De même qu'il n'y a qu'une chimie, qu'une physiologie, qui embrassent, l'une et l'autre, tout ce qui est du ressort de ces sciences dans la nature, il n'y a qu'une *thérapeutique générale*, qui étudie les effets des médicaments chez tous les êtres vivants.

De même que la physiologie normale offre à notre étude des modalités et des différences dans une même fonction, suivant l'animal considéré, la physiologie des organismes médicamentés nous montre, elle aussi, des particularités souvent nombreuses, sur lesquelles nous donnerons plus loin quelques développements.

Mais, en somme, il y a souvent moins de différence entre les effets produits par un médicament chez l'homme et un animal domestique, le chien, par exemple, qu'il peut y en avoir dans les effets de ce même médicament chez le chien et chez le cheval.

Tel est le cas de la morphine dont l'action physiologique essentielle, chez l'homme et chez le chien, est en tous points comparables, tandis qu'elle est bien différente quand on compare le cheval au chien.

Le principe de la distinction d'une thérapeutique humaine et d'une thérapeutique vétérinaire, logique en soi, pourrait nous conduire plus loin encore et nous faire reconnaître une thérapeutique particulière à chaque espèce domestique, ce qui, théoriquement, aurait des résultats déplorables.

En effet, de même que la physiologie comparée est d'un grand secours pour arriver à la connaissance parfaite d'une fonction, dans une seule espèce ou dans des espèces voisines, la pharmacodynamie' comparée rend de grands services dans l'étude d'un même médicament et souvent nous amène à comprendre un mécanisme d'action indéchiffrable quand les effets sont observés sur une seule espèce.

Nous ne reconnaîtrons donc qu'une *thérapeutique générale*, mais accorderons pourtant, sans en faire un principe fondamental, une différence dans la thérapeutique appliquée à l'homme ou aux animaux.

Du reste cette différence peut avoir sa source plutôt dans le but à remplir que dans le *modus reagendi* de ces derniers. Quel que soit le temps nécessaire et les moyens à employer, quand il s'agit de l'homme, il faut toujours s'efforcer de guérir ou de soulager ; au contraire, quand il s'agit des animaux, les facteurs temps et argent doivent le plus souvent être mis en parallèle avec la valeur du malade et le résultat final à espérer.

Pour cette raison la médecine vétérinaire est un peu spéciale et si les relations qu'elle a avec la médecine humaine sont nombreuses, il y a cependant, *en pratique*, une différence dans ses moyens d'action qui lui donne son originalité propre et dont il faut tenir compte.

Le plus ordinairement les animaux domestiques représentent une valeur, un capital dont les intérêts sont constitués par les produits ou les services qu'ils nous rendent. Lorsque ce capital ne rend plus ce qu'on attend de lui ou risque de s'anéantir, notre intervention devient nécessaire. — Mais nous ne devons pas occasionner des frais excessifs et non en rapport avec la valeur du sujet, soit en employant des remèdes trop coûteux, soit en prolongeant le traitement, soit, enfin, en entreprenant une cure que nous savons impossible.

C'est pourquoi, en médecine vétérinaire, nous devons demander à la thérapeutique générale de nous fournir et de nous faire connaître les moyens permettant de guérir quand c'est possible et de guérir rapidement.

Thérapeutique générale : thérapeutique spéciale. — Nous avons explicitement admis deux parties dans l'étude de l'art de traiter les maladies : une première, préparatoire, qui est la *thérapeutique générale* ; une deuxième, appliquée, qui est la *thérapeutique spéciale.*

La thérapeutique générale comprend essentiellement la physiologie de l'organisme médicamenté ; elle s'occupe des actes physiologiques provoqués par les médicaments ; en étudie les causes directes ou indirectes, les symptômes, les manifestations extérieures et intimes, les modifications organiques élémentaires, les conséquences et les résultats ; elle recherche les moyens employés pour faire pénétrer les médicaments au contact des éléments, s'efforce de savoir pourquoi et en vertu de quel mécanisme intime chaque substance réveille les troubles fonctionnels qui lui sont propres, en indiquant les causes possibles des variations que l'on observe souvent dans les effets d'un même agent.

La thérapeutique générale fait le plus possible abstraction de l'élément morbide, contre lequel elle prépare des armes, mais, travaillant cependant en vue du traitement des maladies, *elle peut se permettre parfois de courtes fugues dans le domaine de la thérapeutique appliquée et de la pathologie.*

En somme, c'est une science bien distincte, ayant ses règles très précises, mais qui a son couronnement et ses applications pratiques hors de sa sphère propre.

On doit la considérer comme une science, car elle dépend directement de la physiologie. Ceci est tellement vrai que de Buck a pu dire que : « L'étude de la pharmacodynamique ne se comprend pas en dehors de celle de la physiologie, la première ne formant même qu'un chapitre de la seconde ».

La thérapeutique spéciale, au contraire, s'occupe des indications et de l'art de les remplir. (Hayem.)

Connaissant l'action particulière de chaque agent, elle l'applique à un état morbide et oppose, à la modification pathologique, la modification médicamenteuse.

La thérapeutique générale et la thérapeutique spéciale font le pendant de la pathologie générale et de la pathologie spéciale.

La pathologie générale étudie en bloc tous les troubles de la santé, dans ce qu'ils ont de plus simple, comme dans ce qu'ils ont de plus élevé, de plus tangible et de plus abstrait (Cadéac). Elle en étudie l'origine, les causes, les caractères généraux, processus, évolution, symptômes, terminaison ; indiquant en même temps les procédés généraux d'analyse de la maladie.

La pathologie spéciale, interne ou externe, s'occupe des affections propres à chaque organe ; elle comprend une série de tableaux qui représentent les maladies des organes et des appareils (Cadéac).

On peut schématiser les relations qui existent entre la physiologie et les sciences dont nous venons de parler (Voy. p. 10). Comme on le voit sur cette représentation graphique, la pathologie et la thérapeutique générales

1.

reposent directement sur la physiologie ; elles représentent deux rameaux de cette science ; rameaux isolés et indépendants dont les prolongements convergent ensuite l'un vers l'autre et aboutissent finalement, *sur le terrain clinique*, à deux parties qui ne vont pas l'une sans l'autre : la pathologie et la thérapeutique spéciales.

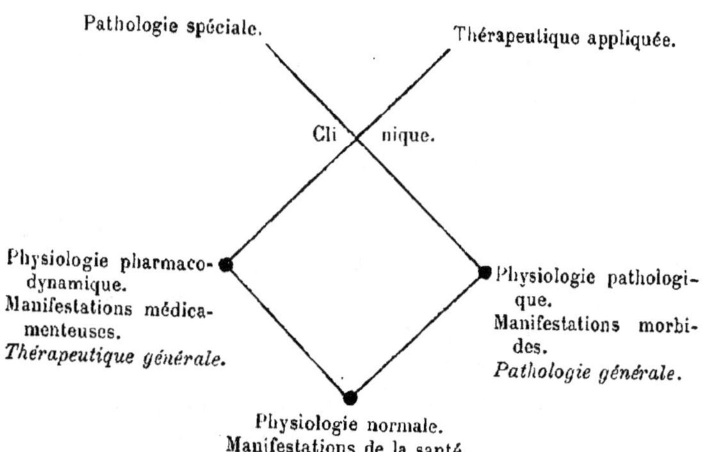

Comme la possibilité de traiter une maladie ne résulte que d'une expérience suffisante en pathologie et en thérapeutique spéciale, on peut ajouter que dans ces aboutissants des sciences, pathologie et thérapeutique générales, se trouvent les assises immédiates de l'*art de guérir*.

Donc, tandis que la thérapeutique générale, complément de la physiologie, est une science, la thérapeutique appliquée est un art.

La thérapeutique appliquée est un art. — L'exposé de cette vérité a été parfaitement présenté par Fonssagrives (1), auquel nous emprunterons même certains arguments de démonstration.

(1) Fonssagrives, *Principes de thérapeutique générale.*

Mais, d'abord, si nous cherchons la définition exacte de l'art, nous la trouvons ainsi donnée : « *Manière de faire une chose, suivant certaines méthodes* », ce qui, dans le cas particulier qui nous occupe, peut se traduire : « *Manière de faire usage des remèdes suivant les règles de* la *thérapeutique générale* ». On a dit encore que l'art « c'était l'application des connaissances scientifiques à la réalisation d'une conception ».

En matière clinique les conceptions que suggère l'examen d'un malade sont les indications thérapeutiques qui découlent de l'analyse des symptômes; or nous réalisons ces indications en appliquant nos connaissances en thérapeutique générale.

Du reste l'art de traiter les maladies, comme tous les arts, a ses racines dans les sciences, et de même que nous avons une science des ombres, des perspectives, de la lumière, des couleurs, des proportions et *l'art de la peinture*, une science des sons et *l'art de la musique*, nous avons une science des médicaments, corollaire de la physiologie, les étudiant d'une manière abstraite, la thérapeutique générale, et, à côté, l'art de les appliquer, la thérapeutique spéciale. Cette dernière, forcément liée aux connaissances pathologiques, constitue *l'art de guérir*.

La médecine pratique n'est donc pas une science; le clinicien et le thérapeute, dans le sens étymologique du mot, sont des *artistes*.

Ceci d'ailleurs n'enlève rien au prestige de la médecine, bien au contraire, car il est plus difficile de devenir un artiste qu'un savant.

En effet la culture fructueuse d'un art exige, au préalable, des aptitudes naturelles que beaucoup ne possèdent pas ; tous les jours nous voyons des individus qui, malgré un travail opiniâtre et une bonne volonté louable, restent constamment dans la médiocrité, parce qu'ils ne possèdent pas les qualités innées indispensables aux hommes de génie.

Ce qui a fait la renommée de nos maîtres en médecine, soit humaine, soit vétérinaire, c'est surtout le tact, la finesse, le flair, le sens clinique et thérapeutique dont ils ont fait preuve dans l'exercice de leur art. — De plus, comme la plupart d'entre eux étaient doublés de savants et joignaient à leurs qualités personnelles la connaissance approfondie des sciences primordiales, ils ont fait du grand art.

D'ailleurs, en médecine comme dans les arts proprement dits, nous trouvons des sujets chez lesquels, spontanément et presque sans étude préparatoire, le génie médical s'est révélé à un degré extraordinaire; l'histoire des premiers guérisseurs est là pour l'attester, et nous avons même le droit de nous demander jusques à quels sommets se seraient élevés beaucoup de médecins du passé, s'ils avaient vécu à notre époque et avaient pu développer aux lumières de la science actuelle les belles qualités d'artistes dont ils étaient doués.

De même qu'un peintre, qu'un musicien, qu'un sculpteur, le clinicien doit avoir *ou acquérir* le génie de son art, à défaut de quoi il pourra devenir seulement un guérisseur bon ou mauvais suivant son travail, mais rien de plus.

La médecine est donc un art, mais un art difficile; plus difficile peut-être que les autres, car, même avec les prédispositions voulues, il est presque impossible d'y réussir si l'on n'a préalablement cultivé les sciences qui lui servent de bases.

C'est pourquoi, malgré toute la considération que nous devons avoir pour ce que l'on appelle la *pratique acquise* et l'*expérience clinique*, nous devons nous rappeler que là seulement ne se trouve pas l'école des bons praticiens.

Celui qui, possédant toutes les qualités voulues, se contente de se former en roulant autour des malades, sans songer à approfondir les questions scientifiques qu'il effleure à tout instant, prend peu à peu la *routine du métier*, mais il ne diffère de l'empirique que par le diplôme dont il est pourvu.

Ayant ainsi justifié la qualité d'artiste qu'il faut attribuer au clinicien, nous ne croyons pas avoir perdu notre temps, car il nous semble avoir démontré, du même coup, l'utilité qu'il y a à ne pas négliger les sciences pures, seules assises solides et seules sources du grand art de la guérison de la maladie.

Efforçons-nous donc d'être des artistes, mais des *artistes savants*, et, ainsi complétés, ne dédaignons pas ce qualificatif, qui pendant très longtemps a été celui des disciples de Bourgelat.

III. — IMPORTANCE ET UTILITÉ DE LA THÉRAPEUTIQUE GÉNÉRALE.

Il est notoire que l'abondance et la diversité des matériaux rend l'étude de la thérapeutique difficile et parfois fastidieuse. Aussi, en face de la multiplicité des médicaments, des médications, des actions physiologiques particulières ; aux prises avec les nombreuses discussions des auteurs qui ont cherché à expliquer le mécanisme d'action d'un même agent, l'esprit du débutant se rebute et hésite à entreprendre une aussi laborieuse besogne que celle qui consiste à absorber et à retenir un nombre incalculable de faits mals coordonnés, d'où la vérité est presque impossible à extraire.

L'étudiant arrive naturellement à conclure qu'il apprendra plus simplement sa thérapeutique au fur et à mesure qu'il verra ordonner les agents communément employés dans les cliniques. Que peut-on lui demander de plus ?

N'est-il pas suffisant qu'il sache que, dans une maladie donnée, tel ou tel médicament procure de bons résultats, quand on l'administre de telle ou telle manière ?

Pourvu qu'il parvienne à se faire un formulaire courant

comprenant la plupart des indications à remplir, il est satisfait.

Le raisonnement paraît logique, et un peu de défiance ou même de scepticisme à l'égard des médicaments s'ajoutant à cela, on arrive facilement à conclure que, en fait de remèdes, moins on en connaît, mieux ça vaut.

Cependant, en médecine comme ailleurs, il faut de la méthode et ce n'est pas sans une étude sérieuse de ses armes qu'un clinicien parviendra à lutter avantageusement contre la maladie et se préparera à prévenir toutes les surprises.

En effet, il ne faut pas considérer la maladie comme quelque chose de bien défini ; Bordeu a dit avec beaucoup de raison : « *Les maladies ne sont pas des êtres, mais des manières d'être* », indiquant ainsi la variabilité très grande que peut présenter un état pathologique en apparence bien défini. Il s'ensuit forcément que la thérapeutique ne peut pas consister simplement à étudier successivement la série des maladies et à indiquer, pour chacune d'elles, le traitement approprié. Chercher des spécifiques est une erreur, et, quoique ce soit presque l'idéal, on ne peut pas espérer arriver jamais à cette perfection.

On doit cependant faire exception pour les maladies virulentes dont la spécificité peut entraîner le spécifique, bien que cependant ce ne soit pas la règle.

Par conséquent, puisqu'il est exact que les maladies sont très complexes, puisqu'on ne peut rigoureusement fixer la thérapeutique qui convient toujours à chacune d'elles et qu'il y en a presque autant que de malades, il faut être à même, par une connaissance approfondie de la thérapeutique générale, de les soigner telles qu'on peut les observer et non pas telles qu'on croit devoir les observer.

Cette dernière considération seule suffit à démontrer l'utilité qu'il y a à ne pas négliger l'étude de la physiologie des actions médicamenteuses.

PREMIÈRE PARTIE

GÉNÉRALITÉS

Dans cette première partie, nous traiterons de tout ce qui se rapporte aux médicaments et aux actions médicamenteuses dans leur ensemble, en dehors de toute préoccupation de médication spéciale.

Nous verrons les différentes doctrines ou réformes médicales qui ont pu avoir quelque influence sur la thérapeutique et sur l'emploi des différents remèdes. Nous définirons et diviserons les agents thérapeutiques dont nous aurons aussi à indiquer brièvement l'origine et surtout les moyens d'étude.

Nous nous occuperons des modes d'introduction et d'absorption des médicaments et suivrons ces agents dans leur circulation intra-organique jusqu'au moment où, parvenus au contact des éléments qu'ils doivent impressionner, ils développent la mise en jeu des actions physiologiques qui leur sont propres.

Ces actions physiologiques nous intéresseront d'une façon toute particulière, car nous aurons à nous expliquer sur leur mécanisme et à rechercher quelle est leur nature intime.

Un chapitre important sera réservé à l'étude de la variabilité des actions médicamenteuses; il y aura là un nombre considérable de faits à présenter. Après cela, ayant fait connaître les principales mutations que peuvent subir les médicaments dans l'organisme, nous verrons comment et par quelles voies ils sont éliminés.

Nous aurons ainsi parcouru le cycle complet et montré toutes les phases par lesquelles passent les agents qui sont administrés à titre de médicament.

Il ne nous restera plus qu'à exposer quelques considérations générales sur l'action thérapeutique mise en parallèle avec l'action physiologique.

CHAPITRE PREMIER

DOCTRINES ET RÉFORMES THÉRAPEUTIQUES.

« La thérapeutique générale, a dit Fonssagrives, ne peut se passer d'une doctrine. » Nous acceptons volontiers cette manière de voir, mais à la condition que cette doctrine ne soit qu'une base de « solides principes » sur laquelle s'appuieront les faits essentiels qui constituent la science.

En effet, comme physiologiste, nous pouvons avoir sur la vie des êtres organisés des idées personnelles qui nous font comprendre d'une façon particulière les manifestations vitales que nous étudions; or, comme à l'aide de nos médicaments nous agissons sur ces manifestations, suivant que nous serons animistes, vitalistes ou matérialistes, nous interpréterons diversement l'action intime de ces agents.

En somme, c'est presque un développement de profession de foi que le principe posé par Fonssagrives exige de l'auteur qui écrit une thérapeutique générale.

Sans songer le moins du monde à passer à côté de la question, nous n'y répondrons que brièvement; d'abord parce que notre intention n'est pas d'écrire un chapitre de philosophie médicale, ensuite parce que, le faisant, nous serions fatalement entraîné à empiéter sur le domaine d'un autre.

Nous nous contenterons donc de l'explication suivante :
Abstraction faite de toutes considérations métaphysiques ou psychologiques, l'étude des êtres vivants nous apprend , la science expérimentale positive nous enseigne que les phénomènes qui se passent dans l'organisme animal sont tous d'ordre mécanique, physique ou chimique.

C'est le seul principe doctrinal qui nous soit indispensable et auquel nous aurons recours dans l'étude que nous allons faire de la physiologie médicamenteuse.

Mais à ces seules explications ne doit pas se borner ce chapitre des doctrines thérapeutiques, car si nos lecteurs sont maintenant renseignés sur les bases fondamentales des explications que nous leur donnerons plus tard, ils ont encore à faire connaissance avec quelques systèmes anciens, dont on parle encore aujourd'hui et que l'on ne doit pas ignorer.

L'exposé succinct de ces systèmes nous paraît intéressant, car chacun d'eux ayant tour à tour dominé la pathologie générale a forcément retenti sur la thérapeutique spéciale, et aussi sur la thérapeutique générale.

Ainsi du temps de Broussais cette dernière se réduisait presque à l'étude physiologique de la diète et de la saignée.

I. — DOCTRINES DE BROWN, DE BROUSSAIS ET DE RASORI.

Principes fondamentaux de la doctrine de Brown. — Incitabilité, puissances incitantes, incitation. — Maladies sthéniques et asthéniques. — Thérapeutique appropriée à chacun de ces états. — Brown admet surtout l'asthénie et emploie les stimulants. — Système de Broussais ; c'est le brownisme renversé. — Emploi exagéré de la diète et de la saignée. — Doctrine du contro-stimulisme de Rasori. — Médicaments hypersthénisants et hyposthénisants. — L'école rasorienne admet le principe de l'électivité médicamenteuse et reconstitue l'arsenal thérapeutique.

Doctrine et thérapeutique de Brown. — Brown attribuait toutes les manifestations physiologiques et morbides de l'organisme vivant à une propriété particulière qu'il appelait *incitabilité*. Pour lui, vitaliste convaincu, la vie est le résultat de la mise en jeu de stimulants externes et internes, de puissances dites *incitantes* ayant action sur les différentes fonctions de l'économie et mettant en jeu l'*incitabilité*.

De cette action des puissances incitantes sur l'incitabilité naît l'*incitation*, cause prochaine de la vie et de la maladie.

L'état de santé exige un accord parfait entre la puissance incitante et l'incitabilité; il faut que l'incitation ne soit ni trop forte ni trop faible. Si elle pèche par excès, on a une maladie *sthénique*, l'organisme manifeste des symptômes d'incitation; si elle pèche pas défaut, on observe des signes d'épuisement et on a affaire à une maladie *asthénique*.

La maladie n'est donc que le résultat de la rupture de l'équilibre qui doit normalement exister entre l'incitabilité et l'incitation.

De là tout naturellement une thérapeutique particulière, comprenant d'une part les *stimulants*, pour augmenter l'incitation dans les maladies asthéniques, d'autre part les *contro-stimulants*, pour diminuer l'incitation dans les maladies sthéniques. On comprend du reste l'idée que se faisait Brown du mécanisme d'action des agents médicamenteux : c'étaient pour lui des stimulants, des puissances incitantes venant suppléer à l'insuffisance des puissances normales, ou, au contraire, des agents modérateurs de ces dernières.

Seulement, comme nous l'avons déjà dit, Brown, bien qu'admettant des maladies sthéniques, voyait partout l'asthénie et usait abusivement des excitants et des toniques. Sa thérapeutique était assez réduite et comprenait, dans le groupe des stimulants : l'électricité, l'opium, l'alcool, les réparateurs, le camphre, le quinquina, la serpentaire.

Quand, il croyait devoir calmer l'incitation, ce qui était rare, il employait la saignée, la diète, les purgatifs et le froid.

On voit, par cette énumération, que Brown classait l'opium dans la série des excitants ; il a considéré ce médicament comme un stimulant pur, ne lui attribuant aucune autre propriété. Pour lui l'opium était un alcool d'une nature particulière et rien autre chose.

Cette affirmation est du reste devenue un des pivots de la réforme du médecin écossais, qui a admis comme devise le mot resté célèbre : *Me Hercle, opium non sedat.*

Doctrine de Broussais. — Chronologiquement, le système de Broussais est postérieur à celui de Rasori, mais son influence sur la thérapeutique s'étant fait sentir avant l'autre, on est dans l'obligation de le présenter ici.

Brown admettait surtout l'asthénie et se servait des stimulants ; Broussais, au contraire, ne voit partout que l'irritation. De plus, tandis que dans l'esprit de Brown dominait l'idée d'asthénie générale, Broussais ne voit l'irritation que bien localisée, la cherche en un foyer d'où, par sympathie, il fait partir tous les troubles généraux caractérisant les maladies. Le rôle prépondérant est par lui attribué à l'irritation de l'estomac, à la gastrite, qui finit par dominer alors la pathologie tout entière.

Thérapeutique de Broussais. — Brown voulait presque toujours stimuler et s'abstenait parfois de toute intervention comptant sur la nature médicatrice.

Pour Broussais l'intervention était de rigueur et devait consister à contre-stimuler et à débiliter. Avec ce système, poursuivant partout le même élément, la thérapeutique était considérablement simplifiée et se réduisait à la *saignée* et à la *diète.*

La variation portait seulement sur la quantité de sang à soustraire ; sur la sévérité et la durée de la diète.

C'est à cette époque qu'ont régné en maîtresses la

lancette, la flamme et les sangsues; maniées et appliquées rigoureusement, par les médecins et les vétérinaires, elles ont fait couler à flot le sang de. tous les malades, hommes et animaux, jusqu'à ce que survînt la réaction qui a sauvé la pratique médicale de l'absolutisme du système broussaisien.

Doctrine et thérapeutique de Rasori. — Comme la doctrine de Broussais, la doctrine de Rasori, qui l'a précédée bien qu'elle ait dominé la thérapeutique après elle, admet surtout le contro-stimulisme ; mais, comme nous allons le voir, c'est un contro-stimulisme médicamenteux, tandis que celui de Broussais se réduisait à une abstention de toute administration de médicaments.

Pour Rasori, l'état de santé résulte de l'équilibre parfait de deux forces antagonistes, la stimulation et la contre-stimulation. Quand l'une ou l'autre de ces actions contraires prédomine il y a maladie, et pour la combattre nous trouvons dans la thérapeutique rasorienne : 1º des *hypersthénisants*, contre le défaut de stimulus; 2º des *hyposthénisants*, contre l'excès de stimulus.

Rasori voyant partout un excès de stimulation, c'est cette dernière classe de médicaments dits hyposthénisants qui était la mieux fournie, et à sa tête brillait l'émétique.

Mais il y a mieux encore dans les principes de l'école italienne : non seulement la dose d'un médicament est mathématiquement réglée pour l'obtention de la contre-stimulation, mais, suivant l'organe malade, il est indiqué d'administrer tel ou tel médicament, dont les effets sont spéciaux. La médecine rasorienne admet par conséquent le principe de l'*électivité médicamenteuse* et procède d'une façon plus physiologique que les autres ; aussi a-t-elle été encore désignée sous le nom d'*école morgagni-rasorienne.*

Les médicaments sont étudiés avec soin et à chacun d'eux est attribué la direction d'un appareil organique particulier. Nous trouvons alors dans la série des agents

employés par cette école : des hypersthénisants cardio-
vasculaires, céphaliques, gastriques, etc.; des hyposthénisants cardio-vasculaires, céphaliques, artériels, veineux,
lymphatico-glandulaires, etc.; à chaque groupe correspond une série d'agents dont l'électivité paraît ainsi
parfaitement connue et qui, même aujourd'hui, sont
parfois désignés de la même façon.

En somme, bien que très arbitraire, la doctrine et
la classification pharmacologique de Rasori ont eu
l'heureux résultat de restaurer la matière médicale, considérablement réduite par Brown et complètement
anéantie par Broussais.

Pour cette seule raison, elle mérite de ne pas tomber
dans l'oubli.

II. — RÉFORME DE HAHNEMANN. — MÉDECINE HOMŒOPATHIQUE.

Définition et principe fondamental de l'homœopathie. — Des doses homœopathiques et de la dynamisation des médicaments. — De la répétition de
la dose et des associations médicamenteuses. — Mécanisme d'action des
préparations homœopathiques. — Nomenclature homœopathique.

Définition et principe fondamental de l'homœopathie.
— L'homœopathie est la méthode qui comporte le traitement de la maladie par des médicaments choisis suivant la règle *Similia similibus curantur* : « Que les semblables soient guéris par les semblables ».

Il s'agit alors, lorsqu'on se trouve en face d'un malade
à traiter suivant ce principe, de rechercher et d'administrer le médicament reconnu capable de produire, *sur le
corps en santé*, des états semblables à celui qu'on veut
combattre.

S'il s'agit, par exemple, d'un sujet ayant des défécations
involontaires, on donnera la préférence aux paralysants
des sphincters et on formulera : belladone; s'il faut
remédier à une irritation des voies génito-urinaires, on

choisira un agent qui irrite physiologiquement ces organes et on ordonnera cantharis, etc.

Voici comment Hahnemann est arrivé à la découverte de cette base doctrinale :

Peu satisfait de l'explication donnée par Cullen pour justifier les effets bienfaisants du quinquina dans les fièvres intermittentes, Hahnemann avait résolu d'expérimenter cette poudre sur lui-même et s'en était administré, un soir, une dose massive. Or il arriva que cette administration fut suivie d'un accès de fièvre des plus violents et, malgré l'étrangeté de ce résultat, Hahnemann le considéra comme un trait de lumière.

Il se tint en effet le raisonnement suivant : « Le quinquina combat la fièvre parce que, chez l'homme *en santé*, il produit un ensemble de symptômes correspondant, par leur nature, à ceux de cet état morbide ».

Quelques essais complémentaires ayant paru donner raison à cette première hypothèse, Hahnemann en fit une loi qu'il généralisa bien vite et qui devint le fameux *similia similibus*, base de sa doctrine.

L'homœopathie était née et son auteur réserva le nom d'*allopathes* aux infidèles qui, persistant à suivre les traditions de l'école ancienne, dite rationnelle, continuent à formuler suivant la règle *contraria contrariis*.

Par conséquent, à l'opposé de ce qui se fait le plus ordinairement, « l'homœopathie ne combat les maladies que par des substances qui, prises à grandes doses, ont le pouvoir d'en faire naître une analogue chez l'individu bien portant ». La similitude qui doit exister entre les symptômes du trouble médicamenteux et ceux du trouble morbide doit être aussi complète que possible ; elle doit être réelle et non apparente.

Voici, en effet, ce qu'à écrit à ce sujet R. Hughes, professeur à l'École homœopathique de Londres.

« Obtenez tous les symptômes que vous pourrez, tant en expérimentant vos médicaments qu'en examinant vos malades; ensuite, en prescrivant pour un cas individuel, choisissez le remède qui correspond le mieux à peu près à la totalité des symptômes.

» Les symptômes par le moyen desquels doit s'effectuer la comparaison entre la maladie et le médicament sont tous ceux que l'on peut découvrir, subjectifs et objectifs, superficiels et profonds. Si tout ce qui constitue la maladie peut se trouver dans la pathogénésie du médicament, avec les mêmes proportions et le même ordre d'apparition, on peut considérer comme établie la similitude désirée. »

Doses homœopathiques. — Le deuxième principe de la méthode concerne les doses. Ordonnant les médicaments suivant la règle des *semblables*, les homœopathes, Hahnemann en tête, se sont vite aperçus que les doses usuelles, actives, aggravaient le mal.

Ceci les a étonnés, et ils n'ont pas compris que la seule chose extraordinaire eût été qu'il en fût autrement; aussi ont-ils simplement songé à réduire les proportions.

Engagés dans cette voie, ils sont allés très loin, et, réduisant à outrance, ils sont arrivés à reconnaître une *influence puissante* à des fractions de médicament d'une petitesse inimaginable.

« Une fois satisfait du pouvoir des doses infinitésimales, Hahnemann les adopta, avec enthousiasme, comme une partie du nouveau système qu'il inaugurait; il régla leur préparation par une échelle fixe de dilution, la *centésimale.* »

De sérieuses recherches lui ont appris quel était le degré convenable de dilution et il semble s'être définitivement arrêté à la *trentième*. Plusieurs de ses adeptes sont allés plus loin et recommandent la deux-centième, la millième et même la soixante-dix millième.

D'après cela, voici à quoi se ramène la préparation d'un médicament homœopathique.

On prend, par exemple, *deux gouttes* d'un mélange à

parties égales de suc végétal et d'alcool, et on les ajoute à *quatre-vingt-dix-huit gouttes* d'alcool pur, puis l'on donne *deux secousses.* C'est là ce que l'on nomme la première dilution ou *dynamisation. Une goutte* de ce liquide dilué, mêlée à *quatre-vingt-dix-neuf gouttes* d'alcool, puis secouée deux fois, donne la seconde *dynamisation,* dont on prend encore une goutte pour l'introduire dans *quatre-vingt-dix-neuf gouttes* d'alcool, secouer et ainsi de suite jusqu'à ce qu'on ait répété trente fois la même manœuvre.

Dynamisation des médicaments. — Le terme de *dynamisation,* que nous venons d'employer, a une signification précise.

Pour les homœopathes, en effet, les médicaments n'agissent ni par leur volume ni par leur poids, mais par la force active qu'ils renferment.

Cette force varie pour chacun d'eux et appartient non seulement aux drogues végétales, aux sels, aux alcaloïdes, mais aussi à des matières habituellement inertes et insolubles, tels que zinc, platine, or, alumine.

Ce sont surtout les diverses manipulations que l'on fait subir à ces substances, pour en faire des médicaments, qui renforcent leur énergie, les *dynamisent,* de telle sorte que *dilution avec agitation* égale *dynamisation.*

Ce que l'on fait pour les préparations liquides a son pendant dans la préparation des poudres ; celles-ci peuvent être mélangées en proportion infinitésimale avec des poudres inertes et ne rien perdre de leur énergie, pourvu qu'à chaque dilution le pilon les *dynamise* convenablement.

Répétition de la dose. — **Mélange des médicaments.** — Dans les maladies aiguës, le remède homœopathique doit être donné depuis toutes les quinze minutes jusqu'à toutes les quatre heures, suivant la gravité de l'état pathologique à combattre ; pour les maladies chroniques, au contraire, Hahnemann prescrit de ne donner qu'une dose et de la laisser agir pendant un certain temps.

Hahnemann, en effet, attribue à ses médicaments une certaine durée d'action qui, suivant la substance, peut être de vingt-quatre heures; sept, trente, quarante et même cinquante jours.

Cependant, ajoute Hughes, si la répétition de la dose n'est pas nécessaire elle est en même temps inoffensive; ce que nous concevons sans peine, étant donné le mode de préparation de ces merveilleux remèdes.

Il est aussi indiqué de ne donner qu'un médicament à la fois, choisi de préférence dans la série de ceux qui correspondent aux symptômes les plus importants; tel est du moins le principe absolu du maître, mais les disciples en ont atténué la rigueur et admettent volontiers, à titre d'exception cependant, l'alternance de deux médicaments.

Enfin quand nous aurons dit que l'homœopathie ne dédaigne pas le concours des auxiliaires, révulsifs, vési- catoires, sinapismes et autres procédés analogues, nous aurons indiqué à peu près tout ce qu'il est nécessaire de connaître pour devenir un bon homœopathe.

Mécanisme d'action des médicaments homœopathiques. — Quant à savoir comment les homœopathes expliquent l'efficacité de leurs remèdes, c'est assez difficile, car ils avouent franchement qu'ils l'ignorent.   .

Ce n'est pas, disent-ils, la masse ou la partie matérielle du médicament mais quelque chose d'inappréciable aux sens qui influe sur tout le système sensitif. « Et puis les petites doses sont efficaces parce qu'on n'y a recours que dans les limites de leur propre sphère d'activité et, de même qu'un fiévreux ne peut supporter la moindre élévation de température, une très petite dose d'un médicament bien choisi impressionnera les éléments morbides alors qu'elle n'aurait rien produit si l'organe eût été sain.

» Il n'y a donc de ce chef que l'élément malade qui est sensible et sur lequel se concentre toute la dose; voilà pourquoi si on se trompe de médicament et si celui qu'on a choisi ne convient pas pour la maladie considérée il ne risque pas de réveiller le moindre trouble. » (Gunther.)

Ces explications sont fort ingénieuses, mais elles ne sauraient suffire à l'esprit de ceux qui s'obstinent à ne rien comprendre aux mystères ; voilà pourquoi nous demeurons convaincu que *l'homœopathie n'est que de l'expectation dissimulée.*

Naturellement, comme tout ce qui est mystérieux, cette médecine est exploitée soit par des croyants, soit et surtout par des charlatans habiles, qui se disent homœopathes pour satisfaire à une clientèle qu'ils soignent du reste suivant les règles de l'allopathie la plus pure.

Afin de compléter l'initiation de ceux que l'homœopathie a pu intéresser, nous devons leur apprendre que l'école de Hahnemann a conservé la nomenclature médicamenteuse ancienne et se sert absolument de celle qu'a employée le maître en 1790.

Enfin, il est bon de rappeler qu'en homœopathie vétérinaire, on emploie les médicaments sous forme de poudres, mais de préférence sous forme liquide, à la trentième dilution.

Pour les administrer, il suffit de verser une ou tout au plus deux gouttes de liquide sur un pain à cacheter blanc, qu'on posera ensuite délicatement sur la langue de l'animal.

III. — THÉRAPEUTIQUE DITE DOSIMÉTRIQUE.

Définition et origine de la dosimétrie. — Du vitalisme de Burggraeve. — Dynamicité et spécificité de la maladie. — La jugulation de la fièvre et la stimulation organique. — Variante et dominante du traitement. — Des médicaments et des doses employés en dosimétrie. — Remarques critiques sur la prétendue réforme thérapeutique de Burggraeve.

Définition et origine de la dosimétrie. — La dosimétrie comporte essentiellement le traitement des maladies

par les alcaloïdes, employés en granules, administrés
à doses fractionnées et répétées jusqu'à effet.

C'est dans le principe des petites doses de l'homœopathie
que Burggraeve avoue lui-même avoir trouvé la première
idée de cette méthode, mais il n'y a trouvé que l'idée,
car, de ce que nous disons là, il ne faudrait pas conclure
que la dosimétrie soit de l'homœopathie.

Bien que poursuivant, eux aussi, les thérapeutes de
l'école officielle du qualificatif d'allopathes, dont ils ont
l'air de ne pas vouloir, les dosimètres traitent suivant
la règle *contraria contrariis*.

L'administration des médicaments à petite dose, sous
forme de granules, composés presque exclusivement avec
des alcaloïdes, voilà l'origine de ce que l'on a appelé la
réforme de Burggraeve.

En effet, contrairement aux grandes doctrines médico-
thérapeutiques dont nous avons parlé, la dosimétrie
avait ses armes et ses moyens avant d'avoir sa philosophie et ses préceptes généraux. Il y a beaucoup de pro-
babilité pour que les principes de la *non-spécificité de la
maladie*, de la *jugulation de la fièvre* et de l'*incitation vitale*,
qui ont donné ensuite à la dosimétrie les allures d'une
doctrine thérapeutique nouvelle, n'aient été inventés
que pour réduire les indications et les mettre en rapport
avec un nombre relativement restreint d'agents médicamenteux.

En somme, c'est à la suite de modifications variées que
l'emploi des granules d'alcaloïdes a été peu à peu enca-
dré des grands principes fondamentaux dont il nous
faut parler maintenant et qui, aux yeux du monde médical,
ont dissimulé le mieux possible ce qui, au fond, n'est
qu'un lancement habile d'une simple spécialité pharmaceutique.

Vitalisme et catalyse physiologique. — La base sur
laquelle est édifié le système actuel du professeur Burggraeve est le *vitalisme*, aussi, dans ce système, les médi-

caments deviennent-ils des agents vitaux, dont l'action est de pure catalyse physiologique : « Ils rétablissent l'état fonctionnel sans y contribuer physiquement ou chimiquement, tout comme la catalyse chimique. »

Cependant, à côté de ces agents vitaux, les dosimètres placent les *modifications diététiques*, les aliments, dont le rôle est de suppléer à la pauvreté de la constitution en se combinant et s'assimilant aux éléments organiques.

Dynamicité et spécificité de la maladie. — Burggraeve nie d'une façon absolue la spécificité de la maladie et admet que celle-ci est dans la fonction avant d'être dans l'organe.

Pour lui, il n'y a, au début de toute affection aiguë, que des troubles fonctionnels, troubles qui entraînent seuls la lésion anatomo-pathologique et contre lesquels il importe de diriger tous les efforts médicamenteux, afin de prévenir la localisation.

La première manifestation du mal serait, dans tous les cas, le mouvement fébrile (période de dynamicité) lequel aurait pour conséquence les troubles anatomiques (période de spécificité).

C'est de cette idée qu'est né le principe de la jugulation des maladies, qui se trouve tout entier dans la phrase suivante : « La fièvre est le point culminant morbide ; l'arrêter sur place c'est empêcher ses effets, c'est-à-dire *juguler les maladies aiguës* ».

Tous les efforts des dosimètres se sont concentrés et se concentrent donc sur la fièvre, avec une ardeur qui pourrait faire croire qu'ils sont seuls à vouloir faire de l'antipyrèse.

Importance des stimulants. — A côté de la fièvre le dosimètre trouve un adversaire perpétuel dans l'*asthénie*, et, admettant que toute maladie est une dépense de forces, il veut toujours stimuler et exciter.

Le principal excitant vital, celui qui ne saurait manquer à une administration dosimétrique quelconque, est la *strychnine* ; c'est là le grand cheval de bataille du dosi-mètre, qui, l'associant habituellement à *l'aconitine* et à la *digitaline*, compose un trio médicamenteux que le maître a qualifié de *trinité dosimétrique*.

Variante et dominante. — Toute ordonnance dosi-métrique comprend d'abord les divers agents médica-menteux, que l'on associe pour combattre chacun des symptômes constituants de la maladie : c'est la *variante*. Le nombre et la qualité des médicaments composant cette association varie, en effet, avec les symptômes eux-mêmes et suivant la maladie.

La *dominante* comprend la partie du traitement qui s'applique à la cause de la maladie ; forcément elle a moins d'importance que la variante, car, abstraction faite de la jugulation de la fièvre, qui domine tout, il y a peu d'éléments pathogéniques qui puissent attirer l'attention d'un dosimètre.

Doses et adaptation des doses à la gravité de la ma-ladie. — En dosimétrie il n'y a pas de posologie ; on administre les médicaments à doses fractionnées, à des intervalles déterminés ; toutes les dix minutes, tous les quarts d'heure, toutes les demi-heures ou plus, suivant l'intensité du mal, *jusqu'à apparition des modifications thérapeutiques attendues*.

Pour régler la fréquence de l'administration et la valeur de chaque dose, on se conforme seulement à la règle suivante : « A maladie aiguë, traitement aigu ; à maladie chronique, traitement chronique ».

Médicaments employés en dosimétrie. — Les dosi-mètres ont rayé les drogues et les médicaments composés de leur thérapeutique, appliquant rigoureusement un principe, que l'on est en droit de considérer comme un idéal difficile à atteindre : Ils ne veulent administrer que des produits de composition chimique définie et s'adres-sent presque exclusivement aux alcaloïdes.

Ces alcaloïdes ne sont administrés que sous une seule

forme, qui est le granule, de très petite dimension; préparé à la bassine, avec le sucre de lait pour excipient.

Chaque granule renferme des proportions de substance active, qui, pour un même alcaloïde, ne varient pas et dépendent de l'activité de celui-ci.

Ainsi on trouve des granules au demi-milligramme (arséniate de strychnine, aconitine, etc.), au milligramme (digitaline, morphine, etc.), au centigramme (quinine, ergotine, etc.).

Pour la médecine des grands animaux, le titre est un peu renforcé : les granules sont au demi-centigramme, au centigramme et à deux centigrammes.

Remarques sur la méthode dosimétrique. — A la suite de l'exposé précédent, qui comprend à peu près tout ce qui constitue la base de la prétendue réforme de Burggraeve, il nous paraît utile de mettre les choses au point, afin qu'on ne se méprenne pas sur l'originalité des préceptes dosimétriques.

A. Et d'abord, le *vitalisme* de Burggraeve n'est pas neuf : ce n'est qu'une adhésion faite par cet auteur à une doctrine médico-thérapeutique assez ancienne et par trop dogmatique pour être discutée ici.

B. Le principe de la *non-localisation primitive du mal* est partiellement vrai, et aujourd'hui, plus que jamais, on est forcé d'admettre qu'il est un certain nombre d'états morbides qui représentent essentiellement des troubles fonctionnels et proviennent d'infections ou d'auto-intoxications primitives. Certaines formes de pyrexies sont dans ce cas.

La lutte contre ces états infectieux, qui résultent d'intoxications par produits solubles microbiens ou par élaboration excessive de déchets organiques toxiques, doit comprendre surtout des neutralisations et l'usage d'agents remplissant les indications de l'*antagonisme* physiologique, ou mieux de l'*antidotisme*.

Rien ne s'oppose à ce que l'on voie, dans les médications

antipyrétiques et dans l'administration des alcaloïdes dits défervescents, des moyens d'autant plus efficaces, dans certains cas, qu'ils s'adressent peut-être directement à la cause du trouble fonctionnel contre lequel ils sont dirigés.

Mais, en outre que les travaux récents sur les anti-toxines, les sérums curatifs et neutralisateurs nous ont annoncé déjà une modification sensible de la thérapeutique des maladies infectieuses, la pathologie ne comprend pas que ces maladies.

En dehors d'elles, par conséquent, le principe absolu de la non-localisation primitive du mal est la négation complète de toute pathologie générale et de toute anatomie pathologique ; on ne saurait le prendre au sérieux, car, de ce que, au début d'une affection aiguë, alors que les prodromes existent seuls, le médecin ne peut pas dire quelle est la maladie qui couve, il ne s'ensuit pas que déjà la lésion ne soit encore installée nulle part. Ceci, du reste, n'implique pas l'inaction et l'expectation.

Nous insistons sur cette dernière particularité, car c'est un argument dont les dosimètres abusent un peu trop, pour démontrer que leur principe de *jugulation* donne seul des armes au thérapeute qui se trouve en présence de symptômes vagues, annonçant le début d'un état aigu.

C. La *lutte contre l'adynamie*, que les dosimètres engagent partout et pour laquelle ils usent si largement de la strychnine, est aussi une des préoccupations des thérapeutes de l'école officielle, avec cette différence, cependant, c'est que, n'étant pas obsédés par une préoccupation doctrinaire, ils traitent l'adynamie quand elle existe et avec des médicaments et des procédés qui varient suivant le but à atteindre.

D. Le principe des *doses fractionnées*, administrées coup sur coup, jusqu'à effet, est certainement ce qu'il y a de meilleur dans la méthode, mais on se trouve dans l'obligation de faire remarquer qu'avant que la dosimétrie ait songé à en faire une de ses lois, la pathologie et la thérapeutique générales en avaient compris et indiqué clairement l'importance. Il y a longtemps que, dans les cas où cela parut nécessaire, on a cherché à développer des actions lentes et progressives, adaptées en quelque sorte à la nature de la maladie, en formulant des remèdes ou des potions à prendre par fraction, de demi-heure en demi-heure, d'heure en heure ou toutes les deux heures.

E. Pour l'*alcaloïdo-thérapie*, c'est la même chose : contrairement à leurs affirmations, les dosimètres ne sont pas les premiers et les seuls à avoir étudié et employé les principes actifs des végétaux. Avant Burggraeve, Tabourin avait dit que les alcaloïdes sont les médicaments de l'avenir, et, toutes les fois qu'il s'agit d'un principe bien défini et bien pur, on n'hésite pas à lui donner la préférence et à l'employer aux lieu et place des drogues composées.

Si les dosimètres ne voient pas de bonne thérapeutique sans administration d'alcaloïdes, de son côté l'école officielle n'a jamais été hostile à la substitution de ces alcaloïdes aux plantes ; elle a simplement eu, à leur apparition, la retenue et la réserve que l'on doit avoir en face d'agents puissants, mais elle n'a certainement pas attendu et n'a pas pris exemple sur la dosimétrie pour employer des médicaments qu'elle reconnaît sûrs, actifs et habituellement constants dans leurs effets. Nous trouverons plus loin, dans le chapitre où il sera traité des relations entre la constitution chimique des médicaments et leur action physiologique, notamment à propos de ce que nous appelons le principe des analogues, une justification de l'activité et de l'efficacité incontestable des produits alcaloïdiques et similaires.

F. Enfin, on peut en dire autant pour la *forme médicamenteuse* adoptée par la médecine dite dosimétrique. De tout temps les granules ont été préparés et administrés,

et même depuis que les alcaloïdes et les glucosides sont
entrés dans la thérapeutique on les a souvent prescrits
et administrés sous cette forme (Catillon).

Le Codex indique exactement leur formule de préparation et recommande des excipients dont la solubilité
n'est pas douteuse (sucre, gomme, sirop).

Mais cette forme d'administration, à laquelle on a
recours quand il le faut, n'absorbe pas toute la pharmacie.

En dosimétrie, au contraire, le granule est devenu
actuellement une *spécialité pharmaceutique*, dont les
moyens de propagande, couverts par l'autorité d'un
savant, ont été trouvés dans une association de principes
doctrinaux, dont quelques-uns auraient peut-être gagné
à n'être pas ainsi monopolisés.

CHAPITRE II

AGENTS THÉRAPEUTIQUES.

I. — MÉDICAMENTS ET POISONS.

Remède et médicament. — Définition du médicament. — Comment on peut
passer du médicament au poison et du poison au médicament. — Domaine
de la toxicologie.

Remède et médicament. — Les actions thérapeutiques, dont nous avons donné dès le début l'énumération, sont obtenues par les agents thérapeutiques, qui
forment par conséquent autant de groupes qu'il y a
d'actions distinctes.

Etant donné le but que l'on poursuit dans l'emploi de
ces agents, ils constituent tous des remèdes, et il n'est
pas nécessaire d'insister beaucoup pour faire comprendre immédiatement que l'on ne doit pas confondre
remède et médicament.

Remède, c'est tout ce qui sert à guérir, et l'on peut

atteindre ce résultat soit par l'emploi des procédés chirurgicaux, soit par l'emploi des agents physiques, soit par l'emploi dés médicaments. Par conséquent, si les médicaments sont des remèdes, les remèdes ne sont pas seulement les médicaments.

Définition du médicament. — Parmi les agents thérapeutiques, nous avons à étudier les agents physiques et les agents médicamenteux.

Ceux-ci, de beaucoup les plus importants, comprennent des substances pondérables, fournies par la matière médicale et la chimie, mises en œuvre et préparées, pour l'administration, par la pharmacie.

C'est sur eux que nous allons concentrer immédiatement notre attention, d'abord en les définissant.

Pour ce faire, on n'a encore que l'embarras du choix, car nombreux sont les auteurs qui se sont efforcés de trouver une bonne définition du médicament.

Dire que « c'est toute substance employée dans le but de guérir », paraît suffisant, mais c'est trop général ; car l'indication sommaire des moyens qui permettent d'atteindre le but n'étant pas exprimée, la définition n'apprend rien.

Ce desideratum a été assez bien comblé par Rabuteau, à l'énoncé duquel nous nous rattacherons.

D'après cet auteur le médicament, est : *Toute substance pouvant ramener à l'état normal les fonctions, en agissant sur les éléments anatomiques, ou sur les humeurs, ou en éliminant les corps qui sont nuisibles ou étrangers à l'organisme.*

On ne manque jamais de critiquer beaucoup la définition de Claude Bernard, qui, ayant dit que les médicaments sont *tous corps étrangers à l'organisme, que l'on y fait pénétrer dans le but d'obtenir des effets déterminés,* semble avoir oublié que le fer, le phosphate de chaux, le chlorure de sodium, etc., ne sont pas étrangers à l'organisme et rentrent parfois dans le cadre des médicaments.

Mais notre immortel physiologiste n'a pas eu l'air de tenir outre mesure à sa définition, car lui-même a écrit à ce propos : « Nous n'essayerons pas de créer des délimitations illusoires par une définition impossible et dont, heureusement, nous pouvons parfaitement nous passer ».

De plus, il suffit de lire le chapitre où Claude Bernard traite de ces distinctions, pour voir qu'au point de vue où il se plaçait il avait le droit d'adopter la définition que nous rappelons plus haut.

Il divise, en effet, les substances agissant sur l'organisme en aliments, poisons, médicaments, et cette division toute physiologique, sur laquelle nous reviendrons plus tard, lui permettait de considérer le fer, le phosphate de chaux et autres produits existant dans l'organisme, non comme des médicaments, mais comme des aliments.

Poison. — Toxicologie. — Au delà du *médicament* se trouve le *poison*, qui le plus souvent ne diffère pas du premier, car si, vulgairement, on appelle poison toute substance qui donne la mort, il est certain que cette substance peut être un médicament dont les effets ont dépassé les limites compatibles avec la conservation des fonctions vitales.

On emploie pour guérir les poisons les plus violents, mais à des doses qui ne leur permettent pas de mettre en jeu toute leur puissance, et beaucoup d'agents, non considérés comme poisons, le deviennent quand on les administre en trop fortes proportions.

Par conséquent, entre le médicament et le poison, il n'y a fondamentalement qu'une différence de posologie, qui peut se traduire sur l'organisme, soit par l'exagération des manifestations que déterminent les petites doses, soit par des actions contraires. En effet, tel produit qui à dose physiologique excite certains organes ou systèmes peut, à dose toxique, paralyser les mêmes éléments et réveiller des manifestations diamétralement opposées.

Il suffit également qu'un médicament, même fort peu dangereux, soit donné mal à propos ou dans une circonstance où il est contre-indiqué pour qu'il devienne encore poison.

La thérapeutique générale doit donc s'occuper de l'action toxique des médicaments, en la considérant comme un complément indispensable de la connaissance des effets physiologiques, et on aurait tort de croire que la description des symptômes d'empoisonnement appartient à la toxicologie proprement dite, car celle-ci a un tout autre objet.

Elle doit surtout, par tous les moyens possibles, mais en particulier par l'analyse chimique, rechercher la cause des empoisonnements quand ils ont été consommés et quand on en ignore l'origine.

En principe, toute action médicamenteuse chez l'animal sain est habituellement un trouble fonctionnel, une modification de l'état hygide du sujet, un petit empoisonnement ébauché; si dans le cas de maladie, ce trouble devient favorable, il n'en est pas moins un trouble et, dans ce cas comme dans l'autre, il n'y a qu'à l'exagérer pour tomber dans l'empoisonnement.

Il s'ensuit qu'au point de vue des manifestations fonctionnelles déterminées par les médicaments, nous devons être intéressés aussi bien par celles des fortes doses (dites toxiques) que par celles des doses faibles (dites physiologiques ou thérapeutiques); la connaissance des premières est même indispensable dans certaines circonstances, lorsque, par exemple, le mécanisme d'action d'un médicament est difficile à interpréter et a besoin d'être éclairé par tous les moyens possibles.

Il ne faut donc considérer, comme étant du domaine de la toxicologie proprement dite, que l'étude du cadavre empóisonné, tout en comprenant fort bien cependant que la toxicologie puisse s'aider aussi de renseignements empruntés à la thérapeutique générale, lorsqu'il est possible d'avoir quelques indications sur les symptômes qui ont précédé la mort du sujet.

Enfin, en dehors de ce que l'on désigne habituellement sous le nom de *médicaments*, il est des substances qui ne sont intéressantes que par les intoxications qu'elles déterminent et ne méritent vraiment que le nom de *poisons* ; tel est le cas de la nicotine et de l'acide cyanhydrique, par exemple. Nous en laisserons l'étude au clinicien et au toxicologiste.

Nous aurons d'ailleurs, plus loin, une excellente occasion de revenir sur la distinction à faire entre aliment, médicament, poison, quand nous traiterons de la nature intime des actions pharmacodynamiques (1).

II. — ORIGINE ET MOYENS D'ÉTUDE DES MÉDICAMENTS.

Quelques renseignements sur les médicaments anciens. — Les médications humorales autrefois et aujourd'hui. — Origine des médicaments actuels. — Moyens d'étude des médicaments. — De l'expérimentation en thérapeutique générale.

Origine des médicaments. — Les règnes minéral, végétal et animal fournissent à la thérapeutique les innombrables médicaments dont elle dispose aujourd'hui, mais il est intéressant de savoir comment ont été découvertes les propriétés curatives des agents de guérison. C'est un curieux chapitre que celui-ci, car il se rapporte entièrement à l'histoire de la création de la thérapeutique, mais c'est aussi un chapitre que nous ne devons pas approfondir, car il n'y a pas de profit réel à en tirer.

Dès l'origine, aucune connaissance physiologique ne guidant les chercheurs de remèdes pour hommes et animaux, on voit les guérisseurs s'adresser à des sources

(1) Voy. p. 132.

aussi variées que bizarres. Le hasard surtout devait jouer un grand rôle et, des cures fortuites étant obtenues, la tradition transmettait de génération en génération les substances dont l'effet avait été reconnu salutaire.

A ces agents se sont ajoutés ceux que leur forme, leur aspect, leur couleur, leur goût, leur mode de végétation semblaient indiquer pour agir sur les organes ayant quelque analogie avec eux ; les orchidés paraissaient désignées pour les maladies testiculaires; la vipérine contre la morsure de la vipère ; la rhubarbe et l'aloès pour les troubles biliaires, etc. Ce qu'il y a de plus curieux, c'est que plusieurs de ces remèdes ont encore aujourd'hui conservé leurs anciennes indications et ne sont pas considérés comme inefficaces.

Les *médications humorales* avaient aussi leur bonne part dans la thérapeutique ancienne; il suffit en effet d'ouvrir un formulaire, datant même du xviiᵉ siècle, pour voir florir toute une série de médicaments d'origine animale. C'est à chaque instant qu'on trouve conseillés, avec des indications diverses, le fiel de bœuf, le sang chaud, le cérumen auriculaire, le lait de femme, etc. ; et, à côté, le sirop de serpent, la poudre de limaçon, la fiente de chien, la poudre de souris, etc.

Ces substances, fort répugnantes, marchaient de pair avec certaines drogues végétales et quelques produits sortis des laboratoires des alchimistes ; mais sur tout ceci régnait l'empirisme le plus complet.

Notre époque, qui se signale par sa fécondité en produits nouveaux, a trouvé et trouve surtout ses médicaments dans une étude expérimentale rigoureuse des nombreux agents que la matière médicale et les progrès de la chimie permettent de découvrir et d'isoler.

Cependant on ne peut pas se dispenser de faire remarquer que, depuis ces dernières années, nous assistons à un retour des médications humorales, mises en honneur, non seulement par l'étude des produits solubles vaccinants mais surtout par les récents travaux de Brown-Séquard.

L'élan a été donné de telle façon que l'on est arrivé à attribuer des propriétés curatives à un grand nombre de substances organiques, et qu'il existe aujourd'hui un chapitre de thérapeutique générale qu'il importe d'étudier en y classant les médications orchitique, thyroïdienne, pancréatique, capsulaire, cérébrale, etc.

Ces médications, sur lesquelles nous reviendrons, sont édifiées sur des considérations théoriques bien établies et trouvent leur origine dans le principe des sécrétions internes.

Méthode et moyens d'étude des médicaments. — La thérapeutique générale est avant tout une science de faits, qui trouve par conséquent ses moyens d'investigation dans l'observation surtout aidée de l'expérimentation ; elle peut avoir recours aussi à l'induction et à l'hypothèse.

Comme la physiologie, cette science n'a commencé à entrer dans la voie du progrès qu'à la suite du puissant essor que lui a imprimé l'école expérimentale, particulièrement en France, et nous devons reconnaître que déjà elle en a largement bénéficié.

L'observation et l'expérimentation pharmacodynamiques doivent se poursuivre au laboratoire et à la clinique ; et il ne faut pas oublier, car c'est là un point capital, qu'en dehors de cette association on n'acquiert que des connaissances fort incomplètes ou du moins sans profit.

Au laboratoire, on doit mettre en œuvre tous les procédés dont dispose la physiologie expérimentale, y compris, bien entendu, la méthode graphique, dont le précieux concours a déjà été apprécié par les pharmacologues.

L'obtention d'un tracé est le seul moyen de mettre en relief certains points de détails que l'observation même la plus minutieuse ne parvient pas à démêler.

Ainsi, comment aurait-on pu avoir sur l'action de la vératrine les renseignements que l'on possède, si la myographie ne nous avait montré la forme particulière qu'affecte la secousse du muscle vératrinisé ?

Laborde a distingué aisément l'aconitine de la vératrine par la courbe musculaire de celle-ci et la courbe cardiographique de celle-là, profitant de la circonstance pour soutenir également l'utilité de la méthode graphique dans les recherches expérimentales de pharmacodynamie (1).

Plus peut-être que partout ailleurs, l'expérimentation s'appliquant aux médicaments doit être patiente, désintéressée, impartiale, exacte, précise et variée. La variété doit porter sur l'état du sujet, sur la dose et sur la voie d'introduction.

Les faits étant recueillis, il faut les interpréter et les raisonner, ce qui a encore une grande importance, car ils sont souvent tellement nombreux que leur simple énoncé serait non seulement fastidieux mais dépourvu de tout intérêt.

Il importe de les coordonner, en les comparant avec ceux que l'on possède déjà sur des substances voisines ou analogues, afin de bien saisir les rapports ou les différences, s'il y en a.

Le procédé de raisonnement par différence et comparaison est excellent en thérapeutique générale, à cause de la multiplicité des éléments recueillis ; il conduit à des préceptes généraux qui sont d'un grand secours dans l'étude des agents médicamenteux et dans l'établissement des médications.

Après avoir observé, étudié et raisonné, l'expérimentateur peut, par induction, se permettre de faire des hypothèses sur les effets cliniques à espérer ; il doit même indiquer clairement dans quel sens les essais sur le ma-

____

(1) Laborde, *Soc. de biol.*, 1885.

lade doivent être faits, en se gardant bien cependant
d'affirmations absolues.

Nous verrons en effet qu'il n'est pas permis de conclure
a priori du sujet sain au sujet malade, et, expérimentalement parlant, d'une espèce à une autre espèce.

Pour beaucoup d'agents les effets peuvent être identiques, car en somme il n'y a pas deux physiologies, mais
pour beaucoup d'autres aussi ils peuvent être différents;
seules la généralisation de l'expérience et l'épreuve clinique, son complément indispensable, sont à même de
fournir la solution du problème.

Un produit ne pourra être qualifié de *médicament* et il
n'y aura lieu de lui accorder la valeur réelle qui s'attache
à ce nom qu'autant que, soumis d'abord à l'investigation
expérimentale au laboratoire de physiologie, il aura
satisfait à l'épreuve clinique et se présentera avec une
statistique de résultats favorables, suffisante, comme
nombre et durée, pour entraîner la conviction.

CHAPITRE III

ADMINISTRATION ET ABSORPTION
DES MÉDICAMENTS.

I. — PRINCIPES GÉNÉRAUX. — DIVISION.

Voie d'introduction et lieu d'application des médicaments. — Absorption médicamenteuse. — État physique favorable à l'absorption. — Des principales
voies d'introduction des médicaments.

**Voie d'introduction et lieu d'application des
médicaments.** — Nous avons posé en principe que
toutes les modifications organiques produites par les
médicaments doivent résulter d'actions mécaniques,
physiques ou chimiques ; ce dernier mode d'action surtout
implique un contact immédiat entre l'agent modificateur

et l'organe ou l'élément à impressionner et nous conduit à rechercher les voies d'introduction des médicaments.

Cependant les éléments malades ne sont pas toujours profondément situés ; on a souvent à traiter des lésions superficielles, circonscrites, n'exigeant pas une voie d'introduction, mais représentant un *lieu d'application*. Celui-ci est déterminé par le siège du mal et les médicaments destinés à agir sur place constituent le groupe spécial des topiques.

Quoique l'étude des lieux d'application soit moins intéressante que celle des voies d'introduction, elle comprend parfois l'exposé de quelques mécanismes physiologiques indispensables à connaître, car les modifications locales ne sont pas toutes limitées au point où se dépense l'énergie du médicament.

Elles ont souvent, sur les éléments nerveux du lieu d'application, une action telle que par cette voie les grandes fonctions sont influencées et que des effets généraux importants en deviennent la conséquence. C'est ce que nous verrons quand nous traiterons de la révulsion et des méthodes thérapeutiques qui en dépendent.

Mais en dehors de ces différents cas, les médicaments destinés à agir sur les éléments internes pénètrent par les *voies d'introduction* dont nous aurons à parler et circulent ensuite par l'intermédiaire du courant sanguin, pour arriver au contact des organes à impressionner.

Nous devons donc nous occuper immédiatement de *l'absorption des médicaments*.

Dans cette partie de notre programme, nous recherchons plus spécialement les meilleures voies d'absorption et les conditions générales les plus avantageuses à la pénétration des médicaments, sans entrer dans l'exposé du mécanisme intime de l'absorption, ce qui appartient à la physiologie pure et ne nous regarde plus.

En somme, nous pouvons poser et résoudre les deux problèmes suivants :

1° Étant donné un médicament à faire prendre à un animal, quelle est la meilleure voie à employer et quelles sont les conditions pour arriver à un bon résultat?

2° Quand, dans l'intention de traiter localement une muqueuse, une séreuse, une solution de continuité, etc., on se sert d'une solution médicamenteuse particulièrement active, n'y a-t-il pas à craindre que l'agent passe à l'absorption?

Cette dernière question élargit le cadre de nos investigations et nous amènera à parler de voies dont on doit connaître le pouvoir absorbant, non pour l'utiliser, mais s'en méfier; de telle sorte que, d'une manière générale, on peut définir les voies d'introduction : *celles qui intentionnellement ou accidentellement servent de porte d'entrée aux médicaments.*

État physique favorable à l'absorption. — Avant tout, il est un principe qu'il ne faut pas oublier, car il est fondamental et présente la condition première de toute absorption, c'est l'état liquide du médicament ou sa liquéfaction possible.

Contrairement à ce qui a été écrit quelquefois, nous ne disons donc pas que la condition d'absorption est la solubilité dans l'eau, car il est des corps liquides insolubles dans l'eau qui passent à l'absorption, et même des corps solides qui peuvent en faire autant, parce qu'ils sont solubles ou liquéfiables dans certains éléments chimiques qui existent dans l'économie et qui favorisent leur dissolution.

Pourtant, comme habituellement ce sont les substances les plus solubles dans l'eau qui passent le mieux à l'absorption, on peut admettre, comme condition particulièrement favorable, la *solubilité dans l'eau.*

Quant à la prétendue pénétration des corps solides insolubles et non liquéfiables, elle n'a pas jusqu'à présent été admise; il faut continuer à penser que les faits de cette nature sont le résultat d'une introduction par effraction, analogue à celle qui détermine l'envahissement du poumon par des parcelles charbonneuses.

Cassaet s'est occupé de cette absorption des corps solides, dans le péritoine, le sac lymphatique, le tissu cellulaire, le tube digestif, la chambre antérieure de l'œil, et a conclu de ses expériences que, quel que soit le corps inclus et le siège de l'inclusion, l'absorption est toujours le fait de la phagocytose (1).

Ces principes posés, nous allons faire connaître les diverses voies d'introduction pour les médicaments, en les classant par ordre d'importance.

Nous verrons successivement l'introduction et l'absorption par :

1° Les muqueuses digestives, respiratoires, génito-urinaires, conjonctives ;

2° Le tissu conjonctif sous-cutané ;

3° Les veines ;

4° La peau ;

5° Les séreuses ;

6° Les solutions de continuité.

II. — ABSORPTION ET ADMINISTRATION DES MÉDICAMENTS PAR LE TUBE DIGESTIF.

Importance du tube digestif. — Absorption par la muqueuse buccale. — Absorption par la muqueuse de l'estomac. — Cette absorption varie avec les espèces, avec l'âge du sujet et l'état de l'estomac. — Opportunité de donner les aliments à jeun ou au moment des repas. — De l'administration des médicaments dans les indigestions avec surcharge alimentaire. — Absorption par la muqueuse intestinale. — De l'administration par le cæcum. — Médicamentation par la voie rectale ; avantages et inconvénients. — Circonstances favorables ou défavorables à la rapidité de l'absorption par le rectum. — Des procédés d'administration des médicaments par la bouche chez les grands animaux et chez le chien. — Emploi de la sonde œsophagienne pour l'administration des breuvages au chien.

Importance du tube digestif dans l'absorption. — Le tube digestif est la porte d'entrée la plus naturelle

(1) Cassaet, *Archives de médecine expérimentale*, 1892, p. 270.

et la plus communément employée ; son rôle physiologique en fait la voie d'introduction par excellence, et nombreuses sont les formes médicamenteuses destinées à passer par cette voie.

Cependant l'absorption n'est pas égale dans toutes ses parties ; on observe des variations suivant l'état de la muqueuse, suivant le séjour que peuvent faire les médicaments dans l'un ou l'autre de ses compartiments, suivant la nature des sécrétions et des phénomènes physiologiques qui se passent aux différents points du tube digestif.

Aussi, pour plus de facilité, verrons-nous isolément l'absorption par la bouche, l'estomac, l'intestin et le rectum.

Absorption par la muqueuse buccale. — La muqueuse buccale est, de par la nature de son épithélium de revêtement et de par son rôle physiologique, particulièrement impropre à l'absorption ; de plus les médicaments n'y séjournent pas longtemps ; ce sont là des raisons qui font qu'il n'y a pas lieu de compter sur elle pour la pénétration des principes actifs. Cependant, comme il ne faut rien négliger, il est bon de savoir que l'absorption est possible et que certaines substances actives appliquées en frictions à la face interne des joues ou des lèvres peuvent arriver dans la circulation.

Les homœopathes, qui ne doutent de rien, se contentent de l'absorption buccale ; ils versent leurs drogues dans la bouche de l'animal en tenant la tête élevée et déclarent que, l'imbibition de la muqueuse buccale suffisant, il est à désirer que l'animal n'avale pas.

De l'œsophage nous ne dirons rien, c'est un lieu de passage aussi bien des médicaments que des aliments et voilà tout.

Absorption par la muqueuse de l'estomac. — L'absorption par la muqueuse stomacale varie suivant l'espèce animale, suivant l'âge du sujet et suivant l'état

3. .

de l'estomac qui peut être vide, plein d'aliments ou malade.

Influence de l'espèce. — La différence de rapidité d'absorption stomacale *dépendant de l'espèce* est aujourd'hui classique. Depuis les expériences de Cl. Bernard, Bouley, Colin, etc., on sait que l'estomac des carnassiers, des omnivores et du lapin absorbe bien, tandis que celui des solipèdes absorbe plus lentement; nous ne disons pas, comme quelques auteurs, que l'absorption n'a pas lieu dans l'estomac du cheval, mais qu'elle se produit parfois avec assez de lenteur pour que la substance qui passe ait le temps de sortir de l'organisme et ne parvienne pas à s'y accumuler à dose suffisante pour produire quelque effet.

Chez les ruminants, le seul réservoir gastrique absorbant bien est la caillette, c'est là que doivent se rendre la plupart des agents administrés en petite quantité, en dissolution ou finement pulvérisés.

Nous nous sommes assuré expérimentalement que, conformément à ce qu'a dit Burggraeve, c'est dans la caillette que se rendent les petits granules médicamenteux.

Age du sujet. — Il n'est pas indifférent de savoir que suivant *l'âge du sujet*, l'absorption stomacale est plus ou moins rapide.

En voici la preuve :

Jatzuta a fait chez l'homme des expériences nombreuses, sur des individus dont l'âge variait de huit à quatre-vingt-sept ans : il a remarqué que l'absorption de l'iodure de potassium et du salicylate de soude diminue graduellement avec l'âge et que la différence entre les enfants et les vieillards est même assez grande.

L'explication de cette particularité doit se trouver dans l'activité plus grande de la circulation chez les individus jeunes, peut-être aussi dans la délicatesse de la muqueuse.

Nous devons ajouter que le point de repère sur lequel se basait l'auteur, pour juger de la rapidité de l'absorption, étant l'élimination, il n'est pas inutile de faire observer que l'activité rénale, qui joue un rôle considérable dans le cas présent, est beaucoup plus rapide dans le jeune âge que chez le vieillard.

Il n'y a pas de raison pour que pareille différence ne s'observe pas chez les animaux, mais nous reconnaissons aussi qu'étant données les conditions de l'expérience, les faits précédents sont applicables à la rapidité d'absorption de la muqueuse gastro-intestinale et non pas exclusivement à celle de l'estomac.

État de l'estomac. — L'estomac peut être vide ou plein d'aliments, au moment de la médicamentation ; or ceci doit avoir certainement quelque influence sur son pouvoir absorbant et c'est en étudiant cette particularité que nous apprendrons si l'on doit administrer les médicaments à jeun, pendant ou après le repas.

Quand l'estomac est vide, il est rapetissé, sa muqueuse est plissée, recouverte d'une couche plus ou moins épaisse d'un enduit visqueux qui protège la surface absorbante, d'ailleurs peu vascularisée à ce moment-là ; il s'ensuit que l'absorption est relativement réduite.

Au contraire, quand l'estomac contient des aliments, sa muqueuse est étalée, débarrassée du mucus ; la circulation et les sécrétions sont très actives, mais il y a justement l'écueil de la masse alimentaire qui englobe rapidement les solides et les liquides, qui arrivent dans le réservoir gastrique.

Ce mélange des médicaments avec les aliments a déjà l'inconvénient de diluer la matière active et de gêner son contact avec la surface absorbante ; mais il a aussi le désavantage de devenir souvent la cause d'altérations et de décompositions qui dénaturent les médicaments et nuisent aux actions que l'on désire.

Il est en effet des substances particulièrement instables,

les glucosides, certains alcaloïdes, l'aconitine, l'atropine, par exemple, qui se dédoublent ou s'altèrent très vite au contact des éléments chimiques divers que contient un estomac rempli d'aliments. Ces deux états, diamétralement différents, ont l'un et l'autre leurs inconvénients ; nous allons cependant arriver à des conclusions.

Opportunité d'administrer les médicaments à jeun, pendant ou après le repas. — Il n'y a rien à dire relativement aux médicaments destinés à agir localement sur la muqueuse gastrique ; ceux-là doivent être administrés à jeun. Pour les autres, c'est-à-dire pour ceux qui doivent passer à l'absorption, il y a un choix à faire, quand le moment peut lui-même être choisi et quand il n'y a pas obligation à agir de suite.

Il est évident que le moment le plus favorable à l'absorption est la période qui suit immédiatement la digestion ou coïncide avec la fin de celle-ci ; il est certain aussi que toutes les substances capables de subir une altération profonde doivent être données en dehors des heures de repas, si l'on ne peut disposer d'un autre mode d'administration. En somme, généralement, malgré la réduction de la faculté absorbante de l'estomac vide, on peut dire que, pratiquement, il y a avantage chez les omnivores et les carnassiers à administrer les médicaments à jeun.

Cependant il est un groupe d'agents thérapeutiques qu'il est indiqué de faire prendre avant ou même avec les aliments ; ce sont ceux que nous désignerons plus loin sous le nom de médicaments-aliments, les ferrugineux, l'huile de foie de morue, par exemple, parce que, employés surtout à titre de reconstituants et pour renforcer le pouvoir nutritif des substances alimentaires, ils auront d'autant plus de chance de remplir leur fin que leur administration coïncidera avec celle de ces dernières.

Même en dehors des reconstituants, il est des médicaments qui ne peuvent passer à l'absorption qu'après avoir subi le contact des sucs digestifs, de l'acide chlorhydrique par exemple ; l'administration de ces agents au moment des repas est encore de rigueur, car c'est pendant l'activité stomacale que les sucs digérants sont sécrétés en plus grande proportion.

Médicamentation dans certains troubles gastriques. — Dans l'administration des médicaments par l'estomac, il faut tenir compte aussi de certains états pathologiques défavorables à l'absorption et particulièrement, chez les animaux, des cas d'ingestion avec surcharge alimentaire.

Dans ces circonstances particulières, le médicament arrive dans un viscère que les aliments distendent et dont l'activité motrice est considérablement diminuée, sinon totalement suspendue, de telle sorte que, si rien ne peut se mettre en contact avec la muqueuse absorbante, rien ne peut davantage franchir le pylore et passer dans l'intestin. Il s'ensuit fatalement que les effets de l'agent ingéré ne se produisent pas ou ne se produisent que longtemps après, souvent à la suite du renouvellement et de l'exagération des doses. Mais il importe de ne pas oublier que si, dans ces cas-là, l'inactivité apparente d'un médicament engage à y revenir, il y a à craindre l'accumulation des doses et une intoxication au moment où l'activité stomacale se réveillera.

Absorption par la muqueuse intestinale. — Administration par la voie rectale. — Le rôle physiologique de la muqueuse intestinale indique immédiatement quelle doit être sa valeur comme surface absorbante ; tout ce qui arrive dans l'intestin, aliment ou médicament, pourvu qu'il soit soluble ou susceptible de le devenir, passe rapidement à l'absorption, chez tous les animaux. Nous n'avons rien à ajouter à ce qui a été dit, relativement à l'estomac, et ne ferons qu'une remarque à propos du cæcum, chez le cheval.

La muqueuse de ce viscère absorbe parfaitement, et il

suffit de se reporter aux expériences de Colin pour en avoir la démonstration. Or il est possible, à l'aide d'une ponction, d'arriver aisément dans la cavité cæcale et d'y faire pénétrer un médicament par la canule du trocart; ce mode d'administration a rendu des services dans les coliques avec ballonnement et mérite d'être conservé.

Le gros intestin est aussi absorbant, sinon plus, que l'intestin grêle, mais quand les matières y arrivent elles ont déjà cédé la plus grande partie des éléments absorbables qu'elles renfermaient.

Le côlon flottant et le rectum sont plus intéressants pour nous, car, abstraction faite des substances qui y arrivent par la voie naturelle, on peut y porter directement les agents médicamenteux sous la forme de lavements.

Administration par le rectum. — La muqueuse rectale absorbe bien, c'est à son contact que les excréments, accumulés dans les dernières parties du tube digestif, subissent leur desséchement normal, aussi a-t-on songé depuis longtemps, non seulement à administrer des médicaments par le rectum, mais aussi à faire prendre des aliments quand ceux-ci ne sont pas tolérés par l'estomac et que l'alimentation buccale est impossible ou insuffisante.

Hippocrate, Celse, Galien parlaient déjà de lavements médicamenteux et nutritifs, mais ce sont particulièrement les travaux de Briquet, Savory, Demarquay, Cl. Bernard, Amagat et ceux, plus récents, de Main et Lemansky, Condamin, qui, démontrant la rapidité d'absorption de la muqueuse rectale, ont fait voir tout le parti que l'on peut tirer de cette voie, que beaucoup de praticiens ont du reste recommandée souvent.

Il est bien prouvé aujourd'hui que tous les médicaments solubles sont facilement absorbés par le rectum et que même la plupart d'entre eux pénètrent plus vite par cette voie que par la bouche. Aussi l'administration rectale est-elle en honneur en médecine humaine ; on ne l'a pas dédaignée non plus en médecine vétérinaire.

Il n'y a pas encore bien longtemps (1890), Vogel s'en occupait et consacrait un article à l'alimentation artificielle des animaux domestiques par le rectum, indiquant les aliments et les préparations nutritives qui conviennent le mieux (1).

En réalité, ce sont là des moyens peu employés en médecine vétérinaire, mais il n'y a pas lieu cependant de les négliger, car, contrairement à ce que l'on a prétendu, ils peuvent rendre des services, surtout dans la médecine des petits animaux.

Pour l'administration médicamenteuse, la voie rectale a des avantages parfois sérieux, particulièrement lorsqu'on désire faire prendre des agents que l'estomac ou le tissu conjonctif sous-cutané tolèrent difficilement.

La commodité est aussi une raison qui peut faire choisir cette voie, surtout lorsqu'on a à faire pénétrer rapidement une dose assez élevée d'un médicament ; ainsi l'administration du chloral, comme calmant ou comme anesthésique, en combinant son action avec celle de la morphine (Cadéac et Malet), se fait très bien en lavements.

Dès 1847, Pirogoff avait signalé l'anesthésie éthérée par le rectum ; elle a été étudiée de nouveau en 1884 par Mollière et par Debierre. Ce dernier a reconnu qu'elle procure à l'homme un sommeil calme, sans excitation préalable, mais il a prétendu aussi que l'éthérisation intrarectale n'endort pas les chiens, même morphinisés.

D'autre part, Cagny dit avoir obtenu une anesthésie suffisante en faisant volatiliser 20 à 40 grammes d'éther dans le rectum du cheval. En fait, quels que soient les avantages réels de l'administration de l'éther par le rectum, l'impossibilité de mesurer exactement l'absorption du médicament est un inconvénient, qui du reste a déjà occasionné des accidents, et contribue à nuire à la vulgarisation du procédé.

____

(1) Vogel, *Recueil vétérinaire*, 1890.

Inconvénients et utilisation pratique de la voie rectale.
— Il faut être prévenu des difficultés qu'on rencontre
parfois dans l'utilisation du rectum, comme voie d'administration, et se mettre en garde contre la réplétion possible de l'organe par des excréments, puis contre l'intolérance mécanique qui a pour conséquence fâcheuse
l'expulsion du lavement avant son absorption.

Ces écueils sont évités, le premier, par l'administration
préalable d'un petit lavement évacuateur ou détersif à
l'eau savonneuse ; le second, par l'observation de la règle
suivante :

Ne pas donner un lavement trop copieux et s'efforcer
de le composer en introduisant le médicament dans la
plus petite quantité de véhicule possible.

Quand il s'agit d'un médicament actif et de solubilité
convenable, on peut pousser la concentration très loin,
au point de n'avoir à introduire dans le rectum qu'un,
2, 3, 5 ou 10 centimètres cubes de solution. C'est le
principe de la méthode de M. Condamin, lequel, pour
pratiquer l'injection de cette petite quantité de liquide,
a de plus imaginé une canule rectale, dont la lumière est
presque filiforme et dont l'embouchure s'adapte parfaitement à la seringue de Pravaz ou aux autres, plus grandes,
destinées aux injections hypodermiques.

Dans ces conditions, l'injection rectale est parfaitement
tolérée par tous les animaux, même sans évacuation préalable de matières fécales ; je m'en suis assuré et j'ai
constaté aussi que l'absorption et les effets généraux
étaient très satisfaisants.

Dans l'utilisation de la voie rectale, il importe surtout
de ne pas oublier que, seuls, les médicaments solubles dans
l'eau sont facilement absorbés ; les autres ne passent à
l'absorption que d'une façon très incomplète, et même pour
les médicaments solubles, le passage est encore retardé
s'ils n'ont pas été préalablement dissous, car le rectum
ne sécrète pas de liquides convenant à leur dissolution.

M. Lépine, rappelant les travaux de Sassezky et Olschanetzky, a fait remarquer une chose importante, c'est qu'il est possible de régler, dans une certaine mesure, la vitesse d'absorption de la muqueuse rectale en faisant varier la température du lavement.

Les médicaments injectés dans un véhicule chaud sont incomparablement plus vite absorbés que ceux qui sont injectés dans un véhicule froid.

La raison de cette différence est simple et se trouve dans les effets de la température sur les éléments absorbants, muqueuse, capillaires, veinules, que le froid condense et resserre, mais que la chaleur dilate.

Le rectum ne sera pas employé comme voie d'introduction, à moins d'indications spéciales, dans les irritations intestinales et dans les cas où la muqueuse est le siège d'un état pathologique quelconque. Il n'y aurait d'ailleurs pas de bénéfice à le faire, car il est prouvé que dans ces circonstances l'absorption est plus lente que normalement.

Nous en trouvons la démonstration dans une constatation de Baczkiewicz, qui a noté un retard de huit minutes environ dans la rapidité d'absorption normale de l'iodure de potassium, chez cinq malades atteints de lésions du rectum ou des parties avoisinantes (1).

Procédés d'administration par le tube digestif. — Pour qu'un médicament, destiné à être absorbé par le tube digestif, produise les effets physiologiques et thérapeutiques attendus, il importe qu'il soit convenablement administré : or il est certain que, à ce point de vue-là, il n'est pas aussi aisé de réussir chez les animaux que chez l'homme.

S'il est des médicaments qu'il est facile de faire prendre, en les mélangeant avec les aliments ou avec les boissons, il en est beaucoup d'autres qu'on doit administrer et faire avaler de force.

(1) Baczkiewicz, *Towarz. Letharsth. Warz.*, in *Province méd.*, 1892.

Naturellement les procédés varient avec les espèces, et ce sont ces procédés que nous devons énumérer ici, sans entrer cependant dans des détails inutiles, car nous sommes bien convaincu que l'élève les apprendra beaucoup mieux à la clinique que dans un livre.

PROCÉDÉ DE LA BOUTEILLE. — Généralement les breuvages sont versés dans le bouche des grands animaux, avec une bouteille dont le goulot est entouré d'étoupe, la tête étant fixée au râtelier, maintenue par un aide, ou relevée avec une fourche qu'on passe dans une anse faite avec la longe.

PROCÉDÉ DE LA SERINGUE. — Un procédé qui convient mieux encore consiste à injecter lentement les boissons dans la bouche, avec une seringue dont la canule est introduite par l'une des commissures, pendant qu'un ou deux aides maintiennent les lèvres rapprochées et la cavité close.

Comme, malgré toutes les précautions, une partie du breuvage peut être rejetée, on a soin de placer au-dessous un récipient, où le liquide est repris, puis injecté de nouveau.

Ce n'est certainement pas l'idéal, mais c'est ce qu'il y a de plus pratique, car nous ne pensons pas qu'il faille compter beaucoup sur les divers bridons à breuvages, qui ont été inventés pour l'administration des médicaments liquides.

ADMINISTRATION DES ÉLECTUAIRES ET DES BOLS. — Les électuaires s'appliquent sur la langue au moyen d'une spatule en bois ou en métal, qu'il est d'ailleurs possible d'improviser en taillant convenablement une petite planchette de bois.

Les bols sont portés sur la base de la langue, aussi profondément que possible, soit avec la main, soit au moyen d'une baguette à l'extrémité de laquelle on les pique ; mais, pour cela, on doit auparavant ouvrir la bouche du sujet en saisissant la langue pour la tirer fortement au dehors et par côté.

Administration des médicaments au chien. — Pour administrer les breuvages au chien, l'animal est maintenu par un aide qui immobilise le corps entre ses jambes et porte la tête en l'air, en saisissant les mâchoires avec sa main droite. La même personne, faisant usage de sa main gauche, écarte la commissure gauche assez fortement pour former une sorte d'entonnoir dans lequel le liquide est versé lentement par celui qui est chargé de faire l'administration.

Ce procédé très simple n'est pas toujours sûr, car souvent les animaux se défendent et refusent de déglutir.

Procédé de la sonde. — Il est un autre moyen que nous recommandons particulièrement, car il offre toute garantie, c'est l'emploi de la sonde œsophagienne. Nous nous en servons couramment et presque exclusivement, au laboratoire, et nous sommes convaincu que, même dans la pratique, il n'offre pas le moindre inconvénient.

On ouvre d'abord la bouche du chien, immobilisé par un aide, soit avec un petit pas d'âne, soit, et plus simplement, avec une baguette de bois qu'on maintient entre les arcades molaires, contre les commissures. Il y a toujours assez d'espace pour faire passer la sonde, qu'il suffit d'enfoncer carrément, sans se préoccuper de lui imprimer une direction quelconque; elle suit toujours une bonne voie, car, à son contact, il se produit un réflexe qui oblitère les voies respiratoires et la dirige dans l'œsophage. Il n'y a que dans les cas où l'animal se défend énergiquement et crie qu'il importe de prendre quelques précautions et encore est-il très rare que la sonde fasse fausse route.

Pour ma part je ne l'ai jamais observé; mais si cela arrivait, on s'en apercevrait immédiatement par les troubles respiratoires produits et par les déplacements réguliers de l'air à l'ouverture de l'instrument.

La sonde convenablement enfoncée et en place, il ne reste plus qu'à verser le liquide lentement par l'ouverture extérieure, habituellement évasée, en évitant d'en laisser tomber à côté ce qui provoque des mouvements de défense de l'animal.

Nous avons souvent fait employer ce procédé, même par des élèves inexpérimentés, et ils ont toujours réussi, du premier coup, à administrer intégralement des quantités assez considérables de liquides.

III. — ABSORPTION ET ADMINISTRATION DES MÉDICAMENTS PAR LES VOIES RESPIRATOIRES.

Absorption des médicaments par la muqueuse du nez et des premières voies respiratoires. — Expériences relatives à la rapidité d'absorption et à l'utilisation de ces voies chez l'homme. — Du pouvoir absorbant de la muqueuse trachéo-alvéolaire et des raisons physiologiques qui la justifient. — De l'état physique et des qualités que doivent avoir les agents destinés à pénétrer par la voie pulmonaire. — De la tolérance de la muqueuse des bronches et des alvéoles. — Pratique des injections trachéales et des règles générales à suivre dans leur emploi. — Avantages et avenir de la méthode des injections médicamenteuses intratrachéales, en médecine humaine et en médecine vétérinaire.

Absorption et administration des médicaments par la muqueuse des premières voies respiratoires. — Au point de vue qui nous intéresse et quant aux services qu'il y a à attendre des voies respiratoires dans l'administration des médicaments, nous devons établir une distinction entre la muqueuse trachéo-bronchique et celle qui tapisse les cavités nasales, les sinus, les cornets et les volutes ethmoïdales.

Celle-ci est beaucoup moins intéressante que celle-là, car, en dehors des cas où elle est malade et où il y a lieu d'avoir recours aux inhalations, fumigations, insufflations et injections diverses, avec ou sans trépanation, on ne l'emploie pas comme voie d'introduction. Cependant elle absorbe, même assez rapidement ; Colin l'a démontré chez les animaux et Marco Trèves (1) a constaté, chez

(1) Marco-Trèves, *Giornale della Acad. di med. di Torino*, 1892.

l'homme, que si dans la région vestibulaire seulement le pouvoir absorbant doit être considéré comme nul, le reste de la muqueuse nasale est doué d'une faculté d'absorption réelle.

De plus ce pouvoir absorbant, excessivement différent suivant les individus, varie aussi suivant les substances, et le même auteur a noté que si l'iodure de potassium se retrouve dans les urines dix secondes après une application sur la muqueuse, le salicylate de soude n'y apparaît qu'au bout de vingt secondes; ce qui est déjà très joli comme rapidité de pénétration et d'élimination.

Von Kein (1) a utilisé pratiquement ce mode d'administration et a eu l'idée de faire prendre la morphine en inspiration nasale, comme une prise de tabac, ce qui lui a parfaitement réussi, car il dit avoir obtenu des résultats thérapeutiques plus rapides que si le médicament avait été introduit par la voie gastrique ou même en injection hypodermique. L'absorption se ferait presque tout de suite et n'exigerait parfois que quinze secondes. La seule précaution recommandée par l'auteur est de se moucher avant d'aspirer la morphine.

Absorption par la muqueuse trachéo-bronchique. — Injections trachéales. — Nous aurons à voir successivement si la muqueuse trachéo-bronchique et alvéolaire est une bonne voie d'absorption; pour quelles substances; comment on peut y avoir recours; quels sont les avantages et les inconvénients à lui reconnaître.

Pouvoir absorbant de la muqueuse trachéo-bronchique. — La muqueuse trachéo-broncho-pulmonaire est certainement de toutes les muqueuses celle qui absorbe le mieux; Colin en a donné les raisons physiologiques, que nous résumerons nous-même de la façon suivante :

(1) Von Kein, *Bulletin médical* et *Annuaire de thérapeutique*, 1892.

Elle représente d'abord une surface très vaste et très étendue. L'épithélium qui la tapisse, stratifié et vibratile dans la trachée, devient simple et s'amincit peu à peu dans les bronches, perdant ces cils et ne représentant plus, dans les alvéoles, qu'une couche très délicate de cellules aplaties.

Sous cet épithélium mince se trouve un réseau capillaire extrêmement riche, qui forme une nappe sanguine immense et très superficielle, vers laquelle les mouvements d'inspiration attirent promptement tous les fluides qui pénètrent dans la trachée. Enfin, l'acte physiologique normal, qui a son siège dans les alvéoles, indique suffisamment combien ces minces parois épithéliales et vasculaires ont une perméabilité remarquable.

Les preuves expérimentales du pouvoir d'absorption de la muqueuse broncho-alvéolaire, pour les gaz et les liquides, sont trop nombreuses et trop connues, pour qu'il soit nécessaire de les reproduire ici; on les a exposées longuement dans le cours de physiologie et il suffit de rappeler les noms de Claude Bernard, Gohier, Ségalas, Lelong, Delafond, Goodwin, Mayer, Lebkuchner, Colin, Bouley et Lévi pour réveiller des souvenirs que tout le monde a présents à l'esprit.

Substances pouvant être injectées dans la trachée. — Quant aux substances absorbables, pouvant être injectées dans la trachée, nous trouvons les gaz, les vapeurs, les liquides et les solides en dissolution.

L'absorption des gaz et des vapeurs entre dans le rôle ordinaire de la muqueuse broncho-alvéolaire : seuls les produits irritants doivent être évités. C'est par le poumon que l'on fait pénétrer les vapeurs d'éther ou de chloroforme destinées à fournir l'anesthésie; c'est probablement par le poumon que pénètrent, au dire de Merget, la plus grande partie des vapeurs que dégagent les applications externes de pommade mercurielle, etc.

Pour les liquides et les solides en dissolution, que le

poumon absorbe très bien, c'est chose dite, une seule question se pose relativement à la tolérance que peut offrir la muqueuse pour des corps qui, normalement, n'arrivent jamais à son contact.

Il ne faut pas oublier en effet que le poumon a à remplir des fonctions physiologiques d'une importance majeure et qu'il importe, avant tout, de ne pas y mettre obstacle sous le prétexte de faire prendre un médicament.

A ce point de vue-là, il semble que la tolérance de la muqueuse broncho-alvéolaire soit assez grande ; il paraît démontré que sa sensibilité est suffisamment obtuse pour qu'il soit possible d'injecter dans la trachée des substances même légèrement irritantes sans provoquer des réactions immédiates ou des effets fâcheux.

Le professeur Bouchard s'est occupé de cette question et a constaté, chez le lapin, que des injections faites avec l'eau salée, à 7 p. 100, et naphtolée, à 20 centigrammes p. 100, étaient inoffensives, pourvu qu'elles fussent pratiquées lentement et que la quantité injectée ne dépassât pas 40 centimètres cubes par kilogramme et par heure.

Le Dr Lévi (de Pise) (1) a, lui aussi, affirmé que, au dessous du larynx, la tolérance de la muqueuse respiratoire est très grande, tellement que l'on peut y mettre en contact des agents très irritants sans aucun dommage pour son intégrité fonctionnelle. Lévi prétend encore que cette tolérance est si grande que si les mêmes substances étaient mises en contact avec la muqueuse digestive, elles seraient capables de provoquer les désordres les plus graves.

Botey (de Barcelone) (2) a obtenu des résultats analogues chez le lapin et rapporte que 50 centigrammes de solution d'azotate d'argent ou de bichromate de potasse, à

(1) Lévi, *Manuel pratique des injections trachéales.* Pise, 1883.
(2) Botey, *Académie des sciences*, juillet 1890.

5 p. 100, ont été beaucoup mieux tolérés dans la trachée que dans l'estomac.

L'explication de cette tolérance extraordinaire de la muqueuse des bronches ne se trouve pas seulement dans son peu de sensibilité, mais aussi dans la promptitude avec laquelle les médicaments y sont absorbés et par conséquent soustraits à un contact trop prolongé.

Il est donc possible d'injecter dans la trachée un grand nombre de médicaments dissous dans l'eau, voire même dans l'alcool, que la muqueuse supporte assez bien aussi. Mais en est-il de même pour les substances grasses ?

Nous devons avouer que, sachant après quelles transformations les matières grasses parviennent à passer à l'absorption intestinale, nous n'avons pas beaucoup de tendance à admettre sans réserve l'opinion de Lévi, qui croit cette absorption possible dans la trachée. Il est vrai que cet auteur limite l'administration aux faibles doses, 10 grammes au plus chez le cheval, et qu'il explique la résorption des graisses par une émulsion préalable, due à la sérosité alcaline que sécrète la muqueuse bronchique ; mais ceci ne nous satisfait point et nous pensons qu'il faut avoir une médiocre confiance en l'innocuité des huiles introduites dans la trachée.

En résumé et pour des raisons faciles à comprendre, la voie broncho-alvéolaire nous paraît surtout convenir aux solutions aqueuses d'alcaloïdes qui, sous un petit volume, jouissent d'une activité physiologique prononcée.

Mais il importe de ne pas croire à une innocuité absolue des injections médicamenteuses dans la trachée, car tous les auteurs, y compris ceux qui les ont préconisées, signalent des troubles respiratoires avec accès de toux, rejet du liquide par les narines, accélération passagère de la respiration et du cœur. Enfin les petits animaux ne supportent pas les injections trachéales aussi aisément que les solipèdes ou les grands ruminants et, même dans ces dernières espèces, il faut compter avec la susceptibilité qu'offrent parfois certains sujets doués d'une sensibilité excessive.

Technique des injections trachéales. — Le manuel opératoire des injections trachéales est simple : En dehors des cas très exceptionnels où l'on se trouve en présence d'un animal porteur d'un tube à trachéotomie, on se sert de la seringue de Pravaz à laquelle on adapte une canule piquante un peu plus forte que les canules ordinaires. Cette canule est introduite dans la trachée, qu'on immobilise avec la main gauche, en pénétrant de préférence à travers un espace annulaire.

Quant aux règles générales à suivre pour l'application pratique de la méthode au cheval, elles ont été réunies par Lévi, auquel une grande expérience des injections trachéales a donné une autorité incontestable. Voilà pourquoi nous avons emprunté à son livre le passage suivant :

« La quantité de liquide que l'on peut injecter dans la trachée, en une seule fois, est très variable ; en général on limite la dose à 5 grammes, mais on peut aller jusqu'à 30 grammes. Les quantités supérieures à 100 grammes sont tout à fait exceptionnelles.

» Le liquide devra être préparé de manière que toutes les substances qui entrent dans sa composition se trouvent complètement dissoutes ; il est préférable qu'il ait une réaction neutre ou alcaline, quoiqu'un léger degré d'acidité soit sans inconvénient.

» On choisira de préférence les médicaments parmi les alcaloïdes puis, par ordre d'importance, les alcoolatures, les teintures, les extraits et les infusions. Pour les sels à base inorganique, on doit choisir ceux qui déploient une action locale moins irritante.

» En règle générale, la dose des médicaments qu'on peut introduire par injections trachéales sera réglée en rapport de 1/10 à 1/20 de la dose ordinaire du même médicament administré par les voies digestives; cependant, lorsqu'on fait usage de substances d'une action énergique, il faut s'en tenir aux doses spéciales destinées à chacune d'elles.

» L'injection peut être faite dans toute la longueur de la trachée et dans les deux temps de la respiration; seulement, s'il existe de la dyspnée ou une respiration fréquente ou entrecoupée, il conviendra de pratiquer la ponction à distance du larynx et de pousser le liquide avec lenteur pour ne pas provoquer la toux, qu'il importe d'éviter, quoiqu'elle soit sans danger. »

Nous ajouterons que la lenteur de l'injection n'est pas de rigueur seulement dans le cas particulier d'un trouble respiratoire, mais toujours.

Avantages et importance pratique de la voie trachéale. — Si maintenant nous recherchons quels peuvent être les avantages de cette méthode, quand, disposant d'une solution médicamenteuse et d'une bonne seringue de Pravaz, on peut s'adresser à la voie hypodermique, nous voyons qu'il y en a peu. La rapidité plus grande de la pénétration est le seul motif qui puisse faire choisir la voie trachéale, car le dosage précis et la sûreté de l'administration sont assurés également avec d'autres procédés.

Aussi, malgré la propagande faite en médecine vétérinaire par Gohier, Delafond et Lévi, les injections trachéales ne sont pas entrées et n'entreront probablement pas dans la pratique courante. Contrairement à Banvillet (1), nous ne pensons pas qu'elles puissent être mises en parallèle avec les injections hypodermiques, avec lesquelles on a certainement moins de dangers à courir.

Chez l'homme la méthode des injections médicamenteuses intratrachéales est restée aussi à l'état d'exception;

____

(1) Banvillet, *Des injections trachéales* (*Revue de méd. dosimétrique*, septembre 1891).

Jousset de Bellesme a cependant injecté avec succès des solutions de sel de quinine, dans les cas de fièvre pernicieuse qui exigent une intervention rapide.

D'autre part, Dujardin-Beaumetz (1), qui l'a essayée bien souvent dans son service, a toujours provoqué des quintes de toux très vives, sans que les effets des médicaments aient été très appréciables, parce que les malades, en toussant, expectoraient la substance introduite dans la trachée.

IV. — ABSORPTION DES MÉDICAMENTS PAR LA MUQUEUSE GÉNITO-URINAIRE.

La vessie absorbe-t-elle? — Concentration de l'urine dans la vessie et absorption des éléments normaux de l'urine. — Absorption des agents médicamenteux et toxiques. — Expériences et conclusions de Triconi et de Bazy. — Comparaison des résultats obtenus par Bazy et ceux rapportés par Cazeneuve et Lépine. — Seule la vessie dépouillée de son épithélium paraît douée du pouvoir absorbant. — Absorption par le canal de l'urèthre, la muqueuse préputiale, la cavité utérine et le vagin. — Absorption par la conjonctive.

Les muqueuses dont nous avons encore à parler à propos de l'absorption ne sont pas utilisées pour l'administration des médicaments ; leur étude n'est intéressante que pour mettre en garde contre les dangers d'une pénétration possible des substances toxiques qu'on emploie souvent pour traiter ces muqueuses quand elles sont malades. Nous en parlons donc pour répondre à la deuxième question que nous posions dès le début de cette étude générale des voies d'absorption.

La vessie absorbe-t-elle ? — Dans une note qu'il présentait à la Société de biologie en 1889, Brown-Séquard disait que depuis longtemps les médecins avaient eu l'idée de mettre la muqueuse vésicale à contribution pour faire absorber les médicaments ; mais en

(1) Dujardin-Beaumetz, *L'art de formuler.* Leço s cliniques faites à l'hôpital Cochin (*Bull. gén. de thérap.*, 1893, p. 539).

outre que nous ne voyons pas bien quels avantages ces médecins trouvaient dans l'emploi de cette voie, il y a une question principale qu'il fallait trancher ; c'est celle de savoir si l'épithélium de la vessie est perméable.

Or, actuellement, tous les physiologistes sont unanimes à reconnaître l'*imperméabilité normale de l'épithélium vésical sain;* c'est une vérité devenue classique, qui a été beaucoup discutée autrefois, mais sur laquelle maintenant tout le monde paraît s'entendre.

En fait rien n'est plus logique et, au premier abord, on ne comprend guère qu'il puisse en être autrement.

Une première raison, qui certes a une valeur considérable, se trouve dans la structure de l'épithélium vésical, que les histologistes nous présentent comme admirablement constitué pour résister à l'absorption. En principe tout épithélium pavimenteux n'est pas fait pour se laisser aisément pénétrer et, dans tous les points de l'organisme où on en trouve, l'absorption est considérablement retardée.

Dans la vessie, il y a mieux encore et non seulement la couche épithéliale superficielle est franchement pavimenteuse et formée de deux rangées, mais les éléments cellulaires de la rangée externe sont remarquables par l'irrégularité, la bizarrerie de leurs formes et leur mode d'union.

Ce premier argument, tiré de l'anatomie, est appuyé par des considérations physiologiques avec lesquelles, en dehors de toute recherche expérimentale, on doit largement compter.

Il ne faut pas oublier, d'abord, que la vessie représente un réservoir où arrive et s'accumule, sans discontinuité, un produit de déchet dont les composants, parfaitement solubles et absorbables, doivent tous être éliminés.

Une seule exception pourrait à la rigueur être comprise, c'est la résorption d'une petite quantité d'eau et une légère concentration de l'urine.

Mais au delà, comment comprendre que les produits dont l'organisme se débarrasse par la voie du rein trouvent, une fois excrétés par cet organe, une porte toute ouverte pour leur réintroduction?

Par conséquent, a priori, la muqueuse vésicale saine ne doit pas et ne peut pas absorber.

C'est cependant une vérité qui a été contestée, et, sans remonter aux expériences de Longet, Ségalas, Demarquay, Kaup, Treskin et Ashdown, nous trouvons, dans les travaux récents, ceux de Tricomi, de Bazy et Sabatier qui concluent à la perméabilité de l'épithélium vésical.

Tricomi est arrivé à des conclusions bien extraordinaires et nous ne pouvons nous empêcher de faire des réserves sur la valeur probante de ses expériences, en voyant cet auteur prétendre que, dans une vessie dont l'épithélium est sain, l'absorption est tout à fait égale à celle qui s'effectue par la *voie hypodermique*, lorsqu'il s'agit du sulfate de strychnine, de l'acide prussique, du chloroforme et de l'hydrogène sulfuré; elle serait au contraire plus lente, lorsqu'il s'agit de la cantharidine, de l'acide phénique, du sublimé, de la morphine et de la cocaïne.

Le même auteur ajoute encore que dans la vessie dont l'épithélium est altéré, l'absorption des substances de la première série, strychnine, chloroforme, acide prussique, est la même encore que par la voie hypodermique, tandis que l'absorption des substances de la deuxième série se fait avec un retard sur l'absorption des mêmes produits par la vessie saine. — Nous ne comprenons pas très bien le pourquoi de ces particularités et de ces distinctions.

Les expériences de M. Bazy et celles de son élève Sabatier, faites et dirigées par un clinicien dont la compétence, en ce qui se rapporte aux voies génito-urinaires, est bien connue, méritaient d'être prises en très grande considération. Cependant il y avait lieu d'être grandement étonné, à la lecture des conclusions de ces

4.

auteurs, qui tendent à faire admettre qu'en injectant un poison dans une vessie saine, on peut tuer un animal aussi sûrement et presque aussi rapidement qu'en injectant ce poison sous la peau ou dans le rectum.

Pour arriver à un pareil résultat MM. Bazy et Sabatier ont dû opérer dans des conditions singulièrement favorables à l'attaque de l'épithélium vésical, car ils sont complètement en désaccord avec les conclusions de Küss, Susini, Paul Bert, Alling, Cazeneuve et Livon, Cazeneuve et Lépine, Guyon et Albarran, Boyer et Guinard qui soutiennent au contraire que cet épithélium jouit d'une imperméabilité physiologique parfaite.

Susini s'est introduit de la belladone dans la vessie et n'a pas été du tout incommodé par cette instillation. MM. Cazeneuve et Lépine, ligaturant chez le chien les ouvertures vésicales, injectaient avec la seringue Dieulafoy, après extraction d'une petite quantité d'urine, quelques centimètres cubes d'eau, renfermant quatre centigrammes de sulfate de strychnine. Dans la plupart de leurs expériences, pendant seize ou vingt heures consécutives, les chiens ne manifestaient aucun symptôme de strychnisme ; mais, après ce temps, ceux-ci se développaient assez rapidement et amenaient promptement la mort.

Tenant compte de la lésion produite par la ligature au niveau du col de la vessie, Cazeneuve et Lépine ont justement conclu que, *tant que la muqueuse est intacte*, l'absorption vésicale ne se fait pas d'une manière sensible.

Plus récemment enfin, nous avons nous-même repris cette question, en collaboration avec M. Boyer et, en nous plaçant dans des conditions expérimentales aussi bonnes que possible, nous avons empoisonné les urines contenues dans la vessie de vingt-trois chiens : tous ont parfaitement toléré, sans accidents, les doses énormes d'alcaloïdes très toxiques que nous leur avions instillées.

Plusieurs de nos sujets ont gardé dans la vessie, pendant huit, dix, quinze, dix-sept et même vingt et une heures, 25 et 50 centigrammes de cocaïne, — 10 centigrammes de morphine, — 20 centigrammes de pilocarpine, — 10 centigrammes de sulfate d'atropine, — 5 centigrammes d'ésérine, — 5 centigrammes de vératrine, — 4, 5 et 10 centigrammes d'arséniate de strychnine, sans présenter de manifestations toxiques.

Bien plus, après avoir récolté, à l'émission, les urines strychnisées de deux de nos chiens, urines qui avaient séjourné dans la vessie pendant huit et dix heures, sans déterminer d'accidents, nous les avons injectées hypodermiquement par fractions, aux mêmes animaux et à des animaux différents, et seulement alors nous avons vu apparaître les symptômes toxiques.

En face de ces résultats contradictoires et aussi diamétralement opposés, il nous semble que s'il y a à choisir entre ceux qui, ayant introduit une dose sûrement mortelle de poison dans la vessie d'un animal, n'ont rien obtenu et ceux qui prétendent que l'absorption est rapide, on ne peut pas hésiter. Naturellement on a des tendances à supposer que, dans le dernier cas, l'épithélium n'était pas dans les conditions où il fonctionne habituellement.

Nos conclusions ont d'ailleurs été confirmées par les recherches plus récentes de Pousson et Ségalas, chez l'homme. Dans tous les cas où la vessie était saine et où les sujets n'avaient pas éprouvé le besoin d'uriner, on n'a pas retrouvé la moindre trace du sel de lithium instillé dans la vessie, et recherché, au spectroscope, dans la salive et dans le sang.

Par conséquent, nous admettons que la vessie est bien faite pour conserver et permettre, sans perte appréciable, l'accumulation des produits qu'elle reçoit, pourvu qu'ils respectent l'intégrité anatomique et physiologique de son épithélium. *Il n'y a donc pas lieu de compter sur l'ab-*

sorption des médicaments et des poisons par la vessie saine.

Quand la vessie est malade, c'est une autre affaire : il n'y a plus alors de contestation et quand, dans un but thérapeutique, on injecte dans son intérieur des substances actives, il ne faut pas oublier que, dans ces cas-là, l'absorption est possible.

Absorption par le canal de l'urèthre et la muqueuse préputiale. — M. Bazy prétend que l'absorption par la *muqueuse uréthrale* est très active, et, de notre côté, nous avons constaté que des injections toxiques, faites sans lésions de la muqueuse, dans les premières parties de l'urèthre du chien sont rapidement suivies d'effet.

Mais il est non moins certain aussi, que lorsque la muqueuse uréthrale est malade elle absorbe beaucoup mieux encore et on en a eu la preuve, chez l'homme, dans pas mal de circonstances, par exemple quand on a introduit des bougies enduites de belladone dans le but de calmer une douleur locale.

La *muqueuse du prépuce et de la verge* n'absborbe pas également bien chez tous les animaux.

Chez le cheval elle est recouverte d'un épithélium pavimenteux et protégée par un enduit de matière sébacée qui certainement doivent mettre quelque obstacle à la pénétration des substances étrangères, mais chez le bœuf et chez le chien en particulier, où elle est rosée et délicate, l'absorption se fait beaucoup plus facilement.

La muqueuse glando-préputiale de l'homme est dans le même cas.

Muqueuses utérine et vaginale. — La muqueuse utérine offre toutes les conditions d'une excellente voie d'absorption et il y a longtemps déjà que Demarquay a constaté que l'iodure de potassium qu'on introduit en solution dans l'utérus peut se retrouver dans les urines au bout de quelques minutes (2 à 4 minutes au plus). Mais il est bien entendu qu'on n'y a pas recours pour administrer les médicaments.

Il est seulement utile de savoir que, très absorbante déjà quand elle est saine, la muqueuse utérine l'est encore bien davantage après le part, lorsque, vive, congestionnée, vascularisée, elle montre, au niveau des insertions placentaires, des ouvertures vasculaires béantes qui ne demandent qu'à se laisser pénétrer par n'importe quel produit.

C'est à ce moment-là qu'il faut éviter les agents toxiques que l'on serait tenté d'employer abondamment, en lavage, dans le but d'assurer l'antisepsie de la cavité.

La *muqueuse vaginale* n'absorbe qu'avec lenteur et, au dire de Colin, il faut attendre plusieurs heures pour retrouver dans l'urine des traces de ferrocyanure de potassium, chez la jument dans le vagin de laquelle une éponge imprégnée de ce sel a été introduite. La même chose a été soutenue, par d'autres auteurs, pour les femelles des autres espèces et pour la femme.

Mais si la muqueuse vaginale absorbe mal à l'état sain, il n'en est plus de même lorsqu'elle est le siège d'un état inflammatoire qui, en la vascularisant, la rend suffisamment absorbante pour qu'il y ait lieu de ne pas utiliser, en pareil cas, des préparations médicamenteuses trop actives.

Muqueuse cornéenne et conjonctivale. — La cornée et la conjonctive sont des lieux où l'absorption est particulièrerement rapide, et il n'est point nécessaire d'introduire dans l'œil beaucoup d'acide prussique, ou d'une solution de strychnine, pour voir les animaux en expérience présenter tous les signes d'intoxication correspondants et mourir.

Depuis assez longtemps, les ophthalmologistes ont signalé la diffusion des effets des médicaments qu'ils instillaient dans l'œil et ils ont vu, par exemple, l'emploi de l'atropine, comme mydriatique, être accompagné de sécheresse de la gorge, de soif, de troubles visuels dans l'œil sain, etc.

L'ésérine, la cocaïne et d'autres médicaments fréquemment usités en oculistique, sont de puissants modificateurs généraux, dont il faut se servir avec modération dans la crainte d'une absorption toujours possible par la conjonctive.

Il paraît même, et il n'est pas inutile de le noter ici, que, parmi ces agents, la cocaïne jouit de la propriété d'augmenter considérablement le pouvoir résorbant du sac conjonctival (Chmeleff).

V. — ABSORPTION ET ADMINISTRATION DES MÉDICAMENTS PAR LE TISSU CONJONCTIF SOUS-CUTANÉ. — MÉTHODE HYPODERMIQUE.

Pouvoir absorbant du tissu cellulaire. — C'est à l'École vétérinaire de Lyon que les injections hypodermiques ont été érigées en méthode pour l'administration des médicaments. — Vulgarisation et généralisation de l'hypodermie. — Des substances pouvant être introduites sous la peau. — Emploi des corps gras et des huiles comme véhicules. — Observations en faveur de l'emploi des injections huileuses. — Expériences contradictoires et enseignement qu'il faut en tirer. — Les corps caustiques et irritants sont toujours proscrits. — La rapidité d'absorption dans le tissu cellulaire est variable. — Manuel opératoire et précautions à prendre pour faire les injections hypodermiques. — Des solutions destinées aux injections sous-cutanées. — Choix de la région. — Avantages et inconvénients de la méthode.

Pouvoir absorbant du tissu cellulaire. — Si l'on tient compte de l'importance capitale des vaisseaux lymphatiques et sanguins dans l'absorption, on comprend immédiatement la facilité et la rapidité avec laquelle doit pénétrer toute substance absorbable que l'on introduit dans le tissu cellulaire sous-cutané.

Ce tissu, constitué par des mailles très lâches et très dilatables, est considéré comme une annexe du système lymphatique, dans laquelle circule les éléments de la lymphe; ceux-ci sont drainés et enlevés par les canaux lymphatiques qui, eux-mêmes, suivant un procédé encore mal connu, semblent prendre naissance au sein des aréoles du tissu connectif.

De telle sorte que, sans trop forcer les analogies, on peut admettre qu'une injection dans le tissu cellulaire sous-cutané équivaut à une injection intralymphatique.

Mais, de plus, le tissu conjonctif supporte de nombreux vaisseaux sanguins dont il ne tire probablement aucun profit pour lui-même, mais qui, fins et délicats, peuvent très bien aussi s'emparer des produits déversés dans le réseau très perméable qu'il représente.

Comme rapidité absorbante, le tissu cellulaire vient immédiatement après la voie respiratoire, et, entre autres expériences servant à le démontrer, nous rappelerons celles de Magendie, Claude Bernard, Colin, Tabourin, Eulenbourg, Gsell, etc.

Tous ces auteurs ont recherché la vitesse d'absorption du tissu conjonctif, et de l'ensemble des expériences qu'ils ont faites, et dont nous nous sommes servi pour indiquer une moyenne, il résulte que les effets médicamenteux peuvent se dévolopper cinq à douze minutes après l'introduction par cette voie.

Nous disons cinq à douze minutes *comme moyenne*, car dans certaines circonstances la durée peut être inférieure au minimum ou supérieure au maximum ; seulement, comme on le verra par la suite, il y a lieu de faire entrer en ligne de compte pas mal de facteurs importants qui influent sur la rapidité de la diffusion et de l'apparition des effets.

Les considérations précédentes et la facilité avec laquelle on peut introduire des médicaments sous la peau ont suffi pour donner, à la méthode hypodermique, un grand crédit, auprès des expérimentateurs et des thérapeutes.

On verra plus loin qu'elle présente d'autres avantages qui légitiment mieux encore ce crédit.

Historique. — Afin de rendre à chacun ce qui lui appartient, mais sans aucune prétention de faire l'historique complet de la question, nous devons rappeler que c'est en médecine vétérinaire que le tissu conjonctif a été mis d'abord à contribution, pour l'administration des médicaments.

On ne peut, en effet, considérer comme l'origine du procédé les quelques faits isolés, datant par exemple de 1664, et qui nous apprennent que Pierce et Clarke endormaient les chiens en leur introduisant de l'opium sous la peau.

On voit bien rapporter aussi qu'en 1844 un médecin de Dublin, Rynd, avait fait quelques tentatives d'injections hypodermiques, mais, à ce compte-là, nous pourrions rappeler également qu'en 1785 l'illustre chimiste Fourcroy se demandait déjà pourquoi on n'introduisait pas sous la peau des substances actives, qui y trouveraient les conditions d'une absorption intégrale et détermineraient alors sûrement tous les effets dont elles sont capables.

C'est dans le numéro d'octobre 1852 du *Journal de l'École vétérinaire de Lyon* que se trouve la première étude expérimentale sur l'introduction des médicaments dans le tissu cellulaire sous-cutané; cette étude est due à Tabourin, alors professeur à cette École, qui avait fait des recherches nombreuses et soignées sur ce mode de médicamentation.

Nous sommes donc en droit de revendiquer, pour notre École, la priorité en ce qui concerne l'emploi clinique du tissu cellulaire sous-cutané pour l'absorption médicamenteuse, d'autant plus que, même avant le travail de Tabourin, la médication hypodermique était en honneur à Lyon.

Il est vrai de dire que le manuel opératoire de nos anciens était un peu primitif, et différait assez de celui qui a cours depuis qu'Alexander Wood (d'Édimbourg) s'est servi de la seringue de Pravaz pour injecter des substances actives sous la peau; mais ce n'en était pas moins de l'hypodermie.

Il consistait, en somme, « à introduire les médicaments,
dans une poche ou godet pratiqué dans le tissu cellulaire
sous-cutané à l'aide d'une aiguille à séton ou de tout autre
moyen ».

Nous reconnaissons qu'une pareille opération, déjà en-
nuyeuse à pratiquer chez les animaux, n'était pas faite
pour faciliter la vulgarisation du procédé en médecine
humaine, aussi est-ce à Wood que l'on attribue ordinairement la création de la méthode hypodermique.

Béhier et Couty, en France, ont, comme médecins,
marché les premiers sur les traces de Wood et, parmi les
vétérinaires, nous trouvons comme initiateurs Saint-Cyr,
Rey, Colin, Chauveau, Cagny, Kaufmann, Gsell, et beaucoup d'autres encore, dont il serait long et fastidieux
d'énumérer les noms.

Depuis la vulgarisation de l'emploi des alcaloïdes en
thérapeutique, et dans ces dernières années, depuis que
Brown-Séquard a posé les premières bases de la médication qui porte son nom, la méthode hypodermique a pris
une importance énorme ; la seringue de Pravaz est entrée
dans les mœurs, et, en médecine humaine comme en médecine vétérinaire, il est un nombre considérable de
substances actives qui sont par ce moyen introduites sous
la peau pour y être absorbées.

Substances à injecter sous la peau. — Comme
pour les injections trachéales, il est indispensable,
avant d'avoir recours au tissu conjonctif sous-cutané,
de bien savoir quelles sont les substances qu'il peut
absorber et tolérer sans inconvénient. On doit éliminer
d'emblée tous les agents caustiques irritants ou incapables de pénétrer dans la circulation par cette voie,
et il y en a pas mal dans ce cas.

A ce propos, il est même intéressant de constater que,
comme sensibilité, le tissu cellulaire l'emporte sur la
muqueuse trachéo-bronchique, car il est certains alcaloïdes qui jouissent d'un pouvoir irritant local s'opposant

presque à leur injection sous la peau, à cause de la douleur très vive qu'ils déterminent, et qui sont mieux tolérés dans la trachée; telles sont la digitaline et la quinine, par exemple.

Relativement à la quinine, M. Kaufmann apprécie même que l'administration intratrachéale est préférable à l'administration sous-cutanée et digestive, car, en plus de l'absorption plus rapide, on bénéficie d'une tolérance assez grande de la muqueuse respiratoire pour ce médicament.

Les liquides miscibles à l'eau et les solides en dissolution, particulièrement les alcaloïdes, sont les agents qui conviennent à la voie hypodermique. Comme véhicules, on recommande surtout l'eau distillée, l'alcool et la glycérine convenablement dilués; l'eau de laurier-cerise, qui assure la conservation des solutions; enfin, mais avec réserve, certains corps gras ou huiles d'origine animale ou végétale.

Injections hypodermiques des corps gras. — L'emploi des corps gras, que nous venons de classer dans la série des produits ou dissolvants pouvant être introduits sous la peau, n'est pas admis par tout le monde et, pour les raisons que nous donnions à propos de leur injection dans la trachée, nous croyons aussi qu'il importe de l'éviter. Pas plus dans le tissu conjonctif que dans les voies respiratoires, nous ne connaissons d'éléments chimiques capables de faire subir aux graisses la transformation préliminaire indispensable à l'absorption et nous ne comprenons pas très bien comment, alors même qu'elles sont émulsibles et saponifiables, les huiles qu'on introduit sous la peau sont absorbées par les capillaires et assimilées par l'organisme.

Cependant, particulièrement dans la médecine de l'homme, les injections huileuses forment la base d'une pratique thérapeutique journalière assez suivie; elles permettent l'administration d'un très grand nombre de substances, qu'il serait plus difficile de faire prendre autrement et dont elles augmentent, paraît-il, la valeur médicatrice (J. Roussel).

Entrant dans l'exposé de quelques faits, ce qui ne sera pas sans profit pour ceux qui étudient et qui ont besoin d'être renseignés, nous rappelerons que, dès 1886, le docteur J. Roussel (1), cherchant à rendre injectables l'eucalyptol et les essences antiseptiques, avait pratiqué sur l'homme et sur divers animaux de très nombreuses injections des diverses sortes d'huiles végétales ou minérales, pures ou servant de véhicules à des agents thérapeutiques : il prétend n'avoir jamais vu ces huiles produire une lésion quelconque, soit sous-cutanée, soit profonde.

Puis vinrent ensuite les injections hypodermiques de solutions huileuses créosotées, qui ont été beaucoup employées et recommandées dans le traitement de la phthisie tuberculeuse, à cause de l'avantage qu'elles offrent de ménager l'estomac des malades; les travaux de Gimbert (2) et de Burlureaux (3) sont, parmi beaucoup d'autres, ceux que l'on est dans l'obligation de ne pas oublier à propos de cette médication.

Dans la même maladie on a proposé aussi des injections hypodermiques d'huile aristolée (Nadaud, Quinquaud et Fournioux) (4).

L'huile camphrée elle-même a été introduite sous la peau par un médecin berlinois, le docteur Alexander, qui lui attribue des effets particulièrement favorables dans le traitement de certaines inflammations des voies respiratoires (5).

(1) J. Roussel, *Soc. de biol.*, 10 novembre 1888.

(2) Gimbert, *Gaz. hebd. de méd. et de chir.*, 1889 et 1891.

(3) Burlureaux, *Ibid.*, juin 1891 et *La pratique de l'antisepsie dans les maladies contagieuses et en particulier dans la tuberculose*, Paris, 1892.

(4) Nadaud, Quinquaud et Fournioux, *Soc. de thérap.*, décembre 1891 et *Soc. de biol.*, juin 1890.

(5) D'après *Semaine méd.*, annexe, 1891.

Enfin, Vigier, Balzer, Durand et Meunier ont préconisé les injections hypodermiques d'huile de vaseline, dont ils se sont servi comme véhicule du menthol, du thymol, de l'eucalyptol, de l'iodoforme, de la créosote, etc., mais cet excipient paraît devoir être de plus en plus abandonné.

On a donc usé et on use largement encore des véhicules gras, pour l'administration hypodermique de certains médicaments.

N'y-a-t-il pas d'inconvénients à cela?

M. G. Daremberg, qui a expérimenté les injections d'huile de foie de morue chez les animaux, déclare qu'elles lui ont donné des résultats mauvais chez le cobaye et médiocre chez le lapin.

Les cobayes mouraient presque tous avec une péritonite graisseuse généralisée et des accumulations de matières grasses, particulièrement autour de la rate; les lapins résistaient davantage, mais lorsqu'on les sacrifiait après un mois d'injections huileuses quotidiennes sous la peau, on trouvait aussi à l'autopsie des infiltrations de graisse et des lésions analogues à celles des cobayes (1).

A ces accusations portées contre une méthode qu'il avait préconisée, M. Gimbert (2) a répondu en disant que ce qui pouvait être vrai pour les animaux ne saurait être vrai pour l'homme et, à l'appui, il a invoqué les nombreuses injections d'huile d'olive qu'il a faites à ses malades et qui n'ont jamais été toxiques, ni inflammatoires, quand le produit était bien pur. Il prétend, de plus, avoir constaté que l'huile introduite sous la peau s'émulsionne rapidement et s'absorbe avec une certaine rapidité.

Pour Dujardin-Beaumetz (3), les huiles animales ou végétales sont d'excellents véhicules, mais ce savant mé-

<hr>

(1) G. Daremberg, *Soc. de biol.*, 27 octobre 1888.
(2) Gimbert, *Ibid.*, 3 novembre 1888.
(3) Dujardin-Beaumetz, *Soc. de thérap.*, décembre 1891.

decin reconnaît cependant qu'il est difficile de dire par quel mécanisme se fait l'absorption sous-cutanée; et il recommande une certaine réserve dans leur emploi.

Mais d'un autre côté, nous trouvons le Dr Perron (1) qui réveille encore en nous la prévention que nous avons à l'égard des injections hypodermiques de corps gras. Des observations personnelles de cet auteur il résulte que des injections semblables, si elles ne sont pas suivies d'inconvénients immédiats, n'entraînent pas moins après elles certaines suites locales pouvant nuire à la vulgarisation de la pratique hypodermique.

Parmi ces conséquences il en est une qu'il importe de souligner : M. Perron rapporte que les régions injectées subissent des modifications qui amènent les tissus à une sclérose très notable. Cette transformation scléreuse résulte, paraît-il, d'un travail de cicatrisation portant sur la peau et sur la couche cellulaire sous-jacente et trouve, entre autres causes, la non-absorption totale de l'excipient huileux.

Celui-ci est filtré par le tissu conjonctif environnant et laisse, sur place, un résidu qui agit comme corps étranger et ne disparaît que très lentement. Voilà qui ne s'accorde guère avec les assertions de M. Gimbert, mais voyons encore ce que dit, sur le même sujet, le docteur Touvenaint (2).

Cet expérimentateur a recherché quelle pouvait être la rapidité d'absorption de l'huile simple introduite sous la peau, et de ses essais, poursuivis chez les animaux, il ressort que cette absorption est très lente, sinon à peu près nulle, puisque, par exemple, on retrouve encore de l'huile au point d'injection quinze heures après l'introduction de 10 centimètres cubes dans le tissu cellulaire.

Nous reconnaissons cependant que la dose est un peu forte et que les résultats auraient pu être quelque peu

(1) Perron, *Bull. gén. de thérap.*, 1891, t. CXXI.
(2) Touvenaint, *Bull. gén. de thérap.*, 1892, t. CXXII.

différents, si la proportion d'huile avait été plus modérée.

Nous avions donc quelques raisons de faire des réserves à propos des injections sous-cutanées d'huile ou de préparations grasses, car elles ne sont pas toujours inoffensives et il y a lieu, non seulement de tenir compte de la qualité et de l'asepticité du produit, mais encore de la quantité injectée et de la tolérance des différentes espèces.

Voilà pourquoi nous persistons à croire qu'il y a lieu de les éviter dans la pratique, et de ne les employer qu'avec la plus grande modération et jamais d'une façon trop suivie.

Enfin il est bon d'ajouter que, parmi les excipients gras destinés à la préparation des liquides pour injections hypodermiques, il faut donner la préférence aux huiles végétales et animales, qui s'absorberaient beaucoup plus sûrement ; c'est du moins ce que s'accordent à dire la plupart des thérapeutes ; le Dr Perron croit même que les huiles animales sont celles qui conviennent exclusivement et propose l'usage de l'huile de pieds de bœuf.

Quant aux corps caustiques ou simplement irritants, dont l'usage est généralement proscrit en hypodermie, on les introduit parfois sous la peau, mais c'est pour produire des effets locaux et non pour les faire absorber.

Rapidité de l'absorption. — Après avoir dit que le tissu conjonctif absorbait facilement et avoir donné quelques renseignements sur les substances pouvant être introduites sous la peau, nous avons naturellement à rechercher si l'absorption et la diffusion ont même durée pour tous les médicaments et dans toutes les circonstances.

La réponse à une pareille question est simple, car, abstraction faite, pour le moment, des circonstances dépendant de la région choisie pour l'injection et abstraction faite aussi du titre de la solution, il est prouvé physiquement que toutes les substances ne diffusent pas avec une égale facilité.

Or, on voudra bien reconnaître que, dans l'absorption par le tissu conjonctif, la différence de diffusion peut entraîner la différence dans la pénétration.

Ne se mélangent bien et ne diffusent aisément que les éléments ayant certaines relations physiques et même chimiques : c'est ce qui plus haut nous a fait admettre, *a priori*, la difficulté de pénétration des corps gras que l'on introduit dans le tissu cellulaire.

Il est de plus des médicaments, jouissant d'une légère action astringente, qui, bien que pouvant être absorbés (Lagneau), resserrent directement les capillaires et ralentissent l'absorption.

Cette vaso-constriction peut, du reste, être la conséquence d'une irritation locale modérée, qui agit par réflexe sur les capillaires du point d'introduction.

Bref, il faut s'attendre à enregistrer des différences notables dans la rapidité d'absorption des médicaments, différences qui ne tiennent certainement pas à leur degré d'activité, car, à concentration égale, on a constaté, par exemple, que les solutions de ferrocyanure de potassium diffusent plus rapidement que celles de strychnine ; que les solutions de chlorure de sodium passent plus vite que celles de sulfate de soude (Weder).

Opérant dans les mêmes conditions, et comparant entre eux quelques alcaloïdes, Chouppe a vu aussi, chez le chien et chez le cobaye, qu'alors qu'il fallait quatre à cinq minutes à l'apomorphine pour produire ses effets, il en fallait dix à douze à la cocaïne et vingt à trente-cinq à la strychnine.

Enfin, il est clair que la rapidité d'apparition des effets dépend encore de la concentration de la solution et de la dose injectée ; elle tient peut-être aussi à l'espèce animale et à l'individu, mais certainement elle varie avec le point du corps où se fait l'injection.

Technique opératoire. — Il n'est plus question aujourd'hui du procédé du godet sous-cutané, on emploie exclusivement, pour les injections hypodermiques, la seringue à canule piquante de Pravaz, bien connue de tout le monde, dont les modèles sont maintenant très nombreux. Quand c'est possible, on doit donner la préférence aux seringues facilement stérilisables, dont les aiguilles surtout peuvent être, sans inconvénient, soit soumises à l'ébullition, soit passées dans la flamme.

En plus du modèle courant, on trouve en effet des instruments dont le piston en amiante ou en moelle de sureau permet de plonger tout l'appareil dans un peu d'eau, où on le soumet à une ébullition suffisante pour la stérilisation. Avec cela on dispose aussi d'aiguilles en platine iridié, qui s'adaptent à tous les modèles et qui ont l'immense avantage de pouvoir être flambées sans subir d'altération. Mais, en dehors des vaccinations, il n'est pas absolument indispensable d'avoir recours à ces instruments perfectionnés qui sont assez coûteux ; toutefois, quelles que soient la seringue et les aiguilles dont on se sert, *la plus grande propreté est toujours de rigueur.*

Un seul mot nous reste à dire sur la façon de pratiquer les injections hypodermiques.

Il est tout d'abord prudent de nettoyer et de désinfecter avec un liquide antiseptique convenable (solution phéniquée, créolinée ou sublimée) le point que devra traverser l'aiguille ; puis, un pli de peau étant soulevé entre le pouce et l'index de la main gauche, on enfonce l'aiguille, avec la main droite, perpendiculairement à la base du pli, sans trop de brusquerie mais sans tâtonner.

Après pénétration dans l'hypoderme, on relâche le pli, on maintient l'aiguille et on pousse lentement le piston, avec des arrêts successifs si la quantité de liquide à injecter est un peu considérable.

L'injection terminée, on retire l'aiguille en fixant la peau avec la pulpe de l'index gauche, qu'on applique ensuite sur la piqûre pour empêcher une partie du liquide de ressortir ; pendant ce temps, la main droite exerce de légères frictions ou malaxations sur la partie où le liquide est accumulé, pour favoriser sa diffusion.

On a parfois plusieurs injections à faire successivement : dans ce cas-là, il convient de maintenir l'aiguille en place et de retirer la seringue qu'on recharge et qu'on réintroduit ensuite dans le pavillon de l'aiguille ; mais si le liquide est un peu irritant, il vaut mieux ne pas l'injecter en totalité à la même place.

Ne pas oublier aussi que l'épaisseur et la résistance de la peau des différentes espèces est variable et qu'il y a lieu d'avoir à sa disposition des aiguilles assez fortes pour les cas où il s'agit d'opérer sur des animaux dont le cuir se laisse plus difficilement traverser.

Solutions à employer en hypodermie. — Les solutions dont on se sert doivent répondre aux quelques conditions suivantes.

Elles doivent être préparées depuis peu, bien dosées, neutres ou très légèrement acides ; limpides, parfaitement pures et surtout exemptes de moisissures ou de corps étrangers quelconques.

L'addition de quelques gouttes d'une solution alcoolique de phénol ou d'acide salicylique est un moyen de faciliter leur conservation, mais il vaut mieux encore ne pas chercher à les conserver.

Dans des laboratoires on a toujours à sa disposition les moyens de préparer rapidement une solution d'alcaloïde et d'effectuer, aussi souvent qu'il le faut, les pesées nécessaires ; mais, pour le praticien, d'autres procédés existent qui simplifient énormément les manipulations, et le dispensent de l'emploi de la balance dans la préparation des solutions actives dont il a besoin et qu'il est avantageux pour lui de préparer au moment de l'usage.

Il peut trouver des petits tubes renfermant des poids déterminés d'alcaloïdes ; il peut employer des granules dosimétriques ou, préférablement, se servir des disques de gélatine ou de sucre de lait qu'on trouve en pharmacie, et qui contiennent chacun un poids bien connu de médicament.

Dans la préparation des solutions, il importe, autant que possible, de faire dissoudre le principe actif dans la plus petite quantité de véhicule, afin d'éviter les injections trop copieuses.

D'ailleurs, le titre des préparations que l'on emploie habituellement au laboratoire, et qui peuvent servir en pratique, est en rapport avec l'activité même du médicament. On concentre le plus possible les solutions d'agents peu actifs et que l'on doit administrer à des animaux de forte taille ; on dilue proportionnellement, au contraire, celles qui sont à base d'alcaloïdes énergiques, et que l'on doit injecter à des sujets très sensibles ou de petite taille. Voici, pour quelques alcaloïdes, dont certains sont d'un usage assez fréquent, les titres de solution généralement adoptés :

Les solutions de *caféine* et d'*antipyrine* se font au tiers ;

Les solutions d'*aloïne*, de *quinine* (bromhydrate ou chlorhydrate), de *thébaïne*, de *thalline* (sulfate), de *cinchonidine* (bromhydrate) à 1/5 et à 1/10 ;

La solution de *cocaïne*, pour anesthésie locale, se prépare habituellement à 1/20, souvent aussi à 1/50 ;

Les sels de *morphine*, d'*apomorphine*, de *codéine*, d'*apocodéine*, de *narcéine* et de *pilocarpine* sont dissous au titre de 1/50 ;

On prépare des solutions à 1/100 avec la *vératrine*, la *spartéine*, la *colchicine*, la *cicutine*, la *cantharidine* ;

Les solutions d'*ésérine*, d'*atropine*, de *duboisine*, d'*hyosciamine* se font à 1/500 ;

Enfin les solutions de *strychnine*, de *digitaline* cristallisée et d'*aconitine* (nitrate) se préparent à 1/1000.

Les titres les plus fréquemment employés, pour les substances d'activité moyenne, sont ceux de 1/50 et 1/100.

Enfin, quand on peut le faire et bien que ce ne soit pas du tout indispensable, il est bon de se servir de solutions tièdes, ce qui, certainement favorise beaucoup l'absorption.

Choix de la région. — Nous n'avons pas encore parlé du choix de la région et, en fait, les considérations qui s'y rapportent ne peuvent pas être mieux placées qu'à la suite de l'exposé du manuel opératoire.

A part les circonstances où le lieu d'injection est imposé par le siège de la maladie, on doit choisir, pour la pratique de l'hypodermie, les régions du corps où la peau est souple, facile à détacher et peu épaisse; où le tissu cellulaire est lâche, abondant et peu chargé de graisse. Il faut aussi, autant que possible, donner la préf'rence aux régions dans lesquelles la vascularité soit assez grande, en évitant cependant les points où passent des vaisseaux d'un certain calibre.

Enfin les régions reconnues pour être d'une sensibilité très grande ne seront pas mises à contribution pour les injections hypodermiques.

Ce sont là des conditions très générales, auxquelles il est bon de se conformer; d'ailleurs on a d'avance déterminé les points du corps qui peuvent être considérés comme les lieux d'élection ordinaire, pour la pratique des injections hypodermiques.

Chez le cheval, c'est à la base de l'encolure, en avant ou en arrière de l'épaule, aux parois thoraciques ou au poitrail que l'on fait habituellement les injections.

Chez le chien, la peau du dos et des parties latérales du tronc offre assez de souplesse pour permettre aisément l'introduction de la canule et d'une quantité considérable de liquide.

Chez l'homme, les points qui tolèrent le mieux des injections sont les régions dorsale, lombaire, fessière et, en particulier, la fossette rétro-trochantérienne, que beaucoup d'auteurs recommandent; mais on choisit souvent aussi la ceinture, l'abdomen, les cuisses ou les avant-bras.

Avantages de l'hypodermie. — Les avantages que l'on s'accorde à attribuer à la méthode hypodermique et qui ont fait son succès sont les suivants :

Quand les instruments sont bons et l'opération bien faite, on a la possibilité d'avoir un dosage précis, et par suite on peut compter sur une grande sûreté dans l'action et les effets produits. La conservation de l'intégrité chimique des médicaments qu'on introduit par cette voie est en très grande partie assurée, car il n'y a pas, dans le tissu conjonctif, d'éléments assez actifs pour les altérer ou les détruire.

L'absorption étant totale et rapide, point n'est besoin d'employer des doses trop élevées de substances, d'où la possibilité de faire usage de produits très purs qui, bien que coûteux, sont ramenés à un prix abordable par la quantité minime qu'on en injecte à chaque fois.

C'est un procédé élégant, particulièrement commode pour le vétérinaire, non seulement quand l'ingestion stomacale est contre-indiquée, mais aussi quand il y a impossibilité, intolérance, ou que l'animal refuse absolument de se laisser médicamenter par la bouche.

Ce dernier cas peut se présenter, quand on affaire à des animaux trop sensibles, méchants ou difficiles, et encore quand il s'agit d'administrer un médicament à un jeune animal.

D'ailleurs, en médecine humaine, on a recommandé souvent l'emploi des injections hypodermiques chez les enfants et Legroux leur a reconnu de nombreux avantages (1).

Inconvénients de la méthode hypodermique. — Mais il y a maintenant le revers de la médaille et quelques inconvénients dont les plus graves sont les accidents locaux consécutifs à l'injection, tels qu'engorgements phlegmoneux, tumeurs, kystes, décollements de

----

(1) Legroux, *Journ. de méd. et de chir. prat.*, 1892.

la peau, injections septiques ou purulentes, etc. ; mais tout ceci peut être évité en se conformant aux règles ci-devant exposées, et surtout en ne faisant usage que d'instruments en bon état, propres et parfaitement aseptiques.

On ne saurait être trop rigoureux à cet égard, et c'est ce que Cancalon et Maurange ont exprimé en inscrivant, en tête de leur petit *Formulaire*, une proposition à laquelle il conviendrait de toujours se conformer :

« N'injectez jamais qu'un produit stérilisé, au moyen d'un instrument stérilisé et avec les précautions d'asepsie et d'antisepsie usitées en chirurgie générale (1). »

En prenant ces précautions, pour le cheval en parti-culier, on serait sûr au moins de prévenir les accidents mortels, heureusement rares, d'infection septique qui ont été observés, à la suite d'injections hypodermiques d'alcaloïde, par Delamotte (2), Steullet et d'autres.

La douleur locale, produite par la piqûre ou l'injection, est un inconvénient d'importance secondaire, mais avec lequel il est bon de compter afin de prévenir les mouve-ments de défense des patients et de ne pas être surpris par les premiers signes d'excitation qu'elle peut réveiller, surtout lorsqu'il s'agit d'un produit à action irritante locale.

VI. — ADMINISTRATION DES MÉDICAMENTS PAR LES VAISSEAUX. — INJECTIONS VEI-NEUSES ET ARTÉRIELLES.

Quelques mots d'historique. — La méthode des injections veineuses paraît être surtout un procédé de laboratoire. — Les injections vasculaires ne doivent pas être considérées comme donnant toujours les effets purs des médicaments. — Des substances et des véhicules liquides qu'on peut

(1) Cancalon et Maurange, *Formul. de l'hypodermie.* Paris, 1894.
(2) Delamotte, *Contribution à l'étude de la septicémie gangreneuse* (*Journ. de l'École vét. de Lyon*, 1891).

injecter dans les veines. — Technique opératoire clinique. — Technique des injections veineuses au lab ratoire. — Inconvénients et indications des injections veineuses. — Injections artérielles. — Essais de Dawnborn.

Historique. — Quel que soit le procédé d'administration des médicaments, le premier résultat de leur absorption est toujours leur arrivée et leur transport dans le torrent circulatoire. On pouvait donc songer logiquement à les porter directement dans les vaisseaux, et c'est ce que depuis longtemps on a essayé.

Gubler rapporte que c'est en 1665, à Oxford, sous le patronage de l'évêque d'Exeter, que l'on eut l'idée d'infuser des médicaments dans les veines des animaux et que ce furent les chiens qui eurent l'étrenne du procédé.

Ces premiers essais firent songer à employer les mêmes moyens chez l'homme, mais, dès le début, on s'en tint cependant à la simple transfusion sanguine qui, pendant longtemps, fut la seule médication pour laquelle on eût recours aux veines.

Ce ne serait qu'au commencement de ce siècle, en 1802, que Scheel remit en honneur les injections médicamenteuses dans le système vasculaire. Depuis, la question a été mieux étudiée, et, pour borner à quelques noms cette esquisse d'historique, je dirai qu'en médecine humaine, où la méthode a été beaucoup plus étudiée que chez nous, il faut citer au nombre de ses fervents : Oré (de Bordeaux), Deneffe, Van Vetter et, plus récemment, le professeur Mayet.

En vétérinaire, on trouve quelques travaux épars sur les injections intraveineuses, mais il s'agit plutôt de recherches de laboratoire que de faits cliniques.

Cependant on ne saurait oublier de rappeler les noms de Rodriguez et de Chabert, qui ont cherché à combattre la morve par des injections veineuses d'ammoniaque ; ceux de Viborg, de Gohier, de Dupuy et de Prévost qui, après essais préliminaires, ont reconnu aussi de nombreux avantages à l'administration intraveineuse.

Utilisation des injections veineuses au laboratoire. — Malgré les efforts des initiateurs, pas plus en médecine vétérinaire qu'en médecine humaine, les injections intravasculaires n'ont acquis droit de cité et, encore aujourd'hui, il faut les considérer comme un procédé de recherches à n'employer couramment qu'au laboratoire.

Mais, à ce dernier point de vue, la méthode des injections intraveineuses peut rendre de grands services ; c'est elle qu'a employé et que recommande le professeur Bouchard pour l'étude physiologique des substances toxiques et surtout pour l'estimation du poids de chaque substance qui, par kilogramme d'animal, peut produire soit la mort, soit un trouble fonctionnel déterminé.

Avec le savant professeur de la Faculté de Paris, nous devons reconnaître encore que cette méthode, presque aussi facile et expéditive que la méthode sous-cutanée, est plus rigoureuse et mérite d'être employée, non comme procédé unique, mais comme moyen général de recherche et de contrôle.

D'ailleurs si M. Bouchard reconnaît qu'à certains points de vue, et pour certains objets, l'injection intraveineuse peut être préférée à l'injection sous-cutanée, dans les recherches expérimentales chez les animaux, il a bien soin de stipuler qu'elle n'est pas encore applicable à la thérapeutique, et qu'il serait prématuré et téméraire de l'employer en clinique, sauf dans des cas exceptionnels.

D'une façon générale et jusqu'à nouvel ordre, c'est bien là l'idée qu'il faut se faire de ce procédé d'introduction des médicaments, que nous étudierons plutôt comme moyen de recherches que comme moyen de médicamenter les malades, quels qu'ils soient.

Interprétation des actions médicamenteuses qu'on obtient après injection dans les veines. — Il faut être bien convaincu que si l'injection d'une substance active dans une veine procure des effets rapides, avec des doses faibles et rigoureusement exactes ; que si ces effets sont exempts de toute complication d'origine locale et des aléas inhérents à l'absorption, on ne peut, avec ce mode d'administration, prétendre développer toujours les effets purs des médicaments ou du moins les effets qu'ils produiraient s'ils étaient administrés par une autre voie.

Des expériences nombreuses apprennent, par exemple, que dans les injections sous-cutanées, la lenteur relative de l'absorption peut permettre la destruction d'une substance qui, introduite directement dans le sang, fait apparaître des troubles physiologiques qui ne s'observent pas quand l'introduction est faite sous la peau.

Une injection sous-cutanée de 4 centimètres cubes d'eau produit parfois l'albuminurie chez le lapin, alors qu'une injection intraveineuse, dix ou quinze fois plus considérable ne détermine que très rarement les mêmes effets (Bouchard).

Quelle que soit l'explication qu'on en donne, il est certain que, comme l'ont vu Rabuteau, Moreau, Gubler et d'autres, le sulfate de soude et le sulfate de magnésie ne déterminent pas, par la voie veineuse, les effets qu'ils produisent par le tube digestif.

Nous avons constaté nous-même que les manifestations physiologiques de l'apocodéine et de l'apomorphine ne se développent pas avec la même marche, lorsque l'administration est faite par la voie hypodermique.

Voilà pourquoi il faut adopter absolument les idées des thérapeutes qui soutiennent que l'étude d'un médicament ne doit être considérée comme complète, que lorsqu'on a comparé exactement les effets qu'il produit par les différentes voies d'introduction ou d'absorption, sans en excepter surtout la voie digestive.

En effet, on ne doit pas oublier que cette dernière est encore celle à laquelle on a le plus souvent recours, car c'est la plus naturelle et, de plus, c'est aussi celle qui a

le plus de chance de modifier les manifestations médicamenteuses en modifiant peut-être le principe actif.

**Substances que l'on peut injecter dans les
veines.** — Aussi bien pour l'expérimentation que pour
l'emploi clinique, il est bon de savoir ce que l'on peut
injecter dans les veines et ce que l'on ne doit jamais y
introduire.

En principe, toute substance caustique, tout produit
jouissant d'un pouvoir coagulant énergique, ou reconnu
capable d'altérer rapidement les globules sanguins, est
prohibé de cet usage.

Mais il ne faut pas cependant, pour établir le tableau
de prohibition, se baser seulement sur les constatations
faites *in vitro*, car il est une vérité incontestable, qui n'a
d'ailleurs pas échappé au professeur Mayet, c'est que les
hématies contenues dans les vaisseaux et nageant dans le
plasma physiologique sont pourvues d'une force de résistance considérable, qu'elles perdent en très grande partie
dans le verre à expérience.

De même les agents qui d'habitude coagulent le sang
hors du système circulatoire, rencontrent, dans les vaisseaux, une résistance et un obstacle presque absolu à la
production de cet effet.

Dans les vaisseaux, les globules sont dans leur milieu
naturel et jouissent de moyens de défense nombreux ; *in
vitro* ils ont d'autant plus de tendance à l'altération au
contact des éléments médicamenteux que, spontanément
et par le seul fait de leur sorti du système vasculaire, ils
sont déjà susceptibles de s'altérer à la longue et de se
dissoudre.

D'autre part, le sang lui-même, quand il circule dans
l'organisme, a des propriétés chimiques particulières qui
ont pour résultat de faire entrer l'élément étranger dans
une combinaison préservatrice, qui masque et entrave
l'action nocive des principes altérants.

Ce sont les matières albuminoïdes qui jouent le rôle

essentiel dans la formation de ces combinaisons, et nous verrons plus tard combien l'action incarcérante qu'elles exercent peut avoir d'intérêt à un autre point de vue encore.

Il ne faut donc pas accepter sans réserve les résultats d'expériences faites sur du sang contenu entre deux lames de verre, pour tirer des conclusions relativement aux substances qui peuvent l'altérer et ne doivent pas être injectées dans les veines.

Il n'y a pas lieu non plus d'être surpris de la multiplicité des produits que l'on peut introduire sans inconvénient dans le système vasculaire, alors même que dans la liste s'en trouvent que la chimie et l'expérience *in vitro* signalent comme susceptibles d'altérer la composition du plasma ou des globules.

Par suite, tous les alcaloïdes et la plupart des sels ou substances solubles peuvent être injectés dans le sang, pourvu qu'on ait le soin de préparer convenablement les dissolutions et d'adopter un degré de dilution en rapport avec l'activité et le pouvoir altérant de chaque produit.

Comme dissolvant, on se sert habituellement d'eau, d'alcool ou de glycérine.

Il est utile de rappeler ici que ces dissolvants ne risquent pas de troubler les résultats et ne provoquent aucun accident, quand on se conforme aux indications précises du professeur Bouchard, lequel a établi que, pour les essais d'injections intravasculaires de substances toxiques, on devra dissoudre ces substances, pour un kilogramme d'animal, dans moins de 90 centimètres cubes d'eau, moins de $1^{cc},45$ d'alcool absolu, moins de 5 centimètres cubes de glycérine.

Ces renseignements, déjà très précis, ne sont pas suffisants, et, revenant sur l'emploi de l'alcool et de la glycérine, nous ajouterons que ces deux véhicules ne sont utilisés qu'après dilution aqueuse, au titre de 20 p. 100 pour l'alcool absolu, de 50 p. 100 pour la glycérine.

Enfin beaucoup de corps liquides, purs ou dilués, ont été infusés dans les veines sans grands inconvénients et parmi eux la créosote, le gaïacol, l'essence de térében-thine, l'essence de moutarde, etc ; mais ce n'est pas une raison pour songer à en vulgariser l'emploi.

Technique opératoire. — Le manuel opératoire com-porte une instrumentation qui ne diffère pas de celle qui est en usage pour l'hypodermie et qui doit du reste remplir les mêmes conditions de propreté et d'asepsie.

C'est donc, la seringue de Pravaz, munie d'une fine aiguille, qui est le plus souvent employée pour injecter les solutions médicamenteuses dans les veines.

Quand la quantité de liquide à infuser est un peu con-sidérable, comme c'est le cas pour l'administration du chloral, on utilise avec grand avantage la seringue de l'appareil Dieulafoy ou toute autre seringue en verre à laquelle on adapte l'aiguille au moyen d'un tube de caoutchouc.

L'usage de seringues à parois opaques est très défec-tueux, car on ne voit pas le contenu et l'on ne peut aisé-ment prévenir l'introduction des bulles d'air, s'il y en a.

On doit choisir de préférence une veine éloignée du cœur, pour éviter les troubles cardiaques qui peuvent succéder à l'arrivée trop brusque d'une substance étran-gère, insuffisamment mélangée avec le sang ; mais, autant que possible, il faut d'autre part s'adresser à un vais-seau bien en saillie et assez volumineux, afin que l'intro-duction de l'aiguille ne soit pas trop difficile.

Chez le cheval, la position et le volume de la jugulaire lui ont fait donner la préférence ; chez le chien, il vaut mieux s'adresser aux veines des extrémités ; chez le porc, les veines auriculaires sont seules abordables.

Chez l'homme, ce sont les veines du pli du coude ou de l'avant-bras qui sont recommandées par les partisans des injections veineuses.

Pour l'introduction de la canule piquante, point n'est

besoin de dénuder le vaisseau ; le faire gonfler par arrêt de la circulation, en aval du point choisi, comme on le fait pour la saignée, suffit pour faciliter l'opération.

Le vaisseau étant bien saillant, on y pénètre d'un seul coup, avec l'aiguille seule, en traversant la peau obliquement et en ayant grand soin de ne pas aller trop loin et de ne pas traverser l'organe de part en part.

Avant d'adapter la seringue sur le pavillon de l'aiguille, il est indispensable de s'assurer qu'on est bien dans le canal veineux, en attendant la sortie d'une goutte de sang par l'ouverture extérieure de la canule, ce qui a, de plus, l'avantage de chasser tout l'air qu'elle contient. D'ailleurs, en dehors de ce renseignement, on est vite fixé sur la position qu'occupe la pointe de l'aiguille, par sa mobilité ou sa fixité ; quand elle est dans le vaisseau elle est libre et on peut aisément lui faire exécuter quelques mouvements, ce qui n'est pas possible quand, ayant fait fausse route, elle est implantée au milieu des tissus solides.

Chez les animaux à peau épaisse, on utilisera avec avantage non plus des canules piquantes mais de courts et très fins trocarts, pourvus d'un mandrin à pointe triangulaire bien acérée, ce qui rend la pénétration dans la veine beaucoup plus commode ; on peut même, si l'on craint de ne pouvoir traverser la peau d'un seul coup, pratiquer une incision légère au scalpel ; incision étroite, juste suffisante pour faciliter l'introduction de l'aiguille.

La canule étant en place, on y adapte la seringue, qu'on a soin de remplir très exactement et dans laquelle il ne doit pas y avoir de bulles d'air ; puis, on enlève le doigt ou le lien qui faisait gonfler le vaisseau et on pratique l'injection, en poussant le piston avec un mouvement uniforme et une grande lenteur, afin d'obtenir le mélange graduel du médicament avec la masse sanguine.

Si par hasard, en faisant l'injection, on voyait une bulle d'air dans la seringue, il faudrait s'efforcer de la main-

tenir en haut contre le piston en redressant l'instrument.
Il importe alors de s'arrêter avant que tout le contenu
soit chassé.

L'opération terminée, on retire la canule et habituellement il ne reste pas trace de l'injection ni de la piqûre ;
à peine voit-on parfois une petite gouttelette de sang
perler à l'extérieur, ce qui est toujours sans importance.

Toutes les précautions précédentes sont indispensables pour éviter les accidents, mais, avant tout, il faut
apporter tous ses soins à la propreté des instruments,
de l'aiguille surtout, qui doit être parfaitement stérilisée
et qu'il est bon de n'introduire dans la veine qu'après
lavage et désinfection du point d'implantation.

Technique des injections veineuses au laboratoire. —
Pour l'usage que l'on peut faire souvent des injections veineuses
au laboratoire, tel que le recommande le professeur Bouchard,
on dispose de moyens plus spéciaux qui permettent de pratiquer
des injections plus copieuses et de plus longue durée, ce qui est
indispensable dans la détermination de l'équivalent thérapeutique ou toxique des produits médicamenteux.

Les quelques renseignements que nous devons donner sur ces
méthodes de recherche, qui servent encore à la détermination
du degré de toxicité de n'importe quel produit, compléteront très
heureusement l'exposé précédent.

L'animal qui sert le plus souvent à ces études expérimentales
est le lapin, mais on s'adresse aussi au chien, et, pour notre
compte personnel, nous avons expérimenté sur des sujets des
autres espèces, mouton, chèvre, bouvillon ou cheval.

Chez le lapin, il est aisé d'introduire la canule-aiguille de la
seringue de Pravaz dans une des veines marginales de l'oreille,
où on peut l'immobiliser à l'aide de serre-fines ou de presse-
artères. On adapte ensuite la seringue sur le pavillon de l'aiguille
autant de fois qu'il le faut, ou, ce qui est mieux, on peut s'arranger pour que l'injection se fasse automatiquement.

Pour cela, M. Dastre relie la canule auriculaire au récipient
qui contient la solution à injecter, au moyen d'un tube de
caoutchouc. Le récipient est un vase gradué, maintenu dans un
thermostat, ce qui permet de porter la solution au degré convenable, environ à 45°, de manière qu'au moment où elle pénètre

dans la veine, après s'être légèrement refroidie dans les conduits de caoutchouc, sa température soit d'environ 39°,5.

Le liquide est chassé dans la veine par une soufflerie, obtenue avec un appareil de Richardson, dont on manœuvre la poire à la main et qui est mis en rapport avec le récipient par l'intermédiaire d'un deuxième tube.

Ce procédé, dont Dastre et Loye se sont servis pour pratiquer le lavage du sang, au moyen de la solution salée physiologique, convient aussi pour toute recherche à faire par injection intraveineuse.

Au laboratoire de physiologie, nous employons couramment le dispositif suivant :

Le liquide à injecter est contenu dans une burette graduée, à robinet ou à pince de Mohr, pourvue d'un tube de caoutchouc, à l'extrémité duquel on fixe la canule piquante.

C'est la seule action de la pesanteur qui chasse le liquide dans le vaisseau, avec une vitesse qu'on règle aisément au moyen du robinet ou de la pince ; d'ailleurs on peut faire varier la pression, si c'est nécessaire, en déplaçant la burette sur la tige verticale du support à pied auquel elle est fixée.

L'aiguille peut être implantée directement dans la veine, et c'est la plupart du temps ce que nous faisons quand nous expérimentons sur le bœuf, la chèvre ou le mouton ; mais, quand il s'agit du chien ou du lapin, ce qui est le cas le plus ordinaire, nous opérons différemment.

La canule en verre d'une sorte de compte-gouttes en caoutchouc, préalablement rempli d'eau, est introduite et fixée à demeure dans la veine faciale ou dans la maxillaire externe, chez le chien ; dans la jugulaire, au-dessus du point d'insertion de la faciale, chez le lapin.

C'est dans le caoutchouc du petit compte-gouttes, ainsi placé, que l'on introduit l'aiguille fine de Pravaz.

La petite opération, préliminaire à l'introduction de la canule, occasionne fort peu de délabrements et n'a aucune influence sur les résultats de l'expérience ; nous avons vu souvent et depuis longtemps M. Arloing employer ce procédé, et nombre de fois nous l'avons utilisé nous-même sans jamais avoir d'accidents.

Nous nous hâtons d'ajouter que l'emploi d'un compte-gouttes, intermédiaire entre la canule et le vaisseau, n'est pas indispensable mais qu'il assure la fixité de l'appareil sur la veine et donne une garantie absolue pour la bonne marche de l'opération, quelle que soit sa durée.

Température et réaction des liquides à essayer. — Quant à la température et à la réaction des liquides à essayer, nous avons constaté, comme M. Bouchard, qu'elles n'ont pas une bien grande importance ; il nous est arrivé souvent d'injecter les mêmes produits, faiblement acides ou faiblement alcalins, avec et sans neutralisation, aux températures moyennes de 16 à 20 degrés et à celles de 30 à 35 degrés, sans constater de variations notables dans les résultats.

Vitesse d'injection à adopter. — Le facteur vitesse est autrement influent, et c'est surtout avec lui qu'il faut compter dans l'étude des effets produits par les injections intraveineuses.

C'est une particularité qu'avaient parfaitement mise en évidence les recherches de MM. Dastre et Loye, et sur laquelle nous sommes revenu nous-même après ces expérimentateurs.

A la suite d'essais comparatifs nombreux, nous avons adopté, comme vitesse d'injection, un écoulement moyen de 1 centimètre cube toutes les vingt secondes et, pour la plupart des recherches, nous avons remarqué que cette vitesse est la bonne, car s'il importe de ne pas aller trop vite, il importe aussi de ne pas aller trop lentement.

En effet, pour certaines substances peu toxiques, la lenteur de l'injection doit avoir forcément une limite au delà de laquelle le poison, arrivant très dilué et en petite quantité, peut avoir le temps de s'éliminer partiellement au fur et à mesure de son introduction.

Pour les injections intraveineuses et pour les substances qui mettent en jeu l'activité des organes d'élimination, ce qui s'observe généralement, il faut, dans le rapport de la vitesse d'injection aux effets, admettre un point zéro. Ce rapport, nous n'avons pas pu le déterminer exactement, mais, entre lui et la vitesse maxima, on doit trouver un intermédiaire présentant les avantages suivants :

1º L'absence de troubles pouvant se rattacher à l'arrivée trop brusque d'un liquide étranger dans le sang. Ces troubles, surtout cardiaques et vasculaires, peuvent ne pas être mortels immédiatement, mais introduisant dans l'expérience des facteurs étrangers, ils sont à éviter.

2º L'imprégnation lente et graduelle de l'organisme, mettant à l'abri des chocs nerveux, consécutifs à l'arrivée trop brusque d'une substance étrangère au contact des grands centres fonctionnels.

3º Le développement progressif des symptômes, permettant de les analyser tous et conduisant presque insensiblement à la mort du sujet.

Il est bien évident qu'il faut compter aussi avec le degré de dilution des substances qu'on essaye ; nous le supposons toujours proportionnel et dans un même rapport, car, à vitesse d'injection égale, il est facile de modifier le degré de toxicité d'un produit ; il suffit pour cela de concentrer la solution de telle sorte que, dans un temps très court, une dose considérable de poison arrive en masse sur les éléments réactionnels et réveille des effets immédiats.

Nous pouvons donc ajouter que les trois conditions précédentes, à réaliser par un réglage convenable de la vitesse d'injection, doivent être réalisées aussi par l'adoption de solutions convenablement titrées.

En se conformant aux enseignements précédents, on utilisera, avec grand avantage, les injections intraveineuses pour l'étude physiologique des médicaments et pour la détermination de l'équivalent thérapeutique et toxique de chacun d'eux.

Inconvénients, avantages et indications des injections veineuses. — Si les injections intraveineuses offrent l'avantage d'un dosage précis, d'une action rapide, sûre et complète des médicaments, ce qui peut s'obtenir du reste avec d'autres modes d'administration, elles ont, en dehors de l'emploi rigoureux de précautions assez minutieuses, pas mal d'inconvénients qui rendent difficile leur vulgarisation dans la pratique.

On ne peut oublier, en effet, qu'on porte l'instrument sur un organe délicat ; qu'on court les chances d'avoir des troubles cardiaques et vasculaires, toujours désagréables ; qu'il est possible de voir, au contact du liquide, se former caillots, coagulum, etc. ; qu'enfin, comme conséquences éloignées, on a signalé parfois le thrombus et la phlébite.

Cependant, plusieurs thérapeutes et cliniciens sont restés fidèles aux injections intravasculaires et les recommandent dans quelques cas spéciaux :

Par exemple, M. Mayet a groupé comme suit les indications de ce procédé d'administration :

1° Pour réparer le déficit après une déperdition considérable, soit du sang en totalité, soit d'une notable proportion de sa partie séreuse (dans le choléra ou après les hémorrhagies graves, par exemple) ;

2° Pour favoriser l'élimination de certains principes toxiques en faisant passer par les voies circulatoires, et consécutivement par les reins, une grande quantité de liquide qui les entraîne en les dissolvant ;

3° Pour introduire dans les voies circulatoires certaines substances médicamenteuses, afin de rendre leur action plus prompte et plus assurée.

M. Kaufmann paraît être, lui aussi, partisant des injections intraveineuses, qu'il voudrait voir entrer dans la pratique vétérinaire et qu'il considère comme moins dangereuses et moins difficiles qu'on ne le pense généralement.

Malgré cela, et jusqu'à nouvel ordre, nous osons croire cependant qu'en dehors des services incontestables qu'elles rendent, dans l'expérimentation au laboratoire, les injections intraveineuses ne constituent pas un procédé d'administration à vulgariser.

Injections intra-artérielles. — Quand on s'adresse aux vaisseaux pour administrer des médicaments, on ne songe pas aux artères, auxquelles il semble particulièrement dangereux de toucher ; aussi, jusqu'à présent, n'avons-nous parlé que des injections intraveineuses.

Cependant quelques praticiens ont été assez hardis pour tenter des injections artérielles de solutions salines et, parmi eux, nous ne citerons que Robert Dawnborn, en exposant quelques-uns des faits rapportés par cet auteur.

Nous avons vu déjà que la voie veineuse est conseillée dans les circonstances où l'on veut aller vite et où les autres modes d'administration paraissent trop lents ; or c'est pour aller encore plus vite que Dawnborn a eu l'idée de s'adresser aux artères, appréciant, ce qui nous paraît extraordinaire, que quand la mort menace on perd du temps à recourir aux veines.

Dans les cas d'hémorrhagies graves, de choc, de choléra, etc., la méthode artérielle est, d'après lui, appelée à remplacer l'administration veineuse.

Il implante une aiguille hypodermique, aussi fine que possible dans l'artère fémorale commune et il injecte

Guinard. — Thérapeutique.   6

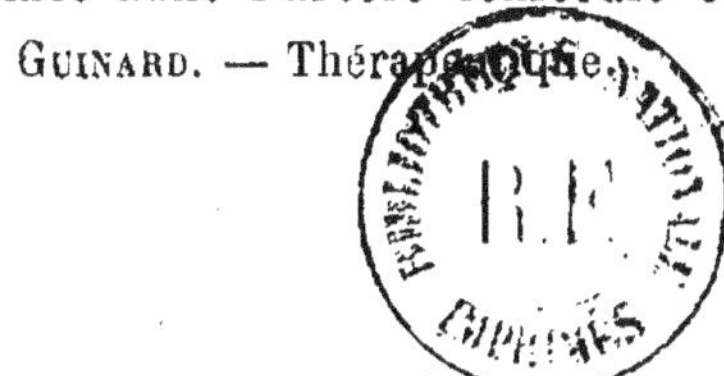

ainsi avec lenteur, au moyen d'une seringue de Davidson, environ 500 grammes d'une eau préalablement bouillie et contenant du chlorure de sodium, dans la proportion de 6 p. 1000.

Dawnborn insiste pour que le liquide injecté soit très chaud, et fixe 45° comme température convenable, prétendant que les effets du calorique sont merveilleux pour stimuler le cœur et les fibres des vaisseaux.

Cependant il a bien prévu qu'on lui ferait des objections relativement à l'action d'introduire une aiguille dans une artère, mais il y a répondu d'avance en invoquant le procédé de Mac Ewen pour le traitement des anévrysmes, procédé qui consiste à insérer des aiguilles dans la poche anévrysmale.

Nous n'avons aucune autorité pour apprécier la valeur de cet argument, mais, au premier abord, il nous semble, malgré tout, que percer une artère n'est pas une opération aussi banale que le prétend Dawnborn.

VII. — ADMINISTRATION DES MÉDICAMENTS PAR LA SURFACE CUTANÉE.

Résistance de la peau à l'absorption des médicaments et des poisons. — Rôle protecteur du tégument externe. — De la prétendue absorption de l'eau par la surface cutanée. — Résistance de la peau à l'absorption des médicaments à l'état de poudre, dissous dans l'eau ou incorporés dans les corps gras. — Absorption cutanée des corps gazeux ou volatils. — Pénétration lente et superficielle des médicaments. — Expériences d'Aubert. — Influence de l'électricité sur la résistance de la peau à l'absorption des médicaments.

Résistance de la peau à l'absorption des médicaments et des poisons. — L'administration des médicaments par la surface cutanée suppose naturellement que la peau absorbe ; la première question qui se présente donc est de savoir si vraiment l'épiderme intact est capable de se laisser pénétrer par les médicaments.

Or c'est là un point de physiologie sur lequel on ne s'entend pas encore.

Il est vrai qu'en médecine vétérinaire on est loin
d'ajouter à l'absorption cutanée toute l'importance qu'on
y ajoute en médecine humaine, mais il faut avouer qu'il
n'en a pas toujours été ainsi.

Delafond a écrit, par exemple : « C'est à tort qu'on a
refusé à la peau des animaux un *pouvoir absorbant actif*
et que, par cette raison même, on s'est éloigné de l'idée
de profiter largement de la surface cutanée *pour l'application et l'absorption des médicaments* », ce qui indique que
cet auteur voulait faire de la peau une voie d'administration habituelle.

D'ailleurs, il voyait peu d'obstacles à cette pratique, qu'il
jugeait même avantageuse chez les animaux difficiles, à
estomacs multiples ou chez lesquels on veut ménager la
muqueuse digestive ; mais il a ajouté cependant, et nous
le soulignons, que l'absorption est surtout active lorsque
l'épiderme est aminci, enlevé ou détruit, parce qu'alors,
dit-il, le médicament trouve des pores absorbants.

Seulement, dans le cours de son exposé, Delafond
propose des méthodes qui montrent qu'il fait une certaine
confusion entre la peau, lieu d'application, pour actions
locales ou réflexes, et la peau, voie d'absorption et d'introduction.

Citer Delafond, ce n'est pas remonter au déluge, c'est
rappeler simplement les idées que quelques auteurs ont
encore et justifier la nécessité qu'il y a de s'expliquer sur
la valeur réelle de l'absorption cutanée.

Mais, pour éviter les malendus, il faut bien savoir que
nous n'avons pas à parler ici de l'utilité de la surface
épidermique comme *lieu d'application* ; elle est incontestable.

Nous n'avons pas non plus à discuter l'imbibition lente
et la pénétration de certains médicaments jusqu'aux
éléments glandulaires cutanés, ce sont là des faits que
M. Aubert a fort bien étudiés, mais qu'il ne faut pas
confondre avec l'*absorption* proprement dite.

Cette dernière est caractérisée, il est utile de le rappeler ici, par la pénétration des substances solubles, jusque dans le milieu intérieur, sang ou lymphe des vaisseaux ou des tissus, sans qu'il ait effraction des revêtements organiques.

Ceci bien établi nous n'avons qu'une solution à apporter et, par suite, qu'une question à poser :

La peau *intacte* jouit-elle d'une activité d'absorption assez grande pour que les médicaments qu'on applique à sa surface arrivent dans l'organisme en quantité suffisante et produisent les phénomènes généraux qui leur sont propres ?

Pour tous les médicaments qui, à la température du corps, ne dégagent pas de vapeur, comme pour tous ceux qui respectent *absolument* l'intégrité épidermique, on doit répondre « non ». *La peau intacte ne peut pas être considérée comme une voie d'absorption.*

Nous trouverons la justification de ce fait dans des considérations de divers ordres que nous exposerons brièvement, en traitant du rôle protecteur de la peau, et de la façon dont elle se comporte : 1° à l'égard de l'eau ; 2° à l'égard des substances fixes, solubles dans l'eau, en poudre ou en solution aqueuse ; 3° à l'égard des substances fixes, incorporées dans les corps gras ; 4° à l'égard des médicaments capables de dégager des vapeurs à la température du corps.

Rôle protecteur de la peau. — Parmi les moyens de défense de l'organisme, la physiologie range, à juste titre, la peau, qui, suivant différents procédés, protège les animaux contre les variations de la température, les traumatismes, les parasites et les poisons (Ch. Richet).

Que deviendrait cette importante fonction, quant aux poisons en particulier, si la peau absorbait aussi facilement que certains le prétendent ?

En fait, de par sa constitution même, la peau est bien et avant tout un organe de protection dont les couches épidermiques stratifiées et kératinisées ne paraissent pas devoir servir de porte d'entrée aux substances extérieures.

Seuls les gaz et les vapeurs, conformément au rôle physiologique de la surface cutanée dans les échanges avec le milieu ambiant, sont capables de pénétrer avec quelque facilité à travers cette barrière protectrice.

De plus la peau est aussi un organe de sécrétion, mais un organe de sécrétion excrémentitielle, c'est-à-dire qu'il y a constamment, au niveau de l'orifice des glandes sébacées et sudoripares, un courant actif de dedans en dehors, qui ne doit pas être favorable à la pénétration.

D'après cela, on conçoit que, physiologiquement, il soit difficile d'accorder un pouvoir d'absorption actif à la surface cutanée.

Absorption de l'eau par la surface cutanée. — Expérimentalement, on s'est efforcé de prouver que la peau peut absorber de l'eau ; Dill, Berthold, Duriau l'admettaient en se basant sur l'augmentation de poids des sujets qui sortent d'un bain, mais les expériences de Séguin, Delore et Hébert ont démontré que l'eau qui reste à la surface du corps et imprègne les couches épidermiques est suffisante pour rendre compte de l'augmentation du poids.

Quant à l'histoire des naufragés soulageant leur soif en se trempant dans l'eau de mer, elle ne signifie rien, car le soulagement de la soif, dans ces conditions, est surtout le résultat de l'arrêt de l'évaporation cutanée et de l'imprégnation des premières voies par les vapeurs humides.

Résistance de la peau à l'absorption des substances fixes à l'état de poudre ou en solution aqueuse. — Après s'être frotté, avec de la poudre d'iodure de potassium, toute la partie supérieure du corps depuis le cou jusqu'à l'abdomen, Roussin retrouva de l'iode dans ses urines et admit l'absorption des substances pulvérulentes par la peau ; mais Rabuteau démontra plus tard que, dans ce cas-là, il s'agissait d'une absorption des vapeurs d'iode

6.

mises en liberté par la décomposition de l'iodure, au contact des acides de la sueur.

En versant lentement sur la région dorso-lombaire d'un cheval, pendant cinq heures, une dissolution de 40 grammes de ferrocyanure de potassium, Colin aurait retrouvé ce sel dans les urines après quatre heures et demie.

De même Vestrumb a prétendu que la peau d'un chien, plongé, par le train postérieur préalablement rasé, dans un bain de prussiate de potasse, absorbait ce sel que l'on pouvait retrouver bientôt dans les urines.

D'autres expériences, consistant essentiellement à plonger partie ou totalité du corps d'un homme dans des solutions salines variées, auraient également permis de conclure en faveur de l'absorption cutanée des substances dissoutes (1). Mais dans toutes ces expériences on peut trouver facilement un défaut de cuirasse ; les auteurs ne se sont pas toujours mis à l'abri des surfaces muqueuses, des érosions épidermiques et des causes d'erreur provenant de l'action irritante des médicaments ou des vapeurs qu'ils peuvent dégager.

D'ailleurs, leurs conclusions favorables sont largement contre-balancées par les travaux d'autres expérimentateurs qui, en grand nombre, n'ont pas vu et ont nié la pénétration cutanée des sels fixes en solution aqueuse. Nous avons lu plus de trente mémoires, français ou étrangers, qui concluent à la résistance énorme de l'épiderme intact et à la non-absorption des poudres et des solutions (2).

Résistance de la peau à l'absorption des substances incorporées dans les corps gras. — Au premier abord,

(1) Ces expériences ont été faites par Séguin, Sereys, Willemin, Brémond, Collard de Martigny, Dufay, Juhl, etc.

(2) Les plus importants de ces travaux portent la signature de : Homolle, Duriau, Hebert, Demarquay, Gubler, Parisot, P. Bert, de Laurès, Rabuteau, Scoutetten, Passabosc, Amagat, Röhrig, Ritter, Lewin, Feodow, Monnereau, Dujardin-Beaumetz, Plantier, Guinard, etc.

on a moins de répugnance à croire à la pénétration épidermique des agents incorporés dans les corps gras, car il semble que, de même qu'un filtre préalablement imprégné d'huile laisse passer isolément ce liquide quand il est mélangé avec l'eau, l'épiderme, toujours imprégné de matières grasses, doit laisser passer aisément les substances incorporées dans les corps gras.

Aussi sont-ils très nombreux ceux qui admettent l'efficacité des pommades et comptent sur l'absorption des médicaments qu'ils confient sous cette forme à la surface cutanée.

Si, au hasard, on consulte certains travaux de Gubler, Kœbner, Katschkowsky, Lassar, Herbig, Adam et Schoumacher, Bourget, Sobieranski, etc., on est presque convaincu que la peau absorbe; mais si on s'en rapporte aux recherches de Fürbringer, Merget, Ritter, Pfeiffer, Javéine, Fubini et Pierïni, Guttmann, Schum, on trouve de puissants arguments qui font admettre le contraire.

Cette citation de noms est frappante, par le contraste extraordinaire qu'il y a entre l'abondance de matériaux publiés sur la question et le peu de progrès qu'elle a faits.

Entre les deux extrêmes que faut-il croire?

Il nous semble que, s'il y a à choisir entre ceux qui, mettant des médicaments et des poisons sur la peau, n'ont rien obtenu, et ceux qui, dans les mêmes conditions, prétendent que l'absorption est possible, on ne peut pas hésiter.

Logiquement, on a des tendances à admettre que, dans le dernier cas, l'épiderme a été violenté.

Nous l'admettons d'autant plus volontiers que nous avons fait nous-même, sur l'absorption cutanée des médicaments incorporés dans les corps gras, des expériences qui ont été parfaitement négatives.

Sur la peau de l'homme, nous avons appliqué des pommades contenant de l'iodure de potassium, de la morphine (1/5), du sublimé (5 p. 100), de la strychnine et de l'atropine, sans aucun résultat. En prenant toutes les précautions de rigueur pour que les animaux ne pussent pas se lécher, nous avons fait également des essais semblables sur le chien, sur le cheval, sur le bœuf et sur le lapin, nous servant des poisons les plus violents et les appliquant sur la peau à dose massive.

Quel que soit l'excipient employé (axonge, vaseline ou lanoline), quel que soit le toxique et sa dose (nous avons appliqué jusqu'à 3 grammes de strychnine en pommade sur la peau du chien), nous n'avons jamais obtenu d'effets positifs qui nous permettent de conclure à la perméabilité de l'épiderme intact.

Par conséquent, même pour les médicaments incorporés dans les corps gras, *nous croyons que la peau intacte ne jouit pas d'une activité d'absorption assez grande pour permettre la pénétration de l'élément actif, en proportions suffisantes à la production des phénomènes généraux qui lui sont propres.*

Absorption cutanée des substances qui dégagent des vapeurs. — Quelle que soit la substance, si, à la température du corps, elle est capable d'émettre des vapeurs, elle peut, sous cette forme, passer facilement à l'absorption et franchir la barrière épidermique.

Personne, en effet, ne met en doute la pénétration des gaz et des vapeurs à travers la peau, qui, physiologiquement, joue un rôle incontestable, bien que très restreint, dans les échanges gazeux.

C'est dans cette explication qu'il faut rechercher la cause de la pénétration rapide de certains médicaments, dont l'absorption cutanée est certaine et paraît en désaccord avec les principes de physiologie générale que nous venons d'exposer.

Ainsi quand Sciolla et Bard ont attiré l'attention sur les effets antipyrétiques remarquables que l'on observe à la suite des badigeonnages de gaïacol, nous nous sommes refusé d'abord à admettre que ces effets pussent être le résultat d'une absorption du médicament par la peau. .

Mais revenant plus tard sur la question, en collaboration avec Stourbe, nous avons acquis la certitude que le gaïacol est absorbé rapidement par la peau et que l'explication de cette particularité se trouve dans la propriété qu'il possède de dégager d'abondantes vapeurs et de traverser, sous cette forme, la surface cutanée.

Il est possible que les choses se passent en partie de la même manière pour le mercure qui, lui aussi, dégage des vapeurs et dont la pénétration, *in situ, à la suite de frictions cutanées énergiques et prolongées*, paraît aujourd'hui incontestable.

Mais le mercure est de plus un métal lourd et adhésif, dont les fins globules peuvent pénétrer dans les follicules pileux et les canaux excréteurs des glandes sébacées et sudoripares, après une friction un peu prolongée (Zülzer, Neumann, Fürbringer). Des follicules et des canaux excréteurs, le mercure, sous forme de vapeurs, pourrait diffuser à travers les pores de la peau et pénétrer ainsi dans le tissu cellulaire et dans le sang.

Enfin, l'acide salicylique lui-même, dont l'absorption cutanée est certaine, parvient à franchir la barrière épidermique, non seulement parce qu'il est capable de l'attaquer et de la dissoudre, mais aussi parce que, à la température du corps, il dégage des vapeurs qui seules peuvent suffire à son introduction dans l'organisme (Linossier et Lannois).

Abstraction faite de ces dernières particularités, il faut admettre, en somme, que l'absorption par l'épiderme intact, *telle que nous l'avons comprise dans la question que nous posions plus haut*, est une propriété physiologique qui n'existe pas et que l'on doit rayer des fonctions de la peau, pour la remplacer par la *résistance de la peau à l'absorption des médicaments et des poisons*.

Pénétration lente et superficielle des médicaments. — Si, physiologiquement, on ne trouve pas dans la façon dont la peau se comporte à l'égard des substances solubles, les caractères de l'*absorption vraie*, il est incontestable que dans les canaux excréteurs et dans les follicules qui s'ouvrent à la surface du tégument, il y a des portes d'entrée que certains médicaments peuvent mettre à profit.

De plus, il est bien possible qu'à la suite d'applications répétées et persistantes, la barrière épidermique, qui n'est en somme qu'un tissu vivant et ne saurait avoir la résistance d'une cuirasse, se laisse imbiber ou imprégner lentement au point de permettre, au bout d'un certain temps, la pénétration superficielle des corps solubles.

Ce sont ces phénomènes que nous étudions sous le nom de *pénétration lente superficielle* des médicaments et qu'on a eu le tort de confondre avec l'absorption.

Ils ont été parfaitement étudiés par M. Aubert qui, pour les mettre en évidence, a eu recours aux alcaloïdes capables d'influencer, au contact, la sécrétion des glandes sudoripares et a constaté les effets produits sur ces glandes par la méthode des empreintes sudorales (1).

Dans une première série d'expériences, M. Aubert appliquait, sur la peau d'un homme, une petite quantité

____

(1) Cette méthode, très élégante, consiste à faire photographier la perspiration cutanée. Voici comment on opère : on prend une feuille de papier blanc ordinaire, et on l'applique exactement sur la peau.

Au bout d'un temps, qui varie de 30 secondes à 3 minutes, on retire le papier, et, au moyen d'un pinceau souple, on le badigeonne avec une solution de nitrate d'argent à 1 p. 500 ; on l'expose ensuite à la lumière ou aux rayons solaires.

Il se forme alors, par la transformation du nitrate d'argent en chlorure, dans les points où il y a eu de la sueur, des taches minuscules dues à l'action de la lumière sur le chlorure d'argent ; l'ensemble de ces taches forme un pointillé abondant.

Ce pointillé fait défaut dans les points qui ont été en contact avec une partie de peau qui ne transpirait pas, il est au contraire très riche si la peau transpirait abondamment.

de pommade atropinée qu'il recouvrait d'une feuille de taffetas ciré, qu'on fixait avec une bande pour assurer le contact.

Après un temps variable, l'appareil était enlevé, la surface essuyée et on faisait courir l'individu pour provoquer la sueur. En prenant l'empreinte sudorale, lorsque la transpiration générale s'établissait, on voyait, *dans les points touchés par l'atropine*, une zone d'arrêt se traduisant par l'absence d'empreinte.

M. Aubert a opéré de la même façon avec des pommades à la pilocarpine ; seulement il ne faisait pas courir le sujet et prenait d'emblée l'empreinte au repos. Il a vu encore que, sous l'influence de la pilocarpine, une sudation locale de toutes les glandes impressionnées se produisait, alors que les glandes voisines ne transpiraient pas et ne donnaient pas d'empreinte.

Ces expériences, fort intéressantes et très originales, ne prouvent pas que par la peau intacte on peut faire passer *assez* d'atropine ou de pilocarpine *pour obtenir les effets généraux caractéristiques de ces alcaloïdes*, ce qui serait de l'absorption, mais elles montrent simplement que les médicaments peuvent arriver, par pénétration superficielle lente, jusqu'aux éléments glandulaires de la peau et les impressionner au contact.

Si au lieu d'employer des agents qui, même après absorption, modifient les sécrétions par action périphérique directe sur les éléments glandulaires, M. Aubert eût employé des médicaments à action centrale il n'eût rien obtenu.

Le même expérimentateur a étudié les particularités et les différences que présente cette pénétration intraglandulaire et folliculaire et il a d'abord remarqué que, d'une façon générale, elle est plus facile dans les régions velues que dans les régions glabres et qu'elle est favorisée par les frictions.

A ce dernier point de vue, quand il s'agit des pom-

mades la pénétration peut se faire suivant deux modes :
1° par application simple et imbibition lente, sans
aucune friction ; 2° par frictions plus ou moins énergiques ; ces deux modes exigeant des corps gras des qualités différentes et en quelque sorte opposées, qui
seraient ; la *fluidité*, pour l'imbibition lente, la *viscosité*,
pour les frictions.

Pour les pénétrations lentes, sans friction, l'axonge,
la moelle de bœuf, la glycérine, le suif ont donné à
M. Aubert des résultats plus rapides que la vaseline et
le cérat.

La lanoline a toujours retardé sur les corps précédents, quand il s'est agi d'applications simples, elle s'est
au contraire montrée favorable à la pénétration dans les
applications avec friction.

On voit facilement quel parti on peut tirer, en
pratique, de ces constatations expérimentales.

On trouve enfin, dans le même travail, une conclusion
qu'il ne faut pas négliger, car, nous renseignant sur le
temps nécessaire pour que la simple pénétration superficielle se produise, elle nous donne une idée de l'extrême
lenteur avec laquelle pourrait avoir lieu l'introduction
dans le milieu intérieur et l'absorption complète d'un
médicament, par un épiderme intact.

D'après M. Aubert, pour les pénétrations lentes, deux
heures constituent un minimum rarement atteint et il
faut au moins deux heures et demie et pratiquement
trois, quatre ou cinq heures pour avoir un résultat.

Or, si au lieu d'une simple pénétration, s'annonçant
exclusivement par des effets locaux, on attend une
absorption avec phénomènes généraux, on doit admettre
que la durée et la lenteur d'introduction sont telles, que
la petite quantité de médicament qui passe a tout le
temps d'arriver aux émonctoires et de sortir de l'organisme, avant de s'y trouver en quantité suffisante pour
impressionner les éléments réactionnels.

Absorption cutanée et électricité. — D'après ce qui précède, on a conclu que les médicaments rencontrent une résistance réelle à la pénétration épidermique et que leur transport, même dans les couches superficielles du derme, se fait toujours avec une extrême lenteur.

L'emploi de l'électricité paraît faciliter beaucoup cette pénétration et, appliqué à ce cas particulier, il constitue la base d'une méthode d'introduction médicamenteuse que l'on désigne sous le nom de *cataphorèse* ou de *diélectrolyse*.

Ces deux termes n'ont cependant pas la même signification et ne sauraient être employés l'un pour l'autre.

Le premier s'applique à la pénétration d'un médicament, en bloc, sans décomposition, sous la seule influence de l'action de transport du courant électrique du positif au négatif.

Le second désigne plus spécialement un mode d'introduction, ayant des rapports étroits avec les lois de Faraday et l'électrolyse chimique; dans ce cas, la substance que le courant transporte à travers la peau est le résultat de la décomposition électrolytique d'un sel, qu'on applique sur l'épiderme avec l'électrode négative, l'électrode positive étant appliquée en un autre point.

Dans la diélectrolyse, le transfert se produirait du négatif au positif, tandis que dans la cataphorèse, le sens du transport, du positif au négatif, est plus en rapport avec le mouvement de l'électricité dans le circuit.

Si la diélectrolyse a trouvé en France quelques partisans, tels que Brondel, Coursseraut, Lauret, Foveau, etc., elle n'a pas été autant étudiée que la cataphorèse et présente moins d'intérêt.

Du reste elle est très discutée, et tout dernièrement encore M. Destot a dit n'avoir pas réussi à l'observer.

Dans les procédés électrocataphorétiques, l'action de

transport du courant paraît plus certaine et a été démontrée par les expériences positives de Richardson, Wagner, Petersen, Garel, Brivois, Aubert, Destot.

En faisant usage de sa méthode des empreintes sudorales et des médicaments à action sécrétoires locales, M. Aubert a constaté qu'on peut faire pénétrer des substances médicamenteuses à travers l'épiderme intact, avec l'étincelle électrique positive, le courant continu et les courants d'induction; mais que le courant continu est le seul qui puisse donner des résultats pratiques.

Le même expérimentateur a encore observé que la pénétration se produit exclusivement au pôle positif, et qu'elle est assez limitée : ainsi sur des plis de peau ne dépassant pas un centimètre ou un centimètre et demi, pris et ischémiés entre les deux électrodes, avec des intensités de courant et des durées variables, M. Aubert n'a pu obtenir, en se servant de pilocarpine, la sudation des glandes placées sous l'électrode négative, dont la partie profonde n'était pas à plus de sept à huit millimètres de l'électrode positive.

Par conséquent, non seulement on ne peut pas compter sérieusement sur le transport d'un pôle à l'autre, mais la profondeur, à laquelle le courant par lui-même pousse les substances qu'il fait pénétrer, est faible.

Dans des conditions différentes, on a noté cependant une absorption réelle, mais toujours lente à se produire. Si pendant trente minutes on plonge un bras dans un bain contenant du chlorure de lithium électrisé positivement, tandis que l'autre bras est immergé dans de l'eau salée électrisée négativement, on obtient les résultats suivants :

Après vingt-quatre heures l'analyse spectrale des urines montre la bande rouge d'absorption du lithium; cette bande, d'abord estompée, s'affirme le deuxième et le troisième jour, pour décroître et disparaître le cinquième.

Cette expérience démontre que, sous l'influence de la

tension électrique, le sel de lithium, entraîné dans le sens du courant au moment du passage, a pénétré les éléments cutanés et les a imprégnés d'abord, pour être résorbé ensuite progressivement et entraîné dans le milieu intérieur par la circulation lymphatique et sanguine (Destot).

On voit donc que, *malgré le concours de l'électricité, l'absorption cutanée est toujours très difficile.*

VIII. — ABSORPTION ET ADMINISTRATION PAR LES SÉREUSES ET PAR LES SOLUTIONS DE CONTINUITÉ.

Rapidité de l'absorption par les séreuses. — Conditions de leur emploi. — — Absorption par la peau dépourvue de son épiderme ; méthode endermique. — Absorption par les plaies.

Absorption par les séreuses. — A cause de leur minceur, par le fait des réseaux capillaires sanguins et lymphatiques très riches qui sont en rapport avec elles, les séreuses absorbent très activement et cette faculté d'absorption peut s'exercer sur tous les principes solubles qu'on introduit dans leur cavité.

Six minutes après une injection de prussiate de potasse dans le péritoine, Lebkuchner retrouve le sel dans l'urine. On peut tuer un lapin en moins de quatre minutes par une injection intrapéritonéale de 5 centigrammes de sulfate de strychnine (Colin).

Beaucoup d'autres expériences démontrent encore le pouvoir absorbant du péritoine et établissent en outre que les deux grandes voies d'absorption par cette séreuse sont : 1º la voie lymphatique, représentée par les canaux contenus dans le mésentère et les réseaux du diaphragme ; 2º la voie sanguine, représentée par les radicules de la veine porte (Dubas et Remy).

Dans certaines circonstances, dans les recherches de laboratoire en particulier, l'injection intrapéritonéale pourrait être substituée à l'injection veineuse, mais, pour que les résultats soient comparables, il importe de s'assurer d'abord de l'indifférence du médicament à l'égard de la surface séreuse; ensuite de l'indifférence relative du foie vis-à-vis de la substance active elle-même. Il faut aussi que la concentration et que la quantité de la solution soient convenablement déterminées (Dastre).

M. Richet obtient une anesthésie facile, chez le chien, par une injection intrapéritonéale de chloral et de morphine à raison de 50 centigrammes de l'un et de deux milligrammes et demi de l'autre, par kilogramme d'animal. Avec des solutions diluées (100 grammes de chloral et $0^{gr},50$ de morphine pour 1000 grammes d'eau) il n'y a pas d'accidents locaux à redouter.

Les plèvres, le péricarde, la gaine vaginale, les synoviales tendineuses et articulaires, les bourses muqueuses normales ou accidentelles absorbent également bien, et on a pu voir des accidents généraux d'iodisme ou d'hydrargyrisme survenir, à la suite d'injections iodées ou mercurielles dans les synoviales et les bourses muqueuses.

Absorption par les solutions de continuité et les plaies. — Il y a longtemps que l'on connaît le pouvoir absorbant de la surface vive que représente la peau dépourvue de son épiderme; aussi y avait-on recours autrefois, pour l'administration des médicaments.

Dans ce but, on appliquait un vésicatoire ou on produisait une brûlure, au moyen du marteau de Mayor, puis, l'épiderme étant soulevé, on l'arrachait pour mettre le derme à nu. C'est sur cette place enflammée, vive, douloureuse et humectée de sérosité, qu'on plaçait la substance active à faire absorber.

Cette méthode, dite endermique, complètement abandonnée aujourd'hui, depuis la vulgarisation des injections sous-cutanées, n'a que des inconvénients.

On lui reproche justement : l'irrégularité de l'absorption; la douleur vive qu'elle détermine ; la possibilité d'une des complications des plaies, particulièrement d'une cicatrisation défectueuse.

Quant aux plaies que l'on est si souvent appelé à traiter par des applications médicamenteuses variées, il ne faut pas oublier qu'elles ont un pouvoir d'absorption parfois assez actif. Les éléments anatomiques mis à nu, les nombreux vaisseaux sanguins et lymphatiques sectionnés sont des voies de pénétration qui, suivant les cas, fonctionnent comme des surfaces n'ayant ni épiderme ni mucus, ou comme des surfaces criblées d'ouverture.

En règle générale, les plaies bien franches, bien nettes, surtout si elles ne saignent plus et ne sont pas recouvertes d'une croûte protectrice, absorbent plus vite et mieux que les plaies irrégulières, anfractueuses, dilacérées, hachées et sanguinolentes.

Il est bon de se rappeler aussi que les membranes des bourgeons charnus peuvent devenir, à l'occasion, de véritables voies d'absorption et représentent des surfaces dont il faut se méfier dans les applications locales de substances trop actives et toxiques.

IX. — COMPARAISON DES DIFFÉRENTES VOIES D'ABSORPTION ET D'ADMINISTRATION DES MÉDICAMENTS.

Comparaison basée sur la rapidité de l'absorption, le moment de l'apparition et l'intensité des effets. — Rapport entre l'absorption et l'élimination. — Comparaison basée sur la valeur des doses par rapport à la voie choisie. — Choix d'une méthode d'administration.

Comparaison basée sur la rapidité de l'absorption, le moment de l'apparition et l'intensité des effets. — Quand on injecte directement une substance médicamenteuse dans une veine, elle se mêle au sang en totalité et exerce son action immédiatement, en produisant d'emblée son effet maximum; celui-ci diminue ensuite progressivement au fur et à mesure que se produit l'élimination.

Au point de vue de la rapidité des effets la voie veineuse occupe naturellement le premier rang, car il n'y a pas d'absorption proprement dite, et moins d'une minute suffit pour que l'agent arrive au contact des organes réactionnels. Il n'en est pas de même si la substance est injectée dans une cavité séreuse, dans le tissu conjonctif sous-cutané, dans la trachée, ou introduite dans le tube digestif.

Il y a alors une absorption véritable, plus ou moins rapide suivant l'endroit choisi, mais qui peut être assez lente pour que l'élimination commence alors qu'elle est encore en train de se faire; de telle sorte qu'une partie du médicament sort du sang à mesure qu'une autre y pénètre. *C'est la différence entre ce qui pénètre et ce qui sort qui constitue la partie active, restant dans le milieu intérieur.*

Plus l'absorption sera rapide par rapport à l'élimination, plus la quantité de médicament contenue dans le sang sera importante et plus marquées seront les manifestations.

Claude Bernard a démontré, par exemple, qu'un milligramme de strychnine, introduit dans l'estomac du lapin, ne produit rien, alors qu'il rend l'animal malade par introduction dans le tissu cellulaire et le tue s'il est injecté dans la trachée.

Il suit de là qu'une petite dose, confiée à une surface très absorbante, arrivant en masse dans l'organisme, produira plus d'effets qu'une dose double, triple ou quadruple, qu'on fera pénétrer par une voie d'absorption lente.

Il ne faut pas oublier que, si la rapidité de l'absorption joue un rôle important, c'est surtout la vitesse de l'élimi-

nation qui règle l'intensité des effets que l'on obtient
par chaque voie ; car, en somme, si le médicament qui
pénètre, même lentement, ne sortait pas en partie au fur
et à mesure de son introduction, il arriverait finalement
à produire des effets en rapport avec la dose et il n'y
aurait de différence que dans la rapidité d'apparition de
ces effets.

C'est d'après ces principes que, pour obtenir des
actions identiques, on doit chercher à établir la proportionnalité entre la dose d'un médicament et la rapidité
d'absorption de la voie choisie pour l'administrer. A ce
point de vue et par ordre de rapidité décroissante les
voies d'absorption se classent ainsi :

*Muqueuse trachéo-bronchique, tissu conjonctif sous-cutané,
muqueuse rectale, muqueuse des premières parties de l'appareil digestif* (estomac, intestin).

D'après le principe précédent, il faut donc employer
une dose plus élevée de médicament pour produire des
effets semblables, lorsqu'on use de la voie stomacale, que
lorsqu'on s'adresse à la trachée ou au tissu cellulaire.

D'ailleurs, plusieurs raisons font que par la voie
gastro-intestinale on a le minimum de chances, pour
obtenir les actions correspondantes à la dose de
médicament administrée : d'abord, à cause de la lenteur
de l'absorption qui laisse à l'élimination le temps
d'expulser de l'organisme une partie de ce qui y pénètre ;
deuxièmement, à cause des altérations ou destructions
partielles que certaines substances peuvent subir au
contact des liquides digestifs ; troisièmement, parce
qu'une partie de ces substances peut être entraînée avec
les excréments, hors de l'intestin, avant même d'avoir été
absorbée ou modifiée ; enfin, parce que tout ce qui revient
de l'intestin, pénétrant dans la circulation par la voie
du système porte, doit traverser le foie avant d'arriver
au cœur et trouve dans cet organe un obstacle important
à une libre pénétration, obstacle dont il sera question

plus loin à propos de la circulation des médicaments.

Mais si l'on peut classer les principales voies d'absorption par ordre d'activité, il est très difficile et même impossible d'arriver à établir entre elles un rapport assez constant pour permettre d'avoir une proportionnalité exacte entre les doses de médicament qui leur conviennent.

Ce serait certainement un idéal à atteindre, mais on ne peut pas espérer y arriver.

Trop de facteurs sont en présence et sont capables de modifier les conditions de pénétration et d'introduction, pour qu'il soit possible d'obtenir quoi que ce soit de précis.

Il y a des différences, non seulement suivant les voies, mais, pour une même voie, suivant le médicament, suivant son état, son mode d'administration, sa concentration, son action locale, la façon dont il se comporte dans les centres d'accumulation (foie) et les organes d'élimination, etc., etc.

On est donc dans la nécessité de se contenter d'approximations, qu'il faut bien se garder de généraliser.

Comparaison basée sur la valeur des doses par rapport à la voie choisie. — On peut faire quelques comparaisons posologiques entre les principales voies d'absorption et constater d'abord que pour tuer un chien de petite taille (8 à 10 kilos) avec la strychnine il faut employer les quantités suivantes de poison :

39 milligrammes par l'estomac ;

20 milligrammes par le rectum ;

7 milligrammes par la voie hypodermique ;

5 milligrammes par la voie trachéo-bronchique (Falck).

Les doses thérapeutiques de cyanure de potassium ont été ainsi fixées, chez le cheval : 0^{gr},02 à 0^{gr},05 pour la voie hypodermique et la voie trachéale ; 0^{gr},30 à 1 gramme, pour l'administration buccale.

Le chromate de potasse est toxique, pour le chien, à 0gr,50 en injection hypodermique, et 3 à 4 grammes par ingestion.

Les doses toxiques de vératrine sont: pour le cheval, de 1 à 3 grammes par ingestion et de 0gr,40 dans le tissu conjonctif sous-cutané; pour le chien, de 0gr,10 par ingestion et de 0gr,02 dans le tissu cellulaire.

Thérapeutiquement, l'éther s'administre, chez le cheval, aux doses de: 20 à 50 grammes, dans l'estomac, 10 à 30 grammes sous la peau; chez le chien, aux doses de 0gr,10 à 0gr,25 dans l'estomac; 0gr,02 dans le tissu cellulaire.

Ces quelques citations, basées sur des chiffres moyens, que nous pourrions multiplier encore, mais sans aucun profit, démontrent combien il y a d'irrégularités dans la proportionnalité des doses correspondant à chaque voie d'absorption.

Cependant les nombreuses comparaisons que nous avons faites et les moyennes qu'elles nous ont fournies, contrôlées de plus par quelques essais, conduisent aux résultats suivants :

A. Les doses d'un principe actif, *à administrer par la voie gastro-intestinale*, peuvent être deux ou trois fois plus fortes que celles qui conviennent pour la voie rectale; sept ou huit fois plus fortes que les doses hypodermiques; quinze ou vingt fois plus considérables que celles qu'on peut introduire dans la trachée.

B. Si, au même point de vue, on compare la *voie hypodermique* à la *voie rectale*, on voit qu'il faut trois ou quatre fois moins de principe actif pour la première que pour la seconde.

C. La quantité de médicament qu'on peut injecter *dans la trachée* est parfois égale à celle qui convient pour le tissu cellulaire (aconitine), ou la moitié moins considérable; le rapport le plus habituel est de six ou sept fois moins de substance, pour la voie trachéale que pour la voie hypodermique.

7.

D. Enfin, lorsqu'il s'agit d'injecter un médicament dans une veine, on peut employer une dose à peu près équivalente à celle qu'on introduirait dans la trachée, soit une proportion six ou neuf fois moins forte que celle qui convient pour le tissu conjonctif sous-cutané.

Mais on ne saurait trop le répéter, *ces rapports et ces proportions n'ont rien d'absolu ;* il faut les considérer simplement comme des termes moyens, pouvant diriger une recherche, ou des indications approximatives, pouvant aider à la détermination d'une dose.

On a établi également des comparaisons, d'après la rapidité d'absorption d'une quelconque des voies d'administration habituellement employées, pour une série d'agents ; mais là encore il y a des écarts importants qui ne permettent pas de poser des principes généraux exacts.

On constate, par exemple, que, pour une même voie, il y a, suivant les médicaments, des différences notables dans la rapidité d'absorption. Ainsi, dans la série des alcaloïdes, tandis que l'injection hypodermique de la dose minima d'apomorphine produit des effets caractéristiques quatre ou cinq minutes après, il faut, dans des conditions identiques, douze minutes avec la cocaïne et vingt à vingt-cinq minutes avec la strychnine (Chouppe).

Choix d'une méthode d'administration. — Comme procédé pratique à employer couramment, on ne doit conserver que l'administration gastro-intestinale et les injections hypodermiques. La voie rectale peut rendre aussi d'excellents services.

Ce n'est que très exceptionnellement, et dans des cas particuliers, qu'on a recours aux injections intra-trachéales et intraveineuses, qu'on ne saurait considérer comme vraiment pratiques.

Le choix d'une méthode d'administration dépend, en somme, de circonstances diverses qui peuvent tenir : au caractère du sujet et à la facilité plus ou moins grande avec laquelle il se laisse médicamenter; à la maladie à traiter; à la nature du médicament et à l'action locale ou générale qu'on attend de lui; à la substance (alcaloïde ou médicament composé) et aux moyens dont on dispose; enfin à la rapidité que l'on désire avoir dans l'obtention des effets et de l'action médicamenteuse.

CHAPITRE IV

TRANSPORT ET CIRCULATION DES MÉDICAMENTS DANS L'ORGANISME.

Des éléments du sang qui transportent les médicaments. — Obstacle à la libre circulation des médicaments. — Élimination qui peuvent se faire au niveau du poumon. — Action éliminatrice, rétentive et destructive du foie.

Transport des médicaments. — Quelle que soit la voie d'introduction employée, le premier résultat de l'absorption est l'arrivée du médicament dans le sang; sa destinée est alors liée à celle de ce liquide, avec lequel il circule, faisant les même étapes, arrivant avec lui au contact des différents systèmes ou organes.

Cette circulation médicamenteuse, simple au premier abord, est pourtant assez complexe, car, d'une part, on ne peut pas admettre que le sang transporte purement et simplement les médicaments sans agir sur eux; d'autre part, on ne sait pas quels sont exactement les éléments qui se chargent de ce transport.

Le médicament ou les produits de décomposition qui en proviennent sont fixés sur les globules ou se trouvent en dissolution dans le plasma, voire même en combinaison avec certains éléments de celui-ci. Il serait prudent de ne pas insister davantage, mais, d'une manière géné-rale, on peut admettre que *les globules transportent sur-tout les gaz et les vapeurs, tandis que les substances liquides ou en dissolution sont contenues dans le plasma.* Mais en cette matière il n'y a rien d'absolu et l'on ne doit pas oublier, par exemple, qu'un certain nombre d'éléments solides se fixent aussi sur les globules.

Donc, abstraction faite de l'agent vecteur, et, pour le moment du moins, des transformations diverses que le médicament peut subir dans le sang, nous allons suivre ce médicament dans son parcours vasculaire.

Obstacles à la libre circulation des médicaments. — Plusieurs portes de sorties et plusieurs obstacles peuvent arrêter le médicament dans sa marche.

Dans le poumon d'abord, les gaz et les vapeurs trouvent une voie d'échappement immédiate, qui les sort de la circulation avant qu'ils aient pu arriver dans l'organisme en quantité suffisante, pour produire leurs effets complets sur les grandes fonctions. — C'est ce qui a lieu pour l'éther ou le chloroforme, lorsqu'on les administre à dose modérée et par une autre voie que la surface pulmonaire.

D'ailleurs, il est bien certain qu'aussitôt entré dans la circulation, le médicament est exposé à en sortir en partie et plus ou moins vite, par les autres voies d'excrétion. Les reins, les glandes salivaires, par exemple, peuvent le laisser passer et l'éliminer au fur et à mesure de son introduction, avant tout effet produit, ce qui arrive sûrement lorsque l'absorption est trop lente ou bien lorsque la proportion administrée est trop faible.

Action éliminatrice, rétentive et destructive du foie sur les médicaments en circulation. — Les médicaments qui sont administrés par l'estomac et par l'intestin et qui, après absorption, sont amenés dans la veine porte et arrivent au foie, rencontrent là l'obstacle le plus sérieux à leur libre circulation.

Ils peuvent d'abord être retenus par la glande hépatique qui, sans les laisser aller plus loin, s'en débarrasse et les ramène avec la bile dans l'intestin.

Ce passage d'une même substance, de l'intestin au

foie et du foie à l'intestin, peut même se répéter à plusieurs reprises, formant ainsi un cercle restreint dans lequel se meut le médicament, jusqu'à ce qu'il s'en échappe, soit par élimination définitive, soit par pénétration progressive et partielle dans la grande circulation.

Mais il y a mieux : le foie a, sur les agents chimiques circulant dans le sang, une action rétentive, destructive et neutralisante, que beaucoup d'auteurs ont déjà étudiée et qui est du plus haut intérêt.

Et d'abord, sur les matières métalliques ou métalloïdiques, le foie manifeste son action en les accumulant dans son parenchyme ou en les éliminant par la bile.

Il emmagasine divers poisons minéraux, cuivre, arsenic, antimoine, mercure, et a des effets très marqués sur certains sels de fer (lactate de protoxyde), dont la toxicité est trois fois moindre, quand on les introduit par une veine mésentérique, que lorsqu'on les injecte par la jugulaire.

Au contraire, les sels de potassium et de sodium ne sont pas touchés, quand ils traversent le réseau hépatique.

L'action sur les alcaloïdes végétaux est très remarquable ; elle est à la fois rétentive et modificatrice (1).

Dès 1873, le fait avait été annoncé par Heger ; il fut confirmé plus tard par Schiff, Lautenbach, Jacques, Roger, Capitan et Gley.

Les expériences de Roger conduisent à cette conclusion que le foie arrête la moitié environ des alcaloïdes qui le traversent.

Cette action, très manifeste avec la nicotine, la quinine, la morphine, la cicutine, l'atropine, l'hyosciamine, la strychnine et la vératrine (Roger), a été vérifiée aussi pour l'antipyrine et la cocaïne (Gley).

Il ne s'agit pas d'une simple accumulation du poison, mais d'une modification véritable, analogue à celle que

____

(1) Conclusion qui ressort des travaux de Claude Bernard, Mosler, Lussana, Autenrieth et Zeller, Fel z et Ritter, Paganuzzi, Bouchard, Roger.

subissent l'albumine, la caséine, les peptones, la glycose, etc., dans leur traversée hépatique.

Ces modifications ne se produisent bien que lorsque le foie contient du glycogène ; lorsqu'il en est dépourvu ou en renferme peu, il n'agit qu'imparfaitement ou plus du tout sur les alcaloïdes. Réciproquement, toute excitation de la fonction glycogénique a pour effet d'augmenter l'action du foie sur les poisons (Roger).

Cette action rétentive et modificatrice est donc bien en rapport avec le fonctionnement physiologique de la glande ; ce n'est pas, comme l'ont prétendu Chouppe et Pinet, la conséquence d'une simple diffusion des poisons dans une grande masse de sang et le seul résultat du ralentissement de la circulation dans le réseau capillaire hépatique.

En effet, tous les médicaments qui traversent le foie, bien que soumis à cette diffusion, ne sont pas également modifiés ; c'est ainsi que la traversée hépatique ne change en rien la toxicité du naphtol α, alors qu'elle diminue, au contraire, celle du naphtol β (Bouchard).

Cette propriété du foie est d'un grand secours pour contribuer à faire comprendre les différences d'activité, observées dans les effets d'un même agent, suivant qu'on l'administre par la voie gastro-intestinale ou par une autre voie.

Si par l'action rétentive et modificatrice qu'il possède, sur les médicaments qui le traversent, le foie constitue un obstacle à leur circulation et à leurs effets, il ne se comporte pas de même à l'égard de certaines toxines microbiennes (diphthérie, pneumobacilline et malléine), dont les manifestations sont au contraire considérablement aggravées et précipitées, quand ces toxines sont introduites par le système porte (J. Teissier et L. Guinard).

CHAPITRE V

ACTIONS MÉDICAMENTEUSES·

Actions médicamenteuses superficielles qui ont des effets indirects ou directs sur l'organisme. — Actions méraniques chimiques et physiologiques. — — Cause essentielle et primitive de l'action médicamenteuse profonde. — C'est un phénomène de nutrition. — L'aliment et le médicament. — Mouvement réactionnel cellulaire d'origine médicamenteuse. — Réaction nutritive et réaction fonctionnelle. — Imprégnation du protoplasma cellulaire par le médicament. — Action médicamenteuse et action toxique distinguées d'après la nature et l'intensité de l'imprégnation. — Des modifications protoplasmiques que peuvent produire les médicaments.

Les modifications physiologiques ou thérapeutiques, produites par les médicaments, sont fort nombreuses, mais, quant à leur nature intime, il est possible de les ramener à quelques groupes assez distincts.

I. — ACTIONS SUPERFICIELLES SE PRODUISANT EN DEHORS DE TOUTE ABSORPTION ET CIRCULATION MÉDICAMENTEUSES.

Il est d'abord un certain nombre d'actions que nous qualifions de *superficielles*, parce que, se dépensant entièrement à la surface des membranes de revêtement épidermiques ou épithéliales, elles s'observent en dehors de toute absorption et de toute circulation médicamenteuses.

Elles peuvent cependant produire des modifications générales, mais leurs effets favorables sont la conséquence d'actions *indirectes* ou d'actions *directes* sur l'organisme.

Actions superficielles indirectes. — Ce sont celles qui se développent non pas sur l'organisme lui-même ou sur une quelconque de ses parties, mais sur des éléments étrangers, parasites ou microbes, dont on veut le débarrasser ou contre lesquels on veut le défendre.

Les antiparasitaires et les antiseptiques, dans la plupart des cas, agissent ainsi.

Actions superficielles directes. — Dans la production des actions directes, l'organisme est immédiatement intéressé et l'une quelconque de ses parties ou de ses fonctions est influencée par le contact du médicament.

Celui-ci peut agir encore suivant différents modes, qui conduisent à reconnaître dans ce groupe : 1° des actions mécaniques et physiques ; 2° des actions chimiques ; 3° des actions physiologiques.

Actions mécaniques et physiques. — Les actions mécaniques et physiques se comprennent aisément, et trouvent un bon exemple dans la façon dont agissait le mercure métallique, qu'on administrait pour dénouer un volvulus ; le poids seul du métal devait suffire à déployer l'intestin.

Les corps gras, les huiles diverses, que l'on donne en lavement ou en breuvage pour faciliter le cheminement des matières dans l'intestin, agissent aussi mécaniquement.

On peut, dans ce groupe, comprendre encore les nombreux médicaments protecteurs, les poudres inertes (dermatol) qui, par leur seule présence, modifient favorablement l'état des surfaces en ajoutant peut-être une légère action absorbante et dessiccative.

Tout médicament, qui placé sur une muqueuse ou sur une plaie, la dessèche en vertu de son pouvoir absorbant ou de son hygroscopicité, a une action physique ; mais cette action physique peut, elle-même, devenir la cause d'une action physiologique par excitation consécutive.

Ainsi la glycérine, administrée en lavement, dessèche la muqueuse rectale par le fait de son pouvoir hygroscopique, et cette dessiccation, *phénomène physique*, provoque une excitation suffisante pour amener un réflexe péristaltique sur l'intestin, *phénomène physiologique*.

Actions chimiques. — Les actions chimiques superfi-

cielles sont celles que déterminent les médicaments
dont les affinités sont telles qu'ils attaquent la composition même des éléments organiques, en les modifiant ou
en les détruisant.

Ce sont des actions chimiques qui seules expliquent
les destructions locales que produisent les caustiques.
Les médicaments appartenant à ce groupe ne modifient
que les parties voisines du lieu d'application et ne
pénètrent pas dans le milieu intérieur, parce que, avant
d'y arriver, ils cessent d'exister comme combinaisons
actives.

Les acides forts, acides sulfurique, azotique, etc., les
bases puissantes, potasse, soude, chaux, etc., les sels
caustiques, azotate d'argent, chlorure de zinc, etc., en
solution concentrée, ont des affinités chimiques tellement
prononcées, qu'ils dépensent leur énergie immédiatement,
en entrant dans des combinaisons nouvelles avec les éléments qu'ils désorganisent.

Actions physiologiques. — Les actions physiologiques
méritent d'être reconnues et classées parmi les plus
importantes, car, dans leur mécanisme, on trouve des
processus bien définis, dans lesquels le contact seul et
l'impression nerveuse jouent le rôle essentiel.

Les modifications organiques ou fonctionnelles qui en
dépendent résultent d'actions à distance ou réflexes,
ayant pour origine *un simple contact médicamenteux
excitant ou irritant, sur les membranes de revêtement
épidermiques ou muqueuses*. On en trouve de nombreux
exemples.

1° Dans certains procédés de révulsion. A la suite de
l'application d'un sinapisme, sur un point quelconque
du corps, on assiste à l'évolution de manifestations
générales du côté de la circulation, de la respiration, de
la thermogenèse, etc., qui sont concomitantes des troubles
locaux (rougeur, chaleur et congestion) produits par le
contact irritant de l'essence de moutarde.

Toutes ces modifications sont la conséquence de l'action excitante de l'essence, sur les terminaisons nerveuses sensitives du lieu d'application, et la preuve, c'est que, dans tous les cas graves où le système nerveux manque d'impressionnabilité, la moutarde ne prend pas ou très imparfaitement.

2° A la suite de l'application, sur une certaine étendue de la peau, d'alcaloïdes à action nerveuse locale (cocaïne, solanine, helléboréine, spartéine), on peut, par voie nerveuse centripète, mettre en branle tout le système thermogénétique et produire la régulation de la température. Ainsi, les badigeonnages faits avec une solution de spartéine à 1/20, à la face interne de la cuisse des fébricitants, peuvent produire des baisses de température de 1 à 5 degrés (Geley et L. Guinard).

3° L'administration de l'ipéca ou du sulfate de cuivre, dans l'estomac, produit le vomissement; or l'expérience apprend que, dans ce cas-là, il ne s'agit pas d'une action directe du médicament sur les centres nauséeux; ceux-ci sont impressionnés par une excitation nerveuse périphérique, qui remonte par la voie des pneumogastriques et a son point de départ dans l'irritation des terminaisons sensitives de l'estomac.

4° Quand on traite l'inappétence, la paresse digestive, ou lorsqu'on désire réveiller l'activité des glandes stomacales, on fait usage de médicaments dont l'action stimulante locale est bien connue. C'est en produisant le réveil physiologique des fonctions de l'estomac que les toniques amers, ou autres apéritifs, remplissent leur fin.

5° L'hypersécrétion des glandes, la congestion du système vasculaire de l'intestin et le réveil du péristaltisme, qui caractérisent la purgation, sont le résultat réflexe de l'irritation des éléments sensitifs de la muqueuse, par le médicament purgatif (Vulpian).

On pourrait multiplier les citations, mais les précédentes suffisent pour montrer que le seul contact d'un agent thérapeutique, avec des terminaisons appartenant à des voies centripètes, explique beaucoup d'effets qui se rapportent à des médications courantes.

La plupart de ces actions que nous qualifions simplement de « *physiologiques* » appartiennent à la catégorie de celles que M. le professeur Soulier qualifie de « *propulsives* » et dans lesquelles il voit, comme nous, dominer l'intermédiaire du système nerveux.

II. — NATURE DE L'ACTION DES MÉDICAMENTS ABSORBÉS.

Cause essentielle et primitive de l'action médicamenteuse profonde. — Après la série des actions superficielles, il convient d'étudier la nature intime de celles qui succèdent à l'absorption vraie et à la circulation des médicaments dans l'organisme.

Ces actions pharmacodynamiques, qui résultent de l'impression portée directement sur certains éléments ou centres cellulaires profondément situés, sont en apparence très complexes. Il n'est cependant pas nécessaire de chercher très loin l'explication de phénomènes en somme faciles à comprendre. Il suffit d'être bien convaincu que les faits qui ressortent de la pharmacodynamie s'identifient absolument avec ceux qui ressortent de la physiologie pure ; que les uns et les autres sont soumis à des lois communes.

Nous en avons déjà trouvé la preuve, à propos de l'action rétentive et modificatrice du foie, qui s'exerce sur les médicaments, comme sur la glycose, les peptones et autres éléments, que cette glande élabore et retient sans cesse, à l'état physiologique.

L'action médicamenteuse a, quant à sa cause fondamentale, des relations étroites avec les phénomènes de la nutrition. — Dans l'acte nutritif normal, les éléments anatomiques puisent, dans le milieu intérieur (sang ou lymphe), les matériaux dont ils doivent achever l'élaboration et la transformation, pour les *assimiler* à leurs substances constitutives et en faire ensuite leur propre substance, par intégration ou vivification.

Or, quand dans ce milieu intérieur se trouve un médicament, celui-ci est offert, dans les mêmes conditions, aux éléments anatomiques, comme un aliment à élaborer et à assimiler. Il est alors actif ou indifférent, suivant les affinités chimiques existant entre lui et les principes que les cellules assimilent normalement.

Par conséquent, *au début de toute action médicamenteuse profonde, il faut voir un acte nutritif, mais un acte nutritif anormal.*

Comme dans la nutrition physiologique, le phénomène est d'*ordre chimique* et peut toujours être ramené à une modification moléculaire du protoplasma.

Comparaison entre l'aliment, d'une part, le médicament et le poison, d'autre part. — Mouvement réactionnel médicamenteux. — L'*acte nutritif anormal*, dont il vient d'être question, représente une particularité, et c'est là que nous pourrions trouver la clef de la distinction à établir entre l'aliment, le médicament et le poison.

L'*aliment* serait toute substance que la cellule peut élaborer et vivifier, au point d'en faire un élément assimilable, en totalité ou en partie.

Le *médicament* et le *poison*, corps étrangers à l'organisme, comme le disait Claude Bernard, sont au contraire incapables de devenir les constituants chimiques du protoplasma.

En somme, tandis que l'aliment peut, par transformations successives et assimilation, devenir partie intégrante des éléments anatomiques et ne rien changer à la constitution moléculaire du protoplasma, le médicament, et le poison qui parviennent à imprégner la cellule, portent une atteinte directe à la composition chimique des organes.

Comme une pierre tombant dans le rouage d'une machine compliquée, le médicament vient jeter le désordre dans l'état moléculaire de certains centres organiques et c'est là l'origine de toutes les actions pharmacodynamiques profondes.

En effet, les cellules sont très délicates sur l'article nutrition; *l'intégrité de leur constitution moléculaire* est une condition indispensable de leur fonctionnement physiologique; toute atteinte, quelque légère et insignifiante qu'elle soit, qui porte sur cette constitution, devient l'origine de *troubles fonctionnels* importants, d'où dérivent les manifestations actives propres à chaque médicament.

Du reste, point n'est besoin, dans certains cas, que le protoplasma cellulaire subisse directement l'influence chimique de l'agent médicamenteux : une simple variation du milieu intérieur, portant sur sa réaction ou sa composition; la seule présence du médicament, dans ce milieu, et son contact avec les éléments impressionnables peuvent suffire pour provoquer des modifications chimiques importantes : hydratation, déshydratation, coagulation partielle, dédoublement, et, par suite, le mouvement ou trouble fonctionnel dont nous venons de parler.

Quoi qu'il en soit, ce mouvement réactionnel peut se manifester par des changements notables, soit dans *l'activité nutritive* de la cellule, soit dans son *activité fonctionnelle.*

Modifications de l'activité nutritive. — Les changements dans l'activité nutritive des éléments cellulaires produits par le médicament, se traduisent par des augmentations, par des ralentissements, voire même par des perversions assez complexes. Ces dernières conduisent à des dégénérescences diverses, souvent graisseuses, atrophiques ou hypertrophiques, dont nous trouverons des exemples nombreux, dans l'étude particulière des modificateurs de la nutrition (arsenicaux, iodiques, mercuriaux, phosphore, etc.).

Modifications de l'activité fonctionnelle. — Les changements dans l'activité fonctionnelle des éléments anatomiques sont particulièrement intéressants; l'idée très simple qu'on doit s'en faire peut se traduire ainsi :

Un médicament, absorbé et en circulation dans le milieu intérieur, arrive et s'arrête, par le fait de ses affinités chimiques, au contact de certains centres cellulaires.

Là, suivant les lois physiologiques de l'assimilation, mais sans assimilation cependant, il tend à se fixer et à se substituer aux éléments nutritifs normaux; ou bien, dans d'autres circonstances, à soustraire simplement certains de ces éléments.

A ce contact étranger, qui la pénètre plus ou moins, et s'efforce de produire en elle une modification moléculaire spéciale, chaque cellule réagit, et répond d'abord par une *exaltation de son activité propre*; cette exaltation se traduit extérieurement par un trouble fonctionnel, en rapport avec le rôle physiologique de la cellule et avec les relations qu'elle affecte avec les autres parties de l'organisme.

Par contre, cette manifestation physiologique peut être encore le résultat, non d'une exaltation, mais de l'extinction de l'activité et de la paralysie des centres impressionnés; ceci dépend naturellement de la nature du médicament et de l'intensité de l'imprégnation cellulaire.

Mais, à ce propos, nous devons enregistrer ici une loi générale, à laquelle on fait bien souvent appel en pharmacodynamie, et dont la découverte appartient à Claude Bernard.

Cette loi nous apprend : qu'*avant d'être paralysé et frappé à mort par un agent médicamenteux ou toxique, les centres cellulaires commencent d'abord par être excités*. — Les meilleurs exemples se trouvent dans la série des modificateurs nervins et dans le groupe des hypno-anesthésiques en particulier.

Imprégnation du protoplasma cellulaire par le médicament. — La modification protoplasmique, qui est l'origine de toute manifestation pharmacodynamique, est le résultat, le plus souvent, d'une imprégnation cellulaire véritable, ou parfois d'un simple contact médicamenteux.

On ne saurait mettre en doute l'existence de modifications profondes dans le protoplasma, et s'il n'est pas toujours facile de les mettre en évidence directement, on peut, dans certains cas, fournir la preuve de leur existence.

Tandis qu'après la détroncation de chiens non médicamentés, la transfusion sanguine de la tête, faite dans certaines conditions, est capable d'entretenir divers ordres de mouvements et même des manifestations volontaires, les mêmes opérations, exécutées sur des animaux préalablement chloralisés ou morphinés, ne sont suivies d'aucun réveil des centres nerveux, alors même que la transfusion sanguine est poursuivie pendant vingt et vingt-cinq minutes (Barrier et Hayem).

Le médicament reste donc fixé dans les cellules nerveuses et les empêche de réagir, en présence d'un sang absolument dépourvu cependant de tout principe paralysant et dans d'excellentes conditions pour faire cesser un simple contact.

Il n'y a donc pas seulement des actions de pur contact médicamenteux avec les éléments cellulaires, mais, le plus souvent, imprégnation vraie et modification protoplasmique.

Intensité de l'imprégnation. — Quelle intensité peuvent avoir les imprégnations et modifications protoplasmiques ?

En principe elles doivent être telles que les éléments des organes ne soient pas détruits par elles, mais qu'après l'élimination du médicament, ils fonctionnent de nouveau d'une manière normale.

Lorsque, par excès du principe médicamenteux ou par le fait d'une affinité chimique particulière de l'élément actif, l'imprégnation est exagérée ou *définitive d'emblée*, il y a intoxication.

D'ailleurs, pour produire les effets précédents, modérés ou excessifs, point n'est besoin de fortes doses; la localisation de celles-ci, en des zones limitées, et la délicatesse des cellules permettent de comprendre que, quand il s'agit de corps très actifs (alcaloïdes), des proportions infinitésimales sont la plupart du temps suffisantes.

$\frac{1}{1\,600\,000}$ de nitrate d'argent, $\frac{1}{590\,000}$ de sublimé, introduits dans un milieu de culture, s'opposent à la végétation de l'*Aspergillus niger* (Raulin); pourquoi ne pas admettre que la sensibilité et la délicatesse extrême qu'on rencontre dans des cellules de mucédinée, ne puissent appartenir aussi au protoplasma cellulaire des organismes plus complexes.

Il est donc inutile de faire appel, comme Gubler, à des actions *dynamisantes* et dynamiques, pour justifier la puissance des alcaloïdes ou autres principes actifs analogues.

Durée de l'imprégnation. — Quant à la durée de l'imprégnation, elle dépend du médicament et de ses affinités, mais, en renouvelant les doses, on peut, avec ou sans phase de repos, la prolonger un certain temps, pourvu que la prolongation n'aboutisse pas à un renforcement par accumulation, ou au développement de troubles secondaires dangereux.

Dans les limites et avec les caractères que nous lui reconnaissons, l'action médicamenteuse pure peut donc être renouvelée; mais on verra plus loin quelles sont les conséquences possibles d'une médicamentation trop souvent répétée.

Action médicamenteuse et action toxique. — Dans tout ce qui précède on a indiqué, implicitement, la base d'une distinction possible entre *le poison proprement dit et le médicament*.

Le *poison* est tout corps étranger à l'organisme, dont les manifestations extérieures sont, partiellement ou complètement, la résultante d'imprégnations cellulaires et de transformations chimiques profondes et définitives, aboutissant à la formation de combinaisons nouvelles dans lesquelles entre un des constituants chimiques du protoplasma désorganisé.

C'est d'après ce principe que nous qualifions l'oxyde de carbone de poison vrai, parce qu'il forme avec l'hémoglobine une combinaison stable et irréductible.

On peut en dire autant du chlorate de potasse, du ferrocyanure de potassium, du permanganate de potasse, de la thalline, etc , qui altèrent aussi l'hémoglobine et la transforment en méthémoglobine dissoute, incapable de se régénérer.

C'est aussi ce que produisent partiellement les phénols, qui, en plus d'une action nerveuse spéciale, altèrent profondément les éléments sanguins.

Tout agent, quel qu'il soit, capable de déterminer ainsi des modifications définitives du protoplasma, mérite d'une façon absolue le nom de poison, parce que la cause de son action se trouve essentiellement dans une mort cellulaire qui peut conduire rapidement à la mort du sujet, si la dose est assez forte.

Au contraire, le *médicament* proprement dit ne doit produire que des imprégnations modérées et des altérations protoplasmiques fugaces ; il ne devient un poison que si, par excès de dose, il imprègne trop profondément, ou développe des manifestations secondaires mortelles, par les conséquences éloignées qu'elles ont (troubles et arrêt de la respiration ; asphyxie consécutive ; troubles du cœur ; suspension de l'activité de centres moteurs ; excitation de nerfs d'arrêt, etc.).

Seulement, comme le criterium réel et final de l'empoisonnement est la mort, et comme toute substance, employée avec excès, peut y conduire d'un grand nombre de façons, nous reconnaissons les difficultés qu'il y a à bien définir le poison.

Voilà pourquoi, sans avoir la prétention d'arriver à une délimitation exacte et sans songer à établir des distinctions par trop absolues, nous nous contentons de proposer les caractères suivants, comme moyen de s'entendre sur la valeur de termes qui, *pratiquement*, ne doivent pas être confondus.

L'*aliment* proprement dit est la substance qui, après élaboration et assimilation, peut faire partie intégrante du protoplasma.

Le *médicament vrai*, celui que la thérapeutique utilise comme modificateur et agent de guérison, est toute substance qui, par ses affinités chimiques, tend à produire dans le protoplasma des changements d'importance variable, mais toujours passagers et non destructifs.

Le *poison* proprement dit est l'agent qui, par action chimique ou imprégnation excessive du protoplasma, modifie profondément les éléments cellulaires et fait entrer leurs constituants dans des combinaisons nouvelles irréductibles.

Mais si ces distinctions sont vraies, elles ne signifient pas qu'un aliment ne peut pas servir de médicament, qu'un médicament ne peut pas devenir un poison, et qu'enfin un poison ne pourra jamais être employé comme médicament.

Tout dépend des conditions et des doses.

III. — MODIFICATION PROTOPLASMIQUE PRODUITE PAR LES MÉDICAMENTS ET LES POISONS.

Pour répondre à cette question, il faudrait d'abord être bien fixé sur la composition exacte de la molécule constituante de chaque cellule, et connaître ensuite les rapports existants entre cette molécule et le médicament ou le poison.

Or, à ce point de vue, les données scientifiques sont fort incomplètes.

L'association de l'histologie et de la chimie pourront peut-être apporter des éclaircissements utiles, mais jusqu'à présent elle a été impuissante à faire comprendre ce qui se passe exactement au sein des éléments protoplasmiques, que la physiologie signale comme devant être modifiés par tel ou tel agent important de l'arsenal pharmacodynamique.

On a bien parlé de l'aspect trouble des cellules nerveuses, imprégnées par les anesthésiques (Cl. Bernard) et la morphine (Bing) ; on a bien admis que certains produits (alcool, éther, chloroforme) agissent comme déshydratants et se substituent moléculairement à l'eau qu'ils chassent des combinaisons protoplasmatiques (R. Dubois); on s'est bien demandé encore si les changements d'aspect de certains protoplasmas médicamentés ne provenaient pas d'une coagulation des albuminoïdes (Berthelot), mais on n'a rien apporté d'assez précis pour que toute incertitude soit levée, même sur ce qui paraît le plus probable.

Seule, peut-être, l'action déshydratante, caractéristique de quelques anesthésiques, que R. Dubois regarde comme la propriété fondamentale de ce qu'il appelle *poisons généraux*, paraît bien prouvée; mais pour les autres, il faut encore chercher.

Malheureusement les faits seront d'autant plus difficiles à obtenir que déjà l'histochimie s'est reconnue impuissante à déceler des lésions ou des modifications dans les centres médullaires d'animaux qui, pendant un mois, avaient été maintenus en convulsion ininterrompue par la strychnine (Vulpian).

Au fond ceci ne doit pas décourager et ne porte aucune atteinte à ce que nous avons admis, comme bases essentielles des actions médicamenteuses, car il faut bien reconnaître aussi que beaucoup des phénomènes de nutrition et d'assimilation, auxquels nous les avons rattachées, ne sont pas mieux connus.

Du reste, nombreuses sont les maladies d'origine toxique non douteuse, dont les lésions vraiment spécifiques sont encore à trouver, et nul cependant n'osera prétendre qu'elles ne s'accompagnent pas d'altérations protoplasmiques quelconques.

CHAPITRE VI

ÉLECTIVITÉ MÉDICAMENTEUSE.

Caractères de l'électivité médicamenteuse. — Importance de l'électivité comme cause essentielle de la variété et de la diversité des effets pharmacodynamiques. — Des causes probables de l'électivité médicamenteuse. — L'électivité est la conséquence d'une véritable affinité chimique. — Utilité de la connaissance des localisations médicamenteuses électives.

Définition de l'électivité. — Il est une propriété du protoplasma, connue en physiologie sous le nom d'*affinité élective*, qui fait que les cellules choisissent, dans le milieu intérieur, certaines substances de préférence à d'autres et ne se laissent aborder et pénétrer que par celles-là.

Cette propriété s'exerce aussi à l'égard des agents thérapeutiques et constitue la base de la loi très générale de de l'*électivité médicamenteuse*, qui a pour conséquence la limitation de l'action pharmacodynamique à quelques éléments, à l'exclusion des autres.

Tout médicament, en circulation dans le sang, est transporté partout, il prend contact avec les éléments organiques et les interroge tous, mais quelques-uns seulement y répondent et sont impressionnés.

Administrons un mélange convenable de deux ou

plusieurs substances, incapables de se neutraliser ; de la strychnine et de l'atropine, par exemple ; l'une et l'autre, entraînées par le courant sanguin, se diffuseront dans tout l'organisme, mais elles se dirigeront et se fixeront isolément sur les centres capables de recevoir leur impression. Tandis que l'atropine se portera sur les terminaisons des nerfs pupillaires et sécrétoires, la strychnine modifiera les centres excito-réflexes de la moelle.

D'après cela, et par définition, l'électivité est le phénomène en vertu duquel chaque médicament se dirige et exerce son action sur tel ou tel élément organique et, par suite, sur telle ou telle fonction.

C'est l'essence même et la cause de la *multiplicité* des actions médicamenteuses.

Si tous les agents thérapeutiques impressionnaient également et uniformément l'ensemble des organes, on n'aurait toujours que des effets identiques ; mais c'est précisément parce que, suivant les affinités électives du protoplasma, ils excitent ou paralysent tel ou tel élément bien limité, que l'on obtient la variété et la diversité des effets pharmacodynamiques que nous aurons à faire connaître.

Mais il y a de plus, pour chaque substance, une échelle de sensibilité ; des organes qui réagissent aux doses très faibles, tandis que d'autres ont besoin d'une quantité plus considérable de principe actif pour être impressionnés.

Ainsi, avec les anesthésiques et l'alcool, nous verrons que le contact des premières doses porte sur le cerveau, pour se généraliser ensuite successivement et progressivement aux autres parties des centres nerveux ; celles-ci peuvent même être respectées, si la proportion de médicament est trop faible.

Il est clair que, dans l'un et l'autre cas, les manifestations extérieures ne seront pas les mêmes et qu'il y a, dans ces différences posologiques, une nouvelle source de variations pour les effets pharmacodynamiques.

8.

Telles sont les conséquences et l'essence même de l'électivité, dont l'importance a été bien mise en relief par Claude Bernard qui, à son sujet, a dit justement que le but principal qu'on doit se proposer, dans l'étude des substances médicamenteuses et toxiques, consiste à déterminer l'élément anatomique auquel s'adresse chaque médicament.

Causes probables de l'électivité médicamenteuse. — Selon toute vraisemblance, et c'est du reste le corollaire naturel du principe que nous avons admis, comme base de toute action médicameneuse, l'*électivité est la conséquence d'une véritable affinité chimique.*

Très probablement, il doit exister, dans la constitution du protoplasma, des différences chimiques dont beaucoup échappent à l'analyse, mais qui sont considérables ; ce sont ces différences qui expliquent l'affinité de chaque élément pour un médicament.

D'ailleurs, pour pas mal de substances, cette affinité est parfaitement comprise, parce qu'on connaît leur nature exacte et la composition des éléments organiques sur lesquels elles se rendent.

Le fer se dirige sur les globules et en augmente le nombre, parce qu'il fait partie intégrante de l'hémoglobine.

Le phosphate de chaux va consolider les os en train de se ramollir, parce qu'il constitue un principe indispensable des corpuscules osseux. — Par le fait des relations qui existent entre l'arsenic et le phosphore, on comprend que l'arséniate de chaux puisse prendre la place du phosphate.

Ce serait grâce à la propriété qu'ils ont de dissoudre un certain nombre de substances constituantes du système nerveux, que l'alcool, l'éther et autres anesthésiques imprègnent le cerveau et les autres centres encéphalo-rachidiens.

Enfin, c'est encore par les analogies de constitution

qu'ils auraient avec les principes immédiats des éléments nerveux, que Liebig a cherché à faire comprendre la prédilection des alcaloïdes pour ces éléments.

Mais où la chose paraît plus difficile, c'est lorsqu'il s'agit d'expliquer, d'après les mêmes principes, les électivités si diverses de ces alcaloïdes, pour les différents départements des centres nerveux.

Cependant, en réalité, ces affinités ne sont pas plus extraordinaires que celles que l'on constate en histochimie et qui dirigent les nombreux colorants, dont on se sert pour différencier les tissus, cellules, parties de cellule, microbes, etc.

C'est par des affinités électives, pour des substances chimiques ou tinctoriales, que l'on arrive à caractériser les cellules de chaque tissu, les noyaux de ces cellules, les terminaisons des nerfs sensitifs, le ciment unissant des cellules endothéliales, les microbes pathogènes de chaque maladie, etc.

On a constaté, par exemple, que les couleurs d'aniline acides colorent les portions périphériques des cellules et ont surtout de l'affinité pour le protoplasma formé et peu actif, tandis que les couleurs alcalines, au contraire, se portent de préférence sur le protoplasma, informe et très actif, qui constitue le *nucleus*.

On a même fait une application immédiate de ces affinités microchimiques à la thérapeutique, dans l'emploi du violet de méthyle (pyoctanine) pour arrêter le développement et obtenir la destruction de certaines tumeurs inopérables. — On pratique des injections dans la tumeur, afin de l'imprégner de matière colorante ; cette dernière, dont les affinités pour les noyaux sont très vives, se fixe sur ceux-ci et les tue ; or comme le développement rapide des néoplasmes malins est dû à la multiplication des noyaux, on comprend comment on peut obtenir, par la pyoctanine, la métamorphose régressive des cancers (Mosetig, Nanu).

Il n'est pas plus facile de donner la justification de ces affinités électives tinctoriales, qu'il n'est aisé de savoir pourquoi la strychnine imprègne les éléments excito-moteurs de la moelle, tandis que la pilocarpine se localise sur les terminaisons nerveuses intraglandulaires, la morphine sur le cerveau, l'apomorphine sur les centres nauséeux, etc.

L'existence indubitable des affinités microchimiques donne la preuve des électivités médicamenteuses multiples. De même que le progrès de l'histologie se trouve dans la découverte des affinités de coloration qui, pour un même agent, se manifestent encore par de simples différences dans l'intensité de l'imprégnation, suivant les cellules ou les parties de cellule, l'avenir et la base de la thérapeutique scientifique se trouvent dans la connaissance des *localisations médicamenteuses électives*.

CHAPITRE VII

EFFETS RÉELS DES MÉDICAMENTS.

Les effets réels des médicaments sont habituellement plus complexes que les actions d'où ils dérivent. — Nécessité de distinguer des effets essentiels et des effets secondaires. — Effets apparents et effets primitifs des médicaments. — Parmi les effets secondaires on peut reconnaître des actions dérivées, des actions de mutation, des actions contraires et des actions consécutives ou éloignées.

Complexité des effets pharmacodynamiques. — D'après ce que nous venons de voir, s'il était possible d'admettre que chaque groupe de cellules et chaque centre organique représente une individualité particulière, bien isolée du reste de l'économie, les effets des médicaments seraient des plus faciles à analyser et pourraient se ramener exclusivement à la recherche des modifications capables de stimuler l'activité des groupes.

Il n'y aurait rien de complexe dans les effets, et les

manifestations extérieures ne seraient que la résultante pure d'actions primitives, dont on pourrait avoir assez facilement la clef et l'origine.

Mais il n'en est pas ainsi : toutes les parties de l'organisme sont solidaires les unes des autres et travaillent même les unes pour les autres, étant reliées par le système nerveux, par le sang et leurs échanges nutritifs.

Il y a, entre les différentes fonctions de l'économie, des actions réciproques qui font qu'une quelconque d'entre elles peut en influencer une autre, qui à son tour réagit sur une troisième ou sur la première.

Il y a là un obstacle sérieux à la compréhension des actions pharmacodynamiques, parce que, étant donné un trouble fonctionnel quelconque, d'origine médicamenteuse, il est impossible de dire, avec précision, s'il est ou non le résultat direct de l'action du médicament sur la fonction, qui *apparemment*, semble modifiée.

Ainsi, en présence d'une action diurétique produite par la digitaline, on pourrait croire qu'il s'agit d'une modification directe de la sécrétion du rein, alors qu'il y a à en rechercher la cause dans l'action cardio-vasculaire bien connue de l'alcaloïde et la modification circulatoire qui en est la conséquence.

Quand on voit la facilité avec laquelle travaille un cheval poussif, auquel on administre l'acide arsénieux, et quand on entend parler de la volatilité et de la capacité respiratoire qu'acquièrent les ascensionnistes tyroliens arsénicophages, on suppose immédiatement que l'arsenic est un pulmonaire type, alors qu'il ne produit ses effets qu'en modérant les échanges intramusculaires et la respiration interne.

Nous établirons donc une distinction dans les effets des médicaments et les diviserons en *effets principaux* ou *essentiels* et en *effets secondaires*.

Effets principaux ou essentiels. — Ce sont ceux qui dérivent directement de l'action propre des médicaments et les caractérisent essentiellement, soit dans leurs manifestations extérieures, soit dans leur action [intime.

Ils comprennent des *effets apparents* et des *effets primitifs.*

Effets apparents. — Les effets apparents sont les troubles fonctionnels spéciaux que produisent les médicaments, troubles directement observables, qu'il est aisé de suivre et d'étudier *en dehors de toute préoccupation d'origine et de cause.*

Chez le malade ils deviennent les effets utiles ou thérapeutiques : C'est la stimulation nerveuse, la convulsion tétanique et l'hyperexcitabilité réflexe de la strychnine ; c'est l'accélération du cœur, l'arrêt des sécrétions, le relâchement des sphincters, la dilatation pupillaire de l'atropine ; c'est le spasme des muscles lisses, le resserrement vasculaire et l'arrêt des écoulements sanguins que produit l'ergotine ; c'est l'excitation primitive, puis le besoin de dormir et le sommeil de la morphine, etc.

Effets primitifs. — Ils constituent l'essence même de l'action pharmacodynamique ; dépendant entièrement de l'électivité et de la localisation du médicament, ils ne sont découverts que par l'expérience et le raisonnement expérimental : C'est l'action excito-réflexe *bulbo-médullaire* de la strychnine ; c'est l'action paralysante de l'atropine sur les terminaisons nerveuses modératrices cardiaques, des glandes et des sphincters ; c'est l'action stimulante directe de l'ergotine sur les fibres lisses ; c'est l'imprégnation des centres cérébraux par la morphine, etc.

Effets secondaires. — Ils proviennent des effets principaux, ou de causes plus indirectes, et comprennent des actions dérivées, des actions de mutation, des actions contraires et des actions consécutives ou éloignées.

Actions dérivées. — Ce sont celles qui ne se présentent que comme des conséquences, parfois imprévues, des effets principaux ; quelques-unes d'entre elles dépendent

de certaines conditions pathologiques que peuvent présenter les sujets.

Les modifications sécrétoires que l'on peut observer,
en plus ou en moins, avec des médicaments simplement
cardiaques, vaso-dilatateurs ou vaso-constricteurs; les
troubles fonctionnels des centres nerveux, consécutifs à
des modifications de la circulation sanguine; l'adiposité,
consécutive à l'action essentiellement modératrice de la
nutrition, que développent les arsenicaux, etc., appartiennent à ce groupe.

Dans les actions dérivées on doit classer tout ce qui se
rattache et provient de l'action principale du médicament,
y compris les symptômes perturbateurs qui en sont
la conséquence. Tels sont les troubles asphyxiques qui
proviennent de la tétanisation des muscles respiratoires
par la strychnine; l'hyperthermie exagérée, qui est la
conséquence des actions excitantes motrices et convulsivantes de l'apomorphine, de la cocaïne, de la strychnine, etc.

Actions de mutation. — Ces actions proviennent de la
mutation ou transformation de certains médicaments,
dans l'organisme, et de la formation d'éléments nouveaux,
dont les effets remplacent ou compliquent les effets
principaux. — C'est en se transformant en carbonates
alcalins, dans le milieu intérieur, que les acides et
les sels organiques perdent rapidement leurs propriétés essentielles, pour agir à la façon des alcalins proprement dits. De même, c'est par la transformation de
la morphine en oxydimorphine (Landsberg, Marmé,
Eliassow), que les effets principaux de cet alcaloïde seraient
accompagnés ou suivis de quelques troubles secondaires.

Actions contraires. — M. le professeur Lépine en a
fait une excellente étude; mais, pour éviter toute confusion et toute discussion, nous désignerons, sous ce titre,
les effets opposés à ceux que détermine habituellement
un médicament, et qui sont la conséquence d'une impré-

gnation exagérée ou de l'administration de doses trop faibles ou trop fortes. — Nous aurons l'occasion d'y revenir à propos de la variabilité des actions médicamenteuses ; mais la place de ces actions contraires devait être marquée ici.

Actions consécutives et éloignées. — Ce sont celles qui apparaissent et s'observent à la suite d'une action pharmacodynamique, alors que le sujet ne paraît plus être sous l'influence directe du médicament. Elles sont excessivement nombreuses et dépendent de la nature des effets principaux. Parfois sans importance, elles peuvent être souvent fort désagréables et constituer de véritables complications.

La constipation consécutive à la purgation, l'abrutissement consécutif au réveil de l'anesthésie ou de la morphine, etc., en sont des exemples.

CHAPITRE VIII

RELATIONS ENTRE L'ACTION PHYSIOLOGIQUE, LA COMPOSITION ET LES CARACTÈRES PHYSICO-CHIMIQUES DES MÉDICAMENTS.

Relation entre la nature, la composition chimique des médicaments et leur action physiologique. — Recherche de cette relation dans les corps simples, les composés binaires, et les combinaisons salines. — Relation entre la constitution ou structure chimique des médicaments et leur action biologique. — Recherche de cette relation dans les composés organiques et particulièrement dans le groupe des albuminoïdes et de leurs dérivés toxiques. — Principe des analogues ; démonstration de son importance et de ses conséquences.

I. — RELATIONS ENTRE LA NATURE, LA COMPOSITION CHIMIQUE DES MÉDICAMENTS ET LEUR ACTION PHYSIOLOGIQUE.

Corps simples et composés binaires. — Pour les corps simples, ou les composés biniaires tels que les acides et les bases, les propriétés physiologiques varient naturellement avec chaque élément et sont spéciales à chacun d'eux; il n'est pas possible, comme on avait songé à l'établir, de trouver un rapport constant entre certains de leurs caractères chimiques et leur activité physiologique ou toxique.

Cependant on pourrait peut-être constater que, dans le même groupe, ce sont *très souvent* les corps dont le poids atomique est le plus élevé qui sont les plus actifs et les plus toxiques (loi atomique de Bouchardat, Cooper, Rabuteau), mais il y a à cette règle tellement d'exceptions qu'il faut bien se garder de l'ériger en principe (Richet, Husemann, Cash, Botkin, Lauder Brunton).

Par exemple, dans le groupe des bases métalliques, si le mercure, p. a. $= 200$, est plus toxique que l'argent, p. a. $= 108$, celui ci que le zinc, p. a. $= 65$, ce dernier que le fer, p. a. $= 56$, on trouve le cuivre, p. a. $= 63$, qui est plus toxique que le zinc; le plomb, p. a. $= 207$, qui est moins actif que le mercure.

Combinaisons salines. — Il est plus intéressant de rechercher, quand il s'agit d'un médicament de composition complexe, tel qu'un sel, qui résulte de l'association d'éléments également actifs, acides et bases, quel rapport peut exister entre les effets du composé et les effets de chacun des composants.

A ce point de vue, quelques distinctions générales peuvent être faites, qui permettent de prévoir souvent, un sel étant donné, si dans son action dominera l'élément acide ou l'élément basique.

Quand il s'agit d'une base alcaline, potasse, soude, ammonium, combinée avec un *acide organique*, acide acétique, oxalique, tartrique, citrique, etc., c'est ordinairement l'action de l'acide qui domine parmi les effets produits. C'est la même chose avec les *cyanures*, les *chlorures*, les *bromures*, les *iodures*, les *arsénites* et les *arséniates* alcalins.

GUINARD. — Thérapeutique.   9

Au contraire, dans les *sels métalliques*, sels de mercure, de cuivre, de fer, d'argent, etc., etc., quel que soit l'élément acide, c'est toujours la base qui imprime son cachet, dans les manifestations pharmacodynamiques.

Dans les combinaisons salines, où un *alcaloïde* joue le rôle de base, c'est encore celui-ci qui donne la note dominante dans la série dés symptômes observés.

Dire qu'un acide ou une base domine dans les effets d'un sel ne signifie pas que l'action de l'élément placé au second plan est nulle ; elle peut très bien influencer sur la marche générale des symptômes et la modifier plus ou moins. Ainsi, il est certain que si c'est l'élément acide qui l'emporte dans l'iodure de potassium et dans l'iodure de sodium, la présence du potassium, dans le premier, se fait très bien sentir, par la production de symptômes particuliers qui ne se voient pas avec le second.

De même, si tous les sels de quinine agissent fondamentalement par la quinine, on peut voir quelques différences, suivant la nature de l'acide ; différences se traduisant, par exemple, par ce fait que le sulfate de quinine produit plus facilement l'ivresse quinique que le bromhydrate.

Avec l'arséniate de strychnine, on obtient plus rapidement et plus facilement la phase paralysante de l'alcaloïde qu'avec le chlorhydrate et le sulfate (L. Guinard).

D'une manière générale, si les principes précédents sont vrais et utiles à connaître, ils ont des exceptions.

Il est de nombreux composés salins dont les effets pharmacodynamiques dominants ne sont ni ceux de la base, ni ceux de l'acide. Dans les conditions où on les emploie en thérapeutique, et par le fait de propriétés spéciales appartenant à la combinaison, ils manifestent des actions nouvelles. — C'est le cas du sulfate de soude, du sulfate de potasse, du sulfate de magnésie, de l'azotate de potasse, du chlorate de potasse, etc., etc. ; cependant il est bon d'ajouter que, même avec ces sels, lorsqu'il s'agit de bases comme la potasse ou la magnésie, on peut voir, à la suite de l'effet spécial, apparaître un effet basique qui montre le bout de l'oreille.

II. — RELATIONS ENTRE LA CONSTITUTION OU STRUCTURE CHIMIQUE DES MÉDICAMENTS ET LEUR ACTION BIOLOGIQUE.

Par constitution et structure chimiques, il faut comprendre non seulement la nature des éléments simples (carbone, oxygène, hydrogène, azote, chlore, etc.) qui constituent le médicament, mais la proportion, le mode d'arrangement, le groupement moléculaire de ces éléments.

Ainsi entendues, la constitution et la structure chimiques ont une influence énorme sur l'activité d'un corps et c'est dans la série des substances d'origine organique qu'on en trouve la meilleure démonstration.

Composés organiques. — Si l'on compare la formule chimique de la plupart des agents fournis à la thérapeutique par la chimie organique, agents dont beaucoup sont doués d'une puissance extraordinaire et possèdent des actions si diverses, on est frappé par le petit nombre d'éléments simples qui s'associent pour former leur molécule et par le peu de différence qui existe parfois dans la proportion de ces éléments.

Citons au hasard l'alcool, C^2H^6O; l'éther, C^4H^5O; la phénacétine, $C^8H^{10}O$; la morphine, $C^{17}H^{19}AzO^3$; l'atropine, $C^{17}H^{23}AzO^3$; l'ésérine, $C^{15}H^{21}Az^3O^2$; la pilocarpine, $C^{11}H^{16}Az^2O^2$; l'antifébrine, C^8H^9AzO, etc., corps actifs, et comparons-les non seulement les uns aux autres, mais avec la glycose, $C^6H^{12}O$, l'amidon $(C^6H^{10}O^{35})$, l'acide cholique, $C^{26}H^{43}AzO^6$, etc., substances inertes, nous constatons que ce sont en somme les mêmes éléments, C, H, Az., O, qui entrent dans leur constitution, souvent en proportions peu différentes.

La cause des propriétés physiologiques et toxiques que possèdent les corps du premier groupe doit donc se trouver dans leur plus ou moins grande complexité moléculaire, dans la proportion de leurs éléments constituants ; l'organisation, le mode d'arrangement et la façon dont se disposent ces éléments autour de radicaux spéciaux.

On a constaté, par exemple, que la toxicité des alcools s'élève en même temps que leur complexité moléculaire et que, pour les alcools ayant même origine, l'action toxique est d'autant plus intense que leur formule chimique est plus élevée (Dujardin-Beaumetz et Audigé).

Importance de la constitution moléculaire. — Tout changement dans l'un des éléments de la molécule d'un corps, avec ou sans modification de structure de cette molécule, toute substitution d'un radical à un autre, toute modification apportée dans la situation relative du noyau d'un composé, peuvent entraîner des changements considérables dans le mode d'action des médicaments.

Ainsi, si dans une molécule d'un alcaloïde (strychnine, brucine ou thébaïne) on remplace un ou plusieurs atomes d'hydrogène par un ou plusieurs atomes d'éthyle ou de méthyle, on ne change pas la structure de cette molécule, mais l'action convulsive que les alcaloïdes exerçaient sur la moelle épinière se change en une action paralysante.

Même pour d'autres alcaloïdes, dépourvus normalement de propriétés convulsivantes, l'union au méthyle change leur constitution et leur donne des propriétés paralysantes ; c'est ce qui se passe avec la méthylmorphine, méthylatropine, méthylquinine, etc. (Crum-Brown, Fraser, Schroff, Jolyet, Cahours).

En règle générale, on a remarqué que les radicaux composés, résultant de l'union de l'amidogène avec les radicaux de la série des hydrocarbures, possèdent une action paralysante sur les nerfs moteurs (Lauder Brunton, Cash).

On peut trouver une application immédiate de ces faits dans l'interprétation des particularités physiologiques que possède le *curare*, par rapport aux strychnées d'où il dérive. — Le curare, en effet, est avant tout un paralysant des plaques motrices terminales des nerfs dans les muscles ; or il provient de la coction et de l'ébullition de lianes appartenant à la famille des strychnées, plantes à principe actif essentiellement convulsivant. Si ce principe actif devient un paralysant, après la préparation du curare, c'est qu'il doit subir, pendant la cuisson, une modification analogue à celle qui de la strychnine, poison convulsivant, fait la méthylstrychnine, poison paralysant.

En substituant un radical gras à H de AzH^3, on parvient à enlever à l'ammoniaque son action convulsivante, tandis qu'on la renforce en remplaçant le radical gras par un radical phénylique (Lazzaro).

Il suffit d'enlever une molécule d'eau à la *morphine*, pour, sans changer sa structure, exagérer ses propriétés vomitives et en faire de l'*apomorphine*.

Par un simple changement de place des radicaux du *nitrile*, corps inoffensif, on obtient l'*isonitrile* ou *carbylamine*, substance douée de propriétés toxiques.

Les albuminoïdes et leurs dérivés toxiques. — Un autre élément de démonstration se trouve encore dans la comparaison que l'on peut faire, au point de vue de leur constitution chimique et de leur activité physiologique, entre les *albuminoïdes* et leurs *dérivés toxiques*.

Il y a, parmi ces substances, des produits très nombreux : peptones toxiques, albumo-toxines des venins et des sangs toxiques, toxines microbiennes et ferments diastasiques de même provenance, entre lesquels il est très difficile d'indiquer une limite autre que leur origine ou leurs effets biologiques.

Si, au point de vue des effets, la toxalbumine, la

toxine ou le ferment sont fort différents de l'albumine primitive, au point de vue de la constitution chimique, ils s'en éloignent fort peu.

Comme le dit très bien M. le professeur Arm. Gautier : « Ce sont là des faits d'isomérie qu'on rencontre à chaque pas en chimie organique : il suffit de changer de place un des radicaux de la molécule albumine, de la compliquer ou de la simplifier légèrement, pour lui conférer des propriétés physiologiques très spéciales et très actives ».

Relation entre l'action physiologique et la constitution moléculaire d'un médicament. — On voit, d'après ces exemples, combien la constitution élémentaire et l'organisation de la molécule chimique sont importantes au point de vue de son fonctionnement et de son activité, et combien il serait utile de connnaître exactement les relations qui peuvent exister entre cette constitution et les effets physiologiques de chaque substance, capable d'impressionner l'organisme.

A ce sujet, on possède bien quelques données générales, mais il est à désirer que ces données soient plus précises et plus nombreuses encore, car il y a, dans cette voie, une source de bénéfices considérables pour la pharmacodynamie et la thérapeutique vraiment scientifique.

Ainsi on a remarqué que les composés qui possèdent des propriétés anesthésiantes, et sont utilisés comme anesthésiques, se ressemblent beaucoup et constituent en somme des hydrocarbures, dans lesquels une ou plusieurs molécules d'hydrogène, associées au carbone, peuvent être remplacées par des molécules de corps simples ou de chlore, comme dans le chloroforme.

Dans le groupe des amines aromatiques (ammoniaques composées, à radicaux organiques), les dérivés amidogénés (bases anilinées et chinolinées) telles que *acétanilide*, kairine, thalline, ont surtout des propriétés antipyrétiques, altèrent plus ou moins le sang et sont généralement les plus toxiques; tandis que les dérivés amidogénés, où l'hydrogène de l'ammoniaque est remplacé par un radical gras, éthyl, méthyl, possèdent des effets analgésiques et sont moins toxiques. C'est ce que l'on observe avec la méthylacétanilide ou *exalgine*; avec la diméthyloxyquinizine ou *antipyrine*.

Ne pouvant entrer dans plus de détails, nous nous contenterons de terminer par l'exposé d'une constatation fort curieuse et facile à vérifier, qui nous a conduit à reconnaître ce que nous appellerons le *principe des analogues*.

III. — PRINCIPE DES ANALOGUES.

Définition de ce principe. — Si, dans des conditions en tous points identiques, on étudie comparativement l'*ensemble* des agents employés en pharmacodynamie, en thérapeutique et en toxicologie, on constate facilement que *ceux qui appartiennent à la chimie proprement dite sont presque toujours et de beaucoup les plus actifs*.

Bien plus, dans cette même catégorie des agents organiques, on peut remarquer encore que ce sont les substances ayant le plus d'analogie avec les produits toxiques que sécrètent les cellules, qui sont les plus actives et les plus dangereuses (alcaloïdes, albumoses végétales toxiques).

Sans en faire une loi absolue, car en biologie il n'y a rien d'absolu, on peut donc admettre le principe suivant :

Un agent médicamenteux ou toxique est d'autant plus actif et a d'autant plus d'influence, comme modificateur de la vitalité, de la nutrition et du fonctionnement des éléments organiques, que, par sa constitution et son organisation chimiques, il a plus d'analogie avec la constitution et l'organisation chimiques de ces éléments.

D'après l'interprétation que nous avons donnée plus

haut de la nature intime des actions médicamenteuses et de l'électivité, ce principe apparaît immédiatement comme une vérité démontrée.

En effet, puisque c'est l'analogie chimique qui dirige les affinités électives des médicaments et devient la cause du trouble nutritif et de la modification fonctionnelle qu'ils provoquent, quoi d'extraordinaire à ce que les *hétérogènes* aient moins de prises sur l'organisme ?

Ceci n'implique pas l'inactivité de ces hétérogènes, car, abstraction faite de ceux dont l'organisme se débarrasse rapidement, comme d'étrangers inutiles, soit en les décomposant, soit en les neutralisant, soit en les conduisant aux voies d'élimination, il y en a, parmi eux, qui jouissent de pouvoirs irritants, destructeurs ou altérants, qu'ils exercent, suivant leurs affinités particulières, et qui deviennent l'origine des troubles généraux qu'ils déterminent.

Mais dans le mode de production de ces effets généraux, dans leur marche, dans leur gravité, par rapport à la dose, et dans leurs conséquences, il n'y a rien de comparable avec la façon d'agir des substances organiques actives.

Celles-ci répondent essentiellement à la définition que nous donnions plus haut du médicament et de son action ; elles appartiennent à une série chimique dans laquelle les éléments anatomiques trouvent leurs aliments et les excitants de leur vitalité ; la plupart d'entre elles ne diffèrent même de ces aliments que par leur structure moléculaire, mais non par leur composition. Les substances organiques actives renferment dans leur molécule, les éléments C, H, O, Az, que les cellules trouvent dans le milieu nutritif et élaborent habituellement ; mais elles les présentent à ces cellules avec une organisation telle qu'elles suscitent le trouble nutritif et la modification fonctionnelle, qui deviennent l'origine de l'action pharmacodynamique.

De par leur constitution, enfin, beaucoup d'entre ces substances ont des rapports étroits avec les produits que sécrète l'organisme, qu'il détruit ou élimine comme des déchets de son activité et qu'il peut élaborer parfois en quantité suffisante pour s'empoisonner lui-même et mourir d'auto-intoxication.

Alcaloïdes. — Ptomaïnes. — Leucomaïnes. — Toxalbumines. — Si, passant maintenant à l'examen des preuves, nous recherchons quels sont les médicaments et les toxiques les plus actifs, nous voyons que, abstraction faite de l'acide cyanhydrique, qui lui aussi est du domaine du monde organique, mais est relativement hétérogène, les *alcaloïdes* végétaux tiennent la première place.

Or ces alcaloïdes ont pour voisins, exactement dans le même groupe chimique, des corps qui n'en diffèrent que par leur origine, et qui sont les *ptomaïnes* et les *leucomaïnes.*

Ces ptomaïnes et leucomaïnes, véritables alcaloïdes animaux, se produisent dans les tissus vivants : les premières, en petite proportion, car elles sont surtout d'origine bactérienne ; les secondes en quantité plus considérable, car elles sont une des conséquences directes et nécessaires du fonctionnement cellulaire.

Chimiquement, en effet, les leucomaïnes, ou bases animales, prennent naissance au cours du dédoublement fermentatif, anaérobie, des albuminoïdes des tissus par un simple mécanisme d'hydratation ; elles sont même précédées, dans leur formation, du développement de dérivés protéiques de ces mêmes albuminoïdes, dérivés qui sont plus dangereux encore et forment la classe importante des *toxalbumines, diastases toxiques* ou *toxines.*

Quant à leur organisation chimique, les toxalbumines, *première phase de la désassimilation cellulaire,* s'éloignent encore moins que les leucomaïnes de la constitution de l'albumine primitive ; il est même très difficile ou impossible d'en fixer les caractères distinctifs exacts, et c'est par des transitions insensibles qu'on passe de l'une aux autres.

Or ces toxalbumines, parmi lesquelles figurent les sécrétions microbiennes, les toxines et antitoxines spécifiques, les élaborations des glandes à venin, les albumoses végétales toxiques, ricine, abrine, etc., sont d'abord des poisons dangereux par eux-mêmes ; elles sont également dangereuses par le processus fermentatif qu'elles provoquent parfois, et qui fait qu'à leur contact les éléments organiques subissent une perversion nutritive et élaborent une substance toxique, de même nature chimique, souvent très redoutable, mais dans d'autres circonstances très utile (antitoxines).

Dans ce qui précède, on trouve non seulement des démonstrations du *principe des analogues*, mais la justification du caractère *d'aliment anormal* qui appartient en propre au médicament et existe au complet dans le toxique organique. Ce dernier, plus que tout autre, peut avoir pour les cellules vivantes toutes les affinités indispensables au contact et à l'imprégation, mais, par son organisation chimique, il trouble l'édifice moléculaire de la cellule qu'il impressionne, sans désorganisation matérielle appréciable.

De telle sorte que, sans le comprendre aussi mystérieusement que les dosimètres, nous admettons parfaitement que, dans le règne organique, en général, dans le groupe des alcaloïdes et similaires, en particulier, se trouvent surtout des modificateurs fonctionnels et vitaux très actifs, qui sont d'autant plus utiles à connaître que, soit pour troubler les fonctions, soit pour guérir, ils emploient des procédés basés sur *l'analogie chimique et physiologique*.

Quelques conséquences du principe des analogues. — Des considérations qui ont servi au développement et à la justification du principe des analogues, il y a des déductions à tirer et des explications immédiates à faire connaître :

Les médicaments organiques, les alcaloïdes et produits similaires, auxquels nous pourrions ajouter peut-être les extraits d'organes (méthode de Brown-Séquard) et les antitoxines, étant surtout des modificateurs vitaux, doivent produire des *modifications fonctionnelles plutôt que des désordres matériels*. C'est en effet ce qui existe.

Lorsque, avec l'un quelconque d'entre eux, il y a intoxication, les troubles et les lésions constatés sont généralement la conséquence d'actions énergiques, directes ou indirectes, sur les grandes fonctions, sur le cœur, le système des vaso-moteurs, la respiration, les sécrétions, etc. A l'autopsie, on relève des congestions organiques et viscérales variées, des lésions asphyxiques, mais très rarement de ces importantes lésions destructives, avec désorganisations histologiques graves, telles qu'on les observe à la suite des empoisonnements métalliques ou métalloïdiques.

Avec les alcaloïdes et autres produits similaires, *le trouble fonctionnel prime tout ;* avec la plupart des hétérogènes, au contraire, l'*altération anatomique précède* le plus souvent la modification fonctionnelle.

Avec les premiers, les actions locales sont rares, ou, si elles existent (cantharidine, vératrine, aconitine), elles sont produites suivant un *mécanisme physiologique* et exclusivement par irritation nerveuse ; sur les tissus privés de vie elles font défaut. Avec les seconds, l'action destructive et désorganisatrice peut s'exercer partout et, dans leurs intoxications, on en trouve des traces nombreuses.

L'expérience démontrant l'efficacité plus grande des analogues et personne ne pouvant contester la supériorité considérable des moyens qui, par leur constitution et leur mode d'action, se rapprochent des conditions naturelles, c'est dans cette série que la pharmacodynamie et la thérapeutique doivent surtout chercher leurs procédés d'action et les agents de guérison.

Sans parler des efforts faits depuis longtemps dans cette voie, on est obligé d'avouer qu'aujourd'hui, plus que jamais, la thérapeutique s'y engage avec une ardeur et souvent avec un succès tel, qu'en plus des nombreuses affections pour lesquelles on trouve remède dans les extraits variés d'organes (méthode de Brown-Séquard), il est un certain groupe imposant de maladies, comprenant les infections et auto-intoxications, qui n'auront peut-être plus d'autre remède que ceux qu'on trouvera dans les oppositions de produits solubles neutralisants à produits solubles toxiques, d'antitoxines à toxines, sérothérapie), de vaccins à virus, etc.

Tout ceci ne représente en réalité qu'un retour raisonné aux médications humorales, retour dans lequel se trouve fondamentalement le principe de l'analogie.

Qui sait même si bientôt on ne découvrira pas, parmi les albumoses végétales ou les alcaloïdes, des analogues ou succédanés de ces antitoxines, qui rempliront comme elles, à l'égard des poisons organiques, le même rôle antidotique et neutralisateur?

On a bien prétendu déjà que les effets favorables de l'atropine dans le choléra (Selmi, Lauder-Brunton) résulteraient d'une action antidotique de cet alcaloïde sur le poison sécrété par le bacille virgule, poison qui a des effets ressemblant en tous points à ceux de la *muscarine*, dont l'atropine est l'antidote bien connu.

N'a-t-on pas essayé aussi la pilocarpine, d'aucuns prétendent même avec succès, pour combattre certaines maladies infectieuses? Tout dernièrement encore elle était préconisée dans le traitement de la diphtérie, au lieu et place du sérum de Behring (Heinrich Benesch).

Ce ne sont là que des faits isolés et insuffisamment étudiés, mais qui sait ce que ces faits nous ménagent dans l'avenir?

D'ailleurs, hors de la série des albumoses et des alcaloïdes, on trouve, parmi les agents qui appartiennent à la série aromatique dont le naphtol, le crésol, le gaïacol, l'acétanilide, l'exalgine, l'antipyrine, l'acide salicylique, etc., sont des spécimens, des médicaments d'une efficacité reconnue et dont les analogies avec ceux dont nous parlions plus haut ne sont pas douteuses.

En effet, beaucoup d'alcaloïdes possèdent un noyau pyridique (Kœnig, von Gerichten, Ladenburg, etc.), et peuvent être considérés comme des dérivés plus ou moins complexes des bases pyridiques, lesquelles constituent, comme on le sait, une série importante des aromatiques.

Étant connues ces relations, on comprend comment, par le principe des analogues, on peut expliquer encore l'activité physiologique et les services obtenus et à attendre des agents qui appartiennent à la série aromatique.

IV. — RELATIONS ENTRE L'ACTIVITÉ PHARMACODYNAMIQUE ET LA SOLUBILITÉ DES MÉDICAMENTS.

C'est M. Richet qui a attiré l'attention sur cette particularité que les propriétés toxiques des corps sont en quelque sorte fonction de leur solubilité.

En comparant entre eux des agents ayant des propriétés chimiques voisines et une constitution moléculaire analogue, les alcools et les éthers, par exemple, M. Richet a constaté que *plus ils sont solubles, moins ils sont toxiques.*

Il est intéressant de remarquer que, pour les alcools, ces constatations sont en rapport avec celles qui ont été faites par Dujardin-Beaumetz, qui a établi que la toxicité de ces corps s'élève en même temps que leur point d'ébullition et leur complexité moléculaire.

CHAPITRE IX

VARIABILITÉ DES ACTIONS MÉDICAMENTEUSES.

Un même médicament étant donné, on peut observer des variations nombreuses dans la nature et l'intensité des effets physiologiques ou thérapeutiques qui lui sont propres.

En effet, l'action médicamenteuse est fonction de deux variables, qui sont loin d'avoir toujours la même valeur : l'organisme animal, d'une part ; le médicament, d'autre part.

C'est donc en étudiant les conditions par lesquelles peuvent passer ces deux facteurs que nous arriverons à exposer les principales causes de variabilité des actions médicamenteuses.

Nous trouverons ces causes : 1° dans le médicament, son mode d'administration et ses doses ; 2° dans des conditions physiologiques spéciales, dépendant absolument du sujet ; 3° dans des conditions physiologiques liées à certaines influences extérieures agissant sur l'organisme ; 4° dans des influences pharmacodynamiques réciproques, provenant de l'administration antérieure, simultanée ou prolongée d'un ou plusieurs médicaments ; 5° dans des conditions anormales ou pathologiques capables de modifier l'impressionnabilité du sujet ; 6° enfin, dans des circonstances dépendant à la fois du sujet et du médicament.

I. — CAUSES DE VARIABILITÉ INHÉRENTES AU MÉDICAMENT.

Importance de la qualité du médicament. — La préparation, la forme et le mode d'administration d'un médicament sont parfois des causes de variabilité des effets. — Imperfection de la posologie ; comment on pourrait l'établir en médecine vétérinaire. — Comment un même agent peut avoir des propriétés différentes suivant la dose à laquelle on l'administre. — Des actions contraires.

Qualité du médicament. — Dans l'action d'un médicament, la qualité du produit joue un rôle énorme.

Comment espérer obtenir des effets identiques avec des agents de pureté douteuse et dont la qualité est aussi variable que la provenance et le prix !

En médecine vétérinaire surtout, où l'on a des tendances à marchander sur la valeur des produits pour la mettre en rapport avec celle des sujets, cette question offre un intérêt tout spécial.

Souvent l'on fait fausse route et l'on a des mécomptes désagréables dans les résultats attendus, parce qu'on s'adresse à des médicaments que l'on trouve suffisants pour les bêtes, alors qu'ils sont ou complètement inactifs, ou dangereux et inconstants dans leurs actions, par suite des impuretés qu'ils renferment.

On ne saurait trop répéter à des débutants qu'il y a toujours bénéfice réel à n'employer que des remèdes de bonne qualité : d'abord parce qu'il n'est pas nécessaire d'en donner des doses aussi fortes ; ensuite parce que les effets étant constants, les résultats sont plus sûrs et l'action thérapeutique plus efficace.

Une des causes des vicissitudes nombreuses par lesquelles passent beaucoup de médicaments nouveaux, se trouvent dans la variabilité même des actions qu'ils produisent, lorsque, par le fait de la généralisation de leur emploi, leur préparation se fait sur une plus vaste échelle et cesse d'être aussi constante et aussi soignée.

Si, au lieu d'employer des iodures chimiquement purs, on utilise des produits de qualité inférieure renfermant des iodates, on voit les effets habituels de ces médicaments se compliquer de troubles fâcheux, caractérisés surtout par des irritations et des intolérances gastriques, fort pénibles pour les malades.

Dans toute circonstance, il faut donc éviter les causes de variabilité d'action qui dépendent de la qualité du médicament, en n'administrant que des produits purs et de provenance connue. Relativement à la qualité et à la provenance d'un médicament il est bon de rappeler encore que la parenté chimique n'implique pas nécessairement la même action physiologique.

Les substances les plus voisines, par leur provenance et leur composition chimique, peuvent différer parfois par leur action physiologique ou certaines particularités de cette action. Ainsi la cocaïne amorphe, neutre, comparée aux autres, à la cocaïne cristallisée en particulier, est absolument inactive, et cependant ces produits sont chimiquement « frères » (Laborde).

Préparation, forme et mode d'administration du médicament. — La forme d'administration, tout le monde l'admet, peut influencer beaucoup sur les effets des médicaments. Elle peut agir d'abord en modifiant l'absorption.

Les substances très divisées se dissolvent bien, s'absorbent facilement et agissent vite ; la forme pilulaire, au contraire, surtout quand la pilule est bien compacte, est plutôt défavorable à une pénétration rapide. Mais ces influences ne sont qu'indirectes.

Suivant le mode de préparation, suivant la nature et la proportion de véhicule dans laquelle on l'introduit, un même médicament peut acquérir des propriétés très variables.

Le sultate de cuivre en solution au 1/100ᵉ est astringent ; mélangé à du sucre pilé, 1 partie pour 5, il est vomitif ; en solution concentrée et en poudre, il est caustique.

L'acide phénique dissous dans un mélange de 80 parties d'eau distillée et de 20 parties de glycérine est *beaucoup moins toxique* que la même quantité d'acide phénique dissoute en solution identique, dans l'eau distillée pure (Binnendick), et, localement, l'acide phénique dissous dans la glycérine n'est pas caustique, quel que soit le degré de concentration ; tandis que ses solutions aqueuses concentrées sont très caustiques (Carles).

Doses. — La dose est la quantité de médicament qui doit être administrée pour produire un effet. Elle peut être fixée exactement, pour chaque voie d'absorption, mais il ne faut pas oublier qu'il n'y a pas de rapport fixe entre elle et la dose véritablement agissante.

Celle-ci, qui est représentée par la proportion de mé dicament qui impressionne l'organisme, est prélevée sur la dose totale administrée et varie avec la rapidité de l'absorption et de l'élimination.

La connaissance des doses est capitale en thérapeutique, surtout lorsqu'il s'agit de médicaments très actifs, aussi doit-on de bonne heure se familiariser avec la posologie.

Malheureusement pour les animaux, cette posologie est encore assez mal établie et renferme trop de *moyennes approximatives*. Pour beaucoup de substances elle aurait besoin d'être reprise.

Une bonne méthode serait de déterminer alors, non les doses minima et maxima à employer par tête, mais les quantités de chaque substance, actives pour l'unité du poids du corps, c'est-à-dire les quantités rapportées au kilogramme de matière vivante.

En règle générale, l'intensité des effets médicamenteux croît ou décroît avec la dose ; cependant il importe de se rappeler qu'au-dessous de certaines doses actives, le médicament administré ne produit plus aucun effet et traverse l'organisme sans l'influencer en rien (Gubler).

Inversement, il peut arriver que l'exagération des doses, au lieu de déterminer simplement l'exagération de l'effet habituel d'un médicament, réveille brusquement des actions différentes, parfois mêmes opposées.

Le sulfate de soude à petites doses est un stimulant de l'activité de l'estomac ; à dose forte c'est un purgatif.

Une dose faible de morphine est excitante pour le chien tandis qu'une dose forte le plonge dans un profond sommeil.

On peut, en administrant la strychnine au chien dans certaines conditions, assister à des manifestations symptomatiques qui varient avec les doses.

Les petites doses (1/4 de milligramme), répétées toutes les dix minutes, provoquent de la contracture incomplète au repos et des secousses pendant les mouvements volontaires ; les doses moyennes déterminent des accès convulsifs ; les doses fortes, des tremblements continus, quasi choréiques ; enfin les doses très fortes ont pour conséquence la paralysie complète, centrale et périphérique (Couty).

La digitaline, employée avec ménagement, ralentit le cœur et augmente la tension vasculaire ; administrée à dose élevée et trop souvent, elle accélère au contraire cet organe et produit l'hypotension.

Ce sont ces effets opposés, déterminés par l'exagération des doses, que le professeur Lépine a étudiés sous le nom de *phases contraires* de l'action de certains médicaments, en ayant bien soin d'indiquer qu'il paraît douteux qu'on puisse d'une manière invariable et constante les reproduire toujours à volonté.

II. — CAUSES DE VARIABILITÉ INHÉRENTES A DES CONDITIONS PHYSIOLOGIQUES SPÉCIALES DÉPENDANT DU SUJET.

L influence de l'espèce, de la race et du tempérament des animaux doit toujours être prise en considération avant de se prononcer sur la nature et l'intensité d'une action médicamenteuse. — Par rapport à la taille des animaux, il faut reconnaître que la dose ne croit pas proportionnellement au poids. — Variabilité des actions médicamenteuses suivant l'âge des animaux. — De l'iodiosyncrasie physiologique et de son importance. — Intolérance médicamenteuse.

Influence de l'espèce animale. — On trouve dans l'espèce une cause de variabilité d'action considérable, avec laquelle on doit toujours compter quand on entreprend l'étude d'un médicament. Ceci est tellement vrai, qu'il faut admettre comme un principe absolu, que la similitude d'action d'un agent thérapeutique, dans deux ou plusieurs espèces animales, ne devra être admise qu'autant qu'elle aura été justifiée par l'expérience.

C'est une erreur que de vouloir conclure immédiatement et sans preuve, du lapin au chien, du chien au cheval, ou de l'animal à l'homme. Il y a autant d'inconvénients à agir ainsi qu'il y en a à à négliger de parti pris les renseignements provenant des laboratoires, dans les cas où il est bien démontré que la similitude des effets physiologiques permet la généralisation.

Pour un certain nombre de médicaments, les actions sont susceptibles de varier beaucoup, non seulement en intensité mais aussi quant à leur nature, suivant l'espèce à laquelle appartient l'animal qui est médicamenté.

Les lapins ont à l'égard de l'atropine une résistance très grande, qui permet de leur faire manger sans accident une quantité assez considérable de feuilles de belladone.

De même, malgré sa ressemblance extraordinaire avec l'homme, qui est très sensible à l'atropine, le singe en diffère par une résistance extrême à l'action toxique de ce poison (Richet).

L'apomorphine, excellent vomitif pour le chien, ne produit pas la moindre nausée chez le porc.

La morphine, hynoptique sûr pour l'homme et pour le chien, est au contraire un médicament particulièrement excitant et convulsivant, à toutes doses, lorsqu'il s'agit du chat, de la chèvre, du porc et du cheval.

Si de plus, dans la série des animaux excités par elle, on compare la résistance du chat et de la chèvre, on voit que le premier est tué par une injection de $0^{gr},04$ par kilogramme alors que la seconde peut supporter jusqu'à 50 centigr. par kilogramme (Guinard).

Au delà de l'espèce, la race et le tempérament son

encore des facteurs de la variabilité des actions médicamenteuses qui méritent d'être pris en considération.

Influence de la taille. — Si dans une même espèce, et abstraction faite de l'âge, on prend des animaux de tailles différentes, on conçoit que pour des actions thérapeutiques semblables, la dose doit varier avec les dimensions du corps, aussi n'est-ce pas ce qui mérite de nous arrêter ici.

Nous devons indiquer seulement que la dose ne croît pas proportionnellement au poids et que, toutes choses égales d'ailleurs, les petits animaux supportent réellement des doses plus fortes que les gros.

Ainsi, tandis que pour un kilogramme de petit chien, il faut un milligramme de sulfate de strychnine, pour un kilogramme de gros chien il n'en faudra que sept dixièmes de milligramme.

Influence de l'âge. — Dans une même espèce, il faut tenir compte de l'âge des sujets et ne pas oublier que la façon de réagir d'un jeune animal peut être différente de celle d'un adulte, et cela sans rapport rigoureux avec la masse du corps.

Il est classique de parler de la susceptibilité de l'enfant à l'égard de l'opium et de rappeler qu'une seule goutte de laudanum peut tuer un nouveau-né de 3 kilogrammes. Nous avons constaté aussi que les tout jeunes chiens sont beaucoup plus sensibles à l'action de la morphine que les animaux adultes.

Par contre, dans l'espèce féline, c'est absolument l'inverse, et il est certain que les jeunes chats sont moins susceptibles à l'action de la morphine que les chats adultes (Guinard).

Ceci n'a pas lieu de surprendre, étant donnée la différence qui existe, dans l'action principale de ce médicament, chez les félins, chez le chien ou chez l'homme.

La morphine, chez l'homme et chez le chien, est un hypnotique, un cérébral, par conséquent, tandis que chez les félins elle est surtout un agent médullaire. Or, chez l'homme et chez le chien, la morphine concentrant principalement son action sur le cerveau, la quantité pondérable d'une dose de ce médicament, diffusée dans la masse totale du sang, exerce une action cérébrale en rapport avec le volume de l'organe ; c'est ce qui explique l'extrême impressionnabilité des enfants à l'opium, impressionnabilité d'autant plus grande que les enfants sont plus jeunes.

Chez l'enfant le cerveau constitue, en moyenne, le huitième du poids du corps, tandis que chez l'homme adulte il représente seulement le quarantième de ce poids.

Le même rapport entre le poids du cerveau et le poids du corps, chez les sujets jeunes et chez les sujets adultes, existe aussi chez les animaux : il s'ensuit que dans l'espèce du chat, la morphine, concentrant principalement son action sur la moelle, les sujets jeunes doivent être moins impressionnables que les adultes, pour l'effet dominant du médicament.

Dans ses études sur l'anesthésie, M. Arloing a constaté une influence de l'âge, faisant qu'habituellement les jeunes animaux supportent mieux le chloroforme que l'éther.

L'action de la santonine est cent fois plus active chez les jeunes chiens que chez les adultes : alors qu'un chien de dix ans supporte sans inconvénient 1^{gr},7 de santonine par kilogramme, un chien de six semaines est tué par 2 centigrammes du même médicament, par kilogramme (Fröhner, Leonberg).

A côté de ces faits, on en trouve d'autres dans lesquels la résistance des jeunes est de beaucoup supérieure à celle des adultes. Ainsi le sulfate de strychnine et la digitaline sont moins toxiques pour les jeunes chiens et les jeunes chats que pour les sujets âgés de ces mêmes espèces. Un petit chien de huit jours, pesant 625 grammes a résisté à 7^{mgr},7 de sulfate de strychnine, dose représentant près de sept fois la proportion mortelle pour un adulte (P. Bert).

Influence de l'idiosyncrasie. — Certains pensent que le mot *idiosyncrasie* devrait être rayé de la terminologie médicale, comme n'ayant aucune signification et servant à masquer l'ignorance dans laquelle on est relativement à l'explication de phénomènes qui échappent au contrôle expérimental.

Comme ces phénomènes existent réellement et doivent malgré tout être désignés par un nom, nous ne voyons pas pourquoi on remplacerait par un autre celui d'*idiosyncrasie*, dont le sens étymologique est au moins en rapport avec ce qu'il signifie.

En effet, c'est ce mode complexe de vivre, d'exister, de sentir, qui fait que chaque sujet a sa physiologie propre, son impressionnabilité, sa manière à lui de réagir aux divers agents capables d'influencer d'une façon quelconque l'organisme vivant.

Abstraction faite des conditions d'espèce, de race, de taille, d'âge, etc., chaque sujet représente, au point de vue réactionnel, une individualité qui, dans sa façon de se comporter à l'égard d'un médicament, peut être toute différente des autres.

On ne saurait donc, d'après cela, être surpris des nombreuses modalités offertes par les actions médicamenteuses, suivant les sujets qui les éprouvent; on doit même s'attendre à observer parfois des accidents que rien, ni dans le médicament, ni dans son mode d'administration, ni dans la dose, ne peut justifier, et pour lesquels la susceptibilité du sujet est la seule explication à invoquer.

Ceci nous amène à parler de l'*intolérance médicamenteuse* qui, en général, est caractérisée par ce fait que des animaux ne supportent pas certains des médicaments qu'on leur administre.

On distingue habituellement deux sortes d'intolérance :
une *intolérance gastro-intestinale* et une *intolérance fonctionnelle*.

L'*intolérance gastro-intestinale* s'observe dans le cas où
un animal ayant été médicamenté vomit presque immédiatement ou peu de temps après la substance qu'on lui
a fait prendre ; elle peut se caractériser encore par des
troubles digestifs hors de proportion avec l'activité
connue de l'agent ingéré. Elle est assez commune chez
les chiens et exige, pour être prévenue, l'emploi des
correctifs ou mieux des substitutions médicamenteuses.

L'*intolérance fonctionnelle* consiste en une exagération
de l'action d'un médicament, chez un sujet qui cependant
n'en a reçu qu'une dose faible, ou en un développement
d'actions toxiques étrangères aux effets habituels.

Nous avons vu des chiens présenter à l'égard de
la strychnine une impressionnabilité telle que, sous
l'influence des plus petites doses ils prenaient des accès
de tétanisme de la plus grande violence.

Les doses de 10 à 20 centigrammes d'ésérine sont
données comme thérapeutiques et habituellement sans
aucun danger pour les bovins (Fröhner); on les a vues
cependant déterminer parfois des accidents très graves,
par intolérance fonctionnelle, chez certains de ces
animaux (Feser).

III. — CAUSES DE VARIABILITÉ LIÉES A CER-
TAINES INFLUENCES EXTÉRIEURES AGIS-
SANT SUR L'ORGANISME.

Régime du médicament. — Influence habituellement favorisante de l'élévation de la température sur les actions médicamenteuses.

Régime du médicament. — Il est incontestable
que les conditions de milieu dans lesquelles se trouve
placé le sujet sont susceptibles de faire varier les actions

médicamenteuses, en les favorisant ou en apportant quelque obstacle à leur libre manifestation ; il est donc indispensable, en même temps qu'on administre un agent thérapeutique, de stipuler le *régime* qui lui convient. Il serait en effet illogique d'employer des calmants et de laisser le malade dans des conditions extérieures de stimulation, et *vice versa*. Il faut donc être bien convaincu que la plupart des médications ont leur régime convenable et que les conditions extérieures dans lesquelles le sujet est placé sont favorables ou nuisibles à leurs bons effets.

Influence de la température. — L'action de la chaleur sur la variabilité des actions thérapeutiques est des plus intéressantes et Claude Bernard l'avait déjà indiquée en faisant remarquer que la sensibilité de la grenouille aux poisons augmente à mesure que la température s'élève.

C'est un fait qui s'explique parfaitement : au fond de toute action médicamenteuse se trouve un phénomène chimique, nous l'avons dit ; or les réactions chimiques s'effectuent généralement d'autant plus vite que la température est plus élevée, à moins cependant que l'hyperthermie ne soit assez intense pour provoquer une dissociation.

C'est dans cette similitude entre les actions médicamenteuses et chimiques que se trouve la clef de l'influence de la température sur le mode ou l'intensité d'action des médicaments.

Toute élévation de la température organique, par immersion dans un bain chaud par exemple, a pour effet d'accélérer les réactions pharmacodynamiques et toxiques.

A partir du moment où la dose d'un agent thérapeutique administré est suffisante, le temps nécessaire à la réaction médicamenteuse ou toxique, dépend de la température plus que de la dose employée. Ce temps est d'autant plus long que la température est plus basse, quelle que soit la dose (Richet, Saint-Hilaire).

Voilà des principes, voyons quelques preuves :

Des grenouilles empoisonnées par le chloral, le cuivre, le manganèse, la potasse, le zinc sont plus rapidement paralysées quand la température ambiante est élevée que lorsqu'elle est basse. De même les lapins empoisonnés par le cuivre ou par la potasse meurent plus vite dans une chambre chauffée qu'à la température extérieure (Lauder Brunton).

L'action de la pilocarpine et des médicaments hypercriniques sur la sudation est beaucoup plus puissante sur les organes échauffés que sur les organes refroidis.

Quand on administre de la strychnine à des grenouilles qui sont les unes et les autres exposées à des températures différentes, on constate que l'élévation de la température précipite et exagère les convulsions.

Ainsi j'ai constaté que des injections hypodermiques équivalentes de sulfate de strychnine provoquent des contractures tétaniques après vingt-cinq minutes chez les grenouilles plongées dans l'eau à 0° ; après quinze minutes chez les grenouilles à 17° ; après deux à trois minutes chez celle qu'on baigne à 30 degrés.

Les chiens que l'on échauffe par immersion dans des bains à des températures variables (40, 43, 48 ou 52°) et auxquels on administre le chloral meurent d'autant plus rapidement que l'élévation thermique a été plus grande (Rallière).

Des expériences semblables ont été poursuivies chez la grenouille et chez le chien, avec le chlorure de lithium, le bromure de potassium, l'antipyrine, le lactate de quinine, le chloroforme et l'alcool; elles ont toutes démontré que l'élévation de la température favorisait considérablement les manifestations physiologiques et toxiques de ces médicaments (Richet, Saint-Hilaire).

Un fait d'un autre ordre, mais non moins important

au point de vue des conséquences pratiques qu'il peut avoir, se trouve dans l'influence adjuvante de la chaleur sur l'action des antiseptiques. Une solution d'acide phénique à 3 p. 100 laisse subsister le virus de la septicémie gangreneuse après vingt-quatre heures à la température de 15 à 18°, tandis qu'elle le détruit en l'espace de six à huit heures à la température de 36° (Arloing). Cinq centigrammes de bichlorure de mercure dans un litre d'urine empêchent la putréfaction si l'on place cette urine à l'étuve à 43°, mais ne produisent aucun effet toxique sur les microbes, à 15° (Richet).

L'influence adjuvante de la chaleur sur les actions médicamenteuses est donc prouvée par l'expérimentation, mais, en dehors de cela, l'assimilation de ces actions aux phénomènes chimiques, suffit pour faire admettre qu'elles obéissent aux mêmes lois; or la chaleur favorisant les unes doit aussi favoriser les autres.

IV. — CAUSES DE VARIABILITÉ DÉPENDANT DE L'ACTION COMBINÉE D'UN OU PLUSIEURS MÉDICAMENTS.

De l'adjuvance et du synergisme médicamenteux. — Antagonisme médicamenteux. — On doit admettre l'antagonisme physiologique et faire des réserves sur l'existence de l'antagonisme toxique. — Antagonisme vrai ; ses caractères et ses subdivisions. — Mutualité de l'antagonisme vrai. — Antagonisme apparent ou faux. — Médicaments antidotes. — Antidotisme superficiel et antidotisme profond. — Incompatibilités. — Éréthisme médicamenteux. — Assuétude ou accoutumance aux médicaments.

Si, bien souvent, l'association de deux ou plusieurs médicaments, dans une formule, est sans influence sur les effets particuliers de chacun d'eux et laisse ces effets se développer simultanément, sans que ceux de l'un entrave ou modifie en quoi que ce soit ceux des autres, il n'en est pas toujours ainsi.

On peut voir une substance médicamenteuse, adminis-

trée concurremment avec une autre, renforcer, affaiblir,
neutraliser, modifier l'action de le dernière, ou placer
l'organisme dans un état tel que son impressionnabilité
à toute médicamentation ultérieure est exagérée ou notablement diminuée.

Les différentes modalités de ces actions réciproques
sont étudiées sous les titres suivants.

Adjuvance et synergisme médicamenteux. —
Au fonds l'adjuvance et le synergisme comportent un
seul et même fait ; c'est le renforcement de l'action d'un
médicament par l'administration antérieure ou simultanée
d'un ou plusieurs autres médicaments.

Cependant nous distinguerons les adjuvants des synergiques par cette particularité que les premiers s'admi-
nistrent presque toujours ensemble et appartiennent, *par
leur action physiologique essentielle*, au même groupe thérapeutique.

Actions adjuvantes. — Les adjuvants sont des agents
choisis dans la même série pharmacodynamique, que
l'on associe, suivant certaines formules, et qui, dans la
production de leurs effets, se prêtent un mutuel concours pour développer des actions plus énergiques que
celles que l'un ou l'autre d'entre eux eût pu produire
isolément.

C'est le principe de l'adjuvance qui a fait ajouter de la
poudre d'euphorbe à la poudre de cantharides, pour renforcer l'énergie de l'onguent vésicatoire.

C'est dans un but semblable qu'on associe, dans une
même formule, plusieurs purgatifs dont le choix est fait
suivant le résultat à attendre de la purgation.

En associant plusieurs alcaloïdes, à action identique,
dans le même collyre, on arrive à obtenir un collyre d'un
pouvoir plus actif que ceux qui n'en contiennent qu'un, et
d'une toxicité moindre.

Un mélange, composé de parties égales de solutions de
1 centième de sulfate d'atropine, 1 centième de sulfate

de duboisine et 1 centième de cocaïne, provoque une mydriase qu'on ne peut obtenir avec aucune autre substance, dans les mêmes conditions.

De même, une solution contenant 1 gramme de sulfate d'ésérine et 2 grammes de chlorhydrate de pilocarpine dans 100 grammes d'eau est un myotique très efficace et très bien supporté (Bérger).

Le même fait s'observe avec les antiseptiques ; leur pouvoir actif s'additionne quand on les associe, non seulement leur mélange est plus antiseptique que chacune des substances qui le composent, prise en particulier, mais, de plus, le pouvoir toxique de ce mélange ne s'accroît pas proportionnellement à son pouvoir antiseptique (Bouchard, Lépine).

Actions synergiques. — Le ·synergisme comprend l'usage simultané de deux médicaments que leurs propriétés classent dans des groupes pharmacodynamiques différents, mais qui, cependant, s'entr'aident mutuellement ; l'action de l'un préparant et favorisant l'action de l'autre.

Le meilleur exemple à citer se trouve dans le groupe des hypnotiques et des anesthésiques.

Si, dans le but de les anesthésier, on administre le chloroforme ou l'éther à deux chiens dont l'un a reçu une piqûre de morphine, vingt à vingt-cinq minutes auparavant, on constate que l'anesthésie de ce dernier est plus simple, moins bruyante, plus rapide, plus profonde, plus calme et plus prolongée. La différence est très accusée et l'on peut constater, avec la plus grande netteté, cette influence favorable d'une morphinisation préalable sur l'action des anesthésiques (Claude Bernard, Nussbaum).

On trouve un autre exemple de synergisme dans les mélanges antiseptiques de Laplace, qui comprennent l'addition d'un acide organique (acide tartrique) aux solutions de phénol ou de sublimé, dans le but de faciliter leur action et d'augmenter ainsi leur pouvoir antiseptique.

Par lui-même, l'acide tartrique n'est pas un micro-bicide et par sa présence dans la formule il n'ajoute rien au pouvoir de celle-ci, mais il favorise l'action des produits essentiels en s'opposant à certaines actions chimiques, qu'ils peuvent manifester au contact des matières organiques et qui les atténuent.

Antagonisme. — La base de l'antagonisme se trouve essentiellement dans l'opposition des effets de deux substances ayant des actions physiologiques contraires.

L'antagonisme s'observe donc quand, après avoir médicamenté un animal et développé des actions pharmacodynamiques, on cherche à les combattre par l'administration d'un autre médicament que l'on sait capable de produire des manifestations inverses.

L'importance de semblables propriétés mérite qu'on en fixe exactement les caractères, car si elles peuvent rendre de grands services en thérapeutique, il ne faut pas en exagérer la valeur au point de croire à la neutralisation possible, par un antagoniste, de toute manifestation médicamenteuse, même exagérée et toxique.

En effet si l'*antagonisme physiologique* existe vraiment, l'*antagonisme toxique* est plus problématique ; quelques-uns même ne l'admettent pas (Roger, Créquy).

Une autre distinction s'impose entre l'*antagonisme vrai* et l'*antagonisme apparent* ou *faux*, qui diffèrent l'un de l'autre non seulement par leur mécanisme intime, mais aussi par leur portée pratique.

Antagonisme vrai. — Celui-ci comprend l'action de deux substances différentes sur les *mêmes éléments anatomiques* et sur les *mêmes organes*, avec production d'effets inverses.

Il est plus ou moins complet, c'est-à-dire que deux substances peuvent manifester des actions opposées sur l'ensemble des organes et partout où elles agissent, ou bien ne produire ces actions que sur un nombre restreint de fonctions et d'une façon assez imparfaite. En fait, toute substance capable de s'opposer à l'action principale d'un médicament, par action contraire sur les centres qu'il impressionne ou excite habituellement, peut être inscrite comme antagoniste de ce médicament.

C'est à ce titre que le chloral et la morphine sont des antagonistes de l'apomorphine, dont ils empêchent les effets vomitifs par engourdissement ou paralysie des centres nauséeux.

Dans les mêmes conditions, les bromures, les hypno-anesthésiques, éther, chloroforme, chloral, paraldéhyde sont des antagonistes de la strychnine, parce que, ayant une action calmante et anesthésiante sur les centres sensitivo-moteurs de la moelle, que la strychnine met dans un état d'éréthisme exagéré, ils s'opposent aux redoutables effets convulsivants de cet alcaloïdes.

Si à un chien qui a reçu une dose toxique de strychnine on injecte rapidement une dose anesthésique de chloral dans la veine, les crises convulsives cessent complètement, mais elles paraissent aussitôt que l'animal se réveille ; une nouvelle injection les fait encore disparaître, de telle sorte que, à un nouveau réveil, les crises sont moins intenses et peuvent ne plus mettre la vie de l'animal en danger. Si, dans ces conditions, l'influence de l'anesthésique est maintenue un temps suffisant pour permettre l'élimination de la strychnine, l'animal peut résister au poison et se tirer d'affaire (Kaufmann).

La même chose s'observe et beaucoup mieux peut-être avec la paraldéhyde, qu'on a préconisée comme antagoniste de la strychnine, à la place du chloral (Cervello).

Ce médicament combat les symptômes du strychnisme en empêchant qu'ils se manifestent, ou en les faisant cesser s'ils se sont déjà manifestés.

De petites quantités de paraldéhyde suffisent pour

neutraliser l'action de doses relativement fortes de strychnine, et on peut même se dispenser d'arriver à la narcose parfaite.

Cet antagonisme s'exerce aussi bien, que la paraldéhyde ait été donnée avant ou après la strychnine ; il s'exerce également quand les deux substances ont été données ensemble. Dans ces cas, la marche de la narcose par la paraldéhyde est toujours la même ; la strychnine n'a pas d'influence sur elle et tout se passe comme si la paraldéhyde avait été donnée seule ; il faut seulement plus de temps pour que la narcose s'établisse, quand le sujet a été d'abord strychnisé.

Un mammifère ainsi narcotisé peut supporter des doses mortelles de strychnine sans être tué ; seules les doses exagérées l'emportent (Cervello).

Les exemples précédents, que l'on pourrait multiplier beaucoup, ne sont pas les plus typiques, car dans les groupes médicamenteux on trouve des agents dont les actions antagonistes sont plus générales et plus accusées.

C'est le cas de l'atropine et de l'ésérine (Fraser), de l'atropine et de la muscarine (Prévost), de la morphine et de la picrotoxine, etc.

En principe, comme nous le verrons plus tard, on doit admettre que partout où l'ésérine détermine une action spéciale, qu'il s'agisse de la pupille qu'elle resserre, des fibres musculaires lisses qu'elle fait contracter, des sécrétions qu'elle exagère, du cœur qu'elle ralentit, etc., l'atropine produit des effets diamétralement opposés. Il s'agit là d'un *antagonisme vrai, complet et parfait*, qui diffère encore de celui qu'on observe entre les anesthésiques et la strychnine, par ce fait que ses manifestations sont persistantes, c'est-à-dire qu'une fois les organes sous l'impression de l'atropine, ils y restent jusqu'à la fin et sans retour des effets de l'ésérine.

Nous avons vu au contraire que l'élimination des anesthésiques étant plus rapide que celle de la strychnine, les manifestations calmantes antagonistes des premiers peuvent se dissiper et laisser libre cours à la réapparition des effets de la dernière.

Mais, même dans ce cas, il n'y en a pas moins antagonisme réel.

L'antagonisme parfait et complet, comme celui de l'atropine et de l'ésérine, est assez rare ; il est beaucoup plus habituel de rencontrer des agents dont un ou quelques effets particuliers seulement sont opposés ; c'est surtout à l'égard de ceux-ci qu'il importe d'être très réservé dans l'emploi.

En effet, leur association, au titre d'antagonistes, peut parfois ménager des surprises désagréables à cause des autres propriétés qu'ils possèdent et qui constituent soit des incompatibilités dynamiques, soit des causes d'aggravation pour les inconvénients et les dangers inhérents à l'usage de l'un ou de l'autre.

Mécanisme et cause de l'antagonisme vrai. — Étant connue la nature intime des actions médicamenteuses, quelle explication devons-nous donner de l'antagonisme vrai ?

Faut-il admettre le principe chimique en son entier et rechercher la cause immédiate de l'antagonisme dans des différences d'affinité et d'électivité médicamenteuse ? Pourquoi pas ?

Tout plaide en faveur de cette explication. Les antagonistes se présentent alors comme des agents attirés, par leurs affinités électives, au contact des mêmes centres cellulaires, sur lesquels ils ont des actions opposées, actions qui ne peuvent être que l'excitation pour l'un, la dépression et la paralysie pour l'autre.

Cette interprétation est prouvée d'abord par ce fait que, deux antagonistes étant donnés, il y en a toujours un qui, comme activité et puissance élective, l'emporte notablement sur l'autre ; les substances qui offrent des *propriétés paralysantes* prédominent généralement sur celles qui possèdent des *propriétés excitantes.*

Avec les associations strychnine et chloral, strychnine et paraldéhyde, c'est l'effet narcotique qui domine; dans les mélanges atropine-ésérine, atropine-muscarine, atropine-pilocarpine, morphine-picrotoxine, c'est l'atropine et la morphine qui l'emportent.

Avec toute association convenable d'antagonistes vrais c'est la même chose; il n'y a pas confusion d'effets ni apparition de manifestations nouvelles; l'un des agents paraît s'effacer complètement devant l'autre, il reste silencieux en apparence, et, s'il a été introduit à haute dose, il ne fait souvent qu'exagérer les manifestations de celui qui domine.

Tout ceci indique bien que l'un des médicaments, ayant des affinités électives supérieures à l'autre, prend définitivement position et agit comme s'il était seul.

Cela nous démontre encore que l'on ne saurait se baser sur ce que deux agents ont des effets physiologiques contraires, pour croire qu'ils peuvent s'annuler dynamiquement d'une façon absolue au point de pouvoir être introduits, sans résultat, dans l'organisme, à n'importe quelle dose.

La base de l'antagonisme n'est jamais une *neutralisation,* c'est un effet remplacé par un autre et rien de plus, de telle sorte que si l'imprégnation d'un médicament est trop massive, la dose d'antagoniste nécessaire pour combattre ses effets est, elle-même, dangereuse.

C'est ce qui permet d'affirmer que *l'antagonisme toxique proprement dit* n'existe pas et ne doit pas compter comme méthode thérapeutique.

Par exemple, si, chez un animal qui a absorbé une dose excessive d'ésérine, on songeait à employer l'atropine pour arriver à faire disparaître les manifestations toxiques, on ne réussirait qu'à développer des effets plus graves, d'une autre nature, c'est possible, mais aussi menaçants.

A fortiori, comme il est plus difficile de combattre un déprimant par un excitant, on aura beaucoup moins de chances de réussir quand il s'agira de lutter contre une imprégnation atropinique, par l'ésérine.

C'est pour la même raison que l'on ne peut pas espérer contre-balancer efficacement l'action paralysante nerveuse du chloral et de la paraldéhyde par l'excitation strychnique; en effet, les petites doses d'alcaloïde ne peuvent rien et les fortes doses ne font qu'augmenter la paralysie.

Il est bien entendu, cependant, qu'en niant l'existence de l'antagonisme toxique, nous ne prétendons pas dire qu'il n'y a rien à tirer de la connaissance des effets d'opposition des médicaments.

Ainsi, comme on l'a vu plus haut, un animal qui a absorbé des doses toxiques de strychnine peut être sauvé si on le maintient pendant un temps assez long sous l'influence de l'action d'un anesthésique; mais très souvent, dans ces circonstances particulières, l'agent antagoniste agit surtout en empêchant la convulsion de se produire, en permettant aux fonctions respiratoires de s'exécuter et en s'opposant ainsi à l'asphyxie, cause principale et habituelle de la mort des animaux à sang chaud, dans l'empoisonnement strychnique.

C'est une façon indirecte d'agir, que l'on peut observer avec d'autres médicaments, et que l'on distingue aisément de l'action antagoniste directe.

Mutualité de l'antagonisme vrai. — Étant établi qu'un médicament est capable de substituer ses effets contraires à ceux d'un autre médicament, la réciproque est-elle toujours vraie, et le second peut-il se comporter aussi, à l'égard du premier, comme un antagoniste?

Théoriquement, rien ne s'y oppose et il paraît logique d'admettre la possibilité de *l'antagonisme mutuel*; mais pour le démontrer, surtout quand il s'agit de substances d'activité très différente, il faut prendre certaines précautions expérimentales et savoir bien proportionner les doses.

Il est certain que plus un médicament est énergique, par rapport à son antagoniste, plus ce dernier éprouve de difficulté à le déplacer et, comme il ne peut y arriver que par sa masse, il ne faut pas que déjà le premier ait été administré en de telles proportions que ces dernières ne puissent être dépassées sans atteindre des doses excessives.

Si l'on constate facilement l'action antagoniste de l'atropine sur des organes soumis à l'action de l'ésérine, de la pilocarpine ou de la muscarine, il est plus difficile d'observer l'effet en sens contraire et de combattre l'atropine par l'un ou l'autre des trois alcaloïdes précités. On peut même ne pas y arriver, si l'imprégnation atropinique est trop accusée. Dans ces cas-là, il faut savoir employer des doses faibles et alors on réussit facilement à constater la mutualité de l'effet.

On peut en dire autant pour l'action antagoniste de la strychnine à l'égard du chloral, du chloroforme, de l'éther et de la paraldéhyde, action qui est plus difficile à constater que l'effet inverse, mais qui est non moins évidente quand on a soin de ne pas pousser trop loin l'imprégnation anesthésique et d'employer des doses convenables d'alcaloïdes.

Antagonisme apparent ou faux. — Il comprend l'opposition apportée à la production d'un effet pharmacodynamique par la mise en jeu d'une action inverse, due à un autre médicament qui n'agit ni sur les mêmes éléments anatomiques, ni sur les mêmes organes.

De cette façon agit, par exemple, le curare vis-à-vis de la strychnine. C'est en paralysant les racines motrices terminales et en s'opposant à l'arrivée au muscle de l'excitation centrale strychnique, que le curare empêche le tétanos d'apparaître.

L'atropine se comporte de la même manière à l'égard

de l'apocodéine. Ainsi l'hypersécrétion salivaire que produit habituellement l'apocodéine, par *excitation centrale*, ne s'observe pas chez l'animal atropiné, dont les *terminaisons nerveuses* intraglandulaire sont paralysées par l'atropine.

Dans ces cas et autres analogues, si les effets apparents (convulsions tétaniques, hypersécrétion glandulaire, etc.) ne s'observent plus, aucun obstacle n'est apporté à la production des effets immédiats, dont ils sont la manifestation extérieure. En réalité, il y a donc apparence d'antagonisme et non antagonisme vrai, car les *médicaments ne se combattent plus sur le même terrain*, les effets de l'un ne se substituant pas, même momentanément, aux effets de l'autre; ils ne font que se surajouter, les plus forts (effets paralysants) s'opposant aux manifestations des plus faibles.

Cette variété d'antagonisme, ayant simplement pour résultat de supprimer les symptômes d'un poison, en mettant obstacle à la production des effets apparents qu'il détermine, est loin d'avoir la valeur utilitaire de l'antagonisme vrai, mais elle n'est pas cependant dépourvue d'intérêt.

En effet, comme parfois les troubles apparents ont des conséquences plus redoutables (arrêt du cœur, arrêt de la respiration, asphyxie, etc.) que les actions causales primitives d'où ils dérivent, il est bon de savoir comment on peut les éviter.

Par exemple, sachant que, par excitation des centres modérateurs cardiaques bulbaires, le chloroforme, par la voie des nerfs vagues, peut arrêter le cœur, on a songé à mettre opposition à cet accident en paralysant les terminaisons d'arrêt du pneumogastrique, par une administration préalable d'atropine (Dastre).

Antidotisme. — Un antidote est un agent qui peut neutraliser, *chimiquement*, un médicament ou un poison et l'empêcher ainsi de produire son effet.

Dans cette action les éléments organiques n'interviennent pas directement et ne sont pas intéressés habituellement par les phénomènes chimiques qui se produisent, à leur contact, entre deux corps étrangers qui réagissent simplement l'un sur l'autre et s'annulent.

En somme, tandis que les antagonistes sont destinés à agir sur les organes médicamentés pour faire reparaître la fonction disparue ou troublée, les antidotes préviennent toute action organique, par neutralisation chimique réciproque. Les premiers peuvent être dangereux et produire un empoisonnement, les seconds sont habituellement inoffensifs.

Suivant que la réaction chimique neutralisante, entre les deux antidotes, se produit dans les voies d'absorption et avant pénétration dans le milieu intérieur, ou après absorption et au sein même du milieu organique, l'action antidotique est dite *superficielle* ou *profonde*.

Antidotisme superficiel. — L'action antidotique, surtout lorsqu'il s'agit de toxiques minéraux, est le plus souvent limitée par l'absorption et ne s'observe bien que dans les voies d'introduction, avant la pénétration du poison dans le torrent circulatoire.

Tant qu'un agent actif se trouve encore dans une voie d'absorption, dans les premières parties du tube digestif en particulier, on a quelque facilité pour le neutraliser chimiquement sur place, au moyen d'un de ses antidotes ; mais quand l'absorption a eu lieu et que le produit est en circulation la chose est plus difficile ; les manifestations physiologiques sont imminentes et la plupart du temps l'on a n'a plus à compter que sur les antagonistes et sur l'élimination.

Le choix d'un antidote est dirigé par la chimie, qui nous apprend, par exemple, que dans le tanin, l'albumine, l'essence de térébenthine, l'hydroxyde de fer, la magnésie à haute dose, etc., se trouvent les neutralisants chimiques des alcaloïdes, de la plupart des sels métalliques, du phosphore, de l'arsenic, des acides, etc.

Un sel qui paraît être, grâce à son pouvoir oxydant, un antidote général des produits organiques est le permanganate de potasse : — Une solution de muscarine additionnée de permanganate perd son action toxique sur le cœur. De même, si l'on administre à un chien une solution faible du même sel, en même temps que de la strychnine ou immédiatement après, de telle façon que les deux corps puissent être mis en contact dans le tube digestif, l'action toxique de la strychnine ne se manifeste pas. Même en injection hypodermique, la strychnine n'intoxique plus l'animal, si l'on injecte aussitôt après, *au même point*, une quantité suffisante de permanganate de potasse à un tiers p. 100 (Antal, Guinard).

Le même sel a réussi également, dans les mêmes conditions, comme antidote de la morphine (W. Moor, Guinard), des cyanures (Rosset), de la vératrine, de l'ésérine (Guinard).

C'est encore par une action antidotique que le permanganate et l'acide chromique neutralisent le venin de la vipère. Pour réussir, il suffit d'injecter deux ou trois gouttes d'une solution aqueuse à 1 p. 100, de l'un ou l'autre de ces sels, *au point de pénétration* de chaque crochet et à une petite distance autour du point mordu (Kaufmann).

Mais il importe de ne pas se méprendre sur la nature même de ces actions, qui ne pourront s'observer et se produire avec utilité pour l'animal, qu'autant que le contact entre le poison et son antidote aura pu se faire immédiatement, avant absorption, dans les voies d'introduction, estomac, intestin ou tissu conjonctif sous-cutané.

Antidotisme profond. — La neutralisation chimique des substances toxiques dans le milieu intérieur est réalisable dans quelques circonstances. En voici quelques preuves.

Le nitrate cobalteux, en solution à 0,5 ou 1 p. 100, administré par le tube digestif ou la voie hypodermique, serait capable de neutraliser l'acide prussique, non seulement dans l'estomac mais aussi dans le sang (Antal).

Dans l'intoxication par le pyrogallol, on diminue l'alcalinité des sucs de l'organisme en administrant de l'acide chlorhydrique dilué.

Pour favoriser la formation des sulfoconjugués, dans les empoisonnements par le phénol et par l'aniline, on se sert du sulfate de soude.

Contre l'iodoforme et les dérivés alkyliques (chloroforme, chloral hydraté), on a proposé, en partant des mêmes principes de neutralisation antidotique, l'emploi des carbonates alcalins (Harnack).

Mais le plus bel exemple d'antidotisme cellullaire profond vient d'être fourni par Heymans et Masoin qui ont démontré qu'à l'aide de l'hyposulfite de soude on peut non seulement prévenir l'intoxication par le nitrile malonique, mais la faire disparaître et sauver l'animal à n'importe quel stade de l'empoisonnement.

Beaucoup d'administrations thérapeutiques, ayant pour but certaines modifications ou neutralisation chimique des milieux organiques, se rapprochent, quant à leur nature, des phénomènes d'antidotisme.

Enfin, n'est-ce pas un bel exemple d'antidotisme que celui que nous trouvons comme base fondamentale de l'action des sérums antitoxiques ?

Les effets obtenus par la sérothérapie, dans le traitement de la diphthérie, ne proviennent pas d'une simple action bactéricide ; le sérum des chevaux immunisés agit surtout parce qu'il contient une substance, dite *antitoxine*, qui, introduite dans l'organisme, provoque, de la part des leucocytes, la sécrétion d'un produit, qui, *véritable antidote*, se combine, en le neutralisant, avec le poison fabriqué par les microbes, pour donner un corps nouveau inoffensif.

Quelle que soit l'origine de l'antidote, il y a là une véritable neutralisation chimique, se produisant dans les milieux intérieurs et ayant absolument tous les caractères que nous reconnaissons aux phénomènes d'antidotisme.

L'importance de plus en plus grande que tend à prendre la sérothérapie, le rôle prépondérant qu'ont acquis les sécrétions bactériennes et les auto-intoxications dans la pathogénie d'un grand nombre de maladies, vont élargir considérablement le cadre des actions antidotiques.

Les efforts des thérapeutes devront désormais se porter, non seulement vers l'étude de la pharmacodynamie proprement dite et vers la recherche des moyens de combattre les troubles fonctionnels par un véritable antagonisme thérapeutique, mais aussi vers la découverte et l'étude des produits d'origine et de nature variées, qui pourront remplir le rôle d'antidotes à l'égard des poisons organiques (microbiens ou autres) qui sont la cause de beaucoup d'affections graves.

Incompatibilités. — On entend par incompatibilité l'opposition que se font certains médicaments dans leurs mélanges, d'où résulte l'annulation de leurs propriétés, leur exaltation à un degré nuisible ou l'apparition de propriétés nouvelles dangereuses.

Ces incompatibilités proviennent de certaines réactions chimiques, se produisant entre les corps mélangés ; réactions qui détruisent une partie de l'activité de ces substances, par suite de la formation d'un composé insoluble, inactif, à effets contraires ou plus toxiques que chacun des composants du mélange.

Les substances antidotes, modifiant réciproquement leurs propriétés par le fait d'actions chimiques neutralisantes, on ne saurait logiquement séparer les incompatibilités de l'antidotisme, et cela d'autant moins que celui-ci dérive de la connaissance parfaite de celles-là.

Cependant le qualificatif d'antidote paraît réservé aux

substances dont l'incompatibilité se limite à la neutralisation et à l'inactivité pure et simple des agents en présence ; il ne s'applique pas aux incompatibilités qui ont pour résultat la mise en liberté ou la formation d'un produit dangereux ou toxique.

Ces sortes d'incompatibilités sont assez nombreuses, mais leur étude est mieux placée dans les applications immédiates du cours de chimie et de pharmacie.

Éréthisme médicamenteux. — Ce terme est de Fonssagrives. Nous le conserverons, car il a une signification bien précise.

Il y a *éréthisme* quand, à la suite de l'emploi réitéré d'une même substance, le sujet acquiert une susceptibilité fonctionnelle particulière, qui fait qu'à la longue les mêmes doses ou des doses faibles agissent plus rapidement et plus énergiquement.

Dans l'éréthisme, la sensibilité de l'organisme à un médicament s'exalte par la continuité de son usage, sans qu'il y ait accumulation des doses successives de ce médicament dans l'économie.

De prime abord, la physiologie peut permettre de supposer que ce sont les centres nerveux qui, se mettant plus aisément en état d'équilibre instable, présenteront plus facilement des phénomènes d'éréthisme.

En fait, c'est un peu ainsi que les choses se passent.

On a remarqué, par exemple, que l'anesthésie au protoxyde d'azote s'obtient d'autant plus vite et d'autant plus facilement, que le sujet y a été soumis plus souvent (Cl. Martin).

Pendant trente-deux jours, à la même heure, Paul Bert a administré le chloroforme à un chien, et il a vu que, si pendant toute la durée de l'expérience, le temps nécessaire pour obtenir l'anesthésie a peu varié, l'animal s'est habitué progressivement au chloroforme, et dans la suite se laissait endormir très facilement et *presque sans agitation.*

Assuétude médicamenteuse. — C'est l'inverse de l'éréthisme. Quand l'action souvent répétée d'un médicament a émoussé la susceptibilité organique à son influence, on dit, en effet, qu'il y a *assuétude* ou accoutumance.

Les éléments vivants ont presque tous la faculté de s'accoutumer progressivement aux modifications qui se produisent autour d'eux et aux changements de constitution des milieux ; c'est une propriété qui appartient aux cellules des organismes les plus simples, comme aussi aux cellules des organismes les plus compliqués.

En employant des doses graduellement croissantes d'un même antiseptique sur un même microbe, on peut voir celui-ci s'accoutumer peu à peu au poison et acquérir à son action une résistance plus grande (Bucholtz, Kossiakoff).

Il en est de même pour les éléments cellulaires composant l'organisme des êtres supérieurs ; le contact progressif et répété de certains agents thérapeutiques arrive à être toléré de mieux en mieux, de telle sorte que, pour produire un même effet, on est dans la nécessité d'employer des doses de plus en plus fortes.

C'est ce que Sabbatini a constaté avec l'atropine, à laquelle le cœur, les centres nerveux, l'iris, les glandes et les nerfs moteurs intestinaux s'habituent après un usage prolongé. C'est ce que l'on constate fréquemment avec l'arsenic, avec l'alcool, avec la morphine, etc.

Dans l'administration de l'acide arsénieux, au début on ne donne que de très faibles doses; puis, peu à peu, il est possible d'en augmenter la quantité et d'arriver à administrer des proportions fortes, dépassant même celles qui, de prime abord, eussent été mortelles ou au moins toxiques.

L'accoutumance à la morphine est encore une de celles qui s'observe le plus souvent, particulièrement chez l'homme; on l'a observée également chez le chien et chez le chat, où elle se manifeste par des modifications analogues, sinon semblables (L. Guinard).

Mais il ne faut pas se faire d'illusion sur la valeur de cette tolérance acquise pour certains médicaments, car elle n'est pas avantageuse pour le sujet. Elle trouve en effet son explication dans une véritable maladie, dans un état pathologique provoqué par l'administration réitérée de l'agent thérapeutique, qui émousse la sensibilité de l'organisme et son impressionnabilité fonctionnelle aux actions médicamenteuses.

Les arsénicophages, les morphinomanes, les alcooliques sont des malades, on ne peut pas les considérer autrement, et il est notoire que, en dehors de l'agent pour lequel ils ont acquis de l'accoutumance, ils ont une façon de réagir aux effets des autres médicaments qui n'est pas celle des sujets sains.

Chouppe a constaté par exemple que les morphinomanes avérés ont acquis une tolérance toute spéciale, non seulement pour la morphine mais pour d'autres médicaments. Il en a vu qui, du premier coup, avaient absorbé sans inconvénients des doses de cocaïne assez fortes pour produire des accidents graves chez un sujet non intoxiqué, ce qui provenait de l'émoussement de l'impressionnabilité de leurs centres sensitifs à l'irritation cocaïnique.

Enfin il est une particularité que présentent encore les arsénicophages, les alcooliques, les morphinomanes, etc., qui justifie la qualité de malades que nous leur avons attribuée : La substance qui les a intoxiqués chroniquement, et qu'ils sont dans la nécessité de prendre à dose de plus en plus forte pour en ressentir les effets, est devenue pour eux *un véritable besoin*. Il suffit de la leur supprimer tout d'un coup pour voir apparaître parfois les accidents les plus graves; ainsi la suppression brusque de l'alcool à un alcoolique invétéré peut devenir la cause immédiate de l'apparition du *delirium tremens*.

V. — CAUSES DE VARIABILITÉ DÉPENDANT DE CONDITIONS ANORMALES OU PATHOLOGIQUES, MODIFIANT L'IMPRESSIONNABILITÉ DU SUJET.

Les causes de variabilité tenant à des états pathologiques provoqués par des intoxications chroniques nous amènent insensiblement à celles qui dépendent vraiment des maladies ou de certains états anormaux.

Un malade ne réagit pas toujours aux médicaments comme un sujet en santé, et en dehors de la distinction que l'on doit faire entre les actions pharmacodynamiques et les actions thérapeutiques proprement dites, il ne faut pas oublier que les effets prévus d'un médicament sont souvent considérablement modifiés par les conditions pathologiques.

En général, la tolérance d'un malade est d'autant plus grande que son organisme est dans un état plus différent de celui vers lequel doit le conduire l'agent thérapeutique qu'on lui administre. — Les excités supportent habituellement bien les calmants; les sujets dont l'influx nerveux est déprimé résistent aux excitants (Gubler).

L'intoxication strychnique est plus rapide et plus intense chez une grenouille vigoureuse que chez une grenouille affaiblie, chez une grenouille bien nourrie que chez une grenouille à jeun depuis plusieurs semaines (Delaunay).

Un fébricitant tolère beaucoup mieux la quinine, le salicylate de soude ou la digitale qu'un sujet sain; il peut sans accident en absorber des doses qui provoqueraient des phénomènes toxiques pendant l'apyrexie.

Les applications réitérées de moutarde peuvent rester

inactives dans les états très graves accompagnés de grande dépression nerveuse.

Actions paradoxales. — Les actions paradoxales sont caractérisées par l'apparition d'effets contraires aux effets physiologiques et thérapeutiques habituels d'un médicament et, souvent, par l'exagération des symptômes contre lesquels ce médicament est administré.

Ces actions trouvent leur explication dans cette importante remarque que « beaucoup de médicaments semblent avoir des effets opposés, *suivant l'état dans lequel est l'organe sur lequel ils agissent*, comme si leur action se bornait à mettre l'organe dans un état contraire à celui dans lequel il est au moment où le médicament agit sur lui » (Soulier). Le café, qui réveille et stimule le sujet somnolent, peut également combattre l'agitation et l'insomnie névropathiques.

Nombre de fois on a constaté des états pyrétiques que l'administration de quinine, d'antipyrine, de salicylate de soude exagérait, et on a remarqué que ces actions paradoxales se produisaient d'autant plus facilement que les malades étaient apyrétiques au moment de la médicamentation (Lépine).

Les badigeonnages cutanés de gaïacol, qui chez les fébricitants ont pour effet de produire un abaissement notable de la température, n'ont aucune efficacité lorsqu'ils sont pratiqués pendant la période d'ascension de la fièvre (L. Bard, E. Fleury).

De même l'acétanilide, qui réussit très bien comme antithermique chez les animaux, est impuissante lorsque la température est franchement en voie d'ascension (Cadéac et Guinard).

VI. — CAUSES DE VARIABILITÉ POUVANT DÉ-PENDRE DU SUJET OU DU MÉDICAMENT.

Accumulation des médicaments. — Accumulation avant et après absorption.
— Accumulation par rétention libre et accumulation par rétention forcée.
— Électivité de cantonnement. — Imprégnation et saturation médica-
menteuse.

Tout médicament en circulation dans le milieu intérieur est destiné à en sortir, lui ou ses produits de décomposition ; aussi aurons-nous à traiter plus loin de l'élimination. Mais il peut arriver que partie ou totalité de la dose soit retenue dans l'organisme ; il y aura alors *accumulation* et consécutivement modification ou transformation des effets physiologiques du médicament par le fait de l'addition des doses.

Or toute accumulation peut dépendre soit du sujet, soit du médicament.

Accumulation des médicaments. — Avec le professeur Soulier, nous reconnaîtrons deux sortes d'accumulation : 1º l'accumulation avant l'absorption ; 2º l'accumulation après l'absorption.

Accumulation des médicaments avant l'absorption. — C'est ce que Gubler appelait une accumulation de doses. Elle se produit dans les voies d'administration et provient soit de la substance administrée, qui est insoluble ou dans des conditions peu favorables à sa dissolution, soit de l'état des surfaces absorbantes qui sont dans des conditions mauvaises pour se laisser pénétrer. Le médicament reste donc en place, et, pendant ce temps-là, ne produit aucun effet.

Alors, deux conséquences sont à prévoir : ou bien le médicament, après un séjour plus ou moins long, sera rejeté purement et simplement ; ou bien il entrera brusquement en dissolution ou trouvera tout d'un coup le moyen de pénétrer.

Si, dans ce dernier cas, les doses administrées et accumulées sont trop fortes on a des manifestations toxiques à redouter.

Accumulation après absorption. — C'est la rétention et l'entassement des médicaments au sein même des tissus; dans les points où ils accomplissent leur destinée, disait Gubler, qui, pour ce motif, se servait du terme *d'accumulation d'action*.

La cause première de cette rétention profonde se trouve assez souvent dans une insuffisance de l'élimination; le médicament circulant librement se présente aux portes de sortie, mais, celles-ci ne s'ouvrant pas, il est dans la nécessité de prolonger son séjour. Si, dans ces conditions, on renouvelle les doses, celles-ci se surajoutent et les effets s'exagèrent.

Mais la cause de l'accumulation après absorption ne se trouve pas toujours dans un défaut d'élimination; souvent il n'y a aucun obstacle aux portes de sortie, et malgré cela le médicament reste dans l'organisme, parce qu'il y est retenu par ses affinités.

C'est ce qui prouve que les combinaisons des différentes substances avec le protoplasma des cellules n'ont pas la même stabilité; les unes se détruisent vite et l'élimination est prompte; les autres se détruisent plus lentement et l'accumulation est possible.

On est donc autorisé à reconnaître deux sortes d'accumulation après absorption.

1° L'*accumulation par rétention libre*, dans laquelle le médicament est retenu par ses seules affinités; 2° l'*accumulation par rétention forcée*, dans laquelle le médicament est retenu par insuffisance d'élimination.

Quelle qu'en soit la cause, l'accumulation est toujours un fait à prévoir.

Si un médicament est classé comme s'éliminant mal ou lentement; si le mauvais état des voies d'élimination, des reins en particulier, peut faire craindre ee résultat, il faut agir avec la plus grande prudence.

Dans ces cas-là, le renouvellement des doses ou l'administration de doses trop fortes donne des effets surajoutés et prolongés qui, parfois, conduisent à l'intoxication vraie.

Enfin, l'accumulation après absorption peut aboutir à un véritable *cantonnement* des substances actives dans des organes particuliers, où elles peuvent séjourner pendant longtemps, même sans agir physiologiquement.

On sait par exemple que, dans le foie, s'accumule presque toujours la majeure partie des substances étrangères à l'organisme, notamment les métalloïdes, les métaux, etc.; qu'en dehors de cette glande, et pour chaque substance chimique, l'analyse a permis d'indiquer les différents organes, cerveau, cervelet, moelle osseuse ou muscles qui représentent des centres de cantonnement.

Ces *électivités de cantonnement* (Fonssagrives) sont utiles à connaître, surtout pour le toxicologue qui trouve dans leurs indications un moyen de faire un choix judicieux parmi les organes qu'il doit soumettre à l'analyse pour y rechercher un poison déterminé.

Imprégnation et saturation médicamenteuses. — Les conséquences fatales de l'accumulation des médicaments, surtout quand l'administration est continuée pendant longtemps, sont l'*imprégnation* et la *saturation* de l'organisme.

Entre imprégnation et saturation la différence n'est pas grande : c'est tout simplement une question de plus ou de moins.

L'imprégnation exprime une accumulation pouvant être passagère et susceptible de disparaître à la longue si l'administration cesse, c'est ce qui s'observe avec les substances végétales.

La saturation est une imprégnation exagérée, persistante, chronique.

Dans un organisme saturé, le médicament peut rester

fort longtemps dans ses cantonnements profonds, alors même que toute administration a complètement cessé. C'est le propre des substances minérales (arsenic, plomb, mercure, etc.).

CHAPITRE X

MUTATIONS ET ÉLIMINATION DES MÉDICAMENTS.

Mutations ou transformations chimiques des médicaments dans les voies d'absorption, dans le milieu intérieur et au moment de l'élimination. — Rôle de l'albumine dans la limitation des transformations intraorganiques des médicaments. — Des voies d'élimination. — Principe de Gubler. — Élimination par le poumon, par la peau, les glandes salivaires, la sécrétion hépatique, le rein et les mamelles. — Durée de l'élimination.

Pour l'organisme, la plupart des médicaments sont des éléments étrangers, intervenant passagèrement, comme modificateurs de ses fonctions normales ou troublées, et dont il tend à se débarrasser le mieux qu'il peut, soit en les neutralisant, soit en les éliminant.

En effet, si quelques substances traversent les milieux organiques sans être transformées et sont éliminées en nature, il en est beaucoup d'autres qui éprouvent dans le corps des modifications chimiques souvent considérables. Il est donc logique de procéder d'abord à l'étude des mutations ou modifications médicamenteuses.

I. — MUTATIONS DANS LES VOIES D'ABSORPTION.

Naturellement, suivant pour cela l'exemple de beaucoup de thérapeutes, nous reconnaîtrons :

1° Des mutations dans les voies d'absorption ;

2° Des mutations après l'absorption ;

3° Des mutations au moment de l'élimination.

Mutations dans les voies d'absorption. — Il n'y a presque rien à dire à propos des voies hypodermiques et respiratoires; le médicament reste là à peu près intact et ne rencontre pas d'éléments capables d'agir chimiquement sur lui. C'est ce qui donne à ces voies une supériorité que personne ne conteste.

La question devient plus intéressante lorsqu'il s'agit des premières voies digestives : bouche, estomac, intestin rectum.

Dans la bouche, la ptyaline attaque les matières amylacées et il y a aussi, dans le salive, des sels alcalins qui doivent favoriser l'hydratation et la dissolution de quelques médicaments.

Dans l'estomac nous avons un milieu acide, qui, par l'acide chlorhydrique du suc normalement sécrété, n'est pas inactif, et joue un rôle important dans la transformation en chlorures de la plupart des substances métalliques. Les bases y sont salifiées, de même les alcaloïdes; certains sels insolubles y sont rendus solubles, etc..

Dans l'intestin, la réaction est alcaline, ce qui provoque parfois la précipitation des produits solubles en milieu acide seulement. Mais il y a aussi des sucs actifs, sécrétés par le pancréas, les glandes entériques et le foie, qui peuvent transformer ou dédoubler beaucoup de médicaments. Ainsi le salol, au contact du suc pancréatique (Nenki) ou du suc entérique (Gley), est décomposé dans l'intestin en acide phénique et acide salicylique.

Le bétol est, lui aussi, transformé, bien que d'une manière un peu inconstante, en naphtol et acide salicylique; du reste, une part de la décomposition de ce dernier corps appartient aux microbes ou ferments intestinaux.

Dans l'intestin il y a aussi des matières albuminoïdes ou muqueuses qui doivent favoriser la pénétration d'un grand nombre de préparations métalliques insolubles, lesquelles passent alors à l'état d'albuminates.

Le phosphore trouve dans l'intestin des graisses et de la bile qui en dissolvent 10 à 26 milligrammes p. 100 et favorisent ainsi son absorption en nature.

Mutations après absorption. — Dans les milieux intérieurs, au sein des tissus, on observe un nombre assez considérable de métamorphoses; il est vrai qu'elles ne sont pas toutes bien étudiées et bien connues, mais il est possible cependant d'en indiquer quelques-unes.

On peut assister d'abord à des *phénomènes d'oxydations*, car le sang est un milieu riche en oxygène. C'est ainsi que les sels à acides organiques, à part les oxalates, sont brûlés dans l'organisme et rapidement transformé en carbonates alcalins correspondants (Wohler).

Sous l'influence de l'oxygène, la morphine subit dans les tissus une modification et s'élimine à l'état d'oxydimorphine (Landsberg).

Par contre, d'autres médicaments subissent des *réductions* : les substances suroxydées doivent céder des atomes d'oxygène et il paraît démontré qu'une partie du chlorate de potasse qu'on administre passe de cette façon à l'état de chlorure ; de même le sulfate de peroxyde de fer sort à l'état de sulfate de protoxyde.

Dans les tissus, la quinine devient de la quinidine par le fait de la *transformation isomérique* qu'elle y subit.

D'autres agents sont *dédoublés* ; d'autres entrent par *synthèse* dans des *combinaisons nouvelles*.

L'acide benzoïque se transforme en acide hippurique en s'unissant au glycocolle, l'un des produits des transformations régressives des albuminoïdes.

L'acide phénique et les produits appartenant au groupe des phénols s'associent, dans le sang ou dans les tissus, à l'acide sulfurique provenant de l'oxydation des albuminoïdes et se retrouvent dans les urines à l'état de phénosulfates ou de sulfoconjugués.

Beaucoup d'autres modifications nous sont inconnues, mais il ne faut pas croire cependant qu'elles soient aussi nombreuses qu'elles pourraient l'être dans un milieu aussi riche, en éléments chimiques actifs, que l'est le sang.

C'est ici le lieu de rappeler une particularité sur laquelle les classiques insistent fort peu et qui cependant nous paraît digne d'attention.

C'est le pouvoir spécial que possède l'albumine de s'opposer aux réactions de beaucoup de corps en dissolution dans les milieux qui en contiennent en proportions notables.

Si, par exemple, on verse du ferrocyanure de potassium, dans une dissolution de lactate de fer (2 grammes) dans le sérum sanguin (20 grammes), on n'obtient pas la réaction caractéristique et si sensible qui, dans tout autre véhicule, ne manquerait pas de se produire ; il faut, pour que cette réaction soit possible, modifier l'état de l'albumine en ajoutant à la solution un peu d'acide acétique. Alors seulement on voit apparaître la coloration bleue.

Par conséquent, le milieu albumineux a une propriété suspensive, isolante, qui s'oppose certainement à certaines réactions ou transformations chimiques qui se produiraient hors de lui.

C'est cette propriété qui fait que, dans le milieu sanguin, les mutations médicamenteuses peuvent être masquées ou considérablement limitées.

C'est encore elle qui permet de comprendre pourquoi certains agents ont une inertie relative, aussi longtemps qu'ils circulent dans les vaisseaux et sont emprisonnés dans le sérum sanguin, tandis qu'ils déploient leur activité dès qu'ils arrivent au contact des éléments anatomiques ou passent dans une sécrétion moins riches ou normalement exempte de principes protéiques. Gubler, à qui revient l'honneur d'avoir insisté beaucoup sur cette particularité, avait sûrement raison de le faire ; d'ailleurs il n'est jamais allé jusqu'à prétendre que l'influence de l'albumine s'exerçât d'une manière absolue, car, si elle empêche certains phénomènes chimiques de se produire, elle ne les empêche pas tous.

Mutations dans les voies d'élimination. — Les

glandes par lesquelles s'éliminent les médicaments sont,
de par leur rôle physiologique, des organes où se pas-
·sent des phénomènes chimiques très actifs. Il n'y a rien
d'étonnant à ce que certains médicaments s'y transforment au moment où ils les traversent.

On cite partout, et avec raison, la transformation de
l'essence de térébenthine en essence de violette pendant
la traversée rénale.

II. — ÉLIMINATION DES MÉDICAMENTS.

En fin de compte les médicaments, ou leurs produits
de décomposition, se présentent aux portes de sortie et
cherchent à s'échapper de l'organisme.

Il reste à chercher d'abord, quelles sont les principales
voies d'élimination, puis, quelle peut être la durée de l'é-
limination.

Voies d'élimination. — Depuis longtemps, on a
remarqué qu'un même médicament a, pour sortir de
l'organisme, une voie d'échappement qu'il choisit de
préférence à toute autre et par laquelle il passe en presque totalité.

Il s'agit là d'un phénomène comparable à celui que
nous avons étudié déjà sous le nom d'électivité médicamenteuse ; c'est au moins un phénomène du même ordre
car, quant à la direction qu'il prend pour sortir, le médicament est absolument passif et n'est dirigé que par
des affinités physico-chimiques qui seules sont la cause
de son entraînement vers une voie plutôt que vers une
autre.

Depuis longtemps Gubler a analysé ce phénomène en
détail, et l'a expliqué dans l'exposé d'un principe qui
cadre parfaitement avec l'idée dominante de notre cours :
« Les éléments étrangers à l'organisme, dit-il, suivent
pour en sortir la voie de leurs semblables ou du moins
de leurs analogues, lorsqu'il n'y a que des analogues. »

On comprend toute l'importance de ce principe qui, dans le détail des faits, peut souffrir de nombreuses exceptions, mais qui, d'une manière générale, est parfaitement vrai.

Il suffit donc de l'appliquer pour prévoir d'avance par où s'éliminera la plus grande partie d'un médicament dont on connaît la composition : ce médicament se dirigera surtout vers la glande ou l'organe qui, physiologiquement, excrète des produits ayant avec lui des analogies chimiques évidentes.

Le rôle du *poumon* est d'exhaler des gaz et des vapeurs, aussi est-ce par là que s'éliminent surtout les substances volatiles : l'acide sulfhydrique, l'éther, les essences, l'alcool, etc.

Les médicaments volatils peuvent d'ailleurs s'éliminer par d'autres voies; mais eux seuls s'échappent par le poumon, bien que, au dire de Binet, ils ne passent pas par là en quantité aussi considérable qu'on pourrait le supposer.

La *surface cutanée*, en tant qu'annexe de l'appareil respiratoire, élimine aussi des substances volatiles; elle laisse échapper également, par ses glandes, de l'eau, des acides, quelques sels neutres, voire même des matières grasses; tous ces éléments ont leurs semblables ou leurs analogues dans les sécrétions sudoripares ou sébacées.

Par les *glandes salivaires* sortent normalement, comme principes minéraux, quelques sels neutres parmi lesquels le chlorure de sodium ; la plupart des médicaments qui s'échappent avec la salive sont de même nature, ou de nature voisine.

Une sécrétion vers laquelle se dirige surtout le fer normal de l'organisme, est la *sécrétion hépatique*; or il est démontré que les substances métalliques trouvent là leur principale porte de sortie (Orfila, Rabuteau). D'ailleurs, par la bile s'éliminent encore des produits métalloïdiques, des matières grasses et beaucoup de substances résineuses, qui, par ce fait, deviennent des cholagogues.

Mais la voie d'élimination la plus importante est sans contredit le *rein*.

La quantité de produits qui peuvent s'échapper par là est considérable ; c'est dans l'urine qu'on retrouve les acides non décomposés, les alcalins, presque tous les sels neutres, les substances salifiées, les alcaloïdes, les huiles essentielles, les matières colorantes, etc., etc.

Le rein est une excellente soupape de sûreté qui doit se soulever facilement et dont l'intégrité doit toujours être attentivement survcillée, sous peine de voir apparaître parfois des accumulations et des intoxications par rétention forcée des médicaments.

Enfin la *glande mammaire* peut être aussi une voie d'échappement pour beaucoup de substances. On sait fort bien que le lait des femelles qui ont absorbé des végétaux riches en essences particulières, en prend la saveur. Plusieurs principes amers, voire des purgatifs sont dans le même cas et se retrouvent dans le lait auquel ils communiquent leur saveur et leurs propriétés.

Il y a là un moyen de médicamenter légèrement les jeunes sujets en administrant à leur nourrice des agents qu'ils pourront retrouver dans le lait qu'elle leur fournira.

La liste des médicaments qui passent par la mamelle pourrait même être plus importante qu'on ne le suppose, surtout si l'on se base sur des constatations relativement récentes, qui ont appris que le tartre stibié (Baum), l'alcool (Klingemann), l'atropine (Fubini et Bonani) et les alcaloïdes de l'opium (Fubini), peuvent, après l'absorption, se retrouver dans le lait.

En résumé, les principales voies par lesquelles s'éliminent les médicaments, sont, par ordre d'importance ; le *rein*, les *glandes annexes de l'appareil digestif*, le *poumon*, la *surface cutanée* et la *mamelle*. Nous y ajouterons, pour être complet, les muqueuses stomacale et intestinale.

Durée de l'élimination. — Reste la question de durée de l'élimination. Là il est plus difficile encore de donner des généralités, car on risque de commettre les plus grosses erreurs.

Naturellement, et point n'est besoin de multiplier les exemples pour le démontrer, l'élimination varie avec la rapidité de l'absorption : toute substance qui pénètre rapidement a plus de chance qu'une autre pour sortir rapidement, et telle circonstance qui favorise ou ralentit son absorption, favorise ou ralentit son élimination.

On peut en dire autant relativement à la dose administrée et à l'état du sujet.

Mais ce qui offre le plus d'intérêt, au point de vue de la rapidité de l'élimination, c'est la nature même des agents thérapeutiques; nous l'avons vu, en traitant de de l'accumulation par rétention libre, tous n'imprègnent pas également l'économie et par suite ne sortent pas également vite.

En règle très générale, *les substances les plus solubles sont celles qui s'éliminent le mieux, et, d'autre part, les médicaments sont rejetés, avec d'autant plus de rapidité qu'ils s'éloignent davantage des principes constituants de l'organisme* (Gubler).

C'est en somme le principe des homogènes et des hétérogènes, qui trouve une vérification partielle : dans la tolérance plus grande des sels de soude par rapport aux sels de potasses, des chlorures par rapport aux bromures et aux iodures; du cuivre par rapport au fer, etc.

III. — ACTION PHYSIOLOGIQUE ET ACTION THÉRAPEUTIQUE DES MÉDICAMENTS. — MÉCANISME DE L'ACTION CURATIVE.

Au premier abord il est évident qu'un même médicament n'a pas deux façons d'agir et que ce qu'il produit chez le sujet sain il doit, dans des conditions identiques, le produire chez le malade, mais il importe malgré cela de lui reconnaître deux sortes d'actions, les unes *physiologiques*, les autres *thérapeutiques*.

En effet, si, en matière de traitement, l'action thérapeutique n'est que la conséquence de l'action physiologique, ce sont deux états différents de l'organisme qui donnent l'une ou l'autre.

Dans un cas, l'action médicamenteuse modifie des fonctions normales ; dans l'autre elle agit sur des fonctions troublées.

De telle sorte que, par définition, l'*action physiologique* est celle que produit le médicament sur l'organisme sain, en dehors de toute préoccupation de guérison, tandis que l'*action thérapeutique*, qui naturellement en dérive, se caractérise essentiellement par une modification heureuse apportée à un état pathologique et à des symptômes morbides.

Sur un organisme sain, on étudie exclusivement le mécanisme de l'action physiologique.

Sur l'organisme malade, on étudie ce mécanisme et aussi celui de l'action curative.

Par exemple, quand on s'occupe de la rubéfaction, on recherche d'abord suivant quel mécanisme physiologique se produisent les effets qui la caractérisent ; puis, sur le terrain de l'application clinique, on s'efforce de comprendre comment ces effets deviennent thérapeutiques et curatifs, quand on les utilise dans une maladie déterminée.

L'analyse du mécanisme de l'*action curative*, dans ses rapports avec l'*action physiologique*, doit être faite, autant que possible, avec et pour tous les médicaments ; elle est non seulement attrayante, mais indispensable pour diriger scientifiquement les indications.

Souvent cette analyse ménage des surprises, en mettant en présence d'actions thérapeutiques qui, au premier abord, ne semblent pas avoir de relations avec les effets physiologiques connus.

En somme, malgré leur origine commune, il importe de ne pas confondre l'action physiologique avec l'action thérapeutique ; il faut aussi ne jamais négliger de rechercher, quand c'est possible, le *mécanisme des actions curatives*.

Mais, en général, quel usage peut-on faire de la connaissance des actions médicamenteuses sur l'animal sain, relativement aux effets qu'elles peuvent avoir chez un malade ?

Il y a d'abord des médicaments dont l'action thérapeutique dérive directement de l'action physiologique ; ce sont ceux qui agissent surtout par antagonisme, suivant le principe *contraria contrariis*, ou par exagération d'un acte que l'on sait utile.

Dans ce groupe se classent : les excitants de l'intestin, dont on utilise directement les propriétés pour combattre l'inertie intestinale ; les toniques et excitants du cœur et des vaisseaux, que l'on emploie contre l'adynamie cardio-vasculaire ; les calmants et anesthésiques locaux, que l'on dirige contre la douleur ; les diurétiques et les sudorifiques que l'on administre pour provoquer ou exagérer une crise évacuatrice favorable, par les glandes qu'ils stimulent, etc., etc.

Dans ces différentes circonstances, on fait une application directe de l'*action physiologique*, qui, telle qu'elle est chez le sujet sain, devient, chez le malade, *action thérapeutique*. C'est de la bonne médecine.

D'autres médicaments ont une action curative qui dérive plus indirectement de l'action physiologique, et n'est que consécutive ou secondaire. C'est le cas des révulsifs, des rubéfiants, des vésicants, des vomitifs, des purgatifs, de certains antipyrétiques, etc.

Il est enfin des agents dont l'action thérapeutique ou certains effets curatifs sont masqués et ne peuvent pas être prévus, d'après les seuls enseignements de la physiologie. Ce sont ceux qui, pour être bien connus, exigent une étude clinique approfondie.

Rien ne renseignera mieux sur les remarquables effets de la digitale, comme cardio-vasculaire et diurétique, que l'emploi de ce médicament chez les cardiaques, en période d'asystolie avec œdèmes et congestions multiples.

C'est en étudiant les effets de la quinine chez les fébricitants qu'on pourra seulement apprécier l'action antipyrétique de cet alcaloïde, qui, chez les sujets sains, ne paraît pas agir sur la thermogenèse.

Ce sont les agents de cette troisième catégorie qui permettent surtout d'apprécier l'importance qu'il y a à ne pas se contenter des renseignements fournis par les seules études physiologiques d'un médicament.

Ces études physiologiques ont certainement une très grande valeur, et il ne faudrait pas systématiquement, comme certains l'ont fait, les reléguer au second plan ; mais elles n'ont vraiment de portée pratique qu'autant qu'elles sont complétées par la recherche des actions curatives, par des épreuves cliniques et thérapeutiques nombreuses et prolongées.

Enfin, nous pouvons nous demander maintenant s'il y a toujours un rapport intégral entre la totalité des effets physiologiques d'un médicament et la totalité des actions curatives qu'il peut produire ; ou bien, en posant la question autrement, si les divers effets, primitifs, apparents, secondaires, consécutifs, d'un même agent, sont susceptibles de devenir tous des effets favorables aux malades.

La réponse négative n'est pas douteuse, car, parmi ces effets, il y en a qui constituent vraiment des inconvénients plutôt que des modifications favorables, inconvénients malheureusement inséparables de l'action essentielle et seule curative que l'on recherche.

On serait trop heureux si, par l'emploi de l'éther ou

du chloroforme, on obtenait simplement un sommeil profond, avec insensibilisation; sans mélange des troubles respiratoires ou cardiaques, sans effets nauséeux, sans irritations des muqueuses absorbantes, sans l'assommement consécutif et plus ou moins prolongé qui suit le réveil, etc.

L'usage de la morphine serait vraiment précieux, si l'on réussissait toujours à calmer sans abrutir; à provoquer le sommeil hypnotique sans les effets d'excitation exagérée que manifestent parfois certains sujets.

L'emploi de la quinine, comme antipyrétique, serait des plus agréables, si ce médicament ne produisait pas les troubles sensoriels divers qui caractérisent essentiellement l'ivresse quinique.

Il est regrettable que certains purgatifs, dont les effets immédiats sont excellents, aient l'inconvénient de produire consécutivement la constipation.

Par conséquent, parmi les modifications physiologiques qui accompagnent ou suivent la phase d'action d'un médicament, toutes ne sont pas heureuses et ne sont pas susceptibles de devenir curatives; plusieurs d'entre elles, *bien que secondaires*, constituent de véritables inconvénients, avec lesquels il faut compter pour les éviter dans la mesure du possible.

IV. — OPPORTUNITÉ DE L'INTERVENTION.

Toutes les fois que l'on est appelé auprès d'un malade, il est toujours opportun d'intervenir et de formuler.

Alors même que la maladie paraîtrait devoir guérir par les seuls efforts de la nature et ne semblerait pas devoir bénéficier beaucoup de l'intervention, il importe de ne pas s'abstenir, car l'expectation produit toujours le plus mauvais effet sur l'entourage et prête souvent à des interprétations défavorables au praticien, surtout en médecine vétérinaire.

Si donc l'expectation semble indiquée, il faut la masquer le plus possible par des prescriptions empruntées de préférence aux règles de l'hygiène ou à une médication incapable de nuire en quoi que ce soit au malade pour lequel on est consulté.

Abstraction faite de ces cas particuliers, l'opportunité de l'intervention existe naturellement toutes les fois qu'il y a maladie ou, dans quelques circonstances, avant même ou sans qu'il y ait maladie.

En effet, le praticien est fréquemment appelé pour mettre en œuvre des actions prophylactiques; médicamenteuses ou autres.

En matière de maladies contagieuses, c'est la mise en pratique des procédés de désinfection, d'antisepsie ou de vaccination, dont il sera question ailleurs, qui motive l'intervention.

Au printemps, et sans aucune indication immédiate, on a l'habitude d'administrer des purgatifs; de même on place des sétons aux chevaux; c'est un exemple des cas dans lesquels on intervient en dehors de toute indication urgente, parfois même sans aucune nécessité.

Enfin, lorsque les médicaments doivent être administrés pour combattre une maladie, le moment opportun pour agir est entièrement sous la dépendance de la *nature même de la maladie, du médicament et du but à remplir*.

Pour le choix de l'agent, la fixation de sa dose et son mode d'emploi, on se base sur l'étude même du malade, sur la recherche et l'analyse que l'on a faites des symptômes et des éléments morbides d'où découle l'*indication*.

Hayem voit avec raison deux termes dans l'*indication*: 1° l'idée d'agir, résultant de la conception du but à atteindre; 2° la détermination d'agir, à l'aide d'un certain moyen, de préférence à tout autre.

C'est le choix de ce moyen qui conduit au choix de la *médication*.

GUINARD. — Thérapeutique.   12

Médication. — Le terme de *médication*, qui est d'un usage courant en thérapeutique, comprend toujours un ensemble de médicaments ou de moyens, ayant entre eux certaines relations dans leur origine ou le but qu'ils remplissent.

Dans un premier cas, il peut comprendre l'ensemble des médicaments agissant par un principe commun : par exemple l'ensemble des médicaments à base de mercure, de fer ou d'iode, etc., ce qui constitue la médication mercurielle, ferrugineuse ou iodique.

Dans un deuxième cas, on groupe, dans le terme médication, l'ensemble des médicaments possédant des propriétés plus ou moins analogues : médication tonique, astringente, émolliente, pour désigner l'ensemble des astringents, des émollients, etc.

Enfin, dans un troisième cas, une médication peut être composée par l'ensemble des moyens pouvant être dirigés contre un élément morbide déterminé. Les agents employés pour combattre la douleur, formeront la médication de la douleur; ceux qui combattent la fièvre, la médication antipyrétique ; ceux qui font disparaître les hydropisies, la médication antihydropique, etc.

Dans ce dernier cas, le terme médication est, beaucoup mieux que dans les autres, synonyme de *traitement*.

V. — MÉTHODES THÉRAPEUTIQUES.

Dans la lutte raisonnée contre la maladie, au moyen des armes que nous fait connaître la pharmacodynamie, les moyens de traitement arrivent toujours à être institués et conçus d'après certaines méthodes ou *thérapeutiques*, dont le nombre et les caractères ont été définitivement établis par le professeur Bouchard.

Quels que soient les remèdes et les médications; suivant la maladie, le résultat à espérer, les indications à remplir et les moyens dont on dispose, on a recours, en somme, à des procédés ressortissant de la thérapeutique *pathogénique, naturiste, symptomatique, physiologique, empirique* ou *statistique.*

A. La *thérapeutique pathogénique* a surtout en vue les causes de la maladie, connues ou supposées connues; tous ses moyens sont dirigés contre ces causes qui peuvent être des intoxications, des corps étrangers, des parasites, des agents virulents, des vices constitutionnels de la nutrition, héréditaires ou acquis, etc.

Elle a peu d'action contre les causes passagères, mais intervient énergiquement, au contraire, contre celles dont l'action paraît continue et permanente, s'efforçant d'agir non seulement contre les causes premières, mais aussi contre les conditions secondaires anormales qu'elles engendrent.

C'est la thérapeutique pathogénique qui use le plus des actions hygiéniques. Quand elle cherche à prévenir le mal elle devient *prophylactique*; elle est dite *spécifique* lorsque ses procédés sont dirigés contre une cause bien déterminée et spécifique d'une maladie.

A cette thérapeutique se rattachent les médications antiparasitaire, antiseptique, antidotique, etc.

B. La *thérapeutique naturiste* part de ce principe que le malade peut se guérir lui-même, grâce à la révolte spontanée de son organisme contre la maladie.

Faisant abstraction de la cause morbifique, qu'elle ignore et renonce à combattre, elle constate simplement que, par les seuls efforts de la nature, le sujet peut se rétablir, en présentant une série de manifestations particulières, de symptômes ou crises salutaires : hémorrhagies, sécrétions sudorales ou urinaires, diarrhée, etc. Elle favorise alors l'apparition de ces actes, les provoque au besoin, cherchant ainsi à imiter la nature pour accélérer le dénouement.

Si, ignorant le mouvement organique spontané qui peut être utile, la thérapeutique naturiste n'a pas les moyens de le réaliser, elle se contente de soutenir le malade, pour lui permettre d'atteindre sans encombre la guérison qui doit succéder au déroulement du cycle pathologique, auquel elle assiste en simple spectatrice, prête à intervenir si les choses menacent de tourner à mal.

Elle devient ainsi l'*expectation* ou l'*expectation armée* (Dujardin-Beaumetz) que le praticien a le devoir de masquer le plus possible toutes les fois qu'il s'y résout.

C. La *thérapeutique symptomatique* fait abstraction de la cause, du mode d'évolution, de la marche et de la terminaison de la maladie ; elle observe le déroulement des symptômes, recherche les éléments morbides divers, fièvre, douleur, adynamie, etc., et dirige contre chacun d'eux les médications appropriées.

Cette thérapeutique, qui se borne ainsi à réparer les désordres fonctionnels, est des plus désastreuses lorsque la cause de ces désordres pouvant être recherchée et combattue, elle conduit à négliger cette cause, la laissant ainsi poursuivre son œuvre et détruire au fur et à mesure que de son côté elle s'efforce de réparer.

Par contre elle s'impose et rend de grands services dans toutes les circonstances où la nature de la maladie étant difficile à établir et se ramenant à des symptômes assez vagues, quoique graves, on est dans l'obligation d'agir.

Mais la thérapeutique symptomatique est heureusement complétée par la méthode suivante, qui en est le perfectionnement.

D. La *thérapeutique physiologique* poursuit le même but que la précédente, mais beaucoup plus qu'elle, peut-être, elle fait abstraction et feint d'ignorer tout de la maladie ; elle néglige même de traiter le symptôme ou élément morbide auquel elle ne s'intéresse que pour l'analyser en détail et en observer les particularités.

Isolant alors les troubles physiologiques de cet élément, elle leur oppose des actions pharmacodynamiques contraires, employant les vaso-constricteurs contre l'atonie

des vaisseaux, les cardio-sthéniques contre les troubles
du cœur qui produisent l'hydropisie, le froid contre
l'hyperthermie, etc.

Cette thérapeutique est logique, toujours active ; elle
a rendu et rendra certainement de grands services à
l'art de guérir.

E. La *thérapeutique empirique,* née du hasard et ne
trouvant une justification de ses moyens que dans la
thérapeutique statistique, dont nous parlerons bientôt,
comprend l'ensemble des remèdes et des procédés de guérison que l'observation fortuite, le caprice ou l'imagina-
tion des guérisseurs a classé comme efficaces dans le
traitement de certaines maladies.

Alors que rien de scientifique ne guidait dans le choix
des remèdes, on tentait tout, on essayait tout pour arriver
à guérir. C'est la série de ces tentatives, parmi lesquelles
beaucoup furent heureuses, qui a fourni une bonne partie
des agents de l'ancienne thérapeutique. On ne s'expliquait
pas le pourquoi des actions observées et de la guérison ;
on agissait en aveugle et on s'arrêtait à une formule
seulement parce que la tradition avait appris qu'elle
était bonne.

Aujourd'hui les médicaments accumulés par la thérapeutique empirique ont été en grande partie étudiés dans
les laboratoires de physiologie et méthodiquement
employés et observés dans les cliniques. Ceux qui le ne
sont pas le seront certainement tôt ou tard, de telle sorte
que cette méthode tend de plus en plus à disparaître, ce
qui est un réel progrès.

F. La *thérapeutique statistique* comprend l'usage de procédés dont la valeur réelle a été établie par le nombre
et l'importance des résultats antérieurs qu'ils ont fournis.

A son sujet, M. Bouchard a dit en propres termes : « Elle
est vicieuse dans son principe, vicieuse dans ses procédés ;
elle n'est qu'un empirisme effréné, et cependant je défie
qu'on apprécie sans elle la valeur d'une méthode de trai-

tement ; car elle n'est autre chose que l'observation, l'observation qui gagne en généralité ce qu'elle perd en précision. »

La thérapeutique statistique n'invente rien ; elle juge, non seulement les moyens empiriques, mais tous ceux qui appartiennent aux autres méthodes.

Il faut la considérer comme pouvant et devant être d'un précieux secours à la thérapeutique pathogénique et physiologique, car, avec les moyens dont elle dispose, on peut dire : « Tel médicament, telle médication sont recommandables, non seulement parce que leur emploi est scientifiquement établi et physiologiquement justifié, mais encore parce que, employés dans des circonstances analogues à celles qui nous occupent, ils ont donné un nombre de succès très encourageants ».

Cependant, tout en reconnaissant le bien fondé de la *thérapeutique statistique*, en tant que seul moyen devant renseigner sur la valeur réelle des autres méthodes, il importe de ne pas la faire tourner au *système* et de ne pas l'édifier en base d'appui sur laquelle pourrait s'établir une variété d'empirisme, masqué sous le nom de *thérapeutique systématique*.

C'est ce qui arrive toutes les fois que, par la statistique, sans autre raisonnement et systématiquement, on finit par instituer des médications exclusives pour chaque maladie déterminée ; on tombe alors dans la routine, qui, en clinique, est le plus grand obstacle au progrès.

En somme, la thérapeutique statistique ne doit aboutir qu'à un seul résultat, c'est à sanctionner la valeur des moyens dépendant des autres méthodes et à les trans-former en *thérapeutique clinique*.

Mais, faisant un choix parmi les méthodes précédentes, le professeur Bouchard a formulé un idéal en disant que : *L'avenir appartient à la thérapeutique pathogénique, dont les indications seront réalisées par la thérapeutique physiologique, avec le contrôle de la thérapeutique statistique.*

DEUXIÈME PARTIE

MÉDICAMENTS — MÉDICATIONS

MÉDICAMENTS REMPLISSANT ESSENTIELLEMENT LES INDICATIONS DE LA THÉRAPEUTIQUE PATHOGÉNIQUE.

Ces médicaments s'adressent directement à la cause de la maladie, en protégeant l'organisme contre l'action des microbes ou en le débarrassant des parasites dont il est parfois porteur. Ce sont les antiseptiques, d'une part; les antiparasitaires, d'autre part.

CHAPITRE PREMIER

ANTISEPSIE ET ANTISEPTIQUES.

Définition et division de l'antisepsie. — Agents infectieux et leurs procédés nocifs. — Choix d'un antiseptique. — Détermination de l'activité des antiseptiques. — Quelques considérations dont il faut tenir compte dans le choix d'un antiseptique. — Conditions favorisant ou entravant l'action des antiseptiques. — Solubilité du médicament. — Influence des dissolvants. — Mélanges antiseptiques. — Action adjuvante de la chaleur. — Accoutumance des microbes aux antiseptiques. — Mode d'action des antiseptiques.

Définition. — Divisions. — On comprend dans l'antisepsie l'ensemble des agents, moyens ou procédés, auxquels on a recours pour protéger l'organisme contre l'action nuisible des microbes.

Cette définition doit être prise dans son sens le plus large et comprendre non seulement les actions microbicides, mais les procédés, de quelque nature qu'ils soient, que l'on oppose aux intoxications microbiennes ou à leurs conséquences.

Les termes de *désinfection*, de médication désinfectante, qui ont un sens plus général, sont souvent employés avec la même signification ; mais il faut alors entendre par infection, le résultat de la pénétration et de la pullulation des germes dans l'organisme.

Quand elle étudie spécialement les moyens employés pour prévenir ou combattre l'infection par les plaies et les solutions de continuité, résultant d'accidents ou d'opérations, l'antisepsie est qualifiée de *chirurgicale*.

Quand elle s'occupe spécialement des procédés à mettre en œuvre pour éviter ou combattre l'infection par les voies génitales avant, pendant et après l'accouchement, l'antisepsie est dite *obstétricale*.

Enfin, quand elle poursuit la destruction des virus dans l'organisme et se propose de remédier aux conséquences immédiates de l'infection, elle devient l'*antisepsie médicale*.

D'autre part, dans l'une ou l'autre des trois circonstances précédentes, l'antisepsie peut être générale ou spéciale, prophylactique ou thérapeutique.

L'*antisepsie générale* étudie sans faire de particularité l'ensemble des moyens dirigés contre toutes les infections.

L'*antisepsie spéciale* s'intéresse tout particulièrement à la destruction et à la neutralisation d'un agent microbien isolé, contre lequel elle dirige des procédés de choix, reconnus les plus efficaces dans le cas particulier dont il s'agit.

L'*antisepsie prophylactique* comprend tous les moyens capables de prévenir l'infection et les maladies micro-

biennes (soin de propreté, lavages, lotions et désinfec-
tions des portes d'entrée habituelles). Son étude ressort
en grande partie de l'hygiène et de la chirurgie.

La définition très générale de l'antisepsie que nous
avons donnée plus haut, nous autorise à rappeler les
vaccinations, comme moyens prophylactiques destinés à
prévenir l'envahissement microbien.

L'*antisepsie thérapeutique* s'occupe plus spécialement
des procédés à diriger contre l'état d'infection, bien qu'à
certains points de vue il soit assez difficile de la séparer
complètement de la première.

Agents infectieux. — Logiquement, l'étude de l'antisepsie devrait être précédée d'une étude, même suc-
cincte, des agents infectieux, mais comme ceci entre dans
le domaine d'un autre cours et que nous avons à rester
le plus possible dans les généralités, nous limiterons
cet exposé aux quelques renseignements suivants.

Les microbes sont nuisibles pour les organismes dans
lesquels ils végètent, et chez lesquels ils déterminent les
lésions anatomiques et les troubles physiologiques qui
leur sont propres, soit par leur seule présence, soit et
surtout par les produits solubles, les poisons ou toxines
qu'ils sécrètent.

D'ailleurs, il est intéressant de rappeler que les troubles
physiologiques d'origine toxique ne sont pas toujours le
résultat direct de l'action du poison microbien; celui-ci
peut agir, dans certains cas, comme un simple ferment
dépourvu lui-même de tout effet toxique mais capable
de provoquer l'élaboration de la substance active aux dépens de l'organisme.

C'est ce qu'on observe avec le bacille de Nicolaïer, qui
engendre le tétanos par l'intermédiaire non d'un poison
mais d'un ferment soluble qu'il fabrique. C'est ce ferment, non toxique par lui-même, qui élabore, aux dépens de l'organisme, la substance directement tétanisante (Courmont et Doyon).

Ces notions faciliteront la compréhension du mécanisme de certaines actions antiseptiques, dont il sera question plus loin.

Les facteurs de l'antisepsie se trouvent : 1º dans des méthodes essentiellement biologiques; 2º dans l'emploi de certains médicaments.

Les moyens et procédés biologiques appartenant exclusivement à l'antisepsie médicale seront étudiés avec elle.

Nous donnerons, au contraire, immédiatement les indications générales qui se rapportent aux médicaments antiseptiques.

Choix du médicament antiseptique. — Détermination de l'activité. — Procédés d'étude. — Il importe naturellement d'être sûr que le microbicide est véritablement doué d'une activité éprouvée, et à ce propos il est bon de savoir que le choix et la détermination exacte du degré d'activité d'un antiseptique sont entourés de nombreuses difficultés.

C'est le hasard ou l'empirisme qui, pendant longtemps et même encore aujourd'hui, ont dirigé le choix et servi de base à l'étude des médicaments antiseptiques.

Des analogies d'origine et des propriétés chimiques spéciales ont aussi contribué à faire découvrir des agents désinfectants. Mais c'est encore l'expérimentation qui a rendu et rendra le plus de services dans l'étude exacte et scientifique des moyens de destructions des germes infectieux, par les produits réputés antiseptiques.

La puissance des agents de cette médication a été évaluée par comparaison, à l'aide d'un certain nombre de procédés qui, en somme, peuvent être ramenés aux trois méthodes générales suivantes.

1º Détermination du pouvoir antifermentescible par le mélange de l'antiseptique avec certaines substances putrescibles. C'est le procédé par fermentation, dans lequel on note et on prend pour base le retard qu'apporte chaque agent à la putréfaction.

C'est le principe général auquel ont eu recours, avec quelques variantes, Pringle, O'Nial, Jalan de La Croix, Miquel, etc.

2º Détermination de l'action stérilisante sur la végétabilité d'un virus qu'on introduit dans un bouillon stérilisé ou sur un milieu nutritif, en même temps que l'antiseptique à étudier. Dans ce deuxième cas, on note et on prend pour base, le retard ou l'arrêt apporté dans l'évolution de la culture.

3º Détermination de l'action destructive ou atténuante du médicament sur les microbes, par un contact plus ou moins prolongé avec ceux-ci. Dans ce troisième cas, lorsque les microbes ont subi le contact antiseptique, on doit éprouver leur activité, soit en les ensemençant dans un milieu nutritif où ils végètent ou non, suivant leur état, soit en les inoculant à des animaux.

Pour faire agir les antiseptiques sur les microbes, suivant ce dernier mode, on peut d'abord les verser en quantité connue dans une culture achevée; on peut aussi avoir recours au procédé recommandé par Koch, qui conseille de tremper un fil de soie dans une culture et, après dessiccation, de le faire passer dans le bain antiseptique et dans un bain de lavage.

Le moyen employé par Cadéac et Meunier est à rapprocher de celui de Koch : il consiste à plonger un fil de platine flambé dans une culture; lorsque les microbes se sont séchés à sa surface, on l'immerge dans l'antiseptique et, après évaporation ou lavage, on transporte les germes sur milieu nutritif.

On a fait, aux différentes méthodes dont nous venons de parler, un certain nombre de reproches assez justifiés du reste, et que voici.

Avec la première, les résultats ne sauraient être toujours concordants, parce que les espèces microbiennes qui végètent dans les milieux fermentescibles ne sont pas toujours les mêmes et ne se trouvent pas dans le même état.

A la deuxième méthode s'adresse une objection assez sérieuse, qui se trouve dans ce fait qu'il ne suffit pas de constater qu'une culture ne vient pas, dans un milieu où on a versé en même temps un antiseptique, pour admettre que la vitalité de la semence soit atteinte. Une simple modification des qualités nutritives du milieu par le médicament peut conduire au même résultat, sans destruction des germes.

Enfin, et pour terminer, nous devons dire que quels que soient le procédé et les précautions employés pour arriver à un classement exact des antiseptiques, on ne réussira pas à l'établir. Il y a trop de différence, non seulement dans la résistance des diverses espèces de microbes mais dans la résistance d'une même espèce, suivant les conditions dans lesquelles elle se trouve et suivant son état.

Tel médicament, l'acide salicylique par exemple, qui tue fort bien le *Bacterium Chauvæi*, sera inefficace sur le *Streptococcus septicus puerperalis*.

Le permanganate de potasse, le chlore, l'acide oxalique, ont une action antiseptique marquée sur la sérosité fraîche du charbon symptomatique, et restent sans effet sur la sérosité sèche.

Le mycélium du *Bacillus anthracis* ne résiste pas à une solution phéniquée à 0,50 p. 100, tandis qu'il faut employer la solution à 5 p. 100 pour détruire le même microbe lorsqu'il est à l'état de spores.

Aussi M. Arloing a-t-il raison de dire que : plutôt que « d'oser prétendre à un bon classement général des antiseptiques, il vaut mieux proclamer qu'il n'y a pas d'antiseptiques universels auxquels le médecin puisse recourir dans tous les cas, les yeux fermés, et que l'avenir réclame la détermination d'antiseptiques spéciaux ».

« L'idéal, d'après le même auteur, sera donc de dresser, pour chaque maladie, un tableau où le médecin puisera, suivant les circonstances et suivant les indications, en tenant compte des états frais ou secs, mycéliens ou sporulés sous lesquels se rencontrent les virus. »

Des tentatives dans ce sens ont déjà été faites, mais, en outre que les résultats apportés sont encore très incomplets, c'est à la thérapeutique spéciale qu'il appartient de les faire connaître.

Afin de ne pas clore sans exemple ni citation documentaire cette étude de l'activité comparée des agents antiseptiques, nous reproduirons, en le réduisant un peu, le tableau établi par M. Miquel.

Cet auteur a recherché les doses minima de quelques antiseptiques capables de s'opposer à la putréfaction d'un litre de bouillon de bœuf neutralisé, et c'est ainsi qu'il est arrivé à la classification suivante :

1° Substances éminemment antiseptiques.

	Gr.
Biiodure de mercure	0,025
Bichlorure de mercure	0,07
Nitrate d'argent	0,08

2° Substances très fortement antiseptiques.

	Gr.
Chlore	0,25
Iode	0,25
Brome	0.60
Iodoforme	0,70
Chlorure de cuivre	0,70
Sulfate de cuivre	0,90

3° Substances fortement antiseptiques.

	Gr.
Acide salicylique	1
Acide benzoïque	1,10
Chlorure de zinc	1,90
Thymol	2
Acide phénique	3,20
Permanganate de potasse	3,50
Tannin	4,80

4° Substances modérément antiseptiques.

	Gr.
Bromhydrate de quinine	5,50
Acide borique	7,50
Chloral	9,30
Salicylate de soude	10

Guinard. — Thérapeutique.   13

5° *Substances faiblement antiseptiques.*

	Gr.
Éther sulfurique	22
Borate de soude	70
Alcool éthylique	95

6° *Substances très faiblement antiseptiques.*

	Gr.
Iodure de potassium	140
Chlorure de sodium	165
Glycérine	225
Hyposulfite de soude	275

CONDITIONS FAVORISANT OU ENTRAVANT L'ACTION DES ANTISEPTIQUES.

Solubilité. — En principe, pour les antiseptiques solides et liquides, la solubilité, ou le pouvoir d'entrer en émulsion dans le véhicule des agents virulents, est une garantie d'activité indispensable, car elle favorise le contact nécessaire entre les germes et leur poison.

Nous ne disons pas seulement la solubilité dans l'eau, car un certain nombre de substances employées couramment en antisepsie sont insolubles dans ce véhicule, mais trouvent dans les liquides organiques les éléments nécessaires à leur dissolution partielle.

C'est probablement le cas de l'iodoforme, dont l'efficacité est hors de contestation et se trouve démontrée par des résultats cliniques bien acquis. Or l'iodoforme est fixe et insoluble dans l'eau, et quelques essais de laboratoire semblent prouver que sa valeur antiseptique est bien faible.

Quand on le mélange à du bouillon ensemencé, il n'empêche pas la végétation des microbes; la même chose s'observe sur la gélatine.

Expérimentalement, il ne modifie pas la reproductivité du *Staphylococcus pyogenes* (Heyn. Rovsing), mais atténue seulement sa virulence (Maurel).

De son côté, Sirignano déclare que l'iodoforme en

poudre n'a guère d'action sur les microorganismes, excepté sur ceux du choléra.

Cependant, Ruyter, Sattler et Neisser ont remarqué que la plupart des microbes que l'on cultive au contact de l'iodoforme sont affaiblis; mais cet affaiblissement ne suffit pas, à lui seul, pour expliquer l'efficacité indéniable de l'iodoforme en chirurgie.

Il y a donc un semblant de discordance entre les résultats cliniques et les travaux de laboratoire.

Comme on ne doit pas annuler un fait pratique, positif et bien acquis, par d'autres faits dont l'interprétation est contradictoire, sans rechercher les causes de la contradiction, nous ferons remarquer que les conditions dans lesquelles se trouve l'iodoforme dans les deux cas ne sont pas les mêmes.

Sur les plaies, à la surface des solutions de continuité, ce médicament rencontre certainement des substances grasses ou d'autres éléments chimiques qui peuvent le dissoudre partiellement et favoriser l'intimité de son contact avec les microbes; or, expérimentalement, il n'est pas douteux que, dissous dans un liquide gras ou éthéro-alcoolique, l'iodoforme devient antiseptique. Nous pouvons ajouter qu'au contact du pus et des produits sécrétés par les microbes, une partie de l'iodoforme est décomposée, avec mise en liberté d'iode dont l'activité antiseptique est connue (Ruyter).

D'ailleurs la preuve que l'iodoforme subit une dissolution et certaines décompositions au contact des plaies, se trouve non seulement dans les excellents résultats pratiques qu'il donne, mais encore dans les intoxications qui ont été observées parfois à la suite de son usage immodéré sur des surfaces absorbantes.

Par conséquent, pour l'iodoforme comme pour tous les autres antiseptiques solides et liquides, la solubilité, ou le pouvoir d'entrer en dissolution dans le véhicule des microbes, est une condition d'efficacité indispensable.

Influence des dissolvants. — Incompatibilités.
— Différents auteurs, Koch entre autres, ont démontré
que certains liquides employés comme dissolvants de
l'acide phénique atténuent ses propriétés bactéricides et
que l'alcool l'empêche de tuer les virus à spores.

Ce fait, constaté aussi par M. Arloing sur le microbe
du charbon symptomatique, a un intérêt pratique évident.

Il a été vérifié récemment par Leni, qui a montré que
l'alcool absolu neutralise complètement les propriétés
bactéricides du *bichlorure de mercure* et de l'*acide phénique*,
par rapport aux spores de l'anthrax, et qu'il faut ajouter
une grande quantité d'eau avant que ces solutions aient
recouvré leurs propriétés.

La glycérine empêche l'action du sublimé quand la
solution renferme moins de 40 p. 100 d'eau, ainsi que celle
d'une solution d'acide phénique à 10 p. 100, quand celle-ci
contient moins de 86 p. 100 d'eau. — De même l'acide
phénique, le lysol et la créoline perdent leurs propriétés
désinfectantes quand on les dissout dans l'huile d'olive ;
d'où l'on conclut que l'alcool, la glycérine, les corps gras
doivent être évités comme dissolvants des antiseptiques.

Il n'y a pas jusqu'à la façon dont on prépare certaines
solutions qui ne soit capable de faire varier leur valeur
antiseptique. Fraenkel a remarqué que la solution d'acide
phénique à 3 p. 100 est neuf fois plus active lorsqu'elle
a été préparée à froid que lorsqu'elle a été préparée à
chaud.

Enfin il y aura lieu d'éviter certains sels ou certains
mélanges dont l'introduction, dans une formule antiseptique, constitue une cause d'atténuation de l'activité
de celle-ci ou des incompatibilités chimiques absolues.

Par exemple on ne devra pas associer :

La solution de bichlorure de mercure à une solution
iodo-iodurée ;

La solution de bichlorure de mercure au savon ;

La solution d'acide phénique à une solution iodique ;

La solution d'acide phénique à une solution de permanganate de potasse;

La solution d'acide salicylique à une solution de permanganate de potasse;

La solution d'acide salicylique au savon.

Action favorisante des associations médicamenteuses. — Les associations médicamenteuses peuvent remplir deux fins : 1° elles peuvent s'opposer à des actions atténuantes, résultant du contact de l'antiseptique avec les liquides organiques; 2° elles peuvent renforcer l'activité d'un agent par son mélange avec d'autres antiseptiques.

a. Le premier cas vise particulièrement l'affaiblissement possible des solutions antiseptiques qui, au contact des liquides organiques et des substances albuminoïdes, donnent des précipités insolubles englobant le principe actif et le neutralisant. C'est pour parer à cet inconvénient que Laplace et Langlebert ont proposé l'addition d'un acide organique aux préparations mercurielles et phénolées, démontrant que les solutions acides de sublimé exercent une action pleine et entière sur les liquides albumineux.

Laplace s'est arrêté aux acides organiques et recommande l'addition de l'acide tartrique au bichlorure de mercure, pour augmenter la valeur antiseptique de la solution. Sa formule est :

Sublimé..............................	1 gramme.
Acide tartrique.......................	5 grammes.
Eau distillée..........................	1000 —

b. Le deuxième cas est simplement basé sur les principes d'adjuvance ci-devant exposés.

Beaucoup d'antiseptiques ne sont pas assez puissants et ne rendent pas, dans certaines circonstances, tous les services que l'on peut en attendre, à moins de les employer cependant à un degré de concentration où ils deviennent dangereux. Aussi a-t-on songé depuis quelques années déjà à obtenir des solutions plus actives par des mélanges de plusieurs médicaments. On a ainsi acquis la notion que, quand on associe plusieurs antiseptiques, leur pouvoir s'additionne et on obtient un mélange d'une puissance microbicide de beaucoup supérieure au taux antiseptique de chacune des substances employées isolément ; de plus la toxicité du mélange n'augmente pas proportionnellement à sa valeur antiseptique (Bouchard, Lépine).

On a ainsi la possibilité d'employer des agents très actifs à doses très faibles et par conséquent non dangereuses, en ayant pourtant la certitude d'un succès par le mutuel concours que se prêtent les médicaments mélangés.

C'est sur ce principe que sont basées un certain nombre de formules, tour à tour proposées par Lépine, Rotter, Christmas et Respaut.

L'antiseptique de Lépine se compose de :

	Gr.
Sublimé	0,001
Acide phénique	0,10
Acide salicylique	0,10
Acide benzoïque	ȧȧ 0,05
Chlorure de chaux	
Brome	0,01
Bromhydrate de quinine acide	ȧȧ 0,20
Chloroforme	
Eau	100

Les formules de Christmas et Respaut sont beaucoup plus simples ; en voici un spécimen :

Acide benzoïque	1 gramme.
Acide phénique	8 grammes.
Chlorure de zinc	1 gramme.

Une solution aqueuse à 1 p. 100 de ce mélange tue le staphylocoque pyogène en trente secondes ; elle tue le charbon à l'état végétatif ; le bacille pyocyanique, celui de la diphtérie et de la fièvre typhoïde au bout d'une minute.

Action adjuvante de la chaleur. — A concentration égale, les solutions antiseptiques chaudes ont une activité de beaucoup supérieure aux solutions froides ; on peut même espérer, au moyen de l'élévation de température, donner une efficacité réelle, pour la destruction des virus, à des agents ou à des préparations qui à froid sont absolument inactifs.

Cette particularité, universellement reconnue aujourd'hui, a été signalée d'abord en 1883 par MM. Chauveau et Arloing à propos de l'action de l'acide phénique sur le microbe de la septicémie gangreneuse. Ces résultats ont été consignés dans la thèse de Courboulès, où il est indiqué, par exemple, que la solution d'acide phénique à 1 ou 2 p. 100 et inactive sur le virus de la septicémie, même après vingt-quatre heures de contact, à la température de 15°, à 18° ; tandis que la même solution, à la température de 36°, enlève toute virulence au microbe, dans l'espace de six à huit heures.

En 1885, Ch. Richet constatait de son côté que 5 centigrammes de sublimé dans un litre d'urine, empêchent la putréfaction, si l'on place cette urine à l'étuve à 43°, mais ne produisent aucun effet à 15°. Il en est de même avec l'acide borique ; à 4 p. 100 cet antiseptique tue le virus de la septicémie puerpérale en une heure à la température de 40 à 52°, alors qu'il le laisse presque intact, au bout de plusieurs jours, à une température ordinaire (Arloing, Truchot).

Ces connaissances ont un réel intérêt par les applications qu'elles ont à la pratique de l'antisepsie.

Toutes les fois qu'il y a lieu de craindre une intoxication par un agent actif, on peut le diluer convenablement et ne rien lui enlever de son activité en élevant la température de la solution.

En somme, dans la pratique médico-chirurgicale, on aura toujours intérêt à user de solutions antiseptiques portées à la température moyenne de 45 à 50 degrés.

Accoutumance des microbes aux antiseptiques. — Il s'agit là d'une influence capable d'entraver l'action des désinfectants; elle a été entrevue en 1875 par Bucholtz, mais étudiée surtout par Kossiakof en 1887; elle peut permettre de comprendre les irrégularités signalées par les praticiens dans l'action et l'efficacité de certains microbicides. En expérimentant avec l'acide borique, le borate de soude et le sublimé qu'il faisait agir sur le *Bacillus anthracis*, le *Bacillus subtilis*, le *Tyrothrix scaber* et le *Tyrothrix tenuis*, Kossiakof a démontré que les microbes que l'on soumet à des doses progressivement croissantes d'un antiseptique, acquièrent à son égard une accoutumace qui fait qu'ils arrivent à supporter, sans être influencés dans leur vitalité, des solutions d'un titre supérieur à celui qui, d'emblée, aurait été capable de les tuer.

A titre d'exemple, voici les proportions d'antiseptiques nécessaires pour empêcher le développement du *Bacillus anthracis* avant et après son accoutumance aux trois antiseptiques sus-indiqués :

Acide borique	Microbe neuf 1 : 167		Microbe accoutumé. 1 : 125	
Borate de soude	—	1 : 250	—	1 : 143
Bichlorure de mercure.	—	1 : 20000	—	1 : 14000

MODES D'ACTION DES ANTISEPTIQUES.

Quand on aborde l'étude des procédés suivant lesquels les antiseptiques s'opposent à l'action nocive des microbes, on rencontre une telle complexité dans les phénomènes qu'on hésite à se livrer à des généralités.

Cependant, trois modes d'actions principaux se distinguent très naturellement et permettent de reconnaître qu'un antiseptique remplit sa fin : 1° en agissant sur les germes eux-mêmes; 2° en agissant sur les poisons, toxines ou produits solubles sécrétés par ces germes; 3° en modifiant le milieu où ils végètent, c'est-à-dire en agissant sur les tissus ou les liquides organiques.

Action directe sur les agents pathogènes. — Dans leurs effets sur les germes, les antiseptiques opèrent de diverses manières et agissent soit comme des poisons immédiatement mortels, soit en apportant obstacle au développement et à la multiplication des microbes, soit enfin en s'opposant à la sécrétion de leurs toxines. Dans le premier cas, l'antiseptique tue la cellule microbienne par oxydation ou coagulation de son protoplasma, avec formation d'un composé insoluble où la vie ne peut reparaître (Duclaux).

Dans le deuxième cas il manifeste seulement une action paralysante qui gêne le développement et la multiplication des germes, tant qu'elle dure, mais ne les tue que par des doses exagérées. Cette action ne les empêche pas d'ordinaire d'aller peupler un nouveau milieu, lorsqu'on emprunte la semence au milieu antiseptique où les germes sont seulement plongés dans l'inertie (Duclaux).

D'ailleurs, quand un antiseptique ne va pas jusqu'à suspendre la multiplication d'un microbe, il est souvent capable de modifier profondément sa morphologie.

Le bacille pyocyanique prend des formes variées, souvent méconnaissables, au contact des antiseptiques Charrin et Guignard). Cultivé en bouillon acidulé par l'acide tartrique, le *Micrococcus prodigiosus* prend la forme bacillaire (Wasserzug).

L'addition de bichromate de potasse à un bouillon où végète la bactéridie charbonneuse, s'oppose à la formation des spores et ces bacilles asporogènes, privés ainsi de leurs caractères essentiels, ont perdu en même temps toute résistance aux causes de destruction (Chamberland et Roux).

Enfin, quand un antiseptique ne modifie ni la vitalité, ni l'évolution, ni le type morphologique d'un microbe, il peut s'opposer à l'élaboration de ses sécrétions habi-

13.

tuelles. Les bacilles chromogènes conviennent très bien pour la démonstration de ces effets, car il est aisé d'assister à la suppression de leurs sécrétions colorées sous l'influence des antiseptiques.

Le bacille pyocyanique, qui doit son nom à la propriété qu'il a de sécréter une matière colorante bleue, qui teinte le pus et les milieux de culture où il végète, est tué par la solution de sublimé à 1,10 p. 100 ou le contact de l'acide phénique à 14 p. 100; mais des solutions plus faibles de ces antiseptiques, n'ayant plus aucune action destructive, peuvent s'opposer cependant à la sécrétion de la matière colorante; le microbe évolue mais ne produit pas de pyocyanine. C'est le seul résultat de l'action du sublimé à 0,85 p. 100 et de l'acide phénique à 9 p. 100 (Wasserzug).

Au contact de la caféine, de la théobromine et de l'ésérine, le même microbe perd encore sa fonction chromogène. Elle est seulement modifiée, et le produit sécrété est jaune au lieu de présenter sa coloration bleue, au contact de la quinine et de la quinidine (Cadéac).

Par extension, car il n'y a rien d'illogique à cela, on peut généraliser ces résultats aux sécrétions microbiennes d'une autre nature et admettre qu'aux doses où ils ne tuent pas les germes pathogènes, certains antiseptiques doivent s'opposer au moins à l'élaboration de leurs produits solubles.

Action sur les toxines. — Un médicament mérite le nom d'antiseptique et agit encore efficacement lorsque, sans avoir d'action ni sur les microbes ni sur leurs fonctions sécrétoires, il jouit cependant de la propriété de neutraliser chimiquement les poisons microbiens dont il n'arrête pas la production.

C'est en somme une véritable action antidotique, dans le sens vrai du mot, action s'exerçant entre la toxine et le principe chimique médicamenteux.

Si l'on en juge par l'importance des sécrétions virulentes dans la pathogénie des troubles graves qui accompagnent les maladies contagieuses ; si l'on tient compte du peu d'importance que, de ce chef, on accorde au microbe lui-même et de la difficulté qu'il peut y avoir à l'atteindre directement, surtout dans la pratique de l'antisepsie médicale, on est naturellement porté à exagérer la valeur de ce mode d'action et à admettre que beaucoup d'antiseptiques agissent plutôt comme antidotes des toxines que comme modificateur des germes et de leur fonction.

C'est au moins notre sentiment personnel et nous trouvons encore dans l'explication de l'efficacité des différents sérums antitoxiques un argument qui nous confirme encore dans cette manière de voir.

Pour la démonstration nous choisirons un exemple très simple, mais suffisamment probant, que nous emprunterons aux travaux de M. Arloing sur la maladie de la pulpe.

Ayant établi que les troubles caractéristiques de cette maladie sont principalement déterminés par les substances toxiques dissoutes, et non par les microbes qui habitent les pulpes, notre savant maitre a cherché à neutraliser ces substances. Il y est parvenu par l'emploi du sel marin, qui affaiblit notablement la toxicité des pulpes lorsqu'on l'y ajoute dans la proportion de 20 à 25 centigrammes p. 100.

Bien mieux, le chlorure de sodium paraissant avoir la propriété de neutraliser une partie du pouvoir toxique, même dans l'intimité de l'organisme, on pourrait logiquement l'employer comme agent médicamenteux, dans le traitement de la maladie de la pulpe.

Action sur le milieu. — Le dernier mode suivant lequel agissent quelques antiseptiques est plus indirect encore, mais non moins efficace, cependant.

Le médicament n'a aucune action immédiate, ni sur le microbe, ni sur ses fonctions, ni sur ses produits de sécrétion, mais il modifie le milieu où il végète, de telle façon que, par contre-coup, son évolution et sa vitalité sont atteintes.

Un grand nombre d'agents, appartenant au groupe des désinfectants, ont le pouvoir de coaguler l'albumine et déterminent ainsi une sorte de tannage avec soustraction d'eau qui resserre les tissus et les rend imputrescibles.

Suivant le même principe, ils forment des coagulums dans lesquels les microbes sont retenus, ou qui protègent les surfaces contre les contaminations ultérieures.

Quelques médicaments, employés comme antiseptiques, n'agissent que comme dessiccatifs et s'opposent à la pullulation des germes simplement à ce titre.

Quand on ensemence sur de la gélose recouverte de dermatol le *Bacillus coli*, le bacille pyocyanique ou les microbes pyogènes, on constate que les cultures ne sont entravées que dans les tubes où, par suite de l'action dessiccative du médicament, la surface de la gélose est désséchée (Cadéac et Guinard). C'est ce qui nous a fait dire que le dermatol n'est pas un microbicide vrai, et qu'il ne gêne l'évolution des germes qu'en modifiant le milieu.

Nous verrons plus loin, à propos de l'antisepsie médicale, que de faibles changements dans la composition chimique d'un milieu, résultant de l'introduction ou de la présence d'un médicament, même à très petites doses, peuvent empêcher les microbes d'accomplir leur fonction et s'opposer à leur évolution.

Enfin pourquoi n'admettrait-on pas aussi que l'action de certains agents médicamenteux sur les éléments cellulaires soit capable de susciter de la part de ceux-ci un mouvement de défense aboutissant soit à un état bactéricide du milieu, soit à l'élaboration de sécrétions organiques, neutralisantes des toxiques microbiennes?

C'est une hypothèse qui trouvera un sérieux appui dans l'exposé du mécanisme de l'action curative des sérums antitoxiques et de la sérothérapie.

PRINCIPAUX AGENTS DE L'ANTISEPSIE CHIRURGICALE ET OBSTÉTRICALE.

Sublimé corrosif. — Cyanure et oxycyanure de mercure. — Crésylol. — Créoline. — Crésyl, solvéol et solutol. — Lysol. — Pouvoir antiseptique, toxicité et valeur pratique de ce médicament. — Phénol. — Valeur antiseptique et effets locaux de l'acide phénique. — Acide borique. — Permanganate de potasse. — Eau oxygénée. — Iodoforme. — A propos des effets antiseptiques de l'iodoforme et de leur interprétation. — Résumé des causes probables de l'efficacité du pansement iodoformé. — Iodoformisme. — Iode, chlore et brome. — Formol.

Nous reconnaissons que cette façon de diviser les antiseptiques est loin d'être absolue, car tel agent que nous classerons dans l'antisepsie médicale peut s'employer aussi en chirurgie ou en obstétrique, et réciproquement, bien que cette réciproque ne soit pas aussi fréquente.

Mais cette division est bonne pour l'étude, et c'est à ce titre que nous l'adoptons.

Nous n'avons du reste qu'à faire connaître sommairement les agents les plus communément employés dans l'antisepsie chirurgicale ou obstétricale, laissant au chirurgien et à l'accoucheur le soin d'exposer les règles générales de leur emploi.

Bichlorure de mercure. — Sublimé corrosif. — Les sels de mercure sont généralement de bons antiseptiques, mais de tous c'est le bichlorure ou sublimé corrosif qui, à ce titre, rend le plus de services.

Au milieu des agents de l'antisepsie chirurgicale et obstétricale, le sublimé tient incontestablement le premier rang, et il n'est pas, actuellement, de substance dont la valeur pratique mérite d'être mise en parallèle avec la sienne.

Aussi, à part les circonstances dans lesquelles il y a lieu de craindre des intoxications, particulièrement en obstétrique, l'usage du bichlorure de mercure est-il très répandu.

L'équivalent antiseptique de ce sel est 3 centigrammes

pour le *Staphylococcus aureus*, 7 centigrammes pour la bactéridie charbonneuse et le pneumocoque de Friedlaender, 8 centigrammes pour le bacille typhique (Ch. Bouchard).

Son activité est telle qu'on reconnaît encore une efficacité réelle à ses solutions à 1 p. 4000 (sur le streptocoque et le staphylocoque pyogènes) 1 p. 10000, 1 p. 20000 (sur le bacille d'Eberth); surtout quand on a le soin d'élever leur température.

On favorise la dissolution du bichlorure de mercure dans l'eau et, par contre, son activité, par l'addition du chlorure de sodium ou de l'alcool.

Dans l'usage obstétrical il est indiqué de ne pas dépasser le titre de 1 p. 2000, voire même de 1 p. 4000.

L'emploi du sublimé à l'intérieur est très exceptionnel en médecine vétérinaire et détermine les effets généraux des mercuriaux, que nous étudierons dans le chapitre des modificateurs de la nutrition.

Autres sels de mercure. — En 1888, M. Chibret (de Clermont-Ferrand) présentait à l'Académie des sciences une note dans laquelle il rapportait que sur le *Micrococcus pyogenes aureus*, l'*oxycyanure de mercure* à 1/1300 agit comme le sublimé à 1/1400; que le cyanure agit un peu moins bien que l'oxycyanure et, qu'en somme, pour l'antisepsie chirurgicale des plaies et des muqueuses, la solution d'oxycyanure de mercure à 1/500 permet d'obtenir des résultats supérieurs à ceux que l'on obtient par le sublimé, tant à cause de la tolérance des tissus que par suite de la faible absorption.

Cette supériorité des cyanures sur le bichlorure a été confirmée par Lister en 1889, et plus récemment par Monod et Macaigne (1895). Enfin, tout dernièrement encore, Hallion, Lefranc et Poupinel ont annoncé que dans le *silicofluorure de mercure* se trouve un antiseptique dont les propriétés toxiques ne sont pas plus à redouter que celles du bichlorure et dont le pouvoir microbicide serait plus énergique.

Crésylol et composés crésylolés. — Le crésylol, phénol crésylique ou crésol, a un pouvoir antiseptique qui paraît supérieur à celui de l'acide phénique.

Ainsi, en ajoutant à 10 centimètres cubes d'urine 2 centigrammes de crésylol, ce liquide reste limpide au moins pendant quinze jours, tandis qu'avec la même dose de phénol il se décompose après le quatrième jour (Delplanque).

Sur l'acide phénique le crésylol a encore l'avantage d'être quatre fois moins toxique.

Malheureusement le crésylol étant insoluble dans l'eau est inutilisable; mais, à l'aide de certains artifices, on est parvenu à le dissoudre en partie. Ce sont les recherches que l'on a faites dans ce sens, particulièrement en vue d'obtenir, à l'état de dissolution, les principes du goudron de houille passant à la distillation à une température élevée et renfermant le crésol, qui ont abouti à la préparation des produits connus sous le nom de créoline, crésyl, solvéol, solutol et lysol, produits actifs par leur acide crésylique (Fraenckel).

Créoline et crésyl. — Bien que ne portant pas le même nom, la créoline et le crésyl ne diffèrent pas essentiellement l'un de l'autre. Ce sont deux produits extraits des huiles créosotées de houille, après élimination du phénol par une lessive caustique et par une résine, dont la composition, très inconstante d'ailleurs, est des plus complexe.

Les principaux composants sont : le *crésylol*, 20 p. 100; la naphtaline, 18 p. 100 ; le xylénol, 5 p. 100 ; le phlorol, 5 p. 100 ; la leucoline, 3 p. 100 ; l'anthracène, 3 p. 100 ; des bases pyridiques, 2 p. 100 ; des hydrocarbures indifférents, des résidus sodés et indéterminés 42 p. 100 (Fischer).

La créoline et le crésyl sont des liquides épais, brun noirâtre, neutres ou légèrement alcalins; d'odeur goudronneuse, aromatique, de saveur vineuse, avec goût piquant, savonneux, brûlant; solubles dans l'alcool, l'éther, le chloroforme; formant avec l'eau une émulsion opaque, laiteuse, blanc jaunâtre ou brun, que l'on prépare pour l'usage à 2 ou 5 p. 100.

La valeur antiseptique de ces produits a été déterminées par Nocard, Esmarch, Eisenberg, Laveran, etc. L'émulsion à 2 p. 100 détruit en 10 minutes le *Staphylococcus pyogenes aureus*, le bacille virgule et le bacille typhique. Les matières tuberculeuses sont neutralisées par une minute d'immersion dans la solution à 5 p. 100 (Jäger).

Leur efficacité n'est donc pas douteuse, et à côté de cela ils ont l'avantage d'être peu toxiques. On en a fait absorber, sans inconvénient, jusqu'à 50 grammes à des chiens (Fröhner) et Spæth a pu en ingérer 8 grammes par jour sans éprouver aucun trouble sérieux. Quelques cas d'empoisonnement ont cependant été signalés (Samuel Luigi, etc.), chez l'homme et chez les animaux et se sont traduits par les symptômes de l'intoxication phénolée.

Aucune action caustique sur les plaies; mais quand on prolonge le contact avec la peau pendant trop longtemps, on finit par éprouver la crampe caractéristique des phénols.

En résumé la créoline et le crésyl sont de bons antiseptiques, peu dangereux, peu coûteux, auxquels on peut seulement reprocher de donner avec l'eau une émulsion opaque, qui n'est pas toujours très homogène et dépose parfois un précipité insoluble.

Solvéol et solutol. — Ce sont des créosolates de soude, renfermant 60,4 p. 100 de crésylol, que leur solubilité dans l'eau, leur innocuité et leur activité plus grande auraient fait recommander au lieu et place de l'acide phénique. Une solution à 0, 5 p. 100 de solvéol répondrait à tous les besoins de l'antisepsie chirurgicale et aurait une puissance bactéricide égale à celle de l'acide phénique à 5 p. 100 (Hammer).

Lysol. — C'est un savonate alcalin de crésylol conte-

nant 47 à 50 p. 100 de ce corps, mélangé à du xylénol,
du gaïacol, etc.

C'est un liquide jaune, très foncé, brunissant légèrement à l'air; à odeur pénétrante de créosote. Soluble
dans l'eau distillée et l'alcool, il donne avec l'eau ordinaire une solution blanche ressemblant à une décoction
de quinquina (formation de savons calcaires) ; cette solution paraît s'altérer à la longue, car son odeur s'atténue
considérablement ; par agitation elle donne une mousse
persistante.

Pouvoir antiseptique du lysol. — Depuis Gerlach, qui
a préparé le lysol, tous les auteurs qui se sont occupés
de ce produit et l'ont préconisé, ont insisté sur son pouvoir antiseptique considérable, sa solubilité, sa causti-
cité et son pouvoir toxique relativement faibles (Schotte-
lius, Cramer et Wehmer, Hanel, Hang, Szumann, Vulpius,
Sosna Bremen).

De nos propres recherches, il ressort que le lysol
à 1 p. 100 détruit le microbe pyocyanique, après un
contact de trois à quatre minutes ; le *Bacillus coli* après
quatre à cinq minutes.

Le sang d'un cobaye mort du charbon en vingt-quatre
heures est stérilisé par le contact d'une minute avec le
lysol à 1 p. 100. Cependant le pus en nature, traité par
le lysol à 1 p. 100, pendant vingt-cinq minutes, renferme
encore des microbes qui cultivent sur gélose.

Une demi-minute de contact avec le lysol à 3 p. 100
suffit pour tuer le microbe pyocyanique, le *Bacillus coli* et
la bactéridie charbonneuse ; mais avec le pus en nature,
il faut arriver à un contact ayant une durée supérieure
à trente minutes, pour neutraliser tous les germes.

La solution à 5 p. 100 est naturellement très active sur le
pyocyanique, le *Bacillus coli* et la bactéridie charbonneuse, tandis que les microbes du pus lui résistent encore pendant vingt-cinq à trente minutes (Cadéac et
Guinard).

Le *Staphylococcus pyogenes aureus* et le streptocoque de l'érysipèle, qui sont tués en cinquante minutes environ par l'acide phénique à 2 p. 100 et la créoline à 0,5 p. 100, seraient tués en cinq minutes par la solution de lysol à 0,25 p. 100 (Gerlach).

TOXICITÉ DU LYSOL. — A ce point de vue, nous sommes loin d'être aussi optimiste que Gerlach et Schotellius.

Contrairement à eux, nous avons toujours vu mourir en moins de dix jours les lapins à qui nous injections quotidiennement deux grammes de lysol sous la peau. Avec huit grammes, injectés en une seule fois, on peut empoisonner un chien de 12 kilos et l'emploi de la solution à 4 p. 100 dans le tissu conjonctif est également dangereux quand le médicament atteint la dose de cinq à dix grammes, suivant la taille du sujet.

Un chien de 17 kilos, empoisonné par l'administration de vingt grammes de lysol pur dans l'estomac, a présenté les symptômes suivants : hypersalivation, affaiblissement, incoordination motrice, ivresse ; puis insensibilité absolue, impossibilité de se tenir debout ; mouvements convulsifs choréiformes des membres et des mâchoires ; ralentissement du cœur et de la respiration : hypothermie considérable, ayant atteint 23° en neuf heures.

Par le fait de la lenteur d'absorption, déterminée par l'action corrosive et coagulante locale du lysol, ce corps est moins dangereux par la voie hypodermique que par la voie stomacale (Cadéac et Guinard).

Les solutions à 1 ou 2 p. 100 au plus sont seules utilisables en chirurgie et en obstétrique ; les autres sont trop concentrées et partout irritantes. Il suffit de se laver les mains dans une solution à 3 ou 5 p. 100 pour éprouver des fourmillements, des crampes, une sensation de crispation analogue à celle que produit l'acide phénique en solutions fortes (Szumann, Cadéac et Guinard).

En résumé, le lysol est certainement un microbicide

supérieur à l'acide phénique et aux autres produits crésylolés, mais il ne faut pas oublier qu'il n'est vraiment
efficace et sûr qu'employé en solutions dont il y a lieu de
redouter les effets irritants.

Phénol. — Le phénol, acide phénique ou carbol, a été
beaucoup plus employé qu'il ne l'est aujourd'hui, et bien
que sa valeur antiseptique, souvent contestée, ne soit
pas des plus considérables, on ne saurait, devant ses
vainqueurs, lui enlever toute efficacité.

Il est certain que les bactéries sporulées résistent beaucoup à son action et que les solutions phéniquées à
5 p. 100 ne détruisent pas la vitalité des spores, même après
plusieurs jours de contact (Koch, Riedel, Fraenkel, Nocht);
mais, vis-à-vis des bactéries sans spores, son pouvoir
destructeur est loin d'être négligeable.

De 0,28 à 0, 34 p. 100, le phénol tue le bacille typhique;
de 0,14 à 0,20 p. 100 il en fait autant sur les bacilles du
choléra (Kitasato).

A 1 et 1,5 p. 100 il détruit, en une minute, les bacilles
typhiques, cholériques, morveux, diphthéritiques et le *Bacillus anthracis* sans spores; mais pour tuer les staphy-
locoques il faut employer les solutions à 2 ou 3 p. 100
(Behring).

Il s'oppose au développement des germes putréfactifs,
eu solution à 0,05 p. 100 et les détruit au titre de 4 p. 100
(Bucholtz).

Du reste, l'activité antiseptique du phénol paraît plus
efficace sur les tissus vivants que *in vitro*, ce qui semblerait indiquer qu'à son pouvoir stérilisateur s'ajoutent,
dans ces conditions, des actions chimiques qui renforcent
la résistance du protoplasma.

Nous avons vu plus haut que la chaleur et l'addition
d'un acide renforcent le pouvoir antiseptique de l'acide
phénique, tandis que certains dissolvants, alcool, huile,
notamment la glycérine, l'atténuent. Il est vrai d'ajouter
que certains de ces dissolvants diminuent aussi beaucoup

l'intensité des effets locaux dont nous allons parler.

EFFETS LOCAUX DU PHÉNOL. — Dans l'emploi du phénol, il ne faut pas oublier que, pur ou en solutions concentrées, ce corps agit comme un caustique. Il attaque la peau de tous les animaux domestiques ; blanchit d'abord l'épiderme qu'il mortifie et provoque la congestion et la tuméfaction du derme (Delsol).

Dès le début il réveille une sensation de brûlure passagère, bientôt remplacée par une anesthésie locale qui peut s'étendre à 2 ou 3 centimètres autour du point touché.

Les solutions faites à un titre supérieur à 5 p. 100 sont irritantes et caustiques, et, même avec les titres inférieurs à cette proportion, 2 à 4 p. 100, par exemple, il y a lieu d'agir avec ménagement.

Souvent les opérateurs qui ont eu les mains plongées dans les solutions de 1 à 5 p. 100 éprouvent des fourmillements dans les doigts, d'une intensité variable suivant la susceptibilité de l'individu.

Il est même des sujets chez lesquels le contact de l'acide phénique produit un érythème simple ou un eczéma particulier (eczéma phéniqué) qui, dans certains cas, peut même revêtir une forme grave.

Les effets généraux du phénol seront étudiés au chapitre de l'antithermie.

Acide borique. — Le pouvoir antiseptique de l'acide borique n'est pas très actif ; ce n'est qu'à la dose de 2 à 4 p. 100 que cet acide tue les bactéries et prévient leur développement ; encore certains microbes peuvent-ils lui résister.

Il paraît surtout convenir très bien pour prévenir l'infection et assurer l'asepsie ; ce que, le plus souvent, on doit réaliser surtout.

L'acide borique est d'autant plus avantageux à employer que sa toxicité n'est guère à craindre et qu'il est dépourvu de toute action irritante locale.

Un chien de 15 kilos peut en ingérer sans inconvénient,
5 à 6 grammes (Neumann, de Dorpat); le cheval résiste à
120 grammes, l'homme à 25 grammes (Polli) et on a injecté couramment des solutions à 3 ou 4 p. 100, même à
haute dose, dans la plèvre ou le péritoine, sans observer
ni pleurésie, ni péritonite ni intoxication.

Cependant, l'usage immodéré de solutions boriquées
à 5 p. 100 a produit parfois des phénomènes d'intoxications : céphalalgie, vomissements, hoquet, sueurs
froides, accélération du pouls, hyperthermie, catarrhe
bronchique et érythème papuleux (Nussbaum, Johnson).

Des expériences sur le cobaye ont appris que la toxicité de l'acide borique est d'environ un gramme par
kilogramme d'animal (Gaucher).

Si à ces qualités on ajoute que l'acide borique est un
excellent cicatrisant, on voit tout le parti que l'on peut
tirer de son usage.

La solution aqueuse à 4 p. 100, employée tiède si possible, est la plus recommandable.

Permanganate de potasse. — Essentiellement oxydant,
abandonnant son oxygène à l'état naissant dès qu'il est
en contact avec des matières organiques, le permanganate
de potasse doit à cette circonstance le pouvoir antiseptique, désinfectant, et désodorisant, qu'on lui reconnaît.

Mais comme sa décomposition est rapide, son action
est particulièrement fugace et ne donne de ce chef
aucune sécurité.

EFFETS LOCAUX. — Ces effets dépendent du degré de
concentration des solutions de permanganate, et, à ce
sujet, on ne saurait trop réagir contre la tendance que l'on a
parfois de préparer et de conseiller des solutions fortes.

Il ne faut pas oublier, en somme, que si à 1 p. 1000 le
permanganate est simplement astringent; de 1 p. 500 à
1 p. 250 il est irritant, tandis qu'au delà de ce titre il
acquiert des propriétés caustiques, qui, naturellement,
augmentent avec la concentration.

Eau oxygénée. — A côté du permanganate de potasse, on doit placer le peroxyde d'hydrogène qui est aussi un oxydant direct et un antiseptique assez efficace. Dans la proportion de 0,05 par litre, l'eau oxygénée empêche la putréfaction du bouillon neutre et, à la concentration de 1 p. 1000, elle tue les microbes et les spores du choléra, de la fièvre typhoïde, etc. (Altehoeffer).

Au contact des éléments organiques, ce médicament est décomposé complètement en eau et oxygène, et sur les plaies, il doit produire trois effets distincts : 1° un effet excitant mécanique, développé par le développement des bulles mises en liberté ; 2° un effet oxydant, dù à l'oxygène naissant ; 3° un effet microbicide.

Aussi certains chirurgiens accordent-ils une réelle valeur à l'eau oxygénée et l'ont-ils préconisée comme un bon antiseptique (Manasseïn, Noble, Sittel, Stokvis, Lassartesse, etc.).

Iodoforme. — Nous nous sommes déjà expliqué sur une des conditions de l'action antiseptique de l'iodoforme (page 218) ; nous devons y revenir à un autre point de vue.

Effets antiseptiques de l'iodoforme et leur interprétation. — Introduit en chirurgie, dès 1880, par Mosetig, l'iodoforme y a rendu de tels services que tout ce qui se rapporte à l'interprétation de ses remarquables effets intéresse au plus haut point le pharmacologue et le chirurgien.

Les travaux les plus nombreux, publiés sur son pouvoir antiseptique, sont datés de 1887 et ont été provoqués par les expériences de Heyn et Rowsing, qui concluaient que l'iodoforme est dépourvu de toute propriété antiseptique, et que non seulement il ne détruit pas les microorgagisme, mais encore favorise leur développement, s'il n'a pas été préalablement stérilisé.

C'est en grande partie ce qui a été confirmé par les essais ultérieurs de Lubbert, Neisser, Baumgarten, Kunz,

Kronacker, Schnirer, Tilanus, Jeffries, Maylard, etc., de
telle sorte qu'on arrivait à cette antithèse : un corps qui,
pratiquement, se conduit comme un antiseptique de premier ordre et qui, expérimentalement, ne l'est pas
du tout.

Cependant des résultats moins défavorables ont
accordé quelque valeur à l'iodoforme : dans la destruction du bacille virgule (Buchner, Maylard, Neisser) ; dans
la neutralisation, par action antitoxique, des produits solubles des microorganismes de la putréfaction (Behring,
Kunz) et dans certaines formes d'infection par la bactéridie charbonneuse, le bacille du tétanos et les germes de
la tuberculose (Neisser, Sormani, Brun, Verneuil, Billroth,
Tangl et Troje, etc.).

Les recherches plus récentes de Stchegoleff permettent, beaucoup mieux que les autres, de se faire une idée
de la valeur antiseptique réelle de l'iodoforme, et voici en
somme ce qu'il y a lieu d'admettre actuellement à ce sujet.

L'action de l'iodoforme sur les cellules bactériennes
est généralement très faible, parfois même complètement
négligeable ; elle se borne le plus souvent à des atténua-
tions de la virulence.

Ainsi les cultures du staphylocoque pyogène doré et du
bacille de la diphthérie se développent aussi bien sur des
milieux iodoformés que sur des milieux non iodoformés ;
seule la virulence des germes paraît diminuée, ce qui se
traduit par la survie des animaux auxquels on inocule
les cultures iodoformées. Tandis que les cobayes, injectés
sous la peau avec 3 centimètres cubes de culture diphthé-
ritique non iodoformée, succombent au bout de trente à
trente-huit heures, les cobayes, injectés de la même façon
et avec la même quantité de culture iodoformée, sur-
vivent trois à quatre jours à l'injection (Stchegoleff).

Certains microbes, bacille virgule, bacille tuberculeux,
éprouvent cependant l'action directe de l'iodoforme et
sont tués à son contact. Le bacille de Koch ne conserve

son pouvoir de développement que s'il n'est pas resté plus de vingt-quatre heures en contact avec du bouillon iodoformé ; au bout de quarante-huit heures il est définitivement tué (Schtegoleff).

A part ces circonstances exceptionnelles, *la propriété antiseptique de l'iodoforme découle essentiellement de l'action antitoxique qu'exerce ce corps sur les produits solubles microbiens*, et cette action paraît d'autant plus énergique que la quantité d'iodoforme ajoutée aux toxines est plus grande.

Par exemple, la suppuration locale, produite habituellement par l'injection sous-cutanée de *cadavérine*, n'a pas lieu quand cette toxine est préalablement additionnée d'iodoforme (Behring).

Tandis que des cobayes, injectés avec des toxines diphthéritiques non iodoformées, succombaient ordinairement au bout de deux ou trois jours, suivant la virulence des toxines, la survie était de cinq à six jours, quand la toxine était additionnée de 10 p. 100 d'iodoforme ; les animaux ne mouraient pas quand la proportion de médicament était élevée à 20 p. 100 (Stchegoleff).

C'est donc probablement en se décomposant et en se combinant avec les toxines sécrétées par les microbes que l'iodoforme modifie les propriétés de ces toxines et produit les effets favorables que la pratique chirurgicale lui reconnaît et qui, indirectement, font de lui un bon antiseptique.

Le rôle important que l'on attribue aujourd'hui aux produits solubles microbiens, dans la pathogénie des accidents infectieux divers, rend plus intéressante encore cette explication, qui, de plus, se rattache directement aux principes généraux de l'antidotisme.

EXPLICATION PROBABLE DES BONS EFFETS DU PANSEMENT IODOFORMÉ. — Les services incontestables consacrés par l'usage courant de l'iodoforme en chirurgie, doivent trouver leur explication dans les propriétés suivantes :

1° Appartenant à une série chimique d'anesthésiques, l'iodoforme pourrait développer des propriétés calmantes locales, qui sont probables sinon prouvées.

2° Trouvant dans les éléments organiques un milieu favorable à sa dissolution, ce médicament peut aussi, sous l'influence combinée de la chaleur, des graisses et autres substances, se décomposer lentement et dégager de l'iode (Ruyter, Neisser) dont l'activité antiseptique certaine doit s'ajouter aux propriétés essentielles suivantes.

3° Mis en contact avec une plaie qui suppure, l'iodoforme, sans tuer les microcoques pathogènes, *agit sur leurs toxines* — agents principaux de la suppuration — en les détruisant ou en formant avec elles de nouvelles combinaisons chimiques. A la suite de cette action, les toxines perdent leurs propriétés pyogènes et deviennent inoffensives pour l'organisme. Par conséquent, malgré la présence de microbes vivants, une plaie iodoformée peut rester aseptique et le développement d'un processus septique fait défaut (Stchegoleff, Behring, Kunz).

4° Enfin l'iodoforme doit l'efficacité qu'il possède au pouvoir qu'il a de supprimer ou de diminuer les sécrétions des plaies, de former à leur surface une sorte de vernis protecteur, et d'augmenter la résistance des tissus envers les microbes pathogènes (Baumgarten, Marchand et Bruns).

ABSORPTION ET TOXICITÉ DE L'IODOFORME. — L'absorption de l'iodoforme, quelle que soit la voie, se fait à la faveur des matières grasses, et, arrivé dans le milieu intérieur, la plus grande partie du médicament y est décomposée et transformée en iodure.

Cependant, bien que dans les manifestations de l'intoxication chronique par l'iodoforme dominent les caractères des iodures, il faut admettre qu'une partie du médicament peut agir comme iodoforme et provoquer des symptômes spéciaux, qui atteignent le système nerveux (narcotisme ou le plus souvent excitations, hallucinations, délire, contractures), la respiration et la circulation (accélération et affaiblissement des contractions cardiaques, dyspnée), etc. Le degré exact de toxicité est mal fixé : 0^{gr},50 à 1^{gr},04 par kilogramme produisent des phénomènes graves de narcotisme chez les chiens et les chats. Chez l'homme, les cas d'intoxication observés sont consécutifs à des pansements faits avec 40, 50, 80 ou 100 grammes d'iodoforme (König).

Un dernier avantage de ce médicament est de ne posséder aucune action irritante locale.

Iode. — Pouvoir antiseptique. — Bien que son activité ne soit pas établie sur des bases précises, l'iode est certainement un bon antiseptique.

Vingt-cinq milligrammes rendent imputrescibles un litre de bouillon de bœuf (Miquel) ; des solutions à 1 p. 500 tuent en vingt-quatre heures les spores de la bactéridie charbonneuse (Koch) et la virulence du charbon symptomatique frais est détruite par l'eau iodée (Arloing, Cornevin et Thomas).

Action locale. — En solutions concentrées (en teinture, par exemple) et renouvelées, l'iode, après avoir coloré les tissus, détermine une irritation locale d'intensité variable suivant la dose de médicament et la délicatesse de l'organe. Cette irritation peut produire une simple rubéfaction, comme elle peut aussi se transformer en une vésication vraie.

C'est sur la connaissance de ces propriétés irritantes que sont basés la plupart des emplois de l'iode en médecine et en chirurgie.

Chlore. — Le chlore a été employé beaucoup autrefois sous la forme d'eau chlorée, mais il est complètement délaissé aujourd'hui. Ce n'est pas que cet agent soit dépourvu d'activité sur les spores, les bactéries et les ferments ; son pouvoir oxydant indirect suffit à prouver le contraire et n'est pas mis en doute ; mais il est d'un usage difficile et parfois dangereux à cause de ses affinités chimiques puissantes.

Quant au chlorure de chaux, il convient surtout à la pratique de la désinfection proprement dite, et sera présenté dans un autre cours. D'ailleurs, comme désinfectant, il a aussi beaucoup perdu de son importance.

Brome. — Bien que sûrement antiseptique, le brome est aussi complètement délaissé à cause de ses propriétés irritantes et de ses affinités chimiques énergiques.

Formol. — Sous ce nom, que lui a donné Trillat, on comprend l'*aldéhyde formique*, qui se trouve dans le commerce en solution aqueuse à 40 p. 100. — Cet agent, que Stahl a qualifié de sublimé inoffensif et qui a été recommandé pour l'antisepsie chirurgicale et obstétricale, en raison de son emploi facile et de son bon marché, n'offre peut-être pas toutes les garanties désirables.

En effet, des expériences faites il ressort que le formol est plutôt un *infertilisant* qu'un *microbicide vrai*. S'il est supérieur au sublimé dans la conservation des substances fermentescibles et la stérilisation des bouillons où on ensemence des microbes divers, il ne paraît pas avoir, sur ces microbes, une action immédiatement destructive, à moins de l'employer à des doses où il peut être nuisible.

En injections intraveineuses il est toxique à la dose de $0^{gr},09$ par kilogramme de lapin et $0^{gr},07$ par kilogramme de chien.

Les solutions de formaline, proposées pour l'antisepsie chirurgicale, varient de 1 p. 500 à 1 p. 2000.

ANTISEPSIE MÉDICALE.

Définition et bases fondamentales de l'antisepsie médicale. — Arguments qui militent en sa faveur. — Détermination de la valeur antiseptique et de l'équivalent thérapeutique des agents de cette médication. — Antisepsie médicale profonde. — Sa difficulté n'implique pas son impossibilité. — Antisepsie de la peau et des muqueuses. — Antisepsie du tube digestif. — Antisepsie respiratoire. — Antisepsie des voies génito-urinaires.

Définition et bases de l'antisepsie médicale. — L'antisepsie médicale comporte essentiellement la destruction artificielle et la neutralisation des microbes ou de leurs produits de sécrétion, dans l'organisme.

Le principe fondamental sur lequel elle repose, qui, naturellement, fixe aussi les limites exactes de son emploi, est le *non nocere* des thérapeutes ; en ce cas il a plus d'intérêt que dans toute autre circonstance car, sous le prétexte de détruire la petite bête, il ne faut pas porter au malade une atteinte qui équivaudrait aux effets du pavé de l'ours.

C'est précisément en considération de ceci que, partant d'expériences faites *in vitro*, Koch a rejeté *a priori* ces procédés de traitement des maladies infectieuses, disant que la dose d'antiseptique qui serait nécessaire pour stériliser l'organisme serait fatalement mortelle pour le sujet.

De même, faisant allusion à une méthode d'antisepsie interne qui consisterait à saturer l'organisme par le bichlorure de mercure, pour prévenir une infection microbienne, modérer la pullulation des microbes ou atténuer leur virulence, M. A. Robin a avancé que la thérapeutique ne pourra bénéficier de ces procédés qu'autant qu'on trouvera un antiseptique qui n'amoindrira pas les diverses manifestations biochimiques de l'activité vitale et le potentiel des réactions cellulaires.

Mais, si, dans l'observation qui lui a permis de porter ce jugement, M. Robin a pu voir une broncho-pneumonie infectieuse évoluer chez un organisme qui depuis trente-six jours absorbait la dose quotidienne de 47 à 48 milligrammes de sublimé, il ne s'ensuit pas que d'autres médicaments, même moins énergiques, eussent été aussi inactifs.

D'autres auteurs sont d'ailleurs parvenus à enrayer le développement des microorganismes de la fièvre puerpérale en pratiquant des injections intraveineuses beaucoup plus faibles de sublimé (Kezmarsky, Baccelli et Jemma).

On peut en effet espérer atteindre les germes, dans le sang et dans la profondeur des tissus, au moyen d'agents convenablement choisis et pour ainsi dire spécifiques contre les microbes à détruire ou les toxines à neutraliser. Il ne s'agit pas, comme pourrait le faire présumer l'opinion de M. Robin, de trouver un antiseptique puissant qui stérilisera l'organisme, mais de chercher, pour chaque état infectieux, l'agent qui portera entrave à la pullulation des microbes ou stérilisera leurs poisons.

Toutes les fois qu'on aborde ces questions d'antisepsie médicale, il est plus encourageant de débuter par le remarquable exposé dans lequel M. le professeur Bouchard a fait connaître les bases véritables et les divisions de la méthode.

« On ne conteste plus, dit-il, la valeur de l'antisepsie chirurgicale, mais on oppose à l'antisepsie médicale une fin de non-recevoir absolue. On dit que l'agent infectieux étant dans l'intimité des tissus, il faudra, pour l'atteindre, imprégner tout l'organisme de la substance antiseptique, qui impressionnera également les cellules du malade et les cellules pathogènes, qui tuera le malade avant de tuer le microbe.

» Ce sophisme peut être réfuté par trois arguments:

» 1° Il est des substances inoffensives pour l'organisme qui tuent, je ne dis pas les microbes, mais certains microbes. L'oxygène indispensable à l'homme empêche la vie de toute une catégorie de ferments ; l'argent, à dose insignifiante pour un organisme animal, arrête le développement d'un *Aspergillus*.

» 2° Il y a des maladies médicales, la dysenterie, la fièvre typhoïde, la diphthérie, etc., où l'agent infectieux est, au moins pour un temps limité, à la surface de certains organes et pourrait être atteint localement, sans imprégnation de toute l'économie par la substance antiseptique.

» 3° La thérapeutique antiseptique médicale ne se propose pas de tuer le microbe, comme on le répète fausse ment, elle se propose seulement d'entraver sa pullulation. En effet, quand dans les maladies infectieuses la victoire se décide en faveur des germes, c'est que ces derniers se renouvellent incessamment pour que de nouveaux combattants, toujours plus nombreux, succèdent à ceux qui se sont usés dans la lutte pour la vie contre les cellules animales. On peut espérer que des modifications peu considérables de l'organisme infecté pourraient entraver la pullulation indéfinie de certains microbes qui l'auraient déjà envahi. »

A cela nous pouvons ajouter que beaucoup de maladies infectieuses et de troubles généraux graves étant surtout la conséquence de l'activité de toxines et poisons microbiens, la thérapeutique de ces états peut se ramener à des actions antidotiques simples par introduction, dans le sang, de médicaments ou d'antitoxiques neutralisateurs.

Un passage des conclusions précédentes nous amène à établir une division toute naturelle dans les procédés dépendant de l'antisepsie médicale.

Nous étudierons :

1° L'antisepsie médicale générale ou profonde ;

2° L'antisepsie médicale locale ou superficielle.

Détermination de la valeur antiseptique et de l'équivalent thérapeutique des agents de l'antisepsie médicale. — Quelles que soient les circonstances, qu'il s'agisse d'antisepsie médicale, générale ou locale, il importe, comme nous le disions plus haut, de ne pas oublier le *non nocere* et de choisir, comme médicament, un agent à la fois actif et que l'expérience aura montré inoffensif pour la santé des malades.

Le choix devra toujours être fait d'après le rapport, déterminé expérimentalement, du pouvoir antiseptique au pouvoir toxique.

C'est ce rapport qui fixe sur la valeur antiseptique et l'équivalent thérapeutique du médicament.

Voici, d'après M. le professeur Bouchard, la marche à suivre pour arriver à l'établir.

Le procédé est essentiellement comparatif et comprend trois temps :

On détermine d'abord, par une expérience *in vitro*, les doses *minima* de deux médicaments, dont l'un est pris comme type, capables de s'opposer au développement d'un microbe déterminé dans un bouillon de culture. Ces doses, qui représentent la *puissance antiseptique* de chaque agent, sont divisées l'une par l'autre, et l'on a ainsi un premier rapport P.

On détermine ensuite, *par injection veineuse* des mêmes médicaments, sur des animaux de la même espèce, les doses *minima* qui tuent un kilogramme de poids vif.

Ces doses représentent la *puissance toxique* de chaque agent. Comme précédemment, par une simple division, on établit leur rapport T.

Enfin, la *valeur antiseptique comparative* V, du médicament qu'on s'est proposé d'étudier relativement à celui qui a été pris pour type, se déduit en divisant T, le rapport de la puissance toxique, par P, le rapport de la puissance antiseptique, soit :

$$V \text{ (Valeur antiseptique)} = \frac{T}{P} \quad \begin{array}{l} \text{rapport des puissances toxiques.} \\ \text{rapport des puissances antiseptiques.} \end{array}$$

Exemple : Soit à déterminer la valeur antiseptique du naphtol β par rapport au biiodure de mercure.

Premier temps. — On constate que, pour s'opposer au développement du bacille pyocyanique, il faut ajouter à 1 litre de bouillon : 40 centigrammes de naphtol β ou 25 milligrammes de biiodure de mercure. Ces doses, divisées l'une par l'autre, donnent P, le rapport des puissances antiseptiques, qui est égal à $\dfrac{0,40}{0,025} = 16$. Ce qui signifie que le biiodure est seize fois plus antiseptique que le naphtol β.

Deuxième temps. — Par un essai expérimental sur le lapin, on remarque que pour tuer un kilogramme de cet animal, il faut $3^{gr},80$ de naphtol β ou 15 milligrammes de biiodure de mercure.

Ces proportions divisées l'une par l'autre, donnent T, le rapport des puissances toxiques qui est égal à

$$\frac{3,80}{0,015} = 253,33.$$

Ce qui signifie que le biiodure de mercure est 253 fois plus toxique que le naphtol.

Troisième temps. — On détermine la valeur antiseptique du naphtol β par rapport au biiodure en divisant $T = 253$ par $P = 16$ soit :

$$\frac{253}{16} = 15,80 = V.$$

Par conséquent, à dose physiologique, le naphtol β peut stériliser 15 fois plus de substance que le biiodure de mercure ; il est préférable à ce dernier pour obtenir l'antisepsie médicale.

Le principe que nous venons d'exposer sera celui auquel on devra se conformer pour arriver à dresser des tableaux comparatifs qui, par les indications qu'ils contiendront, permettront de faire un choix judicieux parmi les médicaments à employer dans l'antisepsie médicale.

Mais ce n'est pas tout : dans la pratique il ne s'agit pas seulement de connaître les doses toxiques, il importe d'éviter aussi les doses pathologiques, c'est-à-dire celles qui, injectées dans le sang, sont capables de provoquer quelques troubles des grandes fonctions. Dans l'emploi, il faut donc encore tenir grand compte de ce que M. Bouchard appelle l'*équivalent thérapeutique* des médicaments, qu'il définit de la façon suivante :

« On doit entendre par équivalent thérapeutique d'un médicament, la quantité, comptée par kilogramme du poids de l'animal, qui, injectée dans le sang, ne détermine pas de phénomènes toxiques, mais au delà de laquelle l'intoxication se produirait. »

Antisepsie médicale générale ou profonde. — C'est l'antisepsie des milieux intérieurs. Pour la réaliser, point n'est besoin toujours de détruire les germes qui imprègnent l'organisme ; toute substance, toute modification pouvant porter quelque atteinte à la vitalité de ces germes, pouvant s'opposer à leur développement et à leur sécrétion ou seulement capable de neutraliser ces dernières, convient parfaitement à cette fin.

Pourquoi, en effet, serait-il nécessaire de chercher des modificateurs puissants du milieu intérieur, puisqu'il est établi que des changements infimes dans la composition des milieux nutritifs, où vivent certains germes, suffisent pour troubler profondément leur évolution.

N'avons-nous pas vu plus haut que par la simple introduction, dans une culture, d'un seize-cent-millième de nitrate d'argent, d'un cinq-cent-millième de sublimé, etc., Raulin a porté une atteinte grave à la végétabilité de l'*Aspergillus niger*?

Or, comme l'a dit M. Duclaux, qu'on suppose un microbe pathogène aussi sensible que l'est l'*Aspergillus* au nitrate d'argent; 40 milligrammes de cet antiseptique suffiraient à le faire disparaître du corps d'un homme pesant 60 kilos.

C'est en partant de cette donnée et en se basant sur la sensibilité particulière qu'avait manifesté, *in vitro*, le *Bacillus anthracis*, pour une très petite dose de chloral (Chamberland et Straus), que M. Arloing chercha à préserver un lapin des suites d'une inoculation charbonneuse, en le chloralisant fortement. Malheureusement cette recherche, *in anima vili*, n'eut pas les résultats de celle qui avait été faite dans un bouillon de culture : « Un lapin inoculé, plongé dans un sommeil chloralique presque permanent pendant trente heures, inondé de

flots de chloral, a succombé dans les délais habituels. »
Mais, comme le fait sagement observer notre savant
maître, cet insuccès n'est pas motif à découragement.
S'il démontre que tous les antiseptiques efficaces *in vitro*
ne le sont pas toujours après introduction dans l'organisme, où les conditions de contact dirigées par l'électivité sont bien différentes, il n'établit pas que, par des
recherches comparatives plus nombreuses, on n'arrivera
pas à trouver, pour chaque virus et pour chaque maladie
infectieuse, « le microbicide spécifique, c'est-à-dire
l'agent efficace à la plus petite dose possible ».

La spécificité existe, en effet, dans certaines médications qui, par le fait, sont la preuve de la possibilité
que l'on a d'agir, à l'aide des médicaments, sur des germes
circulant dans le sang et imprégnant l'organisme.

Les bons effets du mercure et de l'iode, dans la syphilis ;
ceux de la quinine, dans les manifestations fébriles de la
malaria, sont sûrement spécifiques et de nature antiseptique.

Il a été démontré directement par Laveran que les
hématozoaires, parasites du paludisme, prennent leurs
formes cadavériques et disparaissent du sang chez les
malades qui sont soumis pendant quelque temps à la
quinine.

Il faut désirer vivement que chaque état infectieux ait
lui aussi sa quinine, car ainsi sera résolu le difficile problème de l'antisepsie médicale.

On n'en est pas encore là, c'est vrai, mais d'autres res-
sources, étrangères à la médicamentation, peuvent élargir encore le cadre des procédés réalisant les fins de
l'antisepsie médicale.

On sait, par exemple, qu'il suffit d'élever ou d'abaisser
la température qui convient à la végétation de quelques
microbes pour entraver leur multiplication et atténuer
leur virulence ; comme, d'autre part, certaines de ces
variations thermiques sont parfaitement compatibles

avec l'intégrité des fonctions normales de l'organisme, on peut les utiliser dans la lutte contre certaines infections.

C'est ce que l'on réalise sûrement par l'emploi de la réfrigération ou des bains froids, dans le traitement de quelques infections locales ou générales et, en particulier, dans le traitement de la fièvre typhoïde par la méthode de Brand.

L'action des bains froids, dans cette méthode, est plus qu'antithermique; elle gêne l'évolution du bacille d'Eberth, comme le prouvent les excellents effets des réfrigérations locales (poitrine et abdomen); elle ralentit la marche des ulcérations intestinales (Renaut), et favorise l'élimination des toxines par l'urine (Weil et Roque). Bref, la balnéation réalise plusieurs des qualités de l'antisepsie médicale (Arloing).

Enfin, on trouve des moyens spéciaux de lutter contre l'infection microbienne ou contre ses conséquences, dans l'usage des sérums divers, introduits depuis peu en thérapeutique et dont l'étude mérite actuellement de faire un paragraphe indépendant. Nous le placerons à la suite des médicaments de l'antisepsie interne.

D'ailleurs, dans la lutte contre les infections et les intoxications microbiennes, il ne faut pas négliger de recourir à tous les moyens capables d'aider à la destruction ou à l'élimination des toxines, soit en stimulant les fonctions du foie, soit en provoquant des hypersécrétions glandulaires (diurèse, diaphorèse, etc.), qui auront pour résultat heureux d'entraîner au dehors une bonne partie des poisons.

Antisepsie médicale locale ou superficielle. — L'antisepsie médicale superficielle est dirigée contre les microbes qui végètent sur les surfaces naturelles, externes ou internes (peau et muqueuses), où ils produisent des altérations et sécrètent des toxines qui, passant à l'absorption, déterminent des troubles généraux plus ou moins graves.

Cette définition, comme d'ailleurs le but à atteindre, permet de séparer l'antisepsie du tégument externe de l'antisepsie des muqueuses.

Antisepsie du tégument externe. — Elle comprend les moyens que l'on dirige contre toutes les maladies qui peuvent atteindre la surface cutanée et dont l'origine microbienne est prouvée ou probable.

En dehors de l'existence de toute dermopathie, il y a d'ailleurs de ce côté une large place laissée à l'antisepsie prophylactique, qui comprend alors des soins minutieux de propreté et l'asepsie, réalisée au besoin par des solutions médicamenteuses faibles.

Les qualités à exiger d'un agent thérapeutique destiné à la peau ne sont pas spéciales ; ce sont celles que l'on exige des agents de l'antisepsie chirurgicale. Il s'agit en effet d'applications externes, sur des surfaces résistant à l'absorption, qui peuvent être détergées, désinfectées, et pansées comme des plaies, non pas toujours aussi facilement, mais du moins à l'aide des mêmes médicaments.

L'antisepsie de la surface cutanée pourrait donc faire une dépendance de l'antisepsie chirurgicale.

Antisepsie des muqueuses. — Suivant la muqueuse à désinfecter, son siège et ses fonctions physiologiques, on exige des médicaments antiseptiques des propriétés un peu différentes ; mais, en plus de l'efficacité et de l'innocuité pour le sujet, la condition la plus générale que tous doivent remplir, *c'est d'être peu solubles et difficilement absorbables.*

En effet, l'antisepsie d'une muqueuse dépendant d'actions essentiellement locales et se produisant en surface, on comprend qu'une de ces principales limites soit l'absorption du médicament, absorption qui, dans ce cas-là, équivaut à une élimination puisque, de ce chef, le médicament est entraîné hors du point où il importe surtout qu'il reste.

De plus, cette absorption est aussi une borne à l'administration des doses élevées, qui parfois pourraient être
nécessaires et efficaces, mais dont on doit s'abstenir, à
cause des empoisonnements généraux qui en seraient la
conséquence.

Étant donc duit à s'adresser à des médicaments peu
solubles, on se trouve enfermé dans un cercle vicieux,
car, précisément, une des conditions de l'activité des
antiseptiques est la solubilité ; mais ce que l'on perd de
ce côté est avantageusement retrouvé de l'autre.

ANTISEPSIE DES PREMIÈRES VOIES DIGESTIVES. — L'antisepsie
prophylactique ou thérapeutique de la cavité buccale ne
prête pas à des considérations générales bien importantes ;
à part la prophylaxie, qui doit surtout éviter de se servir
d'agents trop énergiques et capables à la longue d'altérer
la muqueuse ou les dents, chaque maladie microbienne,
dont la bouche et le pharynx buccal peuvent être le siège,
comporte un traitement particulier et une médicamentation dans le détail desquels il ne nous appartient pas
d'entrer.

L'antisepsie de la partie sous-diaphragmatique des
voies digestives n'est pas dans le même cas, et voici ce
que nous avons à en dire.

ANTISEPSIE GASTRO-INTESTINALE. — Le tube digestif est
un milieu éminemment favorable aux végétations microbiennes et, soit par les matières qu'il renferme, soit par
l'humidité et la chaleur constante qui y règnent, il constitue vraiment, selon l'expression de Dujardin-Beaumetz,
le paradis des microbes.

Tant que les fermentations produites par ceux-ci se
tiennent dans des limites convenables ou se bornent à
aider à l'élaboration et à la transformation de certains
aliments, on n'a pas à s'en inquiéter ; mais parfois les microbes deviennent la cause de fermentations anormales
et excessives, qui aboutissent à une production exagérée
d'alcaloïdes toxiques provoquant de véritables empoison-

nements, dont les formes sont d'ailleurs très diverses.

Du reste, en plus de ces intoxications par excès de fermentations intestinales putrides, il y a lieu de songer à toute la série des maladies infectieuses (diarrhée, dysenterie, affections typhoïdes, etc.) qui ont leur origine dans un développement anormal de germes spéciaux, dans le milieu gastro-intestinal.

Dans toutes ces circonstances, il y a lieu de pratiquer l'antisepsie du tube digestif, et, quoique cette médication ait été très discutée dans ces derniers temps, on doit pratiquement lui accorder une réelle valeur.

Comparant la masse des matières de l'intestin à un bouillon de culture qu'il s'agit de stériliser, il suffit, comme le dit M. Bouchard, d'administrer une dose d'antiseptique proportionnelle à la quantité de matières à désinfecter, en tenant bien compte de l'équivalent toxique de chaque substance et donnant la préférence au médicament qui donne le maximum d'effets antiseptiques avec le minimum de troubles physiologiques.'

A ce point de vue, c'est le naphtol α auquel le savant professeur paraît s'être définitivement arrêté.

Mais, quel que soit le médicament, dans la pratique de l'antisepsie intestinale, il faut se conformer aux préceptes généraux suivants :

On doit agir vite et énergiquement, et provoquer d'abord une évacuation des matières intestinales par l'administration d'un purgatif. On se débarrasse ainsi d'une grande partie des germes et des toxines déjà formées. L'antiseptique doit être ensuite administré « en poudre ténue, afin que la multiplicité de ses particules lui permette d'être en contact avec toute la surface de la muqueuse et toute l'épaisseur du contenu ». Les doses doivent être fractionnées et souvent répétées afin que, malgré l'entraînement naturel des matières, il y ait toujours une certaine quantité d'antiseptique dans l'intestin.

On pourra enfin, si la chose paraît nécessaire, avoir recours à une pratique depuis longtemps recommandée par M. Bouchard, et essayer d'absorber ou de dénaturer les sécrétions microbiennes par l'administration de la poudre de charbon.

L'entraînement mécanique des microbes et des toxines, par une bonne purgation préalable, semble avoir une importance majeure, et se trouve confirmé par l'expérience.

Par exemple, en administrant, à un homme adulte sain, un purgatif composé de 15 grammes de sulfate de soude et de 15 grammes de sulfate de magnésie, on a provoqué six évacuations, dont le nombre de microbes par milligramme était, pour chacune d'elles, de : 1° 312 000; 2° 280 808 ; 3° 284 000 ; 4° 228 400 ; 5° 268 320; 6° 260 000. Or l'action purgative s'est continuée le lendemain et s'est traduite par une selle diarrhéique, qui contenait 55 000 microbes par milligramme. Chose intéressante, le surlendemain les fèces avaient repris leurs caractères normaux comme consistance et quantité, mais, par contre, elles étaient extrêmement pauvres en germes, puisqu'elles n'en contenaient que 1350 par milligramme.

Le purgatif avait donc désinfecté l'intestin et amené une antisepsie, sinon absolue, du moins remarquable de ce canal (Gilbert et Dominici).

Cet entraînement mécanique des matières et des microbes, ayant la valeur d'un nettoyage de l'intestin, a été proposé sous une autre forme, par Cantani d'abord, puis tout récemment par Huchard, Bovet, Dignat, etc. L'auteur italien, admettant que les lavages de l'intestin agissent plus directement sur les microbes intestinaux et valent mieux que l'antisepsie tentée par la voie buccale, a conseillé l'entéroclyse et préconisé surtout des lavements copieux avec une solution d'acide tannique à 1 p. 100.

Nous admettons parfaitement la grande utilité du balayage du tube digestif, par la purgation et par l'entéroclyse, mais nous n'irons pas cependant jusqu'à dire, avec Cantani, Bovet, Dignat, que ce sont les seuls moyens efficaces dans la désinfection gastro-intestinale.

Dans la pratique de l'antisepsie de l'intestin, particulièrement dans le cas de maladies infectieuses, il faut être bien convaincu de l'utilité des médicaments et ne pas prendre au pied de la lettre les derniers travaux de Bardet et de Grimbert qui, en somme, conduiraient à penser que cette antisepsie, telle qu'on la pratique, ne peut amener ni la désinfection réelle des selles, ni l'arrêt des fermentations intestinales.

Les résultats cliniques ont depuis longtemps parlé à l'encontre de ces conclusions expérimentales.

D'ailleurs, si Bardet n'a pas vu le nombre des microbes diminuer dans des cultures de fèces, après administration d'antiseptiques intestinaux, Baczkiewicz a été plus heureux que lui.

Ainsi, chez un malade atteint d'une large fistule intestinale, on comptait 125 000 bactéries par milligramme de fèces, avant médicamentation. Après treize jours d'administration de naphtol β, le nombre des bactéries était tombé à 18 000 et l'odeur des matières avait considérablement diminué.

En neuf jours, chez un malade atteint de fistule cæcale, l'administration du naphtol fit tomber le nombre des bactéries de 1 860 000 à 92 000 par milligramme.

Chez un diabétique, l'iodol, à la dose de 3 grammes par jour, ne produisit aucun effet fâcheux sur la santé et fit tomber le nombre des bactéridies de 3 080 000 à 232 000 après deux jours et à 18 000 après cinq jours.

Dans des cas de catarrhe gastro-intestinal, le tannin, à la dose de 30 centigrammes, se montra aussi très efficace et, par exemple, put en trois jours diminuer le nombre des bactéries de 470 000 à 14 000.

Ces exemples, dont la signification ne saurait être amoindrie par des faits négatifs, nous confirment en-

core une fois dans cette conclusion que la *méthode
d'antisepsie intestinale, par des agents chimiques, mérite
bien la confiance qu'on lui a accordée* depuis les travaux
de Bouchard.

Antisepsie des voies aériennes. — Les médicaments
destinés à l'antisepsie des voies respiratoires peuvent
avoir des qualités différentes suivant le niveau et l'organe
à atteindre.

Pour les premières voies, des lavages, des attouche-
ments sont possibles avec des solutions qui pourtant ne
doivent pas avoir une très grande activité, à cause de la
délicatesse des muqueuses. Mais ce qui convient le mieux,
ce sont les antiseptiques qui peuvent se volatiliser et
s'administrer en pulvérisation, vaporisation, fumigation
ou inhalation.

Se basant sur la tolérance et la rapidité d'absorption
de la muqueuse pulmonaire, on a proposé des injections
intratrachéales de solutions antiseptiques, réalisant,
suivant l'expression de Bouchard «une noyade du poumon », mais c'est un procédé encore mal étudié et, en
principe, difficile à admettre.

Mais on a, pour le poumon, une ressource précieuse,
dans les médicaments dont le principe actif peut, après
absorption par une voie quelconque, s'éliminer par les
muqueuses alvéolaire et bronchique. C'est la base de l'administration de la térébenthine, de la terpine, de l'eucalyptol, du benjoin, du goudron, de la créosote, etc.,
dans les maladies du poumon et des bronches.

Antisepsie génito-urinaire. — Une bonne part de cette
étude se confond avec l'antisepsie obstétricale ; nous
n'avons donc qu'à nous intéresser aux principes généraux de l'antisepsie uréthrale et vésicale.

Il y a deux façons de mettre un antiseptique en rapport
avec la muqueuse de l'urèthre et de la vessie : 1° par
l'injection directe d'un médicament, que l'on choisira en
évitant les agents irritants ou toxiques, car il ne faut

pas oublier que la muqueuse vésicale malade peut absorber; 2° par la voie de l'élimination rénale après absorption. — Les qualités du médicament à rechercher alors sont les suivantes : faible solubilité, action toxique nulle ou modérée, absence de troubles thermiques notables, concentration des effets sur les organes urinaires, le plus possible en dehors de toute action antiseptique générale ou intestinale (Dreyfous).

PRINCIPAUX AGENTS DE L'ANTISEPSIE MÉDICALE.

Acide tannique. — Expériences anciennes et récentes démontrant le pouvoir antiseptique de l'acide tannique. — Sous-nitrate de bismuth, médicament antiseptique antiacide et absorbant. — Salicylate de bismuth. — Dermatol. — Naphtol α et naphtol β. — Naphtaline. — Inconvénients de ce médicament. — Salinaphtols. — Benzonaphtol. — Saccharine. — Créosote; effets locaux et généraux. — Gaïacol. — Salol, salacétol et diapht ol, antiseptiques recommandés pour les voies génito-urinaires.

Acide tannique. — Les classiques ne parlent pas ou fort peu du pouvoir antiseptique de l'acide tannique, et quelques-uns même, se basant sur ce fait que certaines moisissures peuvent se développer dans les solutions de tannin, prétendent que ce corps n'est pas antiseptique.

En médecine vétérinaire, nous avons quelques raisons pour admettre le contraire, car nous avons le souvenir de l'expérience de Gohier qui, après avoir fait manger à des chevaux des quantités considérables de tannin, et cela pendant plusieurs jours, leur fit une saignée et conserva le sang pendant deux mois, sans aucune décomposition.

Il suffit d'ajouter une certaine proportion d'une solution tannique à du sang putréfié, pour voir la mauvaise odeur disparaître et la décomposition s'arrêter (Kaufmann).

Ce pouvoir antiseptique incontestable, l'acide tannique le doit à son activité chimique et à la propriété qu'il a de précipiter et de coaguler l'albumine; il modifie donc considérablement les milieux fermentescibles et peut aussi englober les germes, en portant également obstacle à leur multiplication.

A cette action paralysante sur les bactéries, l'acide tannique ajoute la propriété qu'il a de neutraliser les sécrétions toxiques microbiennes, ptomaïnes et toxines diverses, en les précipitant, ce qui sûrement doit lui donner une réelle valeur dans l'antisepsie gastro-intestinale. Cette valeur lui a été reconnue par Cantani, qui a démontré qu'en solution à 1 p. 100, le tannin tue le bacille du choléra, et stérilise ses toxines, même à 0,6 p. 100. Il a employé ce médicament avec grand avantage, pour pratiquer l'entéroclyse dans des formes variées de diarrhée, de dysenterie et d'infection digestive ajoutant que, pendant son séjour dans l'intestin, l'acide tannique doit exercer sur la muqueuse elle-même une action astringente fort utile.

Dans les essais de Baczkiewicz, le tannin s'est aussi révélé comme un bactéricide des plus efficaces dans l'antisepsie intestinale, offrant encore l'avantage de pouvoir être donné aux animaux pendant longtemps et à dose élevée sans produire d'effets toxiques.

C'est, il nous semble, une médicamentation fort recommandable.

Sels de bismuth. — Ces sels sont habituellement étudiés sous le simple titre d'anticathartiques, anexosmotiques, absorbants, etc., car, sauf peut-être pour le salicylate, on n'a pas l'habitude de leur accorder une propriété antiseptique bien efficace. Très employés comme absorbants et modificateurs des sécrétions intestinales, mais on n'a pas toujours interprété leur action de la même manière.

Sous-nitrate de bismuth. — Quoique la question ne soit pas encore complètement élucidée, il paraît bien certain que le sous-nitrate de bismuth est un germicide de quelque valeur. Il s'est montré actif sur les ferments secondaires des moûts sucrés (Gayon, Dupetit et Dubourg) et a guéri rapidement des eaux de senteur devenues filantes par suite d'une action microbien (Carles). En outre, les bons résultats qu'il a donnés dans le traitement externe des plaies plaident encore en faveur de cette action.

Il est donc logique d'admettre que, si le sous-nitrate de bismuth possède les propriétés qu'on lui accorde depuis fort longtemps dans les maladies gastro-intestinales, avec fermentations anormales, il le doit, pour une bonne part, à son pouvoir bactéricide.

Il agit doublement, à l'intérieur, par son oxyde et par son acide. — Dans l'estomac, l'oxyde précipite le mucus et déterge la muqueuse. D'autre part, au contact des sécrétions stomacales, des traces d'acide sont vite mises en liberté et agissent aussi sur la muqueuse, comme astringent tonique et comme un antiseptique particulier. Il est en effet démontré que la présence d'une trace d'acide azotique, dans une solution organique, arrête l'évolution d'une foule de microbes et en hâte la destruction (Duclaux).

Dans l'intestin, le sous-nitrate rencontre des vapeurs sulfhydriques, qui le transforment en sulfure noir et mettent une nouvelle dose d'acide en liberté, acide qui est transformé partiellement en vapeurs nitreuses. Or l'action antiseptique de ces vapeurs nitreuses, sur les bactéries qui sécrètent des gaz putrides, est actuellement prouvée (Girard et Pabst).

Mais il est incontestable que si le sous-nitrate de bismuth est un antiseptique, c'est aussi un excellent absorbant des gaz et un antiacide précieux; enfin, par son action topique, il agit favorablement sur la muqueuse et favorise la cicatrisation des surfaces quand elles sont ulcérées. Toutes ses indications sont basées sur ces diverses propriétés, mais, pour qu'il réussisse, il faut qu'il soit bien pur, exempt de carbonate et aussi divisé que possible (Carles).

Salicylate de bismuth. — Ce sel a été considéré comme plus antiseptique que le sous-nitrate, à cause de son dédoublement rapide, dans le tube digestif, en acide salicylique et oxyde de bismuth. Cependant, bien que le recommandant dans la fièvre typhoïde (Vulpian, Hayem) et dans la dyspepsie gastro-intestinale (Bouchard, Dujardin-Beaumetz), les thérapeutes n'ont jamais exagéré sa valeur. Il est certain que, dans la pratique de l'antisepsie intestinale, il a rendu de grands services, mais, la plupart du temps, on l'a associé avec un médicament plus actif que lui, le naphtol par exemple (Bouchard).

A cette action antiseptique s'ajoutent les propriétés absorbantes, antiacides et antidiarrhéiques du sous-nitrate de bismuth et, par suite de l'absorption d'une petite partie de l'acide, quelques effets antithermiques.

Comme le sous-nitrate, le salicylate de bismuth forme, au contact des vapeurs sulfhydriques, un sulfure noir qui colore les selles.

Reprochant au salicylate de bismuth d'être irritant pour la muqueuse digestive, à cause de l'acide salicylique libre qu'il contient toujours et de celui qu'il donne, par dédoublement dans l'estomac, on a proposé de le remplacer par le benzoate de bismuth qui jouit, dit-on, de propriétés équivalentes et n'est pas irritant.

Sous-gallate de bismuth. — Dermatol. — Nous ne parlons ici de ce médicament, qu'à cause des affinités chimiques qu'il a avec les deux précédents; pour lui, en effet, il n'y a pas lieu de s'occuper de propriétés antiseptiques vraies, il n'en possède pas. Ce n'est pas un microbicide, car, d'après nos propres expériences, il ne gêne la pullulation des germes qu'en modifiant le milieu, et cette modification est due, nous l'avons établi, au pouvoir absorbant et astringent très remarquable qu'il possède (Cadéac et Guinard).

Dans le tube digestif, il est peu modifié et doit, à cette fixité relative, d'être peu ou pas toxique. A dose conve-

15.

nable (1 à 2 grammes chez le chien), il se comporte simplement comme un absorbant, un constipant et un anti-
diarrhéique puissant; mais à la dose de 5 grammes nous
l'avons vu produire des lésions intestinales, caractérisées
par des destructions locales, avec ramollissement de la
muqueuse, ulcération et congestion intense.

En somme, le dermatol se recommande surtout
comme astringent et modificateur local des tissus ; aussi
a-t-il des indications externes nombreuses (dans les maladies de la peau et des muqueuses apparentes) qui seront
sûrement indiquées dans la thérapeutique spéciale.

Naphtols. — Ce sont les phénols de la naphtaline, dont
il existe deux isomères : le naphtol α et le naphtol β qui,
sans conteste, sont des agents bactéricides et antiseptiques
énergiques.

L'un et l'autre arrêtent le développement des microbes
de la fièvre typhoïde, de la pneumonie, du charbon, aussi
bien que des *Staphylococcus albus* et *aureus*; sous leur
influence l'urine ne fermente pas et les matières organiques en putréfaction perdent leur fétidité (Bouchard,
Maximowitch).

Comparés l'un à l'autre : le naphtol α se montre deux
ou trois fois plus actif que le naphtol β et joint à cela
l'avantage d'une toxicité plus faible.

Il faut 40 centigrammes de naphtol β pour stériliser
un litre de bouillon infecté, et seulement 10 centigrammes
de naphtol α; ce qui permet d'établir que, pour antisep-
tiser le canal intestinal, dont le contenu chez l'homme
adulte peut être évalué à 6 litres, il faudra 2^{gr},40 de
naphtol β, ou 60 centigrammes de naphtol α.

L'équivalent toxique du naphtol β est de 8 milligrammes
par kilogramme, celui du naphtol α 13 centigrammes.

Ces renseignements permettent de faire un choix entre
les deux médicaments et de comprendre que certains auteurs aient justement donné la préférence au naphtol α,
qui, précisément à cause de son activité plus grande et

de sa moindre toxicité, agit à dose plus faible et doit être de beaucoup préféré pour l'antisepsie gastro-intestinale.

Sur les muqueuses, les naphtols produisent une sensation désagréable de chaleur ; ils sont parfois mal tolérés par l'estomac et, dans les cas où ils ont été donnés à dose trop forte ou à des sujets trop sensibles, on les a accusés d'avoir provoqué des vomissements, la perte de connaissance, l'ischémie, l'hémoglobinurie, la néphrite, voire même des accès d'éclampsie.

Il est bon de se souvenir que l'alcool augmente la solubilité du naphtol, et par suite favorise l'absorption.

Naphtaline. — La dose antiseptique de naphtaline, par litre de bouillon, est de 1^{gr}310 ; c'est un agent inférieur aux naphtols, mais encore suffisamment actif cependant. Mélangée à des liquides d'origine animale ou ajoutée à des tissus morts, subissant facilement la décomposition, la naphtaline empêche ou ralentit sensiblement leur altération.

Avant de s'arrêter au naphtol, dans le traitement antiseptique des infections et maladies infectieuses intestinales, Bouchard, suivant les indications de Rossbach, se servait de la naphtaline et en obtenait d'excellents résultats ; or, il est bon de constater que cette substance, étant insoluble et peu active sur les germes pathogènes, ne devait pas agir directement par elle-même, mais par de petites quantités de naphtols α et β, formées au fur et à mesure, dans le canal intestinal, par suite de sa décomposition.

Actuellement, il n'y a pas lieu de s'arrêter à un agent que beaucoup d'autres plus efficaces peuvent remplacer avantageusement et qui, en outre, présente de réels inconvénients.

La naphtaline a, en effet, déterminé parfois l'ardeur uréthrale, le ténesme vésical, des éruptions cutanées très prurigineuses, de l'érythème et de l'amaigrissement, quand on l'a employée trop longtemps.

Les lésions spéciales, observées chez les animaux soumis à un usage prolongé de naphtaline, sont la cataracte (Bouchard, Charrin) et une altération nécrobiotique de la rétine (Panas, Snellen).

Salinaphtols. — Deux médicaments méritent le nom de salinaphtol ou naphtosalol; c'est, d'une part, la combinaison de l'acide salicylique avec le naphtol α, donnant l'*alphol*; d'autre part, la combinaison du même acide avec le naphtol β, donnant le *bétol*.

Ce dernier seul, lancé par Kobert en 1887, a été utilisé dans l'antisepsie interne. Etant insoluble, il agit après mise en liberté de ses deux composants, au contact du suc pancréatique; mais il faut ajouter que ce dédoublement n'est ni facile ni constant.

Benzonaphtol. — C'est un benzoate de naphtol β, que Berlioz et Grün recommandèrent comme désinfectant intestinal, à cause de sa faible toxicité, et de la valeur antiseptique de ses deux composants.

A peu près complètement insoluble, il serait décomposé, dans l'intestin, en naphtol et acide benzoïque. Ce dernier s'éliminant par le rein, en nature ou à l'état d'acide hippurique, produirait l'action diurétique que l'on attribue au benzonaphtol.

Seulement, tandis que pour Gilbert, Le Gendre, Ewald, ce médicament représenterait le meilleur antiseptique intestinal, à cause du naphtol et de l'acide benzoïque qu'il cède dans l'intestin, pour Kühn ce serait un agent sans valeur. Théoriquement, les premiers doivent avoir raison.

Saccharine. — En solution à 1 p. 500, la saccharine s'oppose au développement du *Staphylococcus pyogenes aureus*; à 1 p. 100 elle agit de même sur le *Bacterium termo*, arrête la fermentation de l'urine; mais, à ce même titre, elle est sans action sur le bacille typhique.

Ayant avec cela une toxicité très faible, cette substance a semblé utilisable dans l'antisepsie gastro-intestinale;

mais comme, d'une part, elle est assez soluble et s'absorbe bien, comme, d'autre part, son pouvoir germicide s'atténue dans les milieux alcalins (C. Paul et Marfan), elle ne doit pas, pratiquement, être bien efficace.

Elle a d'ailleurs, sur les phénomènes de la digestion, une influence fâcheuse, qui fait qu'elle est capable d'entraver, d'une façon appréciable, l'action des ferments digestifs, ptyaline, pepsine, etc., sur les aliments qu'ils doivent attaquer.

Ceci est utile à rappeler, car la saveur sucrée intense de la saccharine a pu faire songer à l'utiliser, au lieu et place du sucre, dans l'alimentation, et tout spécialement dans l'alimentation des diabétiques. Mais, en outre que ce prétendu sucre échappe à toute assimilation et ne constitue pas un aliment, car il s'élimine en nature par le rein, son usage peut être préjudiciable aux organes et aux actes digestifs.

Créosote. — Nous parlons ici de la créosote de goudron de bois, de celle que Reichenbach isola en 1832 et qui, dès cette époque, fut recommandée dans le traitement de la tuberculose pulmonaire. Ses principaux composants sont, comme on le sait, le gaïacol, le créosol, le crésol et le phénol, en petite quantité.

Comme pouvoir bactéricide, la créosote se place avant l'acide phénique (Bouchard) et, entre autres particularités, empêche le développement du bacille de Koch, du pneumocoque de Friedländer, du *Staphylococcus aureus* et du bacille typhique, à la dose de 80 centigrammes par litre de bouillon.

Son équivalent toxique, en injections veineuses, est de $0^{cc},17$ par kilogramme de lapin; mais elle est inoffensive pour cet animal, quand on l'injecte, dans le tissu conjonctif, à la dose quotidienne de $0^{cc},25$ par kilogramme.

Localement, elle a une action *caustique* très intense, quand elle est pure, mais elle est simplement *astringente*, quand elle est convenablement diluée. D'ailleurs, comme le phénol, elle produit, sur les parties qu'elle touche, une insensibilisation particulière qui a été mise à profit souvent, notamment dans certaines pratiques de la chirurgie dentaire.

Son absorption est facile et son élimination se fait par les poumons et par les reins; on la retrouve dans l'urine à l'état de créosotosulfate (Saillet).

C'est probablement à la propriété qu'elle a de s'éliminer partiellement par les poumons, et à l'activité incontestable qu'elle manifeste sur le bacille de Koch, que la créosote doit l'efficacité que lui attribuent Bouchard et Gimbert dans le traitement de la tuberculose pulmonaire.

Administrée à dose modérée, même pendant longtemps, la créosote ne paraît pas modifier sensiblement la nutrition générale (Bouchard, Bravet), mais il ne faut pas oublier cependant que, se combinant avec le sulfate de potasse, elle soustrait à l'économie une certaine quantité de ce sel, qui peut ne pas être négligeable, surtout quand on a recours à des doses un peu fortes (Saillet).

Les modifications physiologiques, qui suivent l'administration des doses élevées, atteignent le système nerveux, la respiration et la calorification.

Chez le chien, la marche devient lente et difficile; des tremblements intermittents apparaissent; l'animal tombe dans une prostration extrême, son regard est fixe; il est engourdi ou même insensible; la respiration se ralentit et devient d'autant plus difficile que les bronches se remplissent d'abondantes mucosités. En même temps la température baisse.

Ces effets, liés à des actions nerveuses, sont également accompagnés d'altérations du sang, analogues à celles que produisent les phénols.

Gaïacol. — Très voisin de la créosote par ses propriétés antiseptiques et par ses effets généraux, le gaïacol a pu justement être recommandé comme son succédané ; mais il a sur elle l'avantage de n'être pas très irritant pour la peau, *quand il est pur*, d'avoir une composition plus fixe et d'être généralement mieux toléré.

Dans ces derniers temps, beaucoup de bruit a été fait autour de lui, particulièrement depuis que Sciolla et Bard ont démontré qu'il peut faire baisser la température des fébricitants, par simple application épidermique.

Cette action, qui est incontestable, s'explique en partie par une excitation périphérique et une mise en jeu réflexe du système nerveux thermogénétique (Guinard), en partie par l'absorption cutanée du gaïacol, qui pénètre dans l'organisme à l'état de vapeurs (Guinard et Stourbe ; Linossier et Lannois). Tout dernièrement enfin, on a reconnu au gaïacol une action anesthésique locale qui l'a fait recommander, au titre d'analgésique, par Ferrand Balzer et André. Dans ce dernier cas, il peut remplacer, avantageusement peut-être, une injection de cocaïne.

Salol. — Le salol, ou salicylate de phénol, contient environ 1/3 de phénol et 2/3 d'acide salicylique en combinaison. Peu ou pas actif par lui-même, il le devient en se dédoublant en ses deux composants.

A l'intérieur, le principal facteur de ce dédoublement est le suc pancréatique ; mais, avec ou sans le concours du pancréas (Gley), la salive, le suc entérique et les microbes de l'intestin peuvent concourir, dans une faible mesure, à la dissociation des éléments du salol. Cette dissociation est en outre considérablement favorisée par l'alcalinité du milieu ; elle peut ne pas se produire chez un animal à jeun (Gley) et se trouve retardée par l'inertie motrice de l'estomac (Ewald).

Ces causes multiples de variabilité, dans le dédoublement du salol, permettent de comprendre l'inconstance des effets de ce médicament qui, pourtant, de par ses constituants, phénol et acide salicylique, peut être un bon antiseptique.

Il a été recommandé dans l'antisepsie gastro-intestinale; mais c'est dans l'antisepsie des voies génito-urinaires qu'il a eu et a encore le plus de vogue, sans qu'il soit bien établi cependant qu'il mérite vraiment la grande part qu'on lui accorde dans les succès obtenus.

On a reproché au salol de produire des effets généraux désagréables, notamment des troubles digestifs, des troubles nerveux, vertige, diminution de la sensibilité; un érythème scarlatiniforme, de l'albuminurie; on lui a vu produire la dégénérescence graisseuse des reins, chez le lapin, etc.

La plupart de ces accidents sont incontestablement dus au phénol, qui est de beaucoup le plus dangereux des constituants du salol, et nous sommes amené à nous demander maintenant pourquoi, pour l'usage interne, on préconise ce médicament, puisque les services qu'il rend, comme antiseptique intestinal et génito-urinaire, sont surtout attribués à l'acide salicylique qu'il cède.

Pourquoi, en admettant l'importance de ces services, ne pas recourir directement et plus simplement aux salicylates? On aurait au moins l'avantage d'éviter les inconvénients du phénol.

Salacétol. — C'est une combinaison analogue à la précédente, mais dans laquelle l'*acétol* remplace le phénol; l'acide salicylique y entre dans la proportion de 75 p. 100.

Le dédoublement du salacétol, en acétol et acide salicylique, se fait dans l'intestin comme celui du salol, mais on a ici l'avantage de ne pas avoir affaire à un agent dangereux (Bourget et Barbey).

Le salacétol est considéré comme excessivement peu toxique et comme doué d'un pouvoir antiseptique assez puissant, à cause de la proportion considérable d'acide salicylique qui entre dans sa composition (Richette, Bourget).

On l'a préconisé beaucoup pour remplacer le salol, dans l'antisepsie des voies urinaires (Bourget).

Mais pourquoi encore ne pas recourir directement aux salicylates ?

Diaphtol. — Nous avons donné le nom de *diaphtol* à un produit nouveau, préparé par Merck, et qui, chimiquement, répond au nom, moins euphonique, d'acide *orthoquinolinmétasulfonique*.

Les premières études expérimentales que nous avons faites de ce corps nous ont appris que le diaphtol est un produit qui jouit de propriétés antiseptiques sûres. Introduit dans un bouillon, à la dose de $0^{gr},05$ p. 100, il rend inoffensif le *Bacillus anthracis* et s'oppose à toute végétation, quand on atteint la proportion de $0^{gr},10$ p. 100. Une solution de diaphtolate de soude à 2 p. 100 détruit la virulence du *Bacillus anthracis*, du bacille pyocyanique, du *Bacillus pyogenes fœtidus* et des streptocoques de l'infection purulente, après trente-cinq à cinquante minutes de contact.

Bien que peu soluble dans l'eau, le diaphtol passe à l'absorption assez facilement, grâce à sa transformation en diaphtolate alcalin. Nous avons vu qu'il s'éliminait sous cette forme et que son élimination se faisait en masse par la voie des reins.

L'élimination du diaphtol par l'urine a pour conséquence, quand la proportion de médicament est convenable (3 à 5 grammes chez le chien), d'assurer pendant assez longtemps la conservation de ce produit d'excrétion ; les fermentations urinaires, particulièrement la fermentation ammoniacale, sont notablement entravées ou même complètement arrêtées.

Chez le chien, le diaphtol, même à dose forte, est parfaitement toléré et ne produit pas de troubles gastro-intestinaux ou des troubles généraux pouvant s'opposer à son administration prolongée ; d'ailleurs, son équivalent toxique, à l'état de diaphtolate, est de $3^{gr},10$ par kilogramme de lapin.

Nous avons comparé le diaphtol au salol, au point de

vue de la conservation des urines émises par les animaux, après injection de l'un ou de l'autre de ces médicaments, et nous avons toujours constaté que le premier était de beaucoup supérieur au second.

Voilà pourquoi, nous avons proposé l'essai du diaphtol dans l'antisepsie des voies génito-urinaires.

MÉTHODES ANTISEPTIQUES BIOLOGIQUES.

Nous avons dit, plus haut, que nous comprenions dans l'antisepsie, *l'ensemble des agents moyens ou procédés* auxquels on a recours, pour protéger l'organisme contre les microbes ou les conséquences de l'infection ; or ces moyens pouvant être des *procédés biologiques*, nous aurions ici à exposer un certain nombre de méthodes, qui sont basées sur l'emploi des microbes, des sécrétions microbiennes, des humeurs des animaux réfractaires ou rendus réfractaires aux microbes et à leurs poisons.

Ces méthodes sont préventives ou curatives et comprennent : la *bactériothérapie*, les *vaccinations* et la *sérumthérapie* ; mais, seule, la sérumthérapie prête à des considérations de physiologie générale, qui la rattache à notre cours ; les autres sont plus spécialement du ressort de la bactériologie pure.

SÉRUMTHÉRAPIE (1).

Définition et origine de la sérumthérapie. — Travaux de Richet et Héricourt, Bertin et Picq, Bouchard et Charrin, Ogata et Jasubara, Behring et Kitasato, etc. — Bases de la sérumthérapie. — Immunité naturelle et acquise. — Propriétés du sérum normal. — Effets produits par le sérum chez les animaux. — Toxicité du sérum et ses variations. — Essais de Rummo, Mairet et Bosc, Leclainche et Rémond, Guinard et Dumarest. — Éléments toxiques du sérum ; protéines défensives, alexines. — Substances coagulantes et pouvoir coagulant du sérum ; son indépendance avec le pouvoir toxique. — Pouvoir globulicide. — Action des sérums normaux sur les

____

(1) Avec la collaboration du Dr F. Dumarest, ancien interne des hôpitaux de Lyon.

microorganismes et leurs produits de sécrétion. — Pouvoir antitoxique.
Propriétés des sérums saturés, pathologiques et thérapeutiques. — Toxicité
de ces sérums. — Accidents divers consécutifs aux injections de sérum.
— Pouvoir bactéricide et pouvoir antitoxique des sérums thérapeutiques.
— Causes et interprétation de l'action des sérums. — Formation des antitoxines. — Du rôle du sérum injecté et de l'organisme, dans le mouvement
de défense contre l'infection. — Quelques notions sur la pratique sérothérapique ; ses applications actuelles et son avenir.

Définition et origines. — On désigne sous le nom
d'*hématothérapie* ou *sérumthérapie*, un ensemble de procédés, ayant pour but le traitement des infections, des en-
venimations, et de certaines intoxications dues aux poisons cellulaires, par l'immunisation rapide de l'organisme
atteint, à l'aide du sang ou du sérum sanguin d'un sujet
naturellement ou artificiellement réfractaire à l'agent
morbide.

Cette définition, pour être compréhensive, s'est efforcée
d'indiquer, à côté du principe de la méthode, qui est
l'immunité, d'où est née l'immunisation, les acquisitions
et les extensions que lui apporta rapidement, au cours
de ces dernières années, le magnifique essor de la médecine expérimentale. Elle représente donc un aboutissant
complexe, et il nous reste maintenant à la démembrer
pour en analyser les termes.

La sérothérapie ne s'enorgueillit pas toujours, en effet,
d'un domaine aussi vaste ; sans franchir beaucoup d'années écoulées, nous pourrons aisément remonter à ses
origines, qui furent modestes, et suivre ses premiers
pas.

Depuis longtemps, le microscope et l'étude des éléments cellulaires dérivaient à leur profit le mouvement
scientifique, et l'on ne s'occupait guère des humeurs
qu'au point de vue de l'histoire de la médecine (la transfusion étant considérée comme un moyen d'accroître ou
de renouveler la masse sanguine), lorsque, en 1888, une
expérience de Richet et Héricourt vint montrer que le
lapin pouvait être rendu réfractaire à l'action du *staphy-*

lococcus pyosepticus, par transfusion du sang d'un chien, c'est-à-dire d'un animal insensible lui-même, normalement, à l'influence de l'agent pathogène incriminé.

Il devenait évident, dès lors, que le liquide hématique n'est pas un véhicule inerte, mais un élément biologique de haute importance ; qu'il est doué de propriétés actives de résistance aux infections ; qu'enfin ces propriétés sont transmissibles avec leur substratum anatomique. Les bases scientifiques de l'immunisation par le sang étaient posées ; l'*hématothérapie* était née.

Certaines des propriétés humorales qu'on allait utiliser avaient, à la vérité, été constatées déjà ; ainsi en est-il du pouvoir bactéricide, signalé dès 1884 par Grohmann, étudié ensuite par Fodor (1887), Nuttal (1888), et depuis par de nombreux auteurs. Mais de là à l'application, il y avait loin.

Dans cette application elle-même, les essais, à l'origine, visaient essentiellement à communiquer la résistance, *puisée chez le sujet qui la possédait naturellement*. Il s'agissait surtout alors de tuberculose. Aussi voyons-nous, en 1889, Richet et Héricourt s'efforcer d'influencer l'évolution tuberculeuse, chez le lapin, par la transfusion péritonéale du sang de chien (qu'ils y croyaient réfractaire), et en 1890, Bertin et Picq employer, dans le même but, le sang de chèvre.

Il appartenait encore à Richet et Héricourt d'apporter à leur découverte primordiale son complément essentiel, savoir *l'immunisation* artificielle, préalable, d'un sujet non réfractaire normalement. C'est en novembre 1890, qu'employant, pour la première fois le sang d'un chien tuberculisé, ils constatèrent des résultats thérapeutiques supérieurs à ceux obtenus avec le sang normal.

Entre temps (1890), Bouchard et Charrin, poursuivant d'autres applications, annonçaient que *le sérum avait les mêmes effets que le sang*, et substituaient ainsi, pour le plus grand bénéfice de la méthode, la sérumthérapie à l'hématothérapie, tandis que deux savants japonais, Ogata et Jasuhara, proclamaient la valeur *curative*, et non plus seulement *préventive*, de la sérothérapie, qui put alors sortir décidément du domaine de la vaccination, où, malgré tout, l'attachaient des liens d'origine.

Marquées par ces travaux, les grandes étapes étaient franchies, et l'arbre, assuré de la vitalité de ses racines, pouvait désormais ramifier ses branches. En décembre 1890, Behring et Kitasato reprenaient les faits en les développant, les établissaient scientifiquement, et étendaient le domaine de l'application aux deux grandes infections que l'on sait (tétanos et diphthérie). Puis, poussant plus loin l'analyse, et cherchant la substance active, ils arrivèrent à déterminer sa nature chimique et son caractère dosable.

En 1890 et 1891, les premières applications sur l'homme furent tentées par Bertin et Picq, et Héricourt.

Depuis cette époque, les travaux sur la sérothérapie ont pris un développement presque fantastique. A notre point de vue physiologique, nous pouvons borner là l'aperçu nécessaire des quelques grands faits historiques, dont la révélation a constitué de toutes pièces la thérapeutique par le sérum, et formulé les lois de l'immunisation.

Bases de la sérothérapie. — Immunité naturelle et acquise. — L'immunisation est la réalisation artificielle de l'*immunité*. — Qu'est-ce donc que l'immunité ? « L'immunité, dit Achalme, est l'état biologique d'un être vivant qui, placé dans des conditions reconnues pathogènes pour d'autres espèces ou d'autres individus, reste réfractaire d'une façon plus ou moins complète » à l'influence des microbes ou des poisons cellulaires.

L'*immunité naturelle* est le fait de certaines espèces ; l'*immunité acquise* est propre aux individus. L'une et l'autre sont spécifiques, c'est-à-dire ne visent qu'une affection déterminée. L'immunité individuelle n'est jamais que relative; elle dépend, soit du terrain, soit du virus, soit des conditions d'attaque. C'est ainsi que, parmi les facteurs normaux physiologiques qui peuvent la constituer, on relève la température du corps de l'animal (poule charbonneuse de Pasteur), ou même la température locale du point d'inoculation (inoculation du Bactérium Chauvœi à l'extrémité de la queue du bœuf par Arloing, Cornevin et Thomas), l'alcalinité du sang (Behring), la virulence ou la quantité des germes, etc...

L'immunité acquise diffère de l'immunité naturelle en ce qu'elle suppose une modification, ou plutôt une addition à l'état physiologique. Le plus souvent, il s'agit d'une infection, dont la première attaque rend l'organisme réfractaire à une seconde; ainsi en est-il dans les fièvres éruptives, la fièvre typhoïde, et d'autres, à divers degrés.

Il y a eu, dans ce cas, une modification protectrice, et il semble qu'elle se soit exercée sur le sang, car il y a une relation constante entre le degré d'immunité d'un animal et la puissance d'immunisation de son sérum.

De cette dernière notion, due à M. Chauveau, des *matières surajoutées au sang*, chez les sujets guéris de maladies infectieuses, procède la sérothérapie.

Ainsi présentée, cette conception est assurément peu explicite; mais on irait difficilement plus loin, dans la voie de l'analyse, sans se voir obligé d'aborder le domaine des hypothèses. C'est qu'en effet, si l'immunité est facile à définir, elle est moins facile à expliquer.

Sans entrer dans le détail des innombrables théories qui ont été proposées, on peut remarquer qu'elles se groupent, naturellement, en deux catégories, qui nous montrent, de nouveau, aux prises, chimistes et organicistes, dans une phase nouvelle de leur vieille querelle. D'un côté les propriétés humorales, de l'autre l'activité des organes vivants ou des éléments figurés du tissu sanguin.

Cependant, avec l'école de Bouchard, un certain éclectisme semble vouloir se faire jour, et l'on a vu, récemment, le phagocyte et l'antitoxine se rencontrer sur le terrain de la conciliation, qui sera, croyons-nous, un jour, celui de la vérité.

A notre point de vue, c'est dans l'étude des propriétés physiologiques du sérum, agent efficace, qu'il y a lieu de chercher le secret de son action. L'expérimentation va nous permettre de déterminer ces propriétés, d'abord dans le *sérum normal*, qui possède en germe les éléments immunisants, puis dans le *sérum curatif*, où ces mêmes éléments acquièrent, par un mécanisme inconnu, l'importance prépondérante, et, pour ainsi dire, tératologique, que l'on sait.

PROPRIÉTÉS DU SÉRUM NORMAL.

Effets produits par le sérum normal. — Si l'on soumet un animal, un lapin par exemple, à des injections lentes de sérum sanguin normal, on voit se dérouler une série de phénomènes morbides qui aboutissent, plus ou moins rapidement, suivant la dose et l'origine du sérum, à la mort du sujet.

Le sang est d'autant plus nocif, pour une espèce, qu'il provient d'espèces plus hétérogènes. Le tableau de l'empoisonnement, maintes fois décrit par les auteurs (Rummo, Mairet et Bosc, Leclainche et Rémond, Castellino, etc.) est assez constant, la question d'intensité mise à part, et comporte, en général, la répétition d'accidents analogues.

On n'observe pas non plus de différences bien notables, qu'il s'agisse de la voie sous-cutanée, intrapéritonéale, ou de la voie veineuse, à cela près que, dans les premiers cas, les doses exigées pour obtenir le même résultat doivent être quatre fois plus fortes.

Au début de l'injection, on voit graduellement la res-

piration s'accélérer, tandis que son amplitude diminue ;
les contractions cardiaques se précipitent et les systoles
perdent de leur énergie ; la pression artérielle s'abaisse.
Ces troubles immédiats ont pu être notés exactement par
M. Arloing, à l'aide de la méthode graphique.

Parallèlement à eux, se produit un abaissement thermique, lequel fait place, après l'injection, si la dose
n'est pas immédiatement mortelle, à une élévation de
1°,5 à 2°, qui persiste durant quatre à six heures, pour
revenir à la normale, en douze ou quinze heures, et y
rester, ou subir de nouveau une chute progressive,
suivant que l'on aboutit à la guérison ou à la mort.
En même temps, surviennent l'albuminurie, vraie ou
fausse (fausse, lorsqu'il s'agit, comme l'ont vu Lépine
et Semmola, de l'élimination de l'albumine propre au
sérum injecté), et parfois l'hématurie, due à la congestion rénale.

Consécutivement, et d'une façon en quelque sorte tardive, on voit se produire une baisse plus accusée de la
pression. Le cœur devient petit, imperceptible, la respiration superficielle et tremblotante.

Notons d'ores et déjà que le sérum thérapeutique
n'agit pas différemment.

Toxicité du sérum; ses variations. — Si l'on
poursuit l'injection, de façon à atteindre la dose immédiatement mortelle, ce qui permet d'évaluer la *toxicité
expérimentale* d'un sérum, on voit les phénomènes décrits
s'exagérer progressivement ; le pouls, puis la respiration,
deviennent irréguliers, et enfin les troubles nerveux,
précurseurs de la terminaison, complètent le tableau.
L'animal, d'abord inquiet, secoué par des tremblements
fibrillaires intermittents, est envahi par la paralysie
du train postérieur et des accidents comateux, ou, plus
ordinairement, devient la proie de décharges convulsives, d'abord espacées, puis subintrantes, d'autant plus
précoces et plus intenses que le sérum est plus toxique ;

enfin il succombe brusquement, par arrêt de la respiration, au milieu d'une crise de convulsions toniques, annoncée par la dilatation pupillaire et l'insensibilité cornéenne.

A l'autopsie, on constate des œdèmes congestifs et une vaso-dilatation énorme, généralisée aux viscères ; on trouve des hémorrhagies locales, de la congestion du cœur droit et des épanchements hémorrhagiques dans les séreuses ; la vessie est ordinairement distendue.

Si les *qualités toxiques* sont sujettes à peu de variations, on constate par contre de grandes différences, suivant les espèces, quant au *degré toxique*, c'est-à-dire à la dose nécessaire pour produire, sur un même poids de lapin pris comme réactif, des accidents mortels immédiats. On a remarqué, en effet, que nous faisons ici abstraction volontaire de la toxicité *vraie*, c'est-à-dire de la dose capable d'amener par elle-même la mort secondaire, parce que cette donnée est rendue fort incertaine par les complications possibles et les différences de résistance individuelle des animaux (M. Arloing l'évalue, pour le sérum de cheval, à 3 à 6 centimètres cubes par kilo de lapin).

Or, même en restant sur le terrain de la toxicité *expérimentale*, nous relevons, entre les auteurs, de grandes différences. Il serait oiseux d'insister sur ces résultats disparates. D'après Leclainche et Rémond, le *coefficient toxique*, en d'autres termes la dose de sérum normal mortelle pour 1 kilo de lapin, serait :

		Centim. cubes.
Pour le	cheval..........	119
—	lapin..........	87
—	porc..........	40
—	chien..........	38 (22 d'après Mairet et Bosc).
—	âne..........	26
—	mouton.......	25
—	chat..........	23
—	la vache..........	22,5
—	l'homme..........	23 (15 pour Mairet et Bosc ; 10 p. Rummo).

GUINARD. — Thérapeutique.　　　16

Les recherches que nous avons faites sur ce point nous
ont donné, dans des conditions techniques aussi parfaites
que possible, les chiffres suivants :

Sérum de cheval	324 centim. cubes par kilo.	
— d'âne	117 — —
— de chat	13,5 — —
— de chien...........	10,55 — —
— de bœuf...........	9,22 — —
— d'homme...........	17 — —

(Guinard et Dumarest, 1897.)

Nous avons constaté, de plus, qu'il n'y a pas de rapport
direct ni inverse, dans la série animale, ainsi qu'on aurait
pu le supposer, entre les coefficients urotoxiques et séro-
toxiques (Guinard et Dumarest). Il n'y en a pas davantage entre le coefficient sérotoxique et le coefficient de
concentration moléculaire des sérums, évalué par la méthode de Winter.

Enfin, les essais que nous avons pratiqués avec des sérums normaux, conservés aseptiquement, à l'abri de
l'air et de la lumière, nous ont permis d'établir, sur des
bases indiscutables, une donnée nouvelle assez intéressante, qui est *l'atténuation spontanée*, avec le temps, des
propriétés toxiques des sérums, atténuation variable suivant les espèces et suivant les individus, mais constante
et généralement rapide à partir du cinquième jour,
s'arrêtant ensuite du septième au quinzième ou vingtième
jour, suivant les cas, à un point fixe désormais assez im-
muable.

C'est ainsi qu'un sérum de chien nous a donné :

Au bout de 2 jours un coefficient de..............	10,6
— 4 —	10,6
— 6 —	17,8
— 9 —	44,2
— 23 — supérieur à......	86,7

Un autre s'était montré toxique, après sept jours, à la
dose de 116 centimètres cubes, tandis qu'un troisième,

au cinquième mois, atteignait seulement 106,3 centimètres cubes (Guinard et Dumarest).

Il y a donc des différences individuelles; mais la loi reste constante, et nous l'avons vue s'appliquer aussi bien aux qualités qu'au degré toxique, aussi bien aux sérums pathologiques qu'aux sérums normaux.

On voit, en somme, par nos résultats, que *l'emploi du cheval pour la production du sérum thérapeutique est parfaitement justifié*, puisque cet animal présente une innocuité sanguine maxima à l'égard du lapin, et aussi vraisemblablement de l'homme.

Dans le même ordre d'idée, il y avait lieu de rechercher si des doses faibles et répétées de sérum, normal ou antitoxique, injectées sous la peau, auraient une influence sur la nutrition des individus, et si cette influence serait favorable (comme l'ont prétendu certains auteurs, qui emploient le sérum normal à titre de médicament tonique et d'aliment reconstituant), ou au contraire nuisible ; si, en un mot, à côté des intoxications aiguës et subaiguës, que nous avons décrites, il peut y avoir une intoxication chronique par le sérum.

Ceci importait d'autant plus à la pratique sérothérapique que, loin de partager l'opinion favorable que nous avons rapportée, un grand nombre de médecins sont disposés à mettre sur le compte des propriétés nocives du sérum, les accidents nombreux signalés dans ces derniers temps au cours du traitement de la diphthérie.

Une série d'expériences, dues à M. Arloing, ont permis d'apprécier l'influence des faibles doses de sérum de cheval (normal ou antidiphthérique), en se basant sur les modifications de la nutrition, et l'accroissement de poids d'un certain nombre d'animaux (cobayes) sains, soumis à des injections systématiques de doses variées, et divisés en lots égaux, dont un lot témoin.

Les résultats ne confirment guère l'opinion qui fait du sérum normal un reconstituant et un tonique ; on y voit la dénutrition d'autant plus accentuée que l'administration du sérum a été plus prolongée.

Ainsi, à faible comme à haute dose, le sang est toujours un poison ; l'intoxication change seulement de forme : aiguë ou subaiguë, elle exerce ses ravages sur les grandes fonctions ; chronique, elle s'attaque à la vie intime des tissus et à la nutrition.

Éléments toxiques du sérum. — La toxicité du sérum étant démontrée, il resterait à savoir quel est son substratum et son mécanisme. Nous pouvons déjà présumer qu'il s'agit d'un élément instable, vulnérable, élément *organique* et non minéral, car l'atténuation spontanée de la toxicité deviendrait inexplicable, s'il en était autrement.

Et, en effet, dès 1890, Charrin établissait ce fait capital : le pouvoir toxique s'atténue par le chauffage ; il est lié aux trois quarts, à la présence de *substances albuminoïdes, précipitables par l'alcool.*

Or, ce sont là les caractères des *alexines* (protéines défensives) de Büchner, substances à manières d'être variées, résistant au chlorure de sodium, aux alcalins dilués, détruites par les bases en excès, les acides forts, la lumière, la congélation, l'hydratation, etc. Ce sont partiellement aussi les caractères d'autres éléments, auxquels le sang doit les propriétés essentielles qu'il nous reste à étudier.

Substances coagulantes et pouvoir coagulant du sérum. — Le pouvoir toxique du sang n'a pas été admis sans conteste, et l'objection principale qui lui a été opposée venait de Hayem qui, se basant sur ce fait que le chauffage est capable de faire perdre au sérum à la fois son pouvoir coagulant et son pouvoir toxique, et arguant de la thrombose de l'artère pulmonaire, souvent constatée à l'autopsie des sujets d'expérience, concluait à l'identité des deux propriétés, et attribuait la mort à la coagulation.

Outre que cette théorie est infirmée par plusieurs faits d'observation (le sang des murénides, bien que très toxique, empêche toute coagulation), elle a été ruinée expérimentalement par Mairet et Bosc qui, après avoir fait disparaître préalablement les propriétés coagulantes du sang par l'adjonction au sérum de certaines proportions de sulfate de soude et de sel marin, constatèrent que le mélange restait toxique, bien qu'à une dose plus élevée : 25 centimètres cubes au lieu de 16 centimètres cubes. Les mêmes auteurs remarquèrent encore que l'action de la chaleur, à 52° ou 53°, enlève au sérum son pouvoir coagulant, mais respecte le pouvoir toxique qui n'est atténué que lorsqu'on atteint 56° à 59°. Cependant il est incontestable que le pouvoir coagulant et la toxicité proprement dite sont *partiellement* solidaires et dus, vraisemblablement, à des substances analogues, qui d'ailleurs ont pu être séparées et distinguées chimiquement les unes des autres (Mairet et Bosc).

Ajoutons que, dans nos recherches, nous n'avons jamais constaté, quant à nous, d'espèce à espèce ou d'individu à individu, de variations solidaires entre la rapidité de la coagulation et le pouvoir toxique. Il reste néanmoins certain que l'extrême coagulabilité est capable de renforcer l'action toxique vraie ; qu'elle conserve, avec cette dernière, une certaine solidarité fonctionnelle qui ne saurait nous surprendre, étant donné que ces deux ordres de principes reposent sur un substratum albuminoïde chimiquement analogue, et sont influençables, à des degrés divers cependant, par les mêmes agents (chaleur, alcool).

Les mêmes considérations, disons-le de suite pour n'y pas revenir, restent applicables aux autres propriétés du sérum, dont nous allons nous occuper : propriétés globulicide, bactéricide, agglutinante, etc. Ces propriétés reposent sur des principes albuminoïdes influençables par la chaleur (une température moyenne de 56° les détruit constamment) et elles sont partiellement solidaires.

Il est donc assez rationnel de leur attribuer une origine commune, et difficile de supposer que cette origine puisse résider ailleurs que dans les cellules de l'économie.

Si l'on considère, d'autre part, que les sécrétions internes des glandes vasculaires sanguines ont une toxicité bien démontrée ; qu'elles affectent, dans toute la série animale, une solidarité étroite avec les sécrétions externes défensives et les venins, ce qui permet de présumer pour elles une fonction analogue ; qu'enfin leur constitution anatomique, leurs propriétés physiologiques et leurs réactions chimiques sont celles des toxines microbiennes, qu'elles sont chargées de neutraliser, et aussi celles des toxalbumoses du sang, on est conduit à assimiler ces divers ordres de substances.

Il n'est donc pas irrationnel de supposer, et c'est la conception à laquelle nous ont amené nos recherches, qu'elles constituent un ensemble de sécrétions internes, d'origines variées, offrant le caractère commun de faire partie, avec les sécrétions externes, d'un système de défense endogène, opposé à l'invasion exogène.

Cette théorie, qui s'appuie du reste sur un certain nombre de faits expérimentaux, qui ne sauraient trouver place ici, concorde avec ce que l'on sait du rôle joué, dans l'organisme, par les principales glandes vasculaires sanguines connues. Mais ce n'est qu'une théorie, nous devons le reconnaître.

Pouvoir globulicide. — Il a été surtout étudié *in vitro* et se définit par la propriété que possède le sérum sanguin d'un animal d'attaquer les globules rouges d'un autre animal (Creite, Landois, Panum, Hayem, Daremberg).

Quand, dans du sérum de chien, on fait tomber du sang de cobaye et de lapin, on voit les hématies se dissoudre en deux ou trois minutes ; de même, dans le sang de chien, les globules de pigeon et de grenouille fondent en vingt-cinq ou trente minutes.

L'addition de chlorure de sodium, à un sérum globulicide, fait disparaître cette propriété, à tel point qu'on a songé à employer le sel marin pour modifier le sang altéré des malades (Hayem, Castellino). Il paraît même qu'un sérum rendu plus globulicide que normalement par un état infectieux, la malaria par exemple, manque de chlorure de sodium (Maragliano).

Ce pouvoir globulicide, cause de l'hématurie et de l'hémoglobinurie, observées parfois après injection de sérum, a été identifié par Büchner au pouvoir bactéricide; solidarisé, au contraire, par Hayem et Daremberg (qui ont décrit son mécanisme) avec le pouvoir coagulant. Il ne nous semble avoir qu'une importance secondaire et devoir être dissocié aussi bien de l'une que de l'autre de ces propriétés. D'abord l'hématurie est loin d'être constante. De plus, il faut se rappeler que le pouvoir hémolytique ou le pouvoir conservateur d'une solution quelconque, injectée dans le sang, sont fonctions, comme l'a bien montré Winter, de la concentration moléculaire de cette solution. Un liquide non équimoléculaire avec le sérum (et c'est le cas de l'eau ordinaire ou distillée), va amener une modification de son équilibre moléculaire, puis une réaction consécutive de défense, *à laquelle participent les globules.*

Or, les animaux à sang chaud ont entre eux une équimolécularité presque parfaite, indépendante de l'espèce et de l'individu ; il en résulte que, d'une espèce à l'autre, le pouvoir hémolytique du sang est nul ou négligeable, et ne peut être invoqué comme cause de la toxicité sanguine, ainsi que l'avaient pensé Daremberg et Straus, Battistini et Scofone, Castellino, et d'autres encore, trop prompts à conclure des réactions *in vitro* aux réactions *in corpore.*

Action des sérums sur les microorganismes et leurs produits. — Pouvoir bactéricide et antitoxique. — Les agents morbides sont nuisibles, soit par eux-mêmes (multiplication rapide), et alors ils engendrent l'infection, soit d'une façon plus redoutable, par leurs produits ; auxquels cas ils déterminent l'intoxication.

Aux microorganismes eux-mêmes, le sérum oppose son pouvoir bactéricide ; contre leurs produits, il se défend par ses antitoxines.

Il est hors de doute que le sérum normal de certaines espèces animales est capable de s'opposer au développement de variétés microbiennes déterminées, au point qu'un mélange séro-microbien peut, en vingt heures, devenir absolument stérile.

Ce pouvoir s'exerce avec une intensité variable suivant les cas, mais il constitue une propriété générale appartenant au sang de tous les individus.

Étudié surtout en Allemagne par Grohmann (1884), Nuttal (1885), Fodor (1887), sur le *bacillus anthracis*, puis par Büchner (bacille typhique et vibrion cholérique), Behring (charbon), il a fait, en France, l'objet de recherches de la part de Picq et Chenot (morve), Metchnikoff et Roux, puis Charrin et Roger (charbon), enfin Nicolas (bacille de Löffler).

Par conséquent, le milieu sanguin de chaque animal représente une *humeur antiseptique*, faiblement antiseptique, c'est possible, mais assez pour tuer pas mal de germes.

Si le pouvoir bactéricide existe de façon indubitable, son mécanisme (chimique ou biologique) reste assez obscur ; cependant, il y a de grandes probabilités pour qu'il soit la conséquence de la présence, dans le sang, de substances albuminoïdes particulières, d'alexines (Büchner) qui sont fort peu stables, puisque un chauffage à 55°, pendant trente minutes, enlève au sérum toute action germicide.

De plus, cette action est loin d'obéir à des règles constantes et souffre parfois contradiction ; elle ne saurait suffire, par conséquent, à expliquer l'immunité. C'est ainsi que le sang du chien, animal réfractaire au charbon, est un milieu de culture favorable pour le *bacillus anthracis*.

« Il est impossible d'établir un rapport certain entre le pouvoir bactéricide du sérum d'un animal et le degré de réceptivité ou d'immunité de cet animal. » (Nicolas.)

La fragilité de cette propriété, son caractère pour ainsi dire vital, peuvent, à la rigueur, expliquer l'inconstance de ses effets ; du reste, il est des microbes (le streptocoque, d'après Roger et Marmorek ; le Löffler, d'après Nicolas), pour lesquels le sérum constitue le meilleur des milieux de culture.

En présence de ces contradictions, certains auteurs voulurent tenter de tout concilier, et l'école de Bouchard créa le *pouvoir atténuant*. Le microbe, respecté dans sa vitalité, serait, par le sérum, atteint dans sa virulence. Mais, outre que cette question est trop complexe pour être clairement exposée ici, l'hypothèse semble aujourd'hui résolue par la négative ; le pouvoir dit atténuant se confondant avec le pouvoir préventif.

Pouvoir antitoxique. — Devant l'insuffisance du pouvoir bactéricide à expliquer la résistance à des affections comme le tétanos et la diphthérie, où le germe pathogène, restant localisé, ne semble jouer un rôle que par ses produits toxiques diffusés dans l'organisme, Behring et Kitasato (1890) furent amenés à penser que les humeurs pouvaient exercer sur les sécrétions bactériennes, une action neutralisante, *antitoxique*. Et, en effet, les toxines isolées, et mélangées au sérum d'animaux vaccinés, se montrèrent inoffensives, que le mélange eût lieu *in vitro* ou dans le corps du sujet.

Cette découverte était capitale, et porta à la phagocytose un coup redoutable, sinon mortel. On rentrait dans la toxicologie biologique, oubliée depuis Panum et Bergmann.

Mais ce pouvoir antitoxique si remarquable n'existe pas dans l'immunité naturelle et ne devient apparent que dans le sang des animaux ayant subi préalablement une infection accidentelle ou expérimentale; on le chercherait en vain chez le sujet sain.

Rigoureusement, il est donc plus logique de ranger *l'antitoxicité* parmi les propriétés du sérum thérapeutique. Nous avons tenu cependant à la mentionner ici, parce qu'il nous semble rationnel d'admettre que ce moyen de défense organique se conforme à la loi générale, et qu'exagéré par l'état pathologique, il existe néanmoins en germe dans les humeurs de l'organisme normal, opinion que confirment diverses observations, notamment celle de MM. Chantemesse et Widal, qui ont vu agir d'une manière préventive efficace le sérum d'individus n'ayant jamais eu la fièvre typhoïde. Il faut bien croire aussi que sa matière potentielle existe préalablement, sans quoi on ne s'expliquerait pas que le poison bactérien la créât de toutes pièces ; celui-ci ne peut que la mettre en œuvre, *la polariser*.

En somme, les leucocytes, les cellules des différents organes, rejettent dans le sang des substances chimiques multiples qui donnent au sérum sa toxicité, ses propriétés coagulantes, globulicides, bactéricides et antitoxiques.

Ces substances actives, *protéines défensives et antitoxiques*, dérivent des albuminoïdes et sont sûrement le résultat d'élaborations cellulaires, peut-être même le produit d'éléments spéciaux qui ont été trouvés, soit dans les alexocytes (Hankin), soit dans les leucocytes éosinophiles de Ehrlich.

Ce sont ces substances qui, au point de vue de la lutte contre les maladies microbiennes et leurs conséquences, font : 1° que le sang, surtout le sérum, ont des propriétés bactéricides et antitoxiques ; 2° que le sang et le sérum de sujets réputés réfractaires peuvent prévenir ou entraver, chez les autres, certains états infectieux (sang de chien au lapin, pour prévenir l'infection par le *staphylococcus pyosepticus*, Richet-Héricourt) ; 3° que le sérum des réfractaires, non seulement protège contre la maladie, mais encore peut aider à la combattre quand elle a évolué (traitement du charbon par sang de chien ou de grenouille, Ogata, Jasuhara) ; de la morve du cobaye par sérum de bœuf (Chenot et Picq).

Cependant nous avons dit plus haut que, pour expliquer ces effets, seul le pouvoir bactéricide est déjà insuffisant ; nous devons ajouter encore que l'action neutralisante directe sur les sécrétions bactériennes, par les seules antitoxines d'un sérum injecté, ne paraît pas plus suffisante.

Mais nous ne devons pas oublier qu'introduit dans un organisme, un sérum ne doit pas se borner à la simple utilisation de ses propriétés bactéricides et antitoxiques propres ; il doit pouvoir, par ses alexines, influencer la nutrition des cellules de l'organisme récepteur et provoquer un mouvement de défense qui se caractérise par une superproduction de substances bactéricides et antitoxiques nouvelles.

Par conséquent, l'idée qu'il faut se faire déjà de ces premiers effets des sérums normaux est qu'en les injectant, on n'introduit pas les éléments bactéricides et antitoxiques suffisants, mais des substances qui augmentent le pouvoir bactéricide et antitoxique des milieux, en stimulant l'activité cellulaire et exagérant la défense.

Ces conceptions sont fort intéressantes, car si nous admettons que l'activité sécrétoire et défensive des cellules peut être influencée par le seul contact des albuminoïdes des sérums normaux, nous admettrons plus facilement encore que des substances plus actives, même d'une autre nature (toxines microbiennes, toxines des venins), puissent agir de la même façon et provoquer des sécrétions bactéricides ou neutralisantes plus énergiques.

Et, de fait, le pouvoir bactéricide ou antitoxique du sang et du sérum d'un animal est considérablement modifié, par une infection ou une intoxication préalable, et c'est ce qui nous amène à étudier maintenant les propriétés des *sérums saturés* dont font partie les *sérums thérapeutiques*.

En effet, au lieu d'extraire le sérum du sang d'un animal normal, on peut l'extraire du sang d'un sujet qui a été soumis à une *infection*, soit par inoculation microbienne, soit par injection de bouillons de culture stérilisés, soit par injection de venins, etc., et on obtient ainsi un produit saturé, beaucoup plus riche, plus actif, possédant des propriétés particulières, parfois spécifiques, que ne possèdent pas les sérums normaux.

PROPRIÉTÉS DES SÉRUMS PATHOLOGIQUES ET THÉRAPEUTIQUES.

C'est donc l'attaque de l'agent pathogène ou de sa toxine qui inflige à l'organisme le coup de fouet qui va donner le signal de la défense; celle-ci, exagérant jusqu'à des proportions énormes l'activité des sécrétions protectrices, et rendant effective l'*antitoxicité virtuelle,* va permettre à l'art d'exporter, au profit d'autres êtres moins bien armés, l'excédent de forces qui survit à la lutte, au sein de l'organisme vainqueur.

Le sang sera l'intermédiaire de l'exportation. Mais en quoi le sérum immunisé, saturé ou *renforcé,* est-il différent du sérum normal ?

Le fait essentiel est l'exagération des propriétés normales de défense, auxquelles vient s'ajouter un élément de renforcement, l'*antitoxine,* antidote soluble opposé aux poisons solubles.

Toxicité des sérums pathologiques et thérapeutiques. — Si l'on partait du principe général de l'hypertoxicité du sang, à l'état pathologique, principe admis jusqu'à présent par les auteurs, on pourrait être tenté de croire aussi que le sérum thérapeutique, produit d'une série d'intoxications, subit une aggravation de sa nocuité.

Nos expériences nous ont conduit à des conclusions radicalement différentes. Nous avons vu constamment, dans les *intoxications aiguës* par produits bactériens, le pouvoir toxique immédiat du sang subir une *atténuation* directement proportionnelle à la gravité de l'intoxication, *comme si les éléments de la toxicité normale étaient annihilés par la présence de l'agent morbide.*

Dans les cas où les accidents ne sont pas mortels, des doses réitérées et croissantes de toxine peuvent devenir inoffensives par constitution de l'immunité. Un de nos chiens a pu recevoir ainsi, durant quatre jours consécutifs, quatre injections successives de pneumobacilline active (mortelle pour un autre animal à la dose de 1 c.c. par kilo), de 10, 40, 80, 150 centimètres cubes, et se rétablir. En pareil cas, on voit le pouvoir toxique du sang, abaissé d'abord par l'infection, remonter ensuite à son taux habituel, tandis que le sujet évolue vers l'état de santé antérieur (Guinard et Dumarest).

L'immunité une fois acquise, la toxicité sanguine est donc normale, quant à son degré et aussi quant à ses qualités. En effet, M. Arloing, poursuivant l'étude graphique, sur le chien, des propriétés physiologiques du sérum de cheval, et utilisant parallèlement le sérum normal et le sérum antidiphthérique, a pu constater que tous deux agissaient :

1° En excitant violemment le centre cardiaque et les centres respiratoires;

2° En abaissant la pression circulatoire;
sans que rien, sur l'animal sain, ne démontre l'existence de propriétés physiologiques différentielles entre les deux; ceci venant confirmer ce que nous savons déjà du pouvoir toxique immédiat chez les immunisés. Les

différences ne se révèlent que si l'on oppose le sérum à l'action de la toxine, comme nous le verrons plus loin.

Nous savons aussi qu'à doses faibles et répétées, l'influence délétère sur la nutrition est aussi manifeste avec l'un qu'avec l'autre liquide. Ceci a du reste été confirmé par les expériences de Haushalter (1), qui a vu des doses thérapeutiques de sérum antidiphthérique provoquer, chez le lapin, des phénomènes de dénutrition, avec gastro-entérite et phosphaturie.

De même que le sang normal et pathologique, le sang immunisé subit avec le temps, dans sa toxicité, une décadence spontanée. Ici encore se manifeste l'indépendance complète des substances toxiques et antitoxiques, car la disparition des unes n'entraîne nullement la disparition des autres, ainsi que nous avons pu nous en assurer.

Si l'on voulait de ce fait dégager sa conséquence pratique rationnelle, sachant que le pouvoir toxique s'atténue et que le pouvoir antitoxique subsiste, il faudrait préférer, pour l'emploi thérapeutique, le *sérum ancien*, conservé dans de bonnes conditions, ce qui est aisé, grâce aux additions d'eucalyptol ou d'acide phénique, préconisées par M. Arloing, sans excéder toutefois, quant à ce délai, certaines limites.

Peut-être de cette manière pourrait-on éviter ou atténuer les troubles et les *accidents* divers qu'occasionne parfois la sérothérapie chez l'homme, malgré l'insignifiance relative des doses employées.

Ces accidents locaux (abcès, arthropathies), ou généraux (hyperthermie, albuminurie, hématurie ou hémoglobinurie; accidents cutanés, urticaire, érythèmes, éruptions polymorphes, etc.), sont du|reste assez généralement dénués de gravité; plus rarement, on a pu voir des vomissements, des troubles cardiaques, du collapsus et des troubles nerveux convulsifs. Certains de

____

(1) Haushalter, Congrès de Nancy, 1896.

ces accidents, hyperthermie et éruptions cutanées, font très rarement défaut chez les sujets soumis à l'action du sérum antidiphthérique et surviennent habituellement entre le neuvième et le onzième jour après l'injection.

Propriétés bactéricides des sérums thérapeutiques. — Charrin et Roger (b. pyocyanique), Gamaléia, Behring, Denys et Leclef (streptocoque), Nicolas (diphthérie), ont observé, chez les animaux immunisés, une augmentation du pouvoir bactéricide. Courmont, avec le sérum de lapin vacciné contre le streptocoque pyogène, a constaté une atténuation de ce microbe, alors que l'échantillon cultivé en terrain neutre conservait sa virulence.

Il semble donc que, d'une façon générale, et en dépit des exceptions signalées ou de l'interprétation restrictive de Metchnikoff (sélection entre les bacilles), l'affirmation énoncée par Bouchard, au Congrès de Bordeaux, ait gardé sa valeur : « Le sérum des vaccinés est plus bactéricide que le sérum normal. Transporté chez un animal infecté, ce sérum communique sa qualité bactéricide au sang du malade, et le met en meilleure situation pour guérir. »

Pouvoir antitoxique. — De même que le pouvoir bactéricide, le pouvoir antitoxique se trouve renforcé, dans le sérum des animaux soumis à l'action des microbes ou des produits microbiens.

On a d'abord songé à renforcer ce pouvoir antitoxique, simplement par exagérations des propriétés naturelles des sérums réfractaires. — C'est le principe de la double immunité, ainsi formulé par Richet et Héricourt en 1890 :

« Renforcer l'immunité des animaux réfractaires, par une inoculation virulente, et transfuser, aux animaux accessibles à l'infection, ce sang doublement réfractaire. »

Ce principe a été appliqué dans les essais faits par Richet et Héricourt, avec le sérum de chiens préalablement soumis à des inoculations de tuberculose, et de chiens vaccinés contre le *staphylococcus pyosepticus*.

Mais plus utiles ont été les travaux de Behring et Kitasato, qui ont démontré que le sérum des animaux immunisés par les toxines du microbe du tétanos, confère à son tour l'immunité et contient une substance inoffensive et bienfaisante, à la fois préventive et curative, pouvant même neutraliser *in vitro* l'action de la toxine tétanique.

C'est cette substance neutralisante, inconnue, quant à sa nature exacte, que l'on a comparée à un contrepoison et que l'on a, pour cette raison, appelée *antitoxine*.

Après la découverte des toxines diphthériques par Roux et Yersin, Behring et Kitasato répétèrent avec elles ce qu'ils avaient fait avec le tétanos, et obtinrent, pour la diphthérie, des résultats tels, qu'en 1891, ils purent annoncer que le sérum sanguin des cobayes, des lapins et des moutons, immunisés contre la diphthérie, peut neutraliser le poison diphthérique *in vitro* et *in corpore*. Cette action neutralisante d'un poison microbien, par des produits de sécrétions organiques contenus dans le sérum, ressortait aussi évidente qu'une réaction chimique. On tenta de la mettre à profit dans la thérapeutique du tétanos et de la diphtérie, chez les animaux et chez l'homme.

Mais tandis que Behring et Erlich, Boel, Kossel, Wassermann obtinrent des succès non douteux dans la guérison de la diphthérie, on s'aperçut bien vite que le sérum antitétanique est surtout préventif et très faiblement curatif.

En France, les résultats des travaux allemands furent contrôlés à l'Institut Pasteur et la sérothérapie, déjà en honneur à l'étranger, pris tout à coup une extension considérable, à la suite de la communication de Roux au Congrès de Budapest, en septembre 1894.

Les succès annoncés et obtenus, dans le traitement de la diphthérie, provoquèrent un engouement, qui fit chercher dans des sérums divers, le moyen de guérir un grand nombre de maladies. A un moment donné, la thérapeutique faillit presque être absorbée par la sérumthérapie, et l'on vit tour à tour apparaître les sérums contre la tuberculose, l'infection streptococcienne, la septicémie puerpérale, l'érysipèle, la syphilis, la fièvre typhoïde, le typhus exanthématique, le choléra, la peste, la pneumonie, la rougeole, le charbon, la rage, le cancer, etc.

De ces efforts, tentés par des auteurs dont il est impossible de citer les noms, il reste peu de chose, car les résultats positifs et vraiment pratiques n'ont pas répondu à la somme de travail dépensé et il y a encore beaucoup à faire, avant de voir ces méthodes de traitement figurer dans la thérapeutique courante. On peut cependant fonder quelque espoir en faveur du traitement de la tuberculose, de certaines infections streptococciennes, du choléra et de la peste par des sérums; mais, actuellement, les seuls dont la préparation et l'usage puissent être considérés comme une conquête achevée sont encore ceux de la diphthérie et du tétanos.

Quelques caractères de l'antitoxicité. — Le pouvoir antitoxique semble moins fragile que le pouvoir bactéricide, duquel il reste indépendant; il résiste à une température de 65° pendant vingt-cinq minutes, à la dilution dans l'eau distillée (Behring et Franck) et, dans une certaine mesure, aux antiseptiques.

Les agents de l'antitoxicité, malgré leurs analogies de réactions, sont donc des substances différentes des autres éléments et leurs modifications quantitatives dans le sérum restent exemptes de toute solidarité, comme l'ont montré les expériences faites avec le b. pyocyanus par Wassermann (1896).

Vis-à-vis de la toxine, l'antitoxine spécifique jouit d'une puissance de neutralisation énorme, qui sert de base aux évaluations de la valeur thérapeutique des différents sérums. Au point de vue sérothérapique, l'importance de l'antitoxicité est prépondérante, en raison de cette solidarité entre elle et la valeur curative, laquelle n'a au contraire aucun rapport avec l'état bactéricide, comme on a pu le constater dans la pneumonie.

Causes et interprétations de l'action des sérums. — La substance causale de l'antitoxicité, malgré les travaux de Tizzoni et Cattani, Hammarsten, Aronson et Brieger, qui crurent l'avoir isolée, reste mal définie. — Il n'est pas douteux qu'il y a, dans le sérum des immunisés, quelque chose de plus que dans le sérum normal; des contrepoisons spéciaux ajoutés aux alexines, contrepoisons qui constituent ce que plus haut nous avons déjà appelé des *antitoxines*.

Cette substance antitoxique surajoutée, est-ce une globuline ou une diastase? On ne sait; toujours est-il qu'elle est versée dans le sang par les cellules de l'économie et que cette fonction fait partie du système de résistance naturel aux parasites.

L'origine de l'antitoxine a été recherchée encore dans une transformation des toxines par l'organisme, aboutissant à la création de l'*immuno-toxoprotéine* d'Emmrich; or, Roux et Vaillard ont pu, chez des animaux vaccinés contre le tétanos, enlever par saignées successives une quantité de sang égale à sa masse totale, sans que le pouvoir antitoxique en soit diminué, ce qui exclut l'idée d'une transformation ou d'une combinaison organique.

L'antitoxine serait-elle sécrétée par un organe particulier : rate (Tizzoni et Cattani) ou capsules surrénales (Abelous et Langlois)? Rien n'est assez concluant pour permettre de l'affirmer; on sait seulement que ces organes sont le siège d'un hyperfonctionnement ou même d'une hypertrophie au cours des infections et qu'ils jouent un rôle important dans la défense. Mais on ne trouve pas dans leur pulpe (Vaillard), ni dans le sang qui en sort (P. Courmont), une richesse spéciale en antitoxines.

Il semble donc bien que *le sang soit le grand centre de*

formation et d'action de ces substances. On nous permettra de baser, sur ce fait, une hypothèse personnelle :

Au cours de nos expériences, nous avons pu constater que chacune des intoxications successives qui aboutissent à l'état d'immunité, s'accompagne d'une atténuation plus ou moins accusée de la toxicité sanguine, qui remonte ensuite graduellement à son taux normal. Peut-être pourrait-on en induire que les antitoxines se développent, sous l'influence de la toxine, aux dépens des albumoses normales du sang, provenant elles-mêmes des sécrétions glandulaires internes; albumoses qui, *par accélération des processus sécrétoires*, récupèrent ensuite leur proportion normale. Une infection foudroyante, ne leur laissant pas le temps de suffire à la consommation nécessitée par l'abondance du poison, aboutira à la mort, et alors l'hypotoxicité persistera et s'accentuera, ce que nous avons vu.

Un autre fait vient à l'appui de cette hypothèse : c'est l'hypertoxicité du sang dans les infections chroniques ; elle traduirait, d'après nous, l'irritation sécrétoire qui, entretenue par la présence de l'agent pathogène, occasionne un déploiement de forces inusité, et, pour ainsi dire, une mobilisation de la défense, qui dépasse le but, et peut aller jusqu'à devenir funeste au sujet même qu'elle est destinée à protéger.

Quoi qu'il en soit de cette hypothèse, nous ne retenons de tout ce qui précède que ceci : Au contact des microbes ou des produits microbiens, des substances particulières, *antitoxines*, sont déversées dans le sang, qui acquiert, de ce fait, le pouvoir immunisant ou curatif qu'on recherche dans l'utilisation des sérums thérapeutiques.

Mais ces sérums eux-mêmes, comment agissent-ils dans la lutte contre la maladie?

Une explication très simple se présente d'abord, c'est la neutralisation du poison fabriqué par les microbes, dans l'organisme malade, par l'antitoxine du sérum injecté.

Il s'agirait donc d'une action antidotique analogue à celle qui fait qu'un acide neutralise un alcali, pour former un sel neutre.

En effet, si, à de la toxine tétanique ou diphthérique, on ajoute du sérum provenant d'un animal immunisé contre le tétanos ou contre la diphthérie, le mélange peut être injecté impunément, même à dose considérable, aux animaux les plus sensibles au poison. Le résultat est le même si, à un même animal, on injecte, en une région, une dose sûrement mortelle de toxine, et en une autre région, une dose faible de sérum (Behring et Kitasato).

Ce qui semble démontrer que l'antitoxine du sérum a détruit le poison microbien.

Mais les choses ne se passent pas aussi simplement. Toxines microbiennes et antitoxines du sérum conservent jusque dans le sang leur individualité. La toxine n'est pas détruite par le sérum : Calmette, Phisalix et Bertrand ont vu que dans un mélange de sang antivenimeux et de venin (et nous savons que l'assimilation est justifiée entre les venins et les toxines) on pouvait, par un chauffage à 70°, annihiler le pouvoir antivenimeux, sans altérer le venin.

Le mécanisme de l'action des sérums est donc plus compliqué et, ici, la clinique reprend la place légitime que les discussions chimico-biologiques lui avaient usurpée. Le malade rentre en scène, et l'on est contraint de reconnaître la nécessité de l'intégrité de certaines forces de l'organisme. Une expérience de Roux le démontre amplement :

Un mélange de toxine et de sérum, inoffensif pour un sujet sain, est capable, par contre, de réaliser une inoculation efficace chez un autre sujet, éprouvé par une injection préalable de vibrion septique. Ceci nous explique l'impuissance de la sérothérapie appliquée trop tard après le début de l'infection, lorsque les résistances organiques ont subi déjà une dépréciation notable, ou dans des affections à marche très rapide, comme le tétanos.

D'un autre côté, M. Arloing, procédant par injections combinées de toxine et de sérum antitoxique, a suivi d'assez près, chez le chien, le mécanisme de l'influence antitoxique. Voici du reste les conclusions succinctes de ces remarquables expériences :

« La réaction antitoxique ne se traduit dans un sérum que si on l'oppose à l'action de la toxine. Les deux substances agissent comme si elles étaient présentées isolées à l'organisme.

« Le sérum neutralise, non seulement l'action profonde de la toxine, mais jusqu'aux troubles qui en manifestent l'action extérieure. Au cours de l'action d'une dose mortelle de toxine, *combinée au sérum*, les grands facteurs de l'économie sont restés ce qu'ils étaient au début : leurs centres nerveux ont donc subi simultanément des influences antagonistes, comme cela a lieu avec la strychnine et le chloroforme.

« Mais si les éléments anatomiques sont déjà profondément modifiés (l'intoxication diphthérique, d'après Arloing et Laulanié, porte sur les phénomènes intimes de la nutrition), le sérum antagoniste cesse d'être neutralisant. On dirait au contraire que ses effets nocifs s'ajoutent à ceux de la toxine. On voit alors :

« La respiration, diminuée au début, augmenter ensuite légèrement.

« Le cœur s'accélérer, comme avec le sérum isolé.

« La pression baisser, comme avec le sérum ou la toxine isolés. »

Par conséquent, et pour résumer : dans les effets bienfaisants du sérum thérapeutique, il ne faut pas voir une simple neutralisation des poisons microbiens ; la participation active de l'organisme, dans la lutte engagée, est évidente. Comme la toxine qui a provoqué sa formation, l'antitoxine du sérum agit sur les éléments cellulaires et, à son tour, provoque un mouvement de défense,

17.

stimule les cellules vivantes, qui se mettent à élaborer des produits nouveaux servant à la protection de l'organisme menacé ou frappé d'intoxication. Mais à côté de cela, il ne faut pas enlever aux antitoxines toute action sur les microbes eux-mêmes; à l'action dont nous venons de parler, elles peuvent fournir l'appoint de leur pouvoir bactéricide, comme l'ont prouvé les expériences de Nicolas pour la diphthérie.

NOTIONS GÉNÉRALES SUR LA PRATIQUE SÉROTHÉRAPIQUE ET SES PRINCIPALES APPLICATIONS ACTUELLES.

Préparation et utilisation des sérums thérapeutiques. — Les essais de vaccination par les microbes atténués, puis par les produits microbiens solubles, ont ouvert la voie difficile où la découverte de Behring et Kitasato et les recherches de Roux, sur la technique de l'immunisation, sont arrivées à constituer la sérothérapie telle qu'on la pratique aujourd'hui.

Pour la diphthérie, par exemple, c'est le cheval qui est devenu le fournisseur de sérum et qui, pour cela, est immunisé par des injections de toxines à doses graduellement croissantes.

Il ne nous appartient pas d'entrer dans les détails pratiques de la préparation du sérum; de dire comment on doit préparer les toxines; quelles précautions il faut prendre, pour les inoculer sans danger au cheval; enfin quand et comment la saignée doit être faite et le sérum récolté. Il nous suffira de rappeler que la toxine diphthérique (bouillon de culture de bacille du Löffler filtré sur porcelaine) dont on se sert, qui, pour avoir les qualités cherchées, doit tuer un cobaye de 300 à 400 grammes, à la dose de 1 décigramme, en l'espace d'un jour, est pour le cheval un poison redoutable. Certains de ces animaux sont tellement sensibles à son action, qu'une première injection hypodermique de 1 centimètre cube est capable de les tuer.

Il est donc prudent de commencer les injections avec des doses plus faibles ou avec de la toxine affaiblie par un mélange avec de l'eau iodée. Malgré cela, lespremières doses rendent toujours les animaux malades, élèvent leur température et leur enlèvent l'appétit.

En tenant compte de ces troubles, on doit renouveler les injections, tous les deux jours au plus, en élevant graduellement la dose, au fur et à mesure que les chevaux manifestent de la tolérance, jusqu'à 50 et 60 grammes.

C'est à la suite de ces séries d'injections, qui exigent en moyenne un délai de trois mois, dont chacune provoque une augmentation du pouvoir bactéricide et antitoxique du sang, que le cheval acquiert l'immunité suffisante et peut fournir un sérum convenable.

M. Arloing, qui a fait une description technique magistrale de cette préparation, considère le sérum de cheval comme utilisable en thérapeutique, lorsqu'il est capable d'immuniser 50 000 fois son poids de cobaye, autrement dit, lorsqu'une injection de sérum, représentant la 50 000ᵉ partie du poids d'un cobaye, est capable de préserver celui-ci contre une injection de culture virulente.

Behring et Ehrlich se servent, pour l'évaluation du même pouvoir préservatif, d'*unités* conventionnelles dites *antitoxiques*; l'unité étant la quantité de sérum qui neutralise *dix fois le poids de toxine capable de tuer un cobaye* de 300 à 400 grammes.

Le sérum, additionné d'eucalyptol ou d'acide phénique, est conservé à l'obscurité, dans des flacons scellés. M. Arloing estime qu'au bout de trois mois, il a perdu le quart de son pouvoir immunisant.

Les sérums sont injectés dans le tissu conjonctif souscutané, à la dose quotidienne de 10 à 20 c. c., pouvant être répétées de deux à trois fois, suivant les cas. — L'immunité qu'ils confèrent est assez passagère ; Vaillard et Roux ont vu celle résultant du sérum antitétanique s'affaiblir au bout de quinze jours et devenir inappréciable vers le quarantième jour ; on estime qu'il en est de même pour le sérum diphthérique, après deux, trois ou quatre semaines. D'ailleurs, la durée et l'intensité de l'immunité paraissent proportionnelles à la quantité du sérum introduit et à sa puissance antitoxique.

État actuel et avenir des applications de la sérothérapie. — Nous ne parlerons pas des injections expérimentales, choléra-hog, charbon, septicémie, etc., dans l'étude desquelles la sérothérapie a reçu ses premières applications, car, pratiquement, c'est dans le traitement de la diphthérie que cette nouvelle méthode thérapeutique a vu son plus grand triomphe.

Le pouvoir préventif, curatif et antitoxique du sérum antidiphthérique n'est contesté par personne, et si on consulte l'opinion des médecins qui s'occupent particulièrement de la diphthérie, elle est presque unanimement favorable à la sérumthérapie, qui, d'après les statistiques, a fait baisser la mortalité, pour tous les cas de diphthérie, et a rendu des services comme moyen préventif.

La sérothérapie du tétanos, qui semblait au début devoir partager la même fortune, a donné, il est vrai, des résultats encourageants, mais moins décisifs. — Les quelques guérisons obtenues chez l'homme par les promoteurs (Behring, Kitasato, Tizzoni, Cattani, Rénon, etc.), ne se sont pas confirmées et chez les animaux, le cheval en particulier, il paraît en être de même.

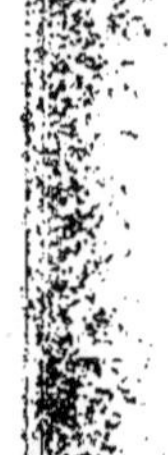

Sous l'impulsion du professeur Nocard, des essais nombreux ont été faits en médecine vétérinaire, avec le sérum antitétanique, et des résultats obtenus, il ressort clairement que, conformément aux conclusions émises par cet auteur, en 1895, le traitement curatif du tétanos est encore à trouver. Cependant l'emploi du sérum, malgré ses insuccès nombreux, est, pour M. Nocard, le

meilleur mode de traitement auquel on puisse avoir recours.

En revanche, d'après les chiffres qu'il a soumis à l'appréciation de l'Académie de médecine, le savant professeur d'Alfort déclare « qu'employé préventivement, le
sérum antitétanique est d'une efficacité absolue ». Il est
donc recommandé, à la suite d'une opération ou d'une
plaie accidentelle (castration, clou de rue, piqûre, traumatismes avec pénétration ou déchirure, etc.), d'injecter
préventivement aux animaux 20 centimètres cubes de
sérum antitétanique, fractionnés en deux injections
de 10 c. c., faites à douze ou quinze jours d'intervalle.

La sérothérapie de la tuberculose, première en date,
s'est heurtée à de nombreuses déconvenues, et semble
néanmoins s'acheminer, entre les mains de Richet et
Héricourt, et de Maragliano, vers une solution qui ne
sera probablement que partielle, à cause de la complexité
de cette affection, où le virus tuberculeux ne joue pas
toujours le rôle essentiel, mais qui pourra cependant
être favorable. La rage, la fièvre typhoïde, la pneumonie,
le choléra, la syphilis, le cancer, la lèpre, l'influenza, ont
fait l'objet de nombreuses recherches, dont le moins que
nous pourrions dire nous entraînerait encore trop loin.
Le sérum antistreptococcique, plus jeune et plus heureux,
semble décidément entré dans la pratique, mais il y a
des réserves à faire, suivant la nature de l'infection et la
variété de streptocoque.

Enfin, on ne saurait passer sous silence les intéressants
travaux de Calmette, Phisalix et Bertrand, qui ont appliqué avec succès l'immunisation aux diverses envenima-
tions, de tous points comparables à des intoxications par
toxines bactériennes, et de Ehrlich qui, dans un ordre
d'idées analogues, a pu réaliser la vaccination contre
certaines toxalbumines végétales (abrine, ricine).

Le champ, comme on le voit, est vaste encore aux explo-
rateurs, bien qu'il faille en pareille matière se défier

d'une certaine foi aveugle, peu conciliable du reste avec l'esprit scientifique, peu apte à conduire à des résultats durables, et parfois dangereuse, comme l'a bien montré l'aventure de la tuberculine.

Bien des inconnues encore et bien des obstacles séparent du but ; mais le passé est garant de l'avenir. Il ne faut pas oublier non plus que la sérothérapie est née d'hier et qu'elle n'a pas seulement des promesses, mais des résultats.

CHAPITRE II

ANTIPARASITAIRES.

La médication antiseptique, dirigée contre les microbes, trouve son pendant dans la médication antiparasitaire. Celle-ci est dirigée contre des organismes vivants d'un ordre relativement plus élevé, tænias, nématodes, acares, poux, etc.) auxquels le nom de *parasites* est plus spécialement réservé.

Suivant que ces parasites vivent à la surface du corps ou dans l'intimité même de l'organisme qui les héberge, on les qualifie d'*ectozoaires* ou d'*entozoaires* ; contre les premiers on emploie les *antiectozoaires*, contre les seconds on fait usage des *antientozoaires* ou *anthelminthiques*.

ANTHELMINTHIQUES.

Les médicaments de ce groupe s'adressent plus spécialement aux vers intestinaux. Comme ils sont destinés à agir dans des organes où l'absorption est active, et comme leur séjour dans ces organes est cependant une condition de succès, on peut dire, immédiatement, qu'ils auront d'autant plus de chance de réussir qu'ils seront d'une absorption plus difficile.

Tous les anthelminthiques n'agissent pas sur les para-

sites comme des poisons ; beaucoup ne font que les
rendre malades ou les narcotiser. Dans ce dernier cas,
l'administration opportune d'un purgatif est d'une nécessité absolue pour compléter l'effet, en entraînant les vers,
atteints dans leur activité par le contact médicamenteux,
hors du tube digestif.

De plus, ce contact sera d'autant plus parfait que le
sujet aura été mieux préparé à l'ingestion de la préparation anthelminthique, par la diète absolue ou la diète
lactée, voire même par l'administration préalable d'un
purgatif, qui auront pour résultat favorable de diminuer
le contenu intestinal.

D'ailleurs un anthelminthique quelconque n'agit pas
également sur tous les parasites ; ceux-ci n'offrent pas
un égal degré de résistance et, à ce point de vue-là, on
peut distinguer, les tænifuges et les vermifuges ; ceux-là
étant habituellement plus actifs que ceux-ci.

Parmi les tænifuges les plus recommandés figure
la *fougère mâle*, dont le rhizome, employé en poudre,
décoction ou sous la forme d'extrait éthéré, contient une
huile essentielle (Kobert), très active contre les plathel-
minthes, surtout quand la drogue est fraîche. L'écorce
de racine de grenadier, active par sa *pelletiérine* ; les
fleurs de *kousso*, dont le principe essentiel paraît être la
koussine ; les semences de courge et enfin le *kamala*
sont autant de tænifuges qui, employés convenablement,
ont donné d'excellents résultats.

A cette liste on peut ajouter le lactate et le phosphate
de strontiane (Laborde), le bioxyde de cuivre (Schmidt),
le chloroforme (Stephen), la naphtaline (Mirovitch) qui ont
été proposés plus récemment et paraissent avoir aussi
une certaine valeur.

Comme vermifuges, on utilise habituellement : le *semen
contra* et son principe actif la *santonine*, la mousse de
Corse, ou mousse de mer, et une série d'autres substances, valériane, asa fœtida, essence de térébenthine,

calomel, huile de cade, huile empyreumatique, créoline, etc., qu'il est impossible d'énumérer toutes, car nombreux sont les produits qui ont été administrés et ont réussi comme parasiticides intestinaux.

Effets généraux qui peuvent accompagner ou compliquer l'action antiparasitaire de quelques-uns des médicaments précédents. — Les substances que nous venons d'énumérer sont administrées dans le but unique d'agir sur les parasites, mais comme il n'est pas possible de s'opposer à l'absorption de certains des éléments actifs qui en sont les bases, il faut savoir que certaines administrations anthelminthiques s'accompagnent parfois d'effets généraux, lesquels, naturellement, varient suivant les propriétés pharmacodynamiques du médicament considéré.

Avec la **fougère mâle**, on peut observer : 1º des symptômes d'irritation gastro-intestinale ; 2º des symptômes nerveux (convulsions et paralysies) ; 3º de l'albuminurie (Lépine). D'ailleurs, la simple addition d'huile ou d'un corps gras à la formule d'administration de ce médicament, rend l'absorption de son principe actif plus rapide et augmente ainsi les chances d'avoir des manifestations générales (Quirill).

La **pelletiérine** accompagne toujours son action parasiticide de troubles nerveux : somnolence, vertige, engourdissement, troubles oculaires. C'est un agent qui, par ses effets sur les nerfs moteurs, rappelle le curare, et, par ses effets sur les muscles, se classe à côté de la vératrine. C'est aussi un poison vrai du cœur, qui produit l'augmentation de l'amplitude de la systole et la diminution de la fréquence du pouls (Coronedi).

Quant à la **santonine**, elle a des effets remarquables aussi sur le système nerveux ; effets se traduisant, chez les animaux à sang chaud, par des tremblements, des crises épileptiformes, des contractures suivies de somnolence et de paralysie, quand la dose est toxique (Binz, Fröhner).

Mais elle est surtout intéressante par les troubles qu'elle détermine du côté des organes des sens, la vue en particulier.

En plus du myosis, le sujet est atteint de *dyschromatopsie*, et c'est naturellement chez les individus de l'espèce humaine, que cette altération dans la perception des couleurs a pu être étudiée. — Au début, il semble au patient que tous les objets qu'il voit sont colorés en violet ; ils lui paraissent ensuite jaunes, puis enfin il ne distingue plus les couleurs du tout.

Cette dyschromatopsie a été expliquée par une action spéciale de la santonine sur les organes chromatiques de la rétine ; ce médicament stimulerait d'abord et finirait par détruire ensuite la sensibilité au violet, en modifiant l'élément rétinien chargé de la perception de cette couleur fondamentale (Nothnagel et Rossbach ; Rose, d'après théorie de Young-Helmholtz).

ANTIECTOZOAIRES.

Les agents de ce groupe sont dirigés contre les parasites animaux (épizoaires) ou végétaux (épiphytes) qui vivent à la surface ou à une faible profondeur de la peau.

Ils sont excessivement nombreux, car déjà on peut y classer la plupart des antiseptiques dont il a été question plus haut, en y ajoutant beaucoup d'autres médicaments, parmi lesquels il appartient au clinicien seul de faire un choix.

C'est ainsi qu'à propos de chaque maladie parasitaire extérieure, on donnera les formules de choix, à base de tabac, benzine, pétrole, staphysaigre, acide arsénieux, huile empyreumatique, essence de térébenthine, sulfure de potasse, huile phosphorée, huile soufrée, poudre de pyrèthre, pommade mercurielle, huile de cade, etc, etc.

L'étude générale des *antiectozoaires* ne prête à aucune considération physiologique ; il suffit de savoir qu'avec certains d'entre eux (pétrole, acide arsénieux), il y a des accidents à craindre ; mais ces accidents doivent être signalés en même temps que les moyens de les éviter.

MÉDICAMENTS MODIFICATEURS DES ORGANES ET DES FONCTIONS. — MÉDICATIONS PHYSIOLOGIQUES ET SYMPTOMATIQUES.

Ayant terminé l'étude des médicaments qui, s'adressant plus directement aux causes des maladies, n'ont que peu d'influence sur les organes et les fonctions, nous allons passer à l'étude de ceux, beaucoup plus importants, dont les indications thérapeutiques sont basées sur des modifications organiques et fonctionnelles particulières.

Ici, nous n'avons plus d'effets indirects, mais des actions directes, superficielles ou profondes, dans la production desquelles, naturellement, l'organisme est toujours intéressé.

Nous allons, par conséquent, envisager exclusivement les médicaments comme des modificateurs des fonctions et faire, en quelque sorte, la *physiologie de l'organisme médicamenté*.

Afin de ne rien compliquer, nous réduirons le plus possible les divisions et, pour le groupement de nos modificateurs médicamenteux, nous nous inspirerons à la fois de leurs électivités pharmacodynamiques dominantes et de leurs indications pratiques les plus habituelles.

CHAPITRE PREMIER

MODIFICATEURS DU SYSTÈME NERVEUX.

La physiologie nous a appris que tout organe, toute fonction est sous la dépendance de l'action régulatrice et dominante du système nerveux, qui intervient partout et fait sentir son influence sur toutes les manifestations de la vie. — On conçoit immédiatement quelle importance doivent avoir les agents qui, par leur électivité propre, sont susceptibles d'impressionner quelques-unes de ses parties et combien variées doivent être les modifications fonctionnelles d'origine médicamenteuse, qui, partant de là, se présentent à l'étude du physiologiste. On peut même aller jusqu'à dire qu'il n'est pas d'action pharmaco-dynamique, y compris celles que fournissent les médicaments non classés comme·nervins, qui n'intéresse pas plus ou moins le système nerveux et se passe absolument de son intermédiaire.

On pourrait presque, sous un même titre et dans un seul chapitre, grouper la plus grande partie des matières de la thérapeutique générale, mais, en raison même du but à atteindre et en tenant compte des électivités spéciales des nervins proprement dits, on a formé un groupe limité de médicaments que leurs propriétés pharmaco-dynamiques essentielles et leurs usages thérapeutiques font distinguer sous le qualificatif de *modificateurs du système nerveux*.

Or ces médicaments, dont les effets sont assurément différents, puisque tous n'impressionnent pas les mêmes points et n'ont pas la même activité, sont des excitants ou des déprimants des fonctions nerveuses ; l'excitation pouvant aller jusqu'à la production des crises convulsives les plus violentes, la dépression jusqu'à la paralysie la plus complète. De plus, ils semblent tous obéir à une loi très générale, déjà énoncée, mais sur laquelle nous devons revenir maintenant : Cette loi, posée par Cl. Bernard, nous a appris qu'avant d'être paralysés par un agent médicamenteux, les éléments cellulaires commencent d'abord par être excités.

Il s'ensuit donc qu'avec un paralysant nervin quelconque, il faut s'attendre à voir, le plus souvent, une excitation transitoire précéder la dépression.

Avec certains agents, cette excitation est fort peu accusée ou semble faire défaut; on la distingue mal et la dépression survient ou paraît survenir primitivement; mais la plupart du temps, il s'agit là d'une question de doses et d'intensité d'imprégnation, avec laquelle il faut compter, car il est indéniable que l'activité de quelques médicaments est telle qu'à leur premier contact, les éléments cellulaires sont paralysés presque d'emblée, avant d'avoir eu le loisir de se défendre.

On doit en effet considérer les manifestations excitantes primitives comme des *mouvements réactionnels de défense* et, comme ceux-ci constituent un des caractères généraux essentiels appartenant à tout élément vivant, il faut en conclure qu'à l'attaque médicamenteuse sont toujours opposés la réaction et le réveil de l'activité, qui est menacée de suspension.

D'ailleurs, en d'autres circonstances, les effets paralysants primitifs sont la conséquence même d'une excitation, qui agit alors comme *inhibitrice* et suspend une activité.

C'est peut-être de cette façon qu'il faut expliquer certaines dépressions médullaires qui accompagnent l'action excitante encéphalique de quelques médicaments.

Mais il est, à côté de cela, tout un groupe d'agents qui, bien que capables d'aboutir secondairement et plus ou moins vite à la dépression et à la paralysie nerveuses, ont, à doses faibles, des effets excitants très remarquables, auxquels on peut se limiter, si besoin est, en s'arrangeant pour ne pas dépasser le premier degré de l'imprégnation.

C'est le cas de l'alcool par exemple, qui constitue un excellent excitant, et pour lequel la dose paralysante est assez éloignée de la dose stimulante, pour qu'il soit nécessaire d'en administrer des proportions élevées avant d'arriver à la dépression générale.

Le chloroforme, l'éther, les anesthésiques diffusibles

sont dans le même cas, mais se distinguent cependant de l'alcool, parce qu'avec eux on arrive beaucoup plus vite et plus simplement à la phase de sommeil et de suspension des activités nerveuses. L'éther, en particulier, qui représente un anesthésique précieux, quand il est donné à dose forte et introduit par les voies pulmonaires, devient un excitant non moins précieux, un stimulant général des plus efficaces, quand il est injecté à doses modérées dans le tissu conjonctif sous-cutané. Ces injections hypodermiques d'éther sont d'un usage courant, dans tous les cas d'adynamie où il est nécessaire de relever rapidement les forces d'un organisme épuisé, dont le cœur et les grandes fonctions sont sur le point de céder.

On peut donc admettre que la distinction, entre excitants et dépresseurs, est loin d'être rigoureuse et qu'en raison du principe ci-dessus énoncé, il ne s'agit en somme que d'une question de dose et un peu d'intensité.

Toutes les fonctions du système nerveux, même celles qui paraissent les plus intangibles par leur degré d'élévation, telles que les facultés psychiques, peuvent être profondément modifiées par les médicaments, et, suivant les parties du système qui sont excitées ou déprimées, on voit apparaître des troubles symptomatiques qui ont des significations variées.

Les manifestations ébrieuses, délirantes, sont la conséquence de l'excitation de la substance cérébrale. Secondairement, peuvent survenir, la dépression et l'épuisement, qui, extérieurement, se manifestent par l'inconscience, le sommeil et le coma. C'est ce que produisent l'alcool, l'éther, le chloroforme, la morphine, etc.

D'autre part, comme suivant leurs électivités, les médicaments peuvent imprégner les différentes régions du système moteur, depuis les centres encéphalo-médullaires jusqu'à la terminaison nerveuse motrice, il est possible d'obtenir avec eux tous les types de convulsions, depuis les mouvements cloniques les plus simples jusqu'aux grandes crises épileptiformes.

Mais, quand l'action se limite à des excitations localisées des plaques motrices, à des excitations modérées de certains centres ou à des altérations de conductibilité, on observe simplement des contractions fibrillaires (ésérine) ou des tremblements (caféine, alcool, nicotine).

Dans ces actions excitantes, qui ont bien souvent des effets apparents communs, qu'aucun caractère extérieur suffisamment net ne sépare franchement, il importe de rechercher toujours l'effet primitif et l'origine réelle du symptôme dominant. On pourra alors trouver, suivant le médicament qui agit, qu'un tremblement musculaire est surtout d'origine cérébrale, bulbo-protubérantielle, médullaire, nerveuse terminale ou même musculaire. C'est ce qui met dans la nécessité de faire l'analyse physiologique, aussi complète que possible, des agents nervins dont on veut faire usage.

D'ailleurs un même médicament n'a pas toujours des électivités isolées et bien localisées ; il peut arriver à imprégner la presque totalité du système nerveux et à généraliser au maximum ses actions. Dans ces circonstances-là, on voit les différentes parties de l'appareil nerveux offrir des résistances inégales et ne céder habituellement à l'imprégnation, que suivant un ordre assez bien déterminé.

Ce sont des faits depuis longtemps observés par Cl. Bernard, Wilhelm, dans l'anesthésie ; faits que Hughlings Jackson a généralisés et que l'on peut exprimer de la façon suivante : *Chez l'homme et chez les mammifères supérieurs, les centres nerveux sont d'autant plus sensibles à l'action des médicaments que leur organisation est plus compliquée.*

D'après leur degré de sensibilité, on classe d'abord les centres cérébraux, certainement les plus complexes et les moins résistants ; puis viennent les centres sensitifs mésencéphaliques, protubérantiels et bulbaires, et les centres de la moelle ; troisièmement, les centres excito-moteurs bulbo-médullaires, qui sont assez résistants ; puis enfin, les centres cardiaques, circulatoires et respiratoires qui, fort heureusement, résistent longtemps, surtout aux actions paralysantes.

Ce principe est généralement vrai, quand il s'agit des médicaments qui peuvent imprégner successivement l'ensemble des parties du système nerveux, mais il perd toute valeur en présence des agents à électivité première bien déterminée, comme la strychnine, par exemple, qui se porte sur la moelle ; l'atropine qui, à faible dose, modifie les terminaisons nerveuses motrices et sécrétoires.

Ce sont précisément ces électivités dominantes, sur lesquelles nous nous appuierons pour établir, entre les nervins dont nous aurons à parler, des subdivisions et des groupements.

Nous parlerons d'abord des excitants, en commençant par les excitants généraux et les excitants du cerveau, pour terminer par les périphériques ; après ceux-ci nous verrons les déprimants, les paralysants nervins, que nous suivrons dans un ordre absolument inverse.

PREMIÈRE SECTION

EXCITO-MOTEURS.

I. — ALCOOLIQUES.

On n'étudiera que l'alcool vinique. — L'alcool est un excitant des centres nerveux, particulièrement du cerveau ; un stimulant des grandes fonctions. — Absorption de l'alcool. — Description des manifestations d'origine nerveuse. — Excitation, ivresse et coma alcooliques. — Action des doses variables d'alcool sur la circulation, la respiration, les échanges nutritifs et la température. — Transformation de l'alcool dans le milieu intérieur. — Élimination et action sur les sécrétions. — Effets locaux de l'alcool. — Effets de contact sur l'estomac et influence de l'alcool sur le chimisme stomacal.

Notre étude physiologique des alcooliques s'appliquera seulement à l'alcool éthylique ou vinique, et aux

liquides dont il est la base (vin, bière, cidre, eau-de-
vie et liqueurs diverses). C'est en effet le moins toxique
de tous les alcools et celui qui doit être uniquement
employé pour l'*usage interne*. D'après Dujardin-Beaumetz
et Audigé, le plus toxique des alcools du commerce est
l'alcool amylique, alcool de pomme de terre.

**Action principale dominant la physiologie et les indi-
cations de l'alcool.** — Cette action se trouve entièrement
dans la propriété, que possède l'alcool, d'exciter les centres
nerveux, particulièrement le cerveau, et de stimuler les
grandes fonctions ; l'alcool est un médicament sthénique
par excellence, particulièrement efficace dans la lutte
contre l'adynamie générale et la dépression organique.

Physiologiquement, l'alcool pourrait être rapproché des
médicaments anesthésiques, chloroforme et éther ; comme
eux, à faible dose, c'est un excitant diffusible général
du système nerveux ; comme eux aussi, c'est un paralysant. A défaut des anesthésiques classiques, Ambroise
Paré s'en servait autrefois pour déterminer l'ivresse
comateuse, chez les patients qu'il devait opérer.

Mais, comme nervin, l'alcool est moins actif que le
chloroforme et l'éther ; il y a entre son action primitive,
excitante, et son action paralysante, un intervalle plus
considérable, qui fait que, pour aller jusqu'à l'effet
dépressif, il faut le donner à doses fortes, presque
toxiques. Dans les conditions habituelles de son administration, on obtient surtout de la stimulation nerveuse,
et, comme l'imprégnation débute par le cerveau et se
traduit par des modifications cérébrales, dominantes
mais non exclusives, on peut, sans erreur, le placer en
tête des excitants du cerveau,

D'ailleurs, la stimulation que produit l'alcool peut
s'obtenir également au moyen de l'éther, avec plus de
rapidité et d'intensité, en injectant ce dernier médicament sous la peau, dans des conditions où il ne peut
pas produire l'effet déprimant, anesthésique, que réalise

si facilement son administration massive par les voies respiratoires.

Absorption. — L'alcool s'absorbe très facilement et très vite, par toutes les voies, à condition qu'il soit convenablement dilué, car, trop concentré, il a une action locale qui n'est pas favorable du tout à sa pénétration.

Après absorption, il se rend dans les différents organes et imprègne d'abord les centres nerveux, particulièrement le cerveau, où l'analyse chimique a permis de le retrouver en nature.

Description des manifestations d'origine nerveuse. — Aux doses faibles, thérapeutiques, l'alcool rend le cerveau plus excitable (Couty), produit de la stimulation en agissant d'abord sur les éléments les plus nobles ; puis il impressionne successivement les centres cérébelleux, bulbo-protubérantiels et médullaires. Mais si la dose est trop forte, à l'excitation première succède la diminution de l'activité fonctionnelle, laquelle se manifeste, dans le même ordre : d'abord sur les centres corticaux, puis sur les autres départements du système nerveux.

Les manifestations extérieures bien connues, que présentent les sujets qui ont absorbé de l'alcool, sont la conséquence de ces actions nerveuses ; elles varient naturellement, dans leur nature, dans leur intensité et dans leur durée, avec la dose administrée.

En petite quantité, l'alcool excite les animaux ; leur faciès est plus expressif, plus animé ; leurs mouvements sont plus énergiques, plus vigoureux ; tout indique une stimulation franche et nettement perceptible.

C'est à cette phase que les sujets de l'espèce humaine ressentent et traduisent les effets excitants et agréables de l'alcool, qui, exaltant leurs fonctions psychiques, les fait parler haut et agir avec vivacité.

Si la dose absorbée est plus forte, l'excitation, le besoin d'activité et de mouvement s'exagèrent, mais les fonctions directrices des centres psychiques et cérébelleux commencent à être atténuées, par l'action déprimante qui les atteint d'abord ; le sujet se met à déraisonner et à perdre toute coordination, aussi bien dans ses idées que dans ses mouvements.

Alors surviennent les débordements intellectuels, les manifestations délirantes et, dans la sphère motrice, l'accentuation de l'incoordination, et la titubation.

Tout ceci peut insensiblement s'aggraver, par un excès dans la dose d'alcool administrée, et nous conduit à la paralysie complète, aussi bien des foyers cérébraux que des centres d'un autre ordre. La dépression remplace l'excitation, la sensibilité s'émousse ; les nausées et les vomissements apparaissent ; les sphincters se relâchent ; au vertige succède le besoin de dormir ; l'alcoolisé a mille peines à se tenir debout ; il chancelle et finalement tombe et reste étendu sur le sol. Il arrive à être insensible à toute excitation, en résolution musculaire complète dans un état identique à celui d'un anesthésié, avec cette différence qu'il est plus profondément imprégné. On le dit *ivre mort*.

On ne saurait mieux résumer l'ensemble de ces manifestations que ne l'a fait Gubler, en reconnaissant trois degrés dans l'alcoolisme aigu : 1° l'ébriété légère, marquée par l'excitation et la gaieté ; 2° l'ivresse confirmée, s'accompagnant de perte de l'intelligence et de la volonté, de délire, de titubation, d'assoupissement, etc. ; 3° l'ivresse comateuse, qui se confond avec l'ivresse toxique.

Dans la production de ces différents effets, l'alcool agit bien comme alcool et non par ses produits de décomposition ; c'est par une altération chimique immédiate du protoplasma cellulaire qu'il modifie l'activité fonctionnelle des centres nerveux, en les excitant d'abord et les paralysant ensuite. Cependant, à cette modification cellulaire, il faut ajouter, comme influence aggravante dans l'alcoolisation forcée, les troubles circulatoires du cerveau caractérisés par l'hyperhémie ou l'anémie de l'organe.

Modifications de la circulation, de la respiration et de la température, dans l'alcoolisme aigu. — Dans la période de stimulation, les mouvements du cœur et de la respiration sont accélérés, l'énergie des contractions cardiaques est notablement accrue ; on observe en somme, de ce côté, des modifications en rapport avec celles que manifeste le système nerveux aux différentes phases de l'alcoolisme. Par conséquent, à la suite de l'administration des doses fortes, on obtient la dépression circulatoire et respiratoire ; le cœur s'affaiblit, bat plus lentement ; la respiration est lente.

Dès le début de son action, l'alcool semble manifestement avoir la propriété de produire la congestion organique, particulièrement à la périphérie ; chez l'homme, le visage se colore, les yeux deviennent brillants, la face est vultueuse et la peau s'échauffe manifestement ; le sujet éprouve une sensation de chaleur générale, qui fait dire communément que l'alcool réchauffe, alors qu'en réalité il n'y a qu'une apparence, qui tient justement à ce que la sensation pénible de froid, due à l'abaissement de la température extérieure, est remplacée par une agréable impression de chaleur, résultant de l'augmentation de l'afflux sanguin à la peau, peut-être aussi de la diminution de la sensibilité aux températures.

En réalité, la *température rectale* a plutôt des tendances à baisser, et, chez les animaux alcoolisés, on note des refroidissements de 2 à 4°, souvent davantage (Demarquay, Duméril, Perrin, Magnan). Il est vrai de dire qu'aux doses faibles ou modérées, le refroidissement est peu appréciable, mais aux doses élevées et prolongées, il s'accuse de plus en plus, au point de devenir un véritable danger pour le sujet qui atteint la période comateuse de l'ivresse.

La tendance au refroidissement trouve son explication, dans une perte plus grande de calorique par la peau congestionnée, dans l'évaporation de la sueur, dans l'immobilisation et la paralysie musculaire, dans le défaut de réaction du système nerveux régulateur de la thermogenèse, enfin dans la modération, de l'hématose, des oxydations et des échanges intracellulaires, sous l'influence de l'alcool. Cet agent a en effet une influence certaine sur les oxydations et le processus nutritif, qui doit être étudiée d'une façon spéciale.

Modifications des échanges respiratoires et nutritifs. — Afin de ne pas tomber dans les controverses, qui font qu'encore aujourd'hui certains faits relatifs à cette question ne sont pas interprétés de même par tous les auteurs, nous distinguerons : 1º les modifications qui accompagnent l'excitation alcoolique ; 2º celles qui s'observent dans la phase dépressive; 3º enfin, celles que produit l'ingestion des doses faibles, ni excitantes ni paralysantes.

Il est incontestable que, pendant la période d'excitation, il y a exagération des combustions, se traduisant par un excès d'acide carbonique dans les gaz expirés et une augmentation dans la consommation de l'oxygène (Henrijean); ceci est naturellement lié à une activité plus grande des mouvements respiratoires et cardiaques, et non pas à la seule oxydation de l'alcool dans l'organisme.

Au contraire, lorsque la proportion d'alcool ingérée est telle que les fonctions subissent l'influence déprimante qui conduit au coma de l'ivresse, il y a, en même temps que le refroidissement, ralentissement notable des combustions et des échanges respiratoires.

L'administration journalière de doses faibles, non excitantes, formant simplement un complément de l'alimentation, produit sûrement la diminution dans la production de l'acide carbonique (Böker, Perrin, Edward Smith) et dans l'élimination de l'urée (Böker, Hammond,

18.

Munck, Rabuteau) ; ce qui nous indique en somme que l'alcool modère le mouvement de nutrition et le processus d'oxydation. Il fait mieux : étant lui-même susceptible d'être facilement oxydé, il peut, introduit en proportion convenable dans le régime alimentaire, prélever, pour sa combustion propre, une partie de l'oxygène destiné aux tissus, et épargner ainsi la combustion des matières moins facilement oxydables. C'est ainsi que la matière azotée est désassimilée sans être brûlée, et se transforme en graisse ; ce serait là la cause principale de l'engraissement des buveurs (Bouchard).

A cette adipose, que détermine l'abus de l'alcool, s'ajoutent d'autres troubles nutritifs et circulatoires, auxquels il faut attribuer les éruptions de la face et la coloration du nez, qui stigmatisent l'individu alcoolique.

Nous sommes naturellement amené à étudier maintenant les décompositions de l'alcool dans l'organisme et son action sur le sang.

Transformation de l'alcool dans le sang. — En principe, et quant aux conséquences qu'elles peuvent avoir sur les effets essentiels de l'alcool, ces transformations ont peut-être une importance relative, car les modifications nerveuses, produites par ce médicament, résultent de son action en tant qu'alcool et n'ont rien à voir avec sa décomposition.

Ceci nous indique, immédiatement, qu'une partie seulement de l'alcool est transformée par oxydation, d'abord en aldéhyde, puis en acide acétique et finalement en acide carbonique et en eau.

Il est fort possible cependant que l'alcool, donné à petite dose, soit complètement brûlé dans l'organisme et que les influences nutritives que nous lui avons attribuées, dans ces conditions, soient liées à ses transformations chimiques ; mais, on ne saurait trop le répéter, ce sont les parties non décomposées de l'alcool qui seules agissent sur le système nerveux.

Par conséquent, donné à dose suffisante, surtout à dose forte, le médicament circule dans le sang, et, chez un animal en état d'ivresse profonde, on en trouve une proportion à peu près constante, représentée par 1/197 (Gréhant).

Le sang imprégné d'alcool prend alors une teinte foncée (Bouchardat, Sandras, Monneret et Fleury), le pouvoir absorbant des globules rouges et de l'hémoglobine pour l'oxygène est diminué, d'où une modération notable de l'hématose, qui joue un rôle dans le refroidissement et tend à déterminer une sorte d'asphyxie (Rabuteau). C'est à la propriété que possède l'alcool d'altérer les globules et de ralentir l'hématose, que l'on a attribué la formation des hémorragies que l'on observe en différents points de l'économie, à la suite de l'alcoolisme.

Élimination; action sur les sécrétions. — La partie de l'alcool, qui n'a pas subi de décomposition dans l'organisme, s'élimine surtout par le rein et par le poumon.

Pour Liebbotin et Voit, l'élimination pulmonaire serait la plus importante, puisque, d'après eux, cinq heures après l'ingestion de l'alcool, 2 parties p. 100 seraient éliminées par les reins et 5 p. 100 par les poumons.

Sans accepter, comme absolument exacts, les résultats de ces auteurs, on doit admettre l'élimination de l'alcool par la surface pulmonaire; l'odeur caractéristique de l'haleine d'un sujet alcoolisé en est la preuve, ainsi que les congestions et les bronchites catarrhales persistantes, qui sont la conséquence du contact irritant longtemps prolongé du médicament.

C'est également en traversant le rein, que l'alcool détermine un accroissement dans les fonctions urinaires et, par irritation, la congestion et la dégénérescence graisseuse de l'organe.

L'action diurétique de l'alcool est un fait vulgaire, évident, et qui n'est pas seulement imputable à la quantité de véhicule aqueux, qui accompagne parfois son ingestion.

Rabuteau a démontré que 100 centimètres cubes d'eau-de-vie à 36° provoquent l'élimination rapide d'une quantité d'urine six à huit fois plus forte que celle qui est sécrétée après l'ingestion de la même quantité d'eau ; mais cette urine a moins d'urée, moins d'acide urique et aussi moins de phosphates.

Alcoolisme chronique. — Les effets généraux, dont nous avons traité jusqu'à présent, s'appliquent plus particulièrement à l'alcoolisme aigu, le seul intéressant chez les animaux. Cependant, la question de l'alcoolisme chronique expérimental a été étudiée par Dujardin-Beaumetz et Audigé, qui, pendant un an, ont administré quotidiennement à des porcs 1 à 3 grammes d'alcool par kilogramme. Les animaux n'en sont pas morts, mais, après abatage, on a noté chez eux la congestion de l'estomac et la dégénérescence graisseuse des reins.

Effets locaux de l'alcool. — L'alcool concentré enlève l'eau aux tissus et provoque la coagulation de la matière albuminoïde ; il a donc une action caustique et irritante, qui, mitigée par la dilution, devient simplement excitante.

C'est la base de toutes les indications locales de l'alcool et des frictions diverses, que l'on pratique si souvent avec des teintures ou préparations alcooliques variées.

Cette action irritante ou excitante est intéressante à étudier sur les muqueuses, particulièrement sur la muqueuse stomacale.

On administre fréquemment les alcooliques par l'estomac, dans le but de réveiller l'activité de la fonction digestive, et les expérimentateurs se sont souvent demandé si le but que l'on poursuit est réellement atteint. Or, les travaux les plus récents concluent presque tous, sauf quelques désaccords dans les détails, à l'influence défavorable et au ralentissement de la digestion, à la suite de l'absorption de doses modérées d'alcool. La digestion des matières amylacées et des albuminoïdes, les digestions salivaires et peptiques seraient enrayées, non seulement par l'alcool, mais aussi par le vin (Buchner, Wolffhardt, Blumenen, Frazer et Roberts).

Il y a là une contradiction flagrante, avec les habitudes diététiques de l'homme et l'usage courant que l'on fait, en pratique, des spiritueux, pour réveiller l'activité de l'estomac dans les menaces d'indigestion. Malgré cela, on ne doit pas nier les faits; mais on peut les interpréter.

Il faut, croyons-nous, établir une distinction absolue, entre les effets de contact de l'alcool sur la muqueuse de l'estomac et l'influence que peut avoir sur le chimisme stomacal, la présence de ce corps dans les aliments. Cette distinction faite, il n'y a plus de désaccord possible, et tous les résultats acquis conservent leur signification.

Ingéré en petite quantité et convenablement dilué, l'alcool agit sûrement comme un excitant; il produit une sensation de chaleur dans la bouche, l'arrière-bouche et l'épigastre; par excitation directe et par réflexe, il favorise les sécrétions de la salive et du suc gastrique, augmente l'acidité de ce dernier et réveille les contractions de la musculeuse de l'estomac. — C'est là un effet bienfaisant, *stimulant*, apéritif et digestif. Limité à cette proportion, il est favorable, et l'on peut dire qu'à titre d'agent excitant, l'alcool est toujours recommandable.

Quant à son influence sur le chimisme stomacal proprement dit, elle n'est probablement pas aussi heureuse; mais, pour l'étudier, il faut d'abord admettre qu'un excès d'alcool reste dans l'estomac, ce qui, étant donné le pouvoir absorbant de cet organe et la diffusibilité du médicament, ne doit s'observer qu'après l'ingestion de doses exagérées.

En fait, il ne paraît pas douteux que la présence de l'alcool, dans l'estomac, puisse ralentir la digestion et atténuer l'activité chimique des sucs digestifs; on le constate surtout dans les circonstances où, pendant la période de la digestion, de nouvelles quantités d'alcool sont ingérées (Wolffhardt). Il y a entre cette influence chimique et le pouvoir excitant, dont nous parlions plus haut, une distinction bien nette qui nous fait conclure, en somme, qu'administré judicieusement et à dose modérée, l'alcool peut parfaitement rendre les services qu'on attend de lui, quand on le donne comme *apéritif* ou *digestif*.

Par contre, l'usage abusif ou longtemps prolongé de ce médicament provoque la phlogose de l'estomac, le catarrhe chronique des voies digestives, la dyspepsie, l'anorexie, les pituites matutinales, etc., mais ces derniers accidents sont habituellement le lot des buveurs de l'espèce humaine.

CAFÉIQUES.

Drogues et alcaloïdes appartenant à ce groupe. — Action principale de la caféine chez l'homme et chez les animaux. — Électivités nerveuses et musculaires. — Description des effets apparents et des actions de la caféine sur les muscles, sur la circulation, la respiration et la température. — La caféine est un stimulant des échanges nutritifs et un excitant des sécrétions. — L'infusion de café a des propriétés particulières un peu différentes de celles de la caféine.

Dans le groupe des caféiques on comprend : le café, le thé de Chine, le thé du Paraguay, le guarana, le paullinia, la noix de kola, et les alcaloïdes, caféine, théine, guaranine, qui tous ont été reconnus chimiquement identiques et représentent simplement la *caféine*, découverte par Runge en 1820.

Il nous suffira donc d'étudier la *caféine*; mais nous serons cependant dans l'obligation de différencier un peu cette étude de celle de l'infusion de café qui, par les principes chimiques variés qu'elle renferme, produit des manifestations physiologiques un peu spéciales.

CAFÉINE.

Action principale dominant la physiologie et les indications de la caféine. — La caféine est surtout un stimulant nervin, dont le pouvoir excitant sur le cerveau, très évident chez les individus de l'espèce humaine, est dominé par un pouvoir excito-réflexe médullaire plus accusé chez les animaux. Chez ces derniers, on arrive plus facilement que chez l'homme à la crise tétanique, lorsque la dose est exagérée.

Mais à cette action nerveuse dominante, qui est la cause de la plupart des modifications excitantes secondaires, que produit la caféine sur les grandes fonctions, ce médicament joint une action locale *directe*, excito-motrice, sur les fibres musculaires striées et lisses. La preuve de cette action directe se trouve dans ce fait, qu'elle s'observe toujours (quand la dose administrée est convenable), que les muscles soient ou non en rapport avec les centres nerveux.

Sous l'influence de ce médicament, l'excitabilité du système nerveux central est d'abord augmentée, puis survient l'action musculaire. L'influx nerveux moteur part du cerveau avec une plus grande énergie, et vient agir, sans résistance, sur des centres médullaires plus excitables; or, comme, en même temps, les muscles sont disposés à passer plus facilement de l'état de relâchement à l'état de contraction, on comprend que la caféine agisse admirablement comme sthénique, pour écarter la fatigue, prévenir l'épuisement et combattre l'adynamie.

On doit même admettre que les modifications circulatoires, qui nous feront étudier plus loin la caféine dans le groupe des cardio-sthéniques, trouvent leur cause première dans les principes généraux que nous venons de poser.

Absorption, transformation, élimination. — La

caféine s'absorbe facilement par toutes les voies; elle traverse l'organisme sans subir de décomposition et s'élimine très bien par la bile et par l'urine, sans qu'il y ait à craindre d'accumulation d'action.

Effets apparents après absorption. — Ces effets ne sont que la traduction des actions primitives exposées ci-dessus; nous les décrirons en indiquant sommairement les manifestations que présentent les animaux qui ont reçu de la caféine.

Les lapins, les chats, les chiens, les chevaux et autres mammifères domestiques, que l'on soumet à l'action d'une dose modérée de caféine, sont nettement excités; ils paraissent plus impressionnables et, par leur attitude générale, trahissent l'état de suractivité fonctionnelle dans lequel est mis leur système nerveux tout entier, y compris le cerveau.

Ces influences sthéniques sont surtout apparentes lorsqu'on s'adresse à des animaux habituellement calmes, ou épuisés et sans énergie; à la suite de l'action de la caféine, on peut les voir reprendre de la vigueur, de la vivacité, et, par leur expression de physionomie, leur port de tête, leurs mouvements, etc., manifester la stimulation qu'ils éprouvent.

Si la dose est un peu forte (20 centigr. dans la veine d'un petit chien), on voit s'accuser la dominante médullaire, dont il était question plus haut, et le sujet répondre par des tressaillements, à la moindre provocation, au moindre contact, comme s'il avait reçu de la strychnine. Dans ces conditions, en forçant encore la dose, on arrive très bien à obtenir des trémulations convulsives des membres et on peut aboutir au spasme tétanique; mais, avant cela, d'autres symptômes importants peuvent se manifester. Ils sont détaillés dans les descriptions suivantes :

50 centigrammes à 1 gramme de caféine, en injection hypodermique ou dans une veine, donnent au cheval

une attitude plus fière. L'animal relève la tête, dresse les oreilles et leur fait exécuter des mouvements ; il mâchonne, comme s'il avait des aliments dans la bouche ; son regard est vif et brillant. La sensibilité est exagérée, le sujet réagit vivement à la piqûre ; mais, s'il se déplace, sa démarche est raide. Des contractions cloniques et quelques tremblements fibrillaires apparaissent dans certains muscles, notamment dans les masséters, dans les régions du coude et du grasset. En même temps, les naseaux se dilatent, le facies prend une expression hérissée et inquiète (Kaufmann).

L'injection d'un gramme, dans le tissu conjonctif du chien, produit les mêmes effets ; la surexcitation, la vivacité du regard, les mouvements continuels avec tremblements, etc., ne font pas défaut ; mais on signale, de plus (Kaufmann), des désirs vénériens, des érections, en somme, une excitation génitale franche, qui fait mettre en doute la mauvaise opinion que Linné avait du café.

Chez l'homme, les influences de la caféine sur le cerveau sont beaucoup plus apparentes que chez les animaux. Habituellement, cet alcaloïde excite d'abord, puis déprime l'activité cérébrale ; mais il faut bien s'attendre à rencontrer ici des différences assez grandes dans les effets, suivant l'état des individus et suivant, surtout, les dispositions résultant de l'habitude de prendre journellement du café. — Il est en effet certain que l'accoutumance progressive à la caféine existe, et que l'on peut avoir à compter avec elle.

Quoi qu'il en soit, les effets stimulants nervins de la caféine sont précieux et se trouvent confirmés par l'usage que l'on en fait, couramment, dans la lutte contre le sommeil, la dépression cérébrale et dans toutes les circonstances où l'on a besoin d'un auxiliaire pour combattre une adynamie.

Action musculaire. — La caféine a sur les muscles une action directe ; mise en contact avec un de ces orga-

nes, elle y détermine d'abord une contracture énergique
et le rend ensuite inexcitable. Il s'agit là d'une véritable
altération du tissu, qui a été étudiée sur les muscles
striés de la grenouille et qui, macroscopiquement, s'annonce par un changement d'aspect des organes touchés
par l'alcaloïde. Ceux-ci deviennent exsangues, blancs,
se raccourcissent et prennent tous les caractères des
muscles rendus rigides par la chaleur. — Au microscope, les altérations ont été mieux caractérisées et on
a noté la disparition des stries transversales, avec apparition plus nette des stries longitudinales, raccourcis-
sement de la fibre et déchirure du sarcolemme, qui se
détache par points (Voit, Johannsen).

Si on inscrit, au myographe, la secousse d'un muscle
ainsi modifié par la caféine, avant qu'il soit complètement
rigide, on voit que la courbe est allongée, sans amplitude, et que l'allongement porte particulièrement sur la
ligne de descente, correspondant à la période d'énergie
décroissante (Buchheim et Eisenmenger, Guinard).

Ces altérations sont intéressantes et nous les avons
décrites, parce qu'elles démontrent bien les électivités
musculaires de la caféine. On les a en effet retrouvées
toutes, sur les muscles des animaux soumis à un empoisonnement général par cet alcaloïde. Cependant, chez les
mammifères, on obtient surtout de la raideur des muscles. La rigidité vraie est moins accusée que chez la grenouille ; on l'a observée pourtant chez le chat (Johannsen),
chez le chien, un peu avant la mort, avec apparition sou-
daine de la rigidité cadavérique (Guinard), et chez le
lapin. Chez ce dernier animal, la diminution de l'amplitude de la courbe du muscle a aussi été vérifiée, après
une injection de 5 milligrammes de médicament dans
une veine (Rossbach et Hartnack).

A dose modérée, physiologique, l'action de la caféine,
sur les muscles, a moins d'importance ; elle se limite à
une simple augmentation de l'énergie des contractions

et doit surtout avoir pour résultat de mettre les muscles dans des conditions meilleures pour, sous l'influence du système nerveux stimulé, passer facilement et rapidement de l'état de repos à l'état d'activité.

Action sur la circulation, sur la respiration et sur la température. — Il est probable que la caféine peut ralentir le cœur, par excitation des centres modérateurs, en même temps qu'elle lui donne plus de force et plus d'énergie (Voit, Falck, Eustratiadès, Caron, Méplain, etc.), mais Leven a vu juste en faisant remarquer que ce ralentissement est précédé d'une accélération passagère, due à l'excitation des accélérateurs sympathiques.

Quant au pouls, il traduit les modifications de la tension sanguine, laquelle, aux doses faibles, est augmentée par vaso-constriction. Mais nous aurons occasion de revenir, avec plus de détails, sur ces effets circulatoires, à propos de la médication cardiaque.

Tant que les réflexes sont plus actifs, la respiration est accélérée, car, dans les centres respiratoires, se passent des processus semblables à ceux qui ont lieu dans le reste du système nerveux.

La température est peu modifiée par les doses faibles, mais elle est élevée par les doses franchement excitantes, probablement par le fait de la stimulation directe du médicament, puis aussi, à cause de l'activité fonctionnelle et de l'agitation qu'il détermine.

Modifications des échanges nutritifs par la caféine. — On a dit souvent que la caféine était un *aliment d'épargne*, comprenant par là qu'elle avait le pouvoir de suppléer à une alimentation insuffisante, en modérant les dépenses ; on a cru que, tout en possédant la propriété de stimuler l'organisme et de faciliter le travail nerveux et musculaire, elle réduisait les échanges nutritifs, au point d'empêcher les effets fâcheux du jeûne.

Cette contradiction, avec les propriétés générales de la caféine, est trop choquante pour que nous ne nous hâtions pas de dire qu'elle repose sur des observations superficielles et fautives.

Rabuteau est peut-être le seul qui ait pu soutenir, avec quelque apparence de raison, que la caféine diminue l'excrétion de l'urée; et encore, l'eût-il bien constaté, ceci ne suffit pas pour conclure à la. modération des échanges.

Le phénomène contraire est même prouvé, car, en plus des expériences qui démontrent l'augmentation de l'élimination d'urée, dans l'urine (Roux, Brockenridge, Ottolenghi), on a remarqué que l'action de la caféine fait augmenter la proportion d'oxygène absorbé, de 16, 17 et 19 p. 100 (Keerlein).

Cette modification est naturellement accompagnée d'une élimination plus grande d'acide carbonique (Hoppe-Seyler).

De telle sorte que, finalement, on arrive à conclure qu'en produisant l'excitation du système nerveux cérébro-spinal, d'où dépend la suractivité fonctionnelle motrice, la caféine augmente les pertes de carbone de l'organisme et surtout des muscles; avec cela, elle ne restreint pas non plus les pertes azotées.

La caféine n'est donc pas un agent d'épargne; c'est, au contraire, un stimulant des échanges nutritifs, et ces effets elle les produit, sans aucun doute, à la faveur de son action nerveuse fondamentale.

Elle n'a pas, comme on le croyait, la propriété de remplacer les aliments; elle ne remplace que l'excitation tonique, générale, qui fait défaut dans le jeûne. Loin d'épargner les réserves, elle ne met le sujet inanitié à même de fournir du travail, qu'en attaquant ces réserves (G. Sée).

En excitant le système nerveux-musculaire et en facilitant son fonctionnement, elle exagère les combustions et la dépense.

La seule influence nutritive que peut avoir la caféine,

à faible dose, c'est de favoriser peut-être l'assimilation, mais, à coup sûr, elle ne s'oppose pas à la dénutrition.

Action sur les sécrétions. — De ce côté encore s'observent des effets d'excitation ; on les a notés sur les sécrétions salivaires et biliaires (Leven, Stuhlmann, Falck), mais ils sont surtout intéressants sur le rein.

Quelles que soient les contradictions, il est certain que la caféine a une action diurétique ; elle est plus ou moins nette, plus ou moins marquée suivant les sujets, mais elle existe. Ceux qui ont prétendu que l'élimination plus fréquente d'urine était seulement le résultat de l'exagération de la contraction vésicale (Eustratiadès et Méplain) se sont trompés, car il y a aussi augmentation de la quantité de liquide excrété.

La diurèse caféique provient de l'action directe du médicament sur l'épithélium des canalicules urinaires, dont le pouvoir sécrétant est mis en jeu (Sée, Schmiedeberg).

Elle ne dépend ni du système nerveux, ni des changements de pression vasculaire, car on l'observe encore après section des nerfs du rein et on l'obtient aussi, après chloralisation préalable (Schrœder et Langaard).

Il est possible, cependant, qu'il y ait des relations entre cette diurèse et les modifications circulatoires, car c'est précisément dans les cas pathologiques, où la circulation est gênée (hydropisie cardiaque), que l'élimination d'urine, déterminée par la caféine, est la plus abondante. Mais si cette relation existe, physiologiquement elle n'est pas essentielle.

CAFÉ.

L'infusion de café torréfié, contenant, 0,20 à 0,80 p. 100 de caféine, doit à cet alcaloïde ses principales propriétés ; cependant, comme elle renferme encore des sels minéraux (sels de potasse), du tannin, des huiles essentielles et un principe huileux, la caféone, que développe la torréfaction, cette infusion a quelques effets un peu spéciaux, que l'on n'obtient pas avec la solution de caféine pure.

Et d'abord, une infusion de café, contenant une quantité donnée de caféine, produit plus d'action que la même quantité de caféine prise seule.

Les lapins, dans la veine desquels on injecte une infusion de café renfermant 5 centigrammes de caféine, meurent en très peu de temps, avec des convulsions; tandis que 5 centigrammes de caféine, injectés de la même façon, ne provoquent guère d'accidents (Aubert et Hasse).

Dans le détail de l'action physiologique, il y a aussi des différences, qui se traduisent surtout, avec l'infusion de café, par une prédominance des effets excitants sur la sécrétion rénale, sur le système musculaire et sur le péristaltisme de l'intestin.

Les autres modifications fonctionnelles sont peu différentes de celles que produit la caféine elle-même, et que nous connaissons.

Enfin, grâce à son tannin et aux substances empyreumatiques qu'elle renferme, l'infusion de café aurait un pouvoir antiseptique auquel on a ajouté une grande importance (Luderitz).

Un détail en terminant :

Linné qualifiait le café de « *liqueur des chapons* », et Louis XIV aurait, dit-on, renoncé à son emploi, à cause des effets *réfrigérants* qu'il en éprouvait. Le café aurait-il vraiment des propriétés anaphrodisiaques ?

Beaucoup le prétendent (Hecquet, Pauli, Willis, Trousseau, Marchand, Martin-Damourette, Macé, Méplain); mais, malgré l'autorité de ces savants, il faut, croyons-nous, faire des réserves à l'égard de cette assertion et ne pas trop compter sur les effets calmants, *spéciaux*, du café.

STRYCHNIQUES.

Drogues contenant de la strychnine. — Étude pharmacodynamique de la strychnine. — La strychnine est un excitant du pouvoir réflexe. — Pratiquement, il importe de bien distinguer les effets des doses faibles des effets des doses fortes. — Description de ces effets. — Modifications des grandes fonctions pendant les accès de strychnisme. — Le déterminisme expérimental du mode d'action de la strychnine démontre que les effets de cet alcaloïde sont tous d'origine centrale et qu'ils dépendent d'actions sur les centres réflexes bulbo-médullaires. — Élimination et accumulation de la strychnine. — La strychnine tue par asphyxie ou par épuisement nerveux et paralysie générale.

La noix vomique, la fausse angusture, la fève de Saint-Ignace, le hoang-nan, le m'boundou fournissent à la matière médicale des drogues, qui sont actives par trois alcaloïdes : la strychnine, la brucine et l'igasurine ; alcaloïdes qui jouissent de propriétés excitantes et convulsivantes, et dont le plus important est la strychnine. Cette dernière est même la plus active, car, à égalité d'effets, il faut, par exemple, dix à quinze parties de brucine pour égaler une partie de strychnine (Vulpian).

C'est la strychnine que nous prendrons pour type, dans la description des manifestations physiologiques de ce groupe.

STRYCHNINE.

Actions principales dominant la physiologie et les indications de la strychnine. — La strychnine est avant tout un *excitant du pouvoir réflexe* ; son action se dépense et se localise entièrement dans la substance grise bulbo-médullaire, au contact des centres et des groupes cellulaires sensitivo-moteurs.

Elle exalte considérablement l'excitabilité de ces centres, particulièrement dans la zone sensitive, en même temps qu'elle augmente, dans la même proportion, l'impressionnabilité des terminaisons nerveuses adaptées à la perception des sensations générales (nerfs sensitifs) et des sensations spéciales (vision, audition, olfaction).

De cela il résulte que l'irritation la plus légère de la sensibilité, de quelque nature qu'elle soit, qui ne déterminerait qu'une réaction réflexe insignifiante, chez un sujet normal, suffit à produire une manifestation réactionnelle motrice d'une grande valeur, chez l'animal strychnisé. Cette réaction peut aller jusqu'à l'accès tétanique, lorsque la dose est forte.

En somme, sous l'influence de ce médicament, les effets moteurs d'ordre réflexe, consécutifs aux impressions sensitives, sont exagérés, d'abord par le fait de l'éréthisme des centres, et ensuite par l'hyperexcitabilité des nerfs sensitifs, qui multiplie l'intensité de l'irritation périphérique.

La strychnine met donc l'appareil réflexe sensitivomoteur dans un véritable état d'équilibre instable, qui le pousse à entrer en activité sous la moindre impulsion et amplifie les effets de cette impulsion.

Toutes les manifestations physiologiques, de même que les indications principales de la strychnine, sont des conséquences des actions précédentes ; nous allons les décrire.

Absorption. — La strychnine elle-même, peu soluble, s'absorbe difficilement, mais ses sels passent rapidement à l'absorption et par toutes les voies. Dans l'économie, elle ne subit pas de transformation et se retrouve en nature dans le sang, mais particulièrement dans la *substance grise* de la moelle épinière, du bulbe et de la protubérance (Gay) ; le foie, la vésicule biliaire et les reins en renferment aussi.

Sa localisation dans la partie grise des centres bulbo-médullaires mérite surtout d'attirer l'attention.

Description des effets apparents produits par la strychnine. — Dans la description des manifestations produites par la strychnine, il importe de ne pas confondre celles que produisent les faibles doses avec celles des doses fortes, qui cessent alors d'être physiologiques.

Les *doses faibles*, physiologiques, sont seulement celles qui augmentent la sensibilité générale et les sensibilités spéciales, rendent les animaux plus sensibles aux impressions, stimulent leur réflectivité, facilitent la promptitude et l'énergie de leurs mouvements.

Ce sont celles qui, par une exaltation modérée des centres réflexes, renforcent ou relèvent simplement la tonicité normale des éléments contractiles, striés et lisses, sans aller jusqu'au spasme ni à la convulsion tétanique.

Ce sont les effets de ces doses qui, se produisant suivant le mécanisme précité, sont seuls la base des indications immédiates de la strychnine et justifient son emploi dans les dépressions nerveuses et dans tous les états atoniques.

Les manifestations que nous allons décrire maintenant, consécutives à l'administration des *doses fortes*, ne sont que l'exagération des précédentes ; absolument de même nature, elles peuvent servir pour mieux étudier le mécanisme du strychnisme, car elles sont plus évidentes ; mais il faut bien se garder de les prendre comme type des effets à demander pratiquement au médicament.

Après administration de strychnine à *doses fortes*, convulsivantes, on voit l'hyperexcitabilité réflexe prendre des proportions anormales ; le moindre contact, le moindre bruit, la moindre impression extérieure, capables d'influencer un quelconque des éléments sensitifs, déterminent une vive agitation de l'animal et de véritables secousses ou soubresauts musculaires généralisés.

On assiste, en même temps, à un commencement de raideur dans tous les muscles, se traduisant dans les mâchoires par du *trismus* et, du côté des membres, par de la rigidité en extension avec démarche raide et sans flexion.

Dans ces conditions, surtout si la quantité de strychnine administrée est exagérée, on peut voir apparaître, sous l'influence de la plus petite provocation, des mouvements convulsifs très analogues à ceux du tétanos traumatique.

19.

Ces convulsions, *crises tétaniques* ou *strychniques*, procèdent par accès paroxystiques, d'une durée de quelques minutes, avec des intervalles de repos.

Pendant que l'animal est en crise, les membres sont étendus et portés en arrière ; la tête, la ligne dorso-lombaire, la queue, sont renversées en opisthotonos ; tous les muscles sont si énergiquement contractés, que les articulations ne peuvent se fléchir et qu'il est souvent possible d'enlever l'animal comme une masse rigide, ou comme s'il était en rigidité cadavérique.

Les muscles inspirateurs, participant à la contraction forcée de tous les autres, ne peuvent fonctionner avec leur rhythme habituel et la respiration est suspendue, pendant toute la durée de l'accès. Aussi, dès que cesse celui-ci, voit-on le sujet exécuter des mouvements respiratoires rapides, amples et profonds, comme pour rattraper l'insuffisance d'oxygénation de son sang et éliminer l'acide carbonique.

On peut même trouver, dans cet arrêt forcé de la respiration, une circonstance aggravante, par la complication d'asphyxie qu'elle entraîne et par les conséquences fâcheuses, que peut avoir l'accumulation, dans le sang, de l'acide carbonique retenu et produit en excès pendant la crise.

Sous l'influence de la strychnine, toutes les *voies centrifuges* sont en activité, celles qui appartiennent au grand sympathique comme celles de la vie de relation ; aussi les muscles à fibres lisses participent-ils aux convulsions réflexes ; ils présentent des spasmes tétaniques, qui se produisent quelques instants après ceux des muscles striés, parce que l'excitation leur arrive plus lentement. C'est là l'origine des phénomènes oculo-pupillaires, des contractions de l'intestin et de la vessie, qu'on observe chez les animaux strychnisés.

Les autres grandes fonctions sont également influencées par la strychnine : le *cœur* est accéléré, la *pression san-*

guine est considérablement augmentée et la *température* s'élève.

La cause de *l'accélération du cœur* se trouve probablement dans la suractivité musculaire qui accompagne les convulsions ; elle est de même nature que celle qui se constate après tout exercice violent. En effet, si après curarisation préalable, s'opposant aux mouvements convulsifs, on injecte de la strychnine à un animal, on constate que le cœur n'est plus accéléré mais ralenti ; probablement par excitation des centres modérateurs (Meyer).

Par contre, l'*hypertension artérielle* n'est pas seulement le résultat du tétanisme ; elle s'exagère bien au moment de la crise, par suite de la contraction des muscles striés, mais elle en est indépendante ; elle provient, en grande partie, du spasme réflexe des éléments contractiles des vaisseaux périphériques et du rétrécissement actif de ces vaisseaux.

En effet, la persistance de cette hypertension, chez les animaux curarisés (Meyer) ou vagotomisés, son absence, après la section transversale de la moelle, au collet du bulbe, et après chloralisation, démontrent bien qu'elle est déterminée par l'action directe de la strychnine sur les centres réflexes et vaso-moteurs bulbaires (Vulpian).

Pendant l'accès de strychnisme, la *température* s'élève et cette élévation peut atteindre 2 degrés, quelquefois plus. Elle n'est pas le résultat, comme l'a prétendu Mosso, de l'action excitante du médicament sur les centres nerveux, mais provient simplement des contractions musculaires tétaniformes qu'il détermine (Chouppe et Pinet).

Déterminisme expérimental du mode d'action de la strychnine. — Nous avons dit, plus haut, que les effets de la strychnine sont tous d'origine centrale, et qu'ils dépendent de l'action de ce médicament sur les centres réflexes bulbo-médullaires ; nous allons maintenant le démontrer.

A. Les convulsions sont d'origine centrale : 1° parce qu'il suffit de sectionner les nerfs moteurs qui se rendent dans un groupe de muscles, pour empêcher ces muscles de participer aux convulsions tétaniques ; 2° parce que le contact direct du médicament, avec le muscle ou ses terminaisons nerveuses, n'est pas nécessaire ; on peut, en effet, s'opposer, par des ligatures artérielles, à l'arrivée du sang empoisonné dans un membre, et l'on voit que les convulsions strychniques sont aussi énergiques dans ce membre que dans les autres.

B. Les convulsions strychniques sont d'origine bulbo-médullaire et ne dépendent pas d'une action sur le cerveau : parce qu'elles se produisent parfaitement, avec leurs caractères habituels, aussi bien chez les animaux décapités ou chez lesquels on a enlevé les hémisphères cérébraux que chez les sujets normaux.

D'ailleurs, toutes les parties de l'axe bulbo-spinal sont impressionnées de la même façon : la section transversale de la moelle, dans quelque région que ce soit, n'apporte aucun obstacle à la production des convulsions, aussi bien dans la zone dépendant de la partie de la moelle située au delà de la section, que dans celle qui dépend de la partie située en deçà (Vulpian).

C. Les phénomènes spasmodiques du strychnisme ne proviennent pas d'une action excitante directe du médicament sur les centres qu'il impressionne. Le médicament place seulement ces centres dans des conditions d'hyperexcitabilité telles, qu'ils réagissent énergiquement à la moindre excitation d'origine périphérique ; mais, comme dans toute manifestation réflexe, l'apport de cette excitation périphérique est indispensable.

On en trouve la preuve :

1° Dans l'intermittence des convulsions. Si la substance grise était soumise à une irritation directe, celle-ci serait continue et les convulsions dureraient, sans intermittence, jusqu'à épuisement nerveux.

2° Dans une expérience de Meyer, qui consiste à sectionner toutes les racines rachidiennes sensitives, de façon à intercepter les communications de la périphérie avec les centres et à s'opposer ainsi à l'arrivée de l'incitation centripète. Chez la grenouille qui se trouve dans ces conditions, la strychnine ne produit plus de convulsions tétaniques, mais il suffit qu'une seule racine sensitive soit conservée intacte pour que l'ébranlement se produise et que tous les centres moteurs entrent en activité.

On peut arriver partiellement au même résultat en isolant l'animal avec le plus grand soin, de manière à le mettre à l'abri de toute irritation extérieure; mais on ne réussit pas aussi bien, car les seuls mouvements spontanés du sujet sont des sources d'excitation considérables, et, nombreuses, sont les impressions de toute nature qui peuvent stimuler ses sens hyperexcités.

3° Une dernière preuve que la strychnine n'est pas, par elle-même, un excitant direct des centres moteurs se trouve dans ce fait qu'elle ne provoque pas de contractions spasmodiques, chez un animal qui est sous l'influence du chloral, de la paraldhéyde, du chloroforme ou de l'éther; or, ces agents n'abolissent pas l'excitabilité motrice de la moelle et du bulbe aux excitants directs, ils émoussent et suppriment seulement l'impressionnabilité excito-motrice de ces centres et abolissent les réflexes. C'est de cette façon que les anesthésiques précités font obstacle aux accès convulsifs du strychnisme.

Cette dernière particularité n'est pas seulement intéressante par l'appui qu'elle apporte au mécanisme d'action de la strychnine, mais parce qu'elle nous fait connaître des *antagonistes* précieux de ce poison.

En effet, les anesthésiques, en général, le chloral (Oré) et la paraldéhyde (Cervello), en particulier, sont des antagonistes de la strychnine. Pendant l'anesthésie, il n'y a pas de convulsions tétaniques, les fonctions s'exécutent régulièrement; mais les crises peuvent reparaître au réveil. Aussi, pour rendre ces crises moins dangereuses, il suffit de maintenir l'animal endormi, pendant assez longtemps, pour que la strychnine puisse s'éliminer insensiblement et n'être plus au réveil en quantité suffisante pour produire la mort.

C'est de cette façon qu'on pourra sauver des animaux intoxiqués par la strychnine, dans les cas où cependant la dose n'aura pas été trop massive (Oré, Kaufmann, Desoubry).

En résumé, nous croyons avoir démontré que le tétanos strychnique ne reçoit pas son impulsion d'une excitation partie directement des centres, mais qu'il se produit toujours par l'intermédiaire d'un réflexe.

Nous avons dit aussi que, dans la production des effets essentiels de la strychnine, le cerveau n'avait pas à intervenir, mais on ne saurait prétendre cependant qu'il soit exempt de toute action de la part de ce médicament.

La strychnine, en effet, exalte l'excitabilité de la zone motrice corticale, pourvu toutefois que le tétanos ne survienne pas. Quand les doses sont tétanisantes, on voit, dans une première phase, l'excitabilité corticale devenir plus exquise, mais, après les accès, l'activité des centres corticaux est très déprimée, souvent même annulée (Fodera).

Élimination de la strychnine. — Cette élimination se fait par les urines et par la salive ; rapidement, au dire de Vulpian, très lentement au contraire d'après la majorité des physiologistes. Deux à trois jours seraient nécessaires pour qu'elle soit complète (Rabuteau, Dragendorff, Masing, Gay), et on aurait même encore trouvé des traces de strychnine dans l'urine, huit jours après son administration (Plugge).

Si, à cette élimination lente, on ajoute que les petites doses longtemps répétées, qui, au début, n'ont pas d'effets appréciables, sont capables d'amener progressivement une augmentation de l'hyperexcitabilité réflexe et des phénomènes d'éréthisme, on conclut à une grande prudence dans l'administration de la strychnine et à la nécessité de ne pas la prescrire, à dose active, pendant trop longtemps, sans interruption (Nothnagel et Rossbach).

Action paralysante et mécanisme de la mort par la strychnine. — Nous avons vu tout ce qu'il y a d'essentiel dans la physiologie de la strychnine ; les particularités suivantes ont un intérêt moins immédiat, mais complètent très heureusement l'étude scientifique de cet alcaloïde.

En pratiquant largement la respiration artificielle chez le chien, on peut voir cesser les crises convulsives produites par une injection intraveineuse de $0^{gr},10$ de strychnine et arriver, progressivement, jusqu'à $0^{gr},50$, sans déterminer la mort (Ch. Richet). On voit alors se succéder quatre phases principales, nettement différenciées par leurs symptômes : 1° une phase tétanique ; 2° une phase convulsive ; 3° une phase choréique ; 4° enfin, une phase paralytique ou de résolution musculaire, pendant laquelle l'animal est comme curarisé (Claude Bernard, Vulpian, Ch. Richet).

Ces intéressantes recherches démontrent que la strychnine a des effets paralysants, mais qu'il faut, pour les étudier chez les mammifères, se placer dans des conditions particulières ; employer les hautes doses et éviter surtout les conséquences de l'asphyxie, qui résulte de l'arrêt de la respiration et de l'accumulation de l'acide carbonique pendant les grandes crises.

Dans ces conditions, on peut constater que la strychnine paralyse les extrémités périphériques des fibres nerveuses motrices, mais que cette paralysie est plus tardive et moins durable que celle que produit le curare (Vulpian).

Les centres nerveux subissent aussi la même influence ; la moelle épinière et la moelle allongée sont paralysées par les hautes doses, chez les mammifères ; par les doses moyennes, chez les grenouilles, mais seulement dans la phase secondaire de l'intoxication (Fodera).

Ces constatations, ajoutées à celles qui forment la partie essentielle de cette étude, nous font comprendre comment la strychnine tue : ce peut être, 1° par asphyxie, par arrêt prolongé de la respiration et accumulation d'acide carbonique, pendant les accès répétés de tétanos; ou bien; 2° par action nerveuse directe, et paralysie générale finale. Le premier mode est le plus fréquent et doit s'observer surtout chez les mammifères; son importance est indéniable, car on en trouve la preuve dans les heureux effets de l'anesthésie qui, prévenant la crise, met à l'abri de ses conséquences.

L'influence des effets paralysants n'est pas négligeable, même dans les conditions habituelles, mais elle dépend beaucoup, et de la dose employée et du sel de strychnine injecté.

Mais nous ne saurions entrer dans plus de détails, sans sortir de notre cadre.

AMMONIACAUX.

Les ammoniacaux sont des stimulants réflexes, diffusibles, dont les effets ont quelques rapports avec ceux de la strychnine. — Actions musculaires des ammoniacaux et propriétés excito-sécrétoires remarquables de ces sels. — Action sur le sang et transformations intraorganiques des ammoniacaux.

Dans ce groupe nous comprenons l'ammoniaque et ses sels, que nous étudierons seulement ici au point de vue de leurs propriétés générales, sans nous intéresser à leurs actions irritantes locales, dont il sera traité autre part.

Actions principales dominant la physiologie et les indications des ammoniacaux. — Tous les ammoniacaux sont des hyperesthésiques, des stimulants du système nerveux, stimulants dits *diffusibles*, à cause du peu de durée de leur action.

Comme les strychniques, ils agissent en augmentant l'excitabilité réflexe et arrivent à produire, à hautes doses, l'accès de tétanos, surtout lorsqu'ils sont introduits par la voie veineuse.

Leur physiologie et leur action intime, *sur les centres nerveux*, rappellent beaucoup la strychnine, aussi peut-on simplifier les choses en indiquant seulement les particularités qui les distinguent.

Les spasmes réflexes, produits par les ammoniacaux, sont de courte durée et n'ont pas le caractère de tonicité des manifestations strychniques, mais ils se produisent exactement suivant le même mécanisme.

De plus, avec ces composés, il y a à reconnaître une *action musculaire* directe, qui fait que les muscles, dont on coupe les nerfs moteurs et qui, de ce chef, ne peuvent participer au spasme tétanique ammoniacal, présentent cependant des petites contractions fibrillaires.

Enfin, ces médicaments ont, sur le *système glandulaire*, une action excitante spéciale, qui en fait des sudorifiques, des expectorants et des diurétiques.

Fondamentalement, les ammoniacaux produisent des effets généraux qui se ressemblent tous et ne diffèrent entre eux que par leur intensité. Par ordre d'activité croissante on les a ainsi classés : sulfate d'ammoniaque, carbonate d'ammoniaque, chlorhydrate d'ammoniaque et ammoniaque (Lange).

En somme, *stimulants réflexes* et *modificateurs sécrétoires*, tels sont physiologiquement les ammoniacaux.

Description spéciale de quelques effets. — Les sels d'ammoniaque s'absorbent bien et produisent, à dose modérée, chez tous les animaux, l'excitation générale, la stimulation des mouvements, l'accélération du cœur, de la respiration, l'hypertension artérielle et l'échauffement périphérique.

Les sécrétions sont manifestement augmentées, surtout avec le carbonate d'ammoniaque et les sels organiques se transformant en carbonates; le fonctionnement des glandes sudoripares et des glandes bronchiques est notablement accru et on obtient ainsi la moiteur de la peau et la fluidification du mucus bronchique.

L'excrétion de l'urine est aussi activée, plus avec le chlorhydrate qu'avec les autres sels d'ammoniaque; celui-là pourrait, dit-on, provoquer une élimination double de l'élimination normale.

Action sur le sang et transformations des ammoniacaux dans l'organisme. — Sous l'influence de l'ammoniaque ou de ses sels, les globules rouges et l'hémoglobine s'altèrent; le sang, rendu moins coagulable, peut prendre aussi une couleur sombre. Mais ce n'est que sous l'influence des hautes doses, ou après un usage abusif des ammoniacaux, que ces altérations s'observent; dans les conditions physiologiques, elles sont inappréciables.

D'ailleurs, ces agents doivent se transformer rapidement dans l'organisme, après y avoir produit leurs effets ; il est actuellement bien établi que l'ammoniaque et ses sels se transforment, par synthèse, en urée, et se retrouvent, dans l'urine, sous cette forme. Est-ce à dire que cette transformation soit complète? C'est bien possible; mais on ne peut oublier cependant que Neubauer, Buchheim et Löhrer disent avoir retrouvé dans l'urine une partie de l'ammoniaque ingérée.

Dans tous les cas, il est probable que les modifications sécrétoires que produisent les ammoniacaux, résultent d'actions locales sur les glandes, qu'ils impressionnent au moment de leur élimination.

Ce dernier fait plaiderait en faveur de l'élimination partielle, en nature, quoique rien ne s'oppose à admettre l'achèvement de la transformation en urée, dans les glandes elles-mêmes.

ÉSÉRINE.

Origine, absorption et élimination de l'ésérine. — L'ésérine doit être considérée comme un excitant des terminaisons motrices et un paralysant des centres. — Modifications oculo-pupillaires; myose ésérinique. — Effets excito-moteurs et excito-sécrétoires de l'ésérine; leur mécanisme. — Action modératrice de l'ésérine sur la circulation et la respiration. — Actions paralysantes.

La graine mûre du *Physostigma venenosum*, fève du Calabar ou *éséré*, est active par l'alcaloïde très toxique qu'elle contient; alcaloïde connu sous le nom d'*ésérine* ou *physostigmine*. De la même drogue, on a extrait encore la calabarine, mais les propriétés convulsivantes de cet agent ne sont pas employées en thérapeutique.

Absorption, transformation, élimination. — Les sels d'ésérine (on emploie le plus souvent le sulfate) s'absorbent facilement par toutes les voies; ils traversent l'organisme sans subir de décomposition et s'éliminent surtout par la salive et par la bile. Il est curieux de noter que Laborde et Leven n'ont pas trouvé d'ésérine dans l'urine, ce qui semblerait indiquer que cet alcaloïde ne passe pas par le rein.

Quoi qu'il en soit, l'élimination se fait bien et on n'a pas à craindre d'accumulation, ni de phénomène d'éréthisme.

Actions principales dominant la physiologie et les indications de l'ésérine. — Au point de vue *pharmacodynamique*, il faut considérer l'ésérine comme ayant, à la fois, une action sur le système nerveux central et sur les terminaisons nerveuses périphériques; action produisant la paralysie primitive des centres (excepté chez les chats), l'*excitation*, puis, plus tardivement, la paralysie des extrémités nerveuses motrices.

Mais, parmi les effets de ce médicament, ce sont ceux qui proviennent de son action excitante, sur les éléments moteurs terminaux, qui sont les plus intéressants et qui, fort heureusement, se manifestent les premiers ; de telle sorte que, *pratiquement*, l'action de l'ésérine sur les centres nerveux est négligeable.

Nous observerons les manifestations physiologiques que produit l'ésérine, sur les principales fonctions qu'elle modifie, en les classant par ordre d'importance, au point de vue des indications thérapeutiques qui en découlent.

C'est ainsi que nous étudierons, successivement, les effets de ce médicament : 1° sur le système oculo-pupillaire ; 2° sur le système musculaire, lisse et strié ; 3° sur le système glandulaire. — En deuxième plan, nous verrons les modifications produites sur les fonctions circulatoires et respiratoires, puis sur le système nerveux central.

Mais toutes ces manifestations sont de même nature, quant à leur origine ; elles résultent toutes d'excitations, portant sur les terminaisons nerveuses qui animent les organes dont les fonctions sont influencées.

Modifications du système oculo-pupillaire par l'ésérine. — Nous allons trouver immédiatement, dans ces premiers effets, une démonstration de la localisation périphérique des actions primitives de l'ésérine, qui agit beaucoup mieux sur la pupille, lorsqu'on l'instille directement dans la conjonctive, que lorsqu'elle est apportée à l'œil par la circulation, après absorption par une autre voie.

Le phénomène le plus saillant, le plus utile à noter, à cause des conséquences pratiques qu'il a, est le resserrement de l'ouverture pupillaire ou *myosis*, que détermine l'ésérine, lorsque deux ou trois gouttes de sa solution aqueuse, à 1 p. 100, ont été introduites dans l'œil.

Ce myosis apparaît généralement cinq à six minutes après l'administration, acquiert son maximum au bout de trente minutes chez l'homme, dix à quinze minutes chez les carnassiers, vingt-cinq à trente-cinq minutes chez le cheval. Son intensité et sa durée varient suivant les animaux et, à ce point de vue, il n'y a pas de comparaison possible à faire entre le chat, qui est très sensible à l'action pupillaire de l'ésérine, et la grenouille, qui ne semble pas impressionnée.

Chez le chat et chez le chien, le rétrécissement pupillaire peut être poussé très loin, au point même de transformer l'ouverture de l'iris en un simple trou punctiforme, excessivement réduit.

La durée de ce myosis est d'ailleurs très variable, non seulement suivant les animaux, mais aussi suivant la manière dont l'instillation a été faite. Chez l'homme, elle pourrait aller jusqu'à trois jours, mais elle ne dépasserait pas dix-huit heures, chez le lapin et chez le mouton, quarante-huit heures, chez le cheval et chez le chien (Kaufmann).

Le *mécanisme de la myose ésérinique* a été et est encore discuté ; mais il paraît hors de doute que cet effet provient de l'excitation directe des extrémités pupillaires de la branche irienne de l'oculo-moteur commun et non de la paralysie des rameaux dilatateurs du sympathique. Il a été démontré en effet que, pendant que la pupille est resserrée par l'ésérine, le sympathique n'est pas paralysé; l'excitation de son rameau cervical produit encore la dilatation et combat l'action du médicament (Nothnagel et Rossbach).

Action de l'ésérine sur les muscles. — Lorsque l'ésérine a été absorbée, à dose modérée, les premiers effets qu'elle manifeste, sur les éléments contractiles, portent sur les organes à *fibres lisses*.

L'estomac et l'intestin, jusqu'au rectum, entrent en activité, le péristaltisme est réveillé; on entend des borborygmes et l'animal expulse des excréments. Si, à ce moment, on ouvre la cavité abdominale, on peut voir les contractions énergiques de la masse intestinale et observer, directement, le spasme tétanique, dans lequel les viscères sont plongés par la physostigmine.

La vessie, l'utérus, tous les organes, dans la constitution desquels entrent des fibres lisses, participent au resserrement spasmodique qui met la musculeuse intestinale en activité.

A l'examen direct, on peut voir encore que le tube digestif, contracté, est tellement réduit dans ses dimensions, qu'en certains endroits il ressemble à un cordon plein; il est alors anémié et d'une pâleur extraordinaire.

La cause de ce réveil intense de l'activité des viscères intestinaux se trouve dans une excitation des ganglions nerveux périphériques (Bauer, Westermann, von Bezold, Gœtz), peut-être aussi dans une action directe et simultanée sur les fibres lisses elles-mêmes (Harnark).

Les *muscles striés* peuvent éprouver aussi l'influence excitante de l'ésérine, mais ils paraissent y être moins sensibles que les muscles lisses. Cependant, quand la dose de médicament est suffisante, on voit des tremblements musculaires se montrer, dans certaines régions; dans le train postérieur, chez le chien, dans la région rotulienne et olécranienne chez le cheval (Kaufmann); mais ils ne restent pas localisés en ces points et se généralisent bientôt aux autres groupes de muscles, de telle sorte que, finalement, l'animal est secoué par un tremblement général, qui peut devenir assez intense pour s'opposer à l'exécution de tout mouvement volontaire et rendre la station impossible.

Ces tremblements continuels, accompagnés de convulsions cloniques véritables, ont des exacerbations périodiques qui correspondent à des crises, lorsque la dose est toxique.

L'action de la physostigmine sur les muscles striés, se traduisant par des contractions fibrillaires, d'abord localisées à certains groupes puis généralisées, est sûrement la résultante d'une excitation portant sur les terminaisons périphériques des nerfs (Nothnagel et Rossbach). Il est possible qu'au moment des grandes crises, une certaine part revienne aux centres nerveux, mais ce n'est pas l'avis des pharmacologues, qui considèrent surtout l'ésérine comme un paralysant primitif des organes centraux.

Il est d'ailleurs bien acquis que les contractions fibrillaires, produites par l'ésérine dans les muscles, s'observent également, après la section des troncs nerveux qui se rendent aux organes, comme au milieu d'une narcose chloroformique complète; on les voit aussi, après une curarisation prudente, mais bien accusée (Schmiedeberg). Tout ceci justifie l'action du médicament sur les terminaisons nerveuses intramusculaires et sur les fibres contractiles elles-mêmes.

Lorsque l'ésérine a été administrée, à dose massive, les manifestations excitantes, auxquelles nous venons d'assister, se déroulent avec une grande violence, mais elles sont rapidement suivies de la paralysie des éléments primitivement excités, et on peut constater alors que les plaques motrices terminales ne transmettent plus au muscle l'excitation reçue par le nerf.

Action de l'ésérine sur les glandes. — Toutes les glandes sont influencées par l'ésérine, et, chez les sujets qui ont reçu ce médicament, il y a hypersécrétion salivaire, intestinale, cutanée, bronchique et lacrymale.

Tous les animaux salivent abondamment, expulsent des excréments fluides, ont de nombreux râles humides dans les bronches et transpirent manifestement. C'est cependant chez le cheval que les manifestations sudorales sont les plus nettes, car chez le chien, en particulier, on ne les observe pas.

Ces modifications sécrétoires se produisent suivant le mécanisme général que nous venons de reconnaître et résultent encore de l'action excitante du médicament sur les terminaisons nerveuses intraglandulaires; peut-être aussi, lorsque la dose est forte, proviennent-elles d'une action directe et simultanée sur les éléments mêmes de la glande.

On trouve la preuve de ce dernier fait, dans l'expérience qui consiste à démontrer que, lorsque les nerfs excito-sécrétoires sont modérément imprégnés d'atropine et paralysés, on peut encore provoquer la salivation par des doses fortes d'ésérine. Cependant, lorsque l'imprégnation atropinique a atteint les cellules de la glande, l'ésérine est impuissante à réveiller la sécrétion.

Action de l'ésérine sur la circulation. — L'effet le plus saillant, sur le cœur des mammifères, est le ralentissement, aux doses modérées, avec arrêt complet en diastole, si la dose est toxique. Cette action modératrice tient en grande partie à l'action de l'ésérine sur les terminaisons intracardiaques du vague ; elle est en rapport avec l'ensemble des effets du médicament. L'excitabilité des pneumogastriques est d'ailleurs considérablement accrue, car il suffit de la plus légère irritation pour arrêter le cœur. La *pression artérielle* est augmentée, peut-être par renforcement de l'énergie du cœur (Schmiedeberg), mais plus probablement par le fait du resserrement spasmodique des fibres musculaires des vaisseaux. On ne saurait en effet oublier de rappeler, que Bauer a vu les veines du mésentère du chat présenter des contractions alternatives et partielles, avec des dilatations variqueuses ; ce qui permet de comprendre ce qui doit se passer dans les autres parties du système vasculaire.

Action sur la respiration. — Personne ne discute sur la modification apparente que présente cette fonction, qui, d'abord accélérée, est ensuite manifestement ralentie par l'ésérine ; mais on ne s'entend pas aussi bien pour en donner le mécanisme.

Actions paralysantes de l'ésérine. — Les manifestations que nous venons de décrire, relèvent des propriétés excitantes que l'ésérine possède, pour les éléments périphériques du système nerveux, et, jusque-là, tout est conforme avec l'idée générale que nous exprimions, au début, quand nous cherchions à poser les bases physiologiques des indications de ce médicament.

Mais ses effets sur le système nerveux central sont bien différents, et, aussi, beaucoup moins intéressants, car ils ne se manifestent qu'aux doses dangereuses et ne sauraient, par conséquent, devenir la base d'aucun effet utile.

Voici, à leur sujet, comment s'expriment Nothnagel et Rossbach :

« En général, les appareils nerveux centraux, sensibles ou moteurs, se paralysent primitivement au contact de l'ésérine; ce n'est que chez les chats, chez les cobayes et chez quelques sujets prédisposés que se manifestent, dès le début, des phénomènes de vive excitation. Cette action paralysante atteint le cerveau beaucoup plus tôt que la moelle. »

En terminant, nous ferons remarquer que ce ne sont pas les effets paralysants qui, dans les manifestations violentes de l'ésérine, dominent la scène.

PILOCARPINE.

Les effets principaux de la pilocarpine rappellent ceux de l'ésérine. — Action de la pilocarpine sur la pupille et les éléments musculaires. — La pilocarpine est un agent hypersécrétoire fort remarquable. — Ses effets sur la sécrétion du rein et de la mamelle. — Mécanisme de l'action de la pilocarpine sur les glandes. — Actions de cet alcaloïde sur la circulation et la température.

Le jaborandi (*Pilocarpus pinnatus*), arbrisseau du Brésil, apporté pour la première fois en France par Coutinho, contient, comme principe actif important, la *pilocarpine*, alcaloïde sirupeux, parfaitement soluble dans l'eau, dont les sels, également solubles, sont un peu moins actifs.

La pilocarpine a, dans ses effets physiologiques, des relations tellement étroites avec l'ésérine que c'est déjà simplifier beaucoup son étude que de signaler cette analogie. D'ailleurs, dans l'exposé que nous allons faire des propriétés de la pilocarpine, nous suivrons exactement l'ordre adopté pour l'étude de l'ésérine ; ce sera un moyen de mieux faire ressortir encore les relations et les caractères différentiels, qui existent entre ces deux médicaments.

Actions principales dominant la physiologie et les indications de la pilocarpine. — Au point de vue pharmacodynamique et thérapeutique, la pilocarpine est un agent dont les effets excitants portent principalement sur les éléments nerveux périphériques des glandes et des fibres musculaires lisses. Les actions sur les grandes fonctions, et sur les centres nerveux en particulier, ne sont que tout à fait secondaires et ne s'observent qu'à la suite d'un emploi immodéré du principe actif.

Mais, dans tout ce que l'on observe, ce sont toujours les modifications sécrétoires qui dominent; de telle sorte que, par la nature même de ses effets principaux, la pilocarpine est surtout un modificateur sécrétoire, et mérite d'être classée comme le meilleur des médicaments hypercriniques généraux.

Tandis que, pour l'éserine, les manifestations musculaires l'emportent sur les manifestations sécrétoires, pour la pilocarpine, c'est exactement le contraire : les manifestations sécrétoires sont de beaucoup supérieures aux manifestations musculaires. Mais le mécanisme intime de ces effets paraît être absolument identique.

Absorption, élimination. — La pilocarpine et ses sels les plus communément employés (chlorhydrate, azotate, sulfate) s'absorbant rapidement, traversent l'organisme sans décomposition appréciable et s'éliminent très bien, par toutes les voies.

Modification du système oculo-pupillaire par la pilocarpine. — Comme avec l'ésérine, on observe, après instillation d'une solution de pilocarpine dans le cul-de-sac conjonctival, un resserrement pupillaire caractéristique, avec spasme de l'accommodation (Tweedy, Albertoni, Sydney, Bochefontaine); mais ce myosis n'a jamais l'importance de celui que produit l'ésérine.

Action de la pilocarpine sur les muscles. — Après l'absorption d'une dose suffisante de pilocarpine, et abstraction faite des manifestations glandulaires que nous allons décrire, on voit les différents organes, dans la constitution desquels entrent des fibres musculaires lisses, entrer en activité, et présenter des contractions. L'estomac, l'intestin, la vessie se contractent; on entend des borborygmes; l'animal médicamenté expulse fréquemment des excréments, il urine aussi très souvent. M. Morat a enregistré les mouvements péristaltiques de l'estomac et de l'intestin, donnant ainsi une preuve directe du réveil de leur activité, et, quant au resserrement vésical, M. Kaufmann l'a vu s'exagérer tellement sur un cheval, que l'urine s'écoulait goutte à goutte par l'extrémité de la verge.

Il est donc certain que la pilocarpine agit sur les fibres musculaires lisses, mais ce n'est jamais avec la puissance de l'ésérine.

Elle peut exciter aussi les fibres striées, mais il faut pour cela dépasser les doses thérapeutiques; c'est donc une manifestation intéressante à noter, seulement au point de vue de la physiologie générale du médicament, lequel, dans ses effets apparents sur les éléments contractiles, rappelle encore l'ésérine, dont il emploie aussi les procédés tout à fait intimes.

Action de la pilocarpine sur les glandes. — C'est dans l'influence excito-sécrétoire de la pilocarpine que se trouve, comme nous le disions plus haut, la dominante pharmacodynamique de cet alcaloïde.

Avant tout autre organe, ce sont les glandes qui ressentent la première impression de ce médicament, et l'on peut poser en principe que, pas une d'entre elles n'échappe à son action. Partout où il y a un élément glandulaire, on peut voir s'exercer l'action excitante du principe actif du jaborandi. On peut même, en s'en tenant aux doses faibles, n'obtenir que des manifestations hypersécrétoires.

Cependant, les affinités électives ne sont pas égales et il y a certainement à établir des différences notables, dans la rapidité et l'intensité de la modification sécrétoire, suivant les glandes, comme aussi suivant les animaux.

Ce sont les *glandes salivaires* qui sont influencées les premières, et aussi le plus énergiquement. Chez tous les animaux la salivation se montre, peu de temps après l'injection de pilocarpine, et persiste pendant toute la durée de l'action.

Une injection intraveineuse de 25 centigrammes, chez le cheval, a fait sécréter, pendant trois heures, un total de quatre litres d'une salive visqueuse, fortement alcaline et saccharifiant lentement l'amidon (Kaufmann).

Chez l'homme, la quantité de salive qui s'écoule est en moyenne de 500 centimètres cubes (Robin), mais elle peut atteindre 1100 et 1200 centimètres cubes et se prolonger pendant deux heures; exceptionnellement jusqu'à huit heures (Nothnagel).

Après la salivation, c'est la sudation qui apparaît manifestement chez les sujets de l'espèce humaine, où elle peut se montrer sous la forme d'un ruissellement véritable, portant la quantité de liquide ainsi écoulé à 300 et même 500 grammes (Vulpian).

Elle est moins nette chez les animaux et ne s'observe même que chez le cheval, un peu aussi chez le bœuf; d'ailleurs il s'agit là, non pas d'une sudation vraie, mais d'une légère moiteur cutanée. La sueur de la pilocarpine serait plus riche en urée et en chlorures (A. Robin).

Les sécrétions sébacée, cérumineuse, lacrymale, nasale et bronchique sont également augmentées, et, l'exagération de ces dernières, en particulier, s'annonce par des râles muqueux abondants, bruyants, parfois par l'apparition des phénomènes de l'œdème pulmonaire.

Toutes les sécrétions des glandes digestives, post-diaphragmatiques, sont accrues par la pilocarpine ; il y a augmentation de la sécrétion gastrique, biliaire, pancréatique et des glandes de l'intestin ; c'est ce qui fait que les animaux pilocarpinisés ont un véritable flux intestinal et rejettent des excréments qui, de plus en plus ramollis et fluides, deviennent absolument liquides. La fréquence de l'expulsion de ces liquides intestinaux hypersécrétés est favorisée par l'action du médicament sur la musculeuse du tube digestif.

Quant aux effets de la pilocarpine sur la *sécrétion urinaire* et sur la *sécrétion lactée*, ils méritent d'être étudiés à part.

Si l'on s'en tenait à la quantité d'urine, sécrétée pendant l'action de l'alcaloïde du jaborandi, on pourrait conclure que, loin d'agir sur le rein comme sur les autres glandes, cet alcaloïde manifeste là une action fréno-sécrétoire. Les mictions sont pourtant plus fréquentes ; l'animal pisse presque constamment, par le fait des contractions de la vessie ; mais, proportionnellement à la quantité normale d'urine qui devrait s'écouler dans le même temps, et relativement surtout à la masse de liquide qui s'échappe par les autres émonctoires, il y a diminution de l'activité du rein.

La glande rénale ne fait cependant pas exception au milieu des autres, et, en tant qu'organe sécréteur, il faut admettre qu'elle est influencée aussi par la pilocarpine.

Il y a lieu de se souvenir en effet que, au point de vue fonctionnel, le rein est essentiellement composé de deux parties : 1° une partie *filtrante*, comprenant les glomérules, au niveau desquels filtrent quelques sels très solubles, mais surtout l'eau qui constitue la masse de l'urine ; 2° une partie *sécrétante*, qui comprend l'épithélium des tubes contournés, véritable élément glandulaire du rein, au niveau duquel sont éliminés et élaborés les produits urinaires spéciaux. C'est sur cette deuxième partie que la pilocarpine peut agir, mais ce n'est pas ce qui augmente le plus la proportion d'urine, car, simultanément, la *filtration glomérulaire* est considérablement modérée.

Cette filtration, en effet, étant sous la dépendance de la pression artérielle, et en rapport avec la proportion d'eau contenue dans le sang, toute diminution dans la valeur de l'un et de l'autre de ces facteurs doit diminuer son importance. C'est ce qui arrive avec la pilocarpine ; celle-ci dérivant la masse aqueuse du sang vers les glandes salivaires, sudoripares, lacrymales, etc., la filtration rénale est fatalement amoindrie.

La proportion d'urine est donc, en somme, notablement inférieure à ce qu'elle devrait être, mais l'urine excrétée est plus dense, plus riche en éléments chimiques spéciaux.

Il en est de même pour la sécrétion lactée. La quantité de lait que donne une femelle laitière est d'autant plus grande que son régime est plus aqueux ; plus la proportion d'eau dans le sang est considérable, plus la masse de liquide fourni par la mamelle est importante ; par suite, on conçoit difficilement une suractivité fonctionnelle des glandes sudoripares, salivaires et digestives, sans une diminution parallèle de la sécrétion lactée.

Voilà pourquoi, *a priori*, on ne peut guère admettre que, si la pilocarpine modifie la proportion de lait que sécrète la mamelle, ce soit dans le sens de l'augmentation. Feser et Röhrig sont cependant arrivés à cette conclusion, mais Fröhner n'est pas de leur avis, et, d'après deux essais faits par M. Cornevin, il semble que la pilocarpine n'ait pas d'influence sur la quantité du lait sécrété et provoque seulement une augmentation du sucre, dans ce lait.

L'exception apparente que présente elle aussi la mamelle à l'égard de la pilocarpine, s'explique par ce que nous disions plus haut et par la physiologie toute spéciale de cette glande.

**Mécanisme de l'action excito-sécrétoire de la pilocar-
pine.** — La pilocarpine active les sécrétions, en excitant
les terminaisons nerveuses intraglandulaires des nerfs
sécréteurs (Vulpian). C'est une action absolument périphérique ; on en trouve la démonstration dans les faits
suivants :

La section de la corde du tympan, nerf excito-sécrétoire de la sous-maxillaire, n'empêche pas l'action de la
pilocarpine sur cette glande. — De même, la section des
nerfs sciatiques ne s'oppose nullement à l'hypersécrétion
sudorale pilocarpinique, dans les membres postérieurs,
ce qui prouve bien l'action périphérique du médicament.

Si l'on injecte de la pilocarpine, dans une des pulpes
digitales, légèrement atropinisée, d'un chat, on voit cette
pulpe se couvrir de gouttelettes de sueur, résultat de
l'excitation locale produite par l'alcaloïde, car les autres
pulpes de la même patte, pas plus que les autres glandes
ne manifestent le même phénomène (Luchsinger).

En faisant pénétrer, par électrocataphorèse, dans une
partie très circonscrite de la peau, une petite quantité
de pilocarpine, M. Aubert a vu apparaître, quelque temps
après, la sécrétion sudorale, dans la région intéressée,
mais seulement dans cette région ; ce qui constitue une
excellente démonstration de l'effet hydrotique local du
médicament dont nous nous occupons.

On peut du reste l'observer d'une autre façon, chez
l'homme, en remarquant qu'à la suite d'une injection
hypodermique de pilocarpine, la sécrétion sudorale s'établit d'abord au point même de l'injection.

Il est donc bien évident que l'action excito-sécrétoire
de la pilocarpine est surtout d'origine périphérique, et
qu'il n'y a pas lieu, pratiquement, d'accorder une importance quelconque aux excitations centrales, médullaires,
reconnues par Marmé, Luchsinger et Naurowski.

Enfin, nous remarquerons que ces effets sont indépendants de toute modification circulatoire, car on a vu

la pilocarpine produire momentanément la sécrétion, dans une glande dont les vaisseaux étaient liés ; seulement cette hypersécrétion n'est que momentanée, parce que, alors même qu'ils sont excités, les éléments glandulaires, qui ne reçoivent plus de sang, n'ont plus rien à élaborer et ne peuvent rien fournir. Nous rappellerons encore que, au point de vue sécrétoire comme à tous les autres points de vue, — mais surtout au point de vue sécrétoire, — la pilocarpine est l'antagoniste franc de l'atropine ; c'est encore un lien qu'elle a de commun avec l'ésérine.

Action de la pilocarpine sur la circulation. — Elle ne s'observe qu'à doses élevées et a, par suite, moins d'importance que les modifications dont nous venons de parler. — En règle générale, et abstraction faite des nuances qu'on pourrait noter, si l'on entrait dans les détails, la pilocarpine ralentit le cœur, après l'avoir accéléré légèrement, surtout si la dose est faible ; elle peut même l'arrêter complètement en diastole. Cette action est le résultat de l'excitation des terminaisons nerveuses intracardiaques du vague (Vulpian).

La tension vasculaire est peu modifiée ; elle aurait plutôt des tendances à baisser, à cause de la déshydratation considérable que subit le sang, par le fait de la suractivité des glandes.

Quant à la respiration, elle est, aussi, peu influencée et paraît subir surtout des influences modératrices.

Action de la pilocarpine sur la température. — A la suite de l'administration de la pilocarpine, et jusqu'au moment où les effets sécrétoires sont nettement établis, la *température rectale* s'élève légèrement (A. Robin, Weber) ; mais, peu à peu, au fur et à mesure que s'accusent les manifestation salivaire, sudorale, etc., elle tombe d'une façon assez notable, de quelques dixièmes de degré à 1°,5 (Robin, Lewin), en même temps que la peau s'échauffe.

Un thermomètre, placé sous la peau de l'encolure d'un cheval, qui a reçu 25 centigrammes de pilocarpine dans la veine, a marqué, successivement, 34°,9, 35°, 35°,1, 35°,3, 36°, 36°,2. Le maximum a été atteint deux heures après l'injection (Kaufmann).

ARÉCOLINE.

Origine et caractères pharmacodynamiques de l'arécoline. — Elle se rapproche de la pelletiérine, de la pilocarpine et de l'ésérine. — Action myotique pupillaire. — Action sur les muscles et sur les glandes. — Action sur la respiration et sur la circulation.

La noix d'arec, fruit de l'aréquier, *Areca catechu*, est active par l'*arécoline*, alcaloïde liquide, huileux, volatil, extrait par Jalms, qui, dans le même fruit, a signalé encore, l'arécaïne, l'arécaïdine et la guvacine. — L'arécoline est seule intéressante. Avec les acides, elle donne des sels cristallisés, dont le plus recommandable est le bromhydrate.

Caractères pharmacodynamiques de l'arécoline. — Par certaines de ses propriétés, l'arécoline se rapproche beaucoup de la *pelletiérine*, alcaloïde de l'écorce de racine de grenadier. D'ailleurs la noix d'arec, comme l'écorce de racines de grenadier, a été employée d'abord comme tænifuge, et, au titre d'anthelmintique, on a même prétendu qu'elle jouissait d'une efficacité vraiment remarquable, presque infaillible, offrant de plus l'avantage de ne pas exiger l'administration consécutive d'un purgatif, à cause des propriétés laxatives dont elle jouit.

Mais l'arécoline possède encore des actions physiologiques qui la rapprochent de l'ésérine et de la pilocarpine; c'est à ce titre surtout que nous en parlons ici et ce sont ces actions que nous retiendrons, comme actions principales, afin de faire une étude surtout comparative de l'arécoline et des deux alcaloïdes précédents.

Modifications du système oculo-pupillaire par l'aré-

coline. — On avait d'abord prétendu que, par instillation conjonctivale, la dose d'arécoline nécessaire pour produire la myose est dangereuse (Maumé), mais il y a dans ce fait une exagération. Dans les mêmes conditions que l'ésérine, l'arécoline est un myotique, mais elle ne produit le resserrement pupillaire que lorsqu'on l'instille directement dans la conjonctive (Maumé, Fröhner). L'introduction dans l'œil, d'une solution de bromhydrate d'arécoline à 1 p. 100, produit d'abord une sensation de chaleur avec larmoiement et spasme des paupières. Mais, après deux minutes, surviennent de violentes contractions spasmodiques, cloniques, de l'iris, et le myosis devient apparent. Il est très marqué après cinq minutes et atteint son maximum au bout de dix minutes. Il persiste vingt-cinq à trente minutes, dans le même état, puis s'atténue peu à peu, de telle sorte que, en soixante-dix minutes, tout est revenu à l'état normal (Lavagna). Utilisée comme myotique, dans les cas de glaucome, l'arécoline se serait montrée supérieure à l'ésérine (Bietti), mais on doit retenir cependant que son action est moins soutenue que celle de cette dernière.

Action de l'arécoline sur les muscles. — L'arécoline est un excitant des fibres musculaires lisses ; administrée à petites doses, au lapin, au chat, au chien, au cheval, elle stimule le péristaltisme intestinal et provoque des défécations (Maumé, Fröhner. Mouquet). A doses plus élevées, elle agit sur les muscles striés et produit des tremblements qui peuvent aller jusqu'à la contracture et aux crampes tétaniques ; à cela fait bientôt suite une paralysie partielle.

Action de l'arécoline sur les glandes. — L'arécoline est un sialagogue énergique, dont l'action se rapproche de l'action combinée de la pilocarpine et de l'ésérine. A ce titre, certains prétendent que si elle est, au moins, aussi active que l'ésérine, elle est un peu inférieure à la pilocarpine (Fröhner, de Lia). Elle agit aussi sur les glandes abdominales, provoque des effets laxatifs, avec défécations alvines répétées, produisant ainsi l'évacuation du contenu intestinal et sa dilution rapide. Les larmes et la sécrétion sudorale sont aussi influencées ; quant à l'évacuation plus fréquente d'urine, elle paraît due à la contraction des parois vésicales.

Action sur la respiration et sur la circulation. — L'arécoline agit sur la respiration. De petites doses augmentent le nombre des inspirations ; des doses plus élevées les arrêtent net. Chez le cheval on a observé des accès dyspnéiques pouvant aller jusqu'à la suffocation (Fröhner), mais c'est particulièrement chez le bœuf que ces accès sont surtout alarmants (Græfe).

Le nombre des contractions cardiaques diminue sous l'influence des petites doses, mais, quand celles-ci sont trop élevées, le cœur s'arrête en diastole.

Il est important de ne pas oublier, qu'à côté des propriétés que nous venons de résumer, et qui pourraient faire de l'arécoline un excellent médicament, à employer au lieu et place de l'ésérine et de la pilocarpine, il en est d'autres qui rapprochent cet alcaloïde de la muscarine, et en font un agent à manier avec beaucoup de prudence. Il est notamment démontré que l'arécoline a, comme la muscarine, des actions intenses sur le cœur des animaux ; actions qui commandent une certaine réserve dans son usage en thérapeutique.

VÉRATRINE.

Origines. — Actions principales dominant la physiologie et les indications de la vératrine. — Absorption et élimination. — Description des effets apparents chez les différents animaux. — Manifestations dépendant des influences nerveuses. — Action excitante de la vératrine sur les muscles striés. — Modifications respiratoires, cardiaques et circulatoires. — Action de la vératrine sur la température et utilisation de cet alcaloïde comme antipyrétique.

C'est dans le *Veratrum album* que Pelletier et Caventou ont découvert la *vératrine* ; mais actuellement, c'est des semences de la cévadille du Mexique (*Sabadilla officinalis*) que l'on extrait presque toute la vératrine du commerce.

Cependant cet alcaloïde se trouve encore dans le *Veratrum nigrum*, le *V. lobelianum*, le *V. viride* et le *V. sabadilla*. Les fruits et les semences de cette dernière plante sont connus sous le nom de cévadille des Antilles.

Toutes ces drogues sont actives par la vératrine qu'elles contiennent, en plus ou moins grande quantité ; aussi est-ce l'étude de cet alcaloïde que nous plaçons au premier plan.

Actions principales dominant la physiologie et les indications de la vératrine. — La vératrine est essentiellement un *névro-musculaire*. C'est un violent poison, qui atteint, d'une part, presque sans exception, les terminaisons périphériques des nerfs sensitifs, des nerfs moteurs et des nerfs sécrétoires ; d'autre part, certaines régions du système nerveux central, situées dans le bulbe ; enfin, et tout particulièrement, les *muscles striés*. Toutes ces parties sont d'abord mises, par la vératrine, dans un état d'excitation caractéristique, très accusé ou simplement ébauché ; mais ensuite, *elles sont entièrement paralysées*.

Dans les effets principaux de cet alcaloïde, nous trouvons donc à la fois des actions nerveuses et des actions musculaires, mais ces dernières surtout sont importantes, par le cachet d'originalité qui les distingue des autres et qui fait que la courbe myographique du muscle vératrinisé est absolument caractéristique.

Absorption et élimination. — L'absorption de la vératrine peut se faire assez facilement, par toutes les voies, mais elle détermine, au point de contact, une action irritante énergique, douloureuse, qui provoque, de la part des animaux, des mouvements de défense, et diminue un peu la rapidité de sa pénétration. Elle s'élimine en nature par le rein (Prévost).

**Description des effets apparents produits par la véra-
trine.** — Dix à quinze minutes après une injection hypodermique de vératrine à un chien, on voit apparaître une
hypersécrétion salivaire notable ; l'animal a des mouvements des mâchoires et des déglutitions fréquentes,
bientôt suivis d'efforts de vomissements violents et répétés,
qui peuvent durer assez longtemps ; quelquefois plus de
deux heures (Kaufmann). En même temps, les sécrétions intestinales et les mouvements péristaltiques sont
excités ; l'animal à des défécations diarrhéiques et paraît
éprouver quelques douleurs abdominales. Il est, de
plus, généralement excité ; il s'agite avec inquiétude et
se montre beaucoup plus impressionnable qu'à l'état
normal.

Mais, si la dose est convenable, on voit bientôt apparaître des tremblements musculaires, qui, d'abord assez
localisés dans certaines régions, se généralisent bien vite
et secouent l'animal comme un grand frisson, gênant ses
mouvements, sa respiration et faisant claquer ses mâchoires.

Chez les solipèdes, on observe également de la salivation, des expulsions de matières fécales diarrhéiques et
de plus en plus liquides ; des mictions fréquentes, souvent plus copieuses qu'à l'état normal, et, symptôme qui
ne manque jamais, une hypersécrétion sudorale exagérée ; l'animal est couvert de gouttes de sueur, qui ruis-
sellent sur la peau et s'écoulent en abondance.

Comme les chiens, les chevaux sont rendus plus excitables par la vératrine et sont aussi très agités ; ils montrent des tremblements musculaires, d'abord localisés
puis généralisés.

Mais, à ces effets primitifs d'excitation, succèdent
bientôt des symptômes inverses ; après avoir été agités,
comme nous venons de le voir, les animaux entrent
dans une phase de calme relatif, ils s'affaiblissent, se
déplacent avec peine, tombent sur le sol et restent cou-

chés, conservant encore un peu d'agitation qu'ils manifestent par des mouvements des membres.

Quand la dose est toxique, la mort survient dans une période de pseudo-paralysie, par arrêt primitif de la respiration.

En somme, si ce n'était la rapidité d'apparition et l'intensité des actions sur les muscles striés, l'agitation nerveuse primitive, et la pseudo-paralysie qui lui succède, on trouverait, dans les symptômes apparents que nous venons de décrire, plus d'un point de ressemblance avec les manifestations de l'ésérine. Mais, dans l'analyse plus détaillée des actions de la vératrine, nous allons trouver des particularités différentielles importantes.

Manifestations de la vératrine dépendant d'actions nerveuses. — Nous avons dit plus haut que la vératrine atteint, presque sans exception, les terminaisons périphériques de tous les nerfs moteurs et de tous les nerfs sécrétoires ; rattachons donc, à ces effets primitifs, les actions glandulaires ci-devant décrites et les modifications de l'activité des muscles, au moins les contractions spasmodiques, car, comme nous le verrons bientôt, sur les muscles striés il y a plus que cela.

La sensibilité est également modifiée et, non seulement par application externe, sur la peau ou les muqueuses, et par contact direct, on a vu l'analgésie succéder à une irritation primitive (Faivre et Leblanc), mais, après absorption, on a constaté un émoussement non douteux de la sensibilité périphérique.

Cependant, la vératrine atteint aussi certaines régions du système nerveux central, particulièrement la moelle allongée, et, parmi les effets qui peuvent en être la conséquence, il faut citer les convulsions tétaniques, qui ont été observées chez la grenouille, les convulsions, avec les modifications de l'activité des centres respiratoires, cardiaques et vasculaires, que l'on observe chez les mammifères.

Assurément, le cerveau n'est pas respecté, mais il faut reconnaître que, de toutes les fonctions cérébrales, le sensorium et la conscience sont les moins directement atteints (Böhm et Lissauer).

Action de la vératrine sur les muscles striés. — Nous avons vu qu'après avoir présenté des tremblements musculaires, les mammifères vératrinisés s'affaiblissent et se déplacent avec peine; ceci provient de l'action qu'exerce l'alcaloïde sur les muscles striés.

D'ailleurs, si, à une grenouille, on injecte une très faible dose de vératrine, on constate au bout d'un moment que ses mouvements sont notablement modifiés. Ils sont devenus lents, difficiles, très gênés; la grenouille rampe péniblement; cependant, si on l'excite, elle réagit et prend son élan pour sauter; mais cet élan n'aboutit qu'à une extension tétaniforme des deux membres postérieurs, qui, allongés mollement, conservent cette position malgré la mise en activité des fléchisseurs, impuissants à vaincre la *contracture* soutenue des extenseurs (Kölliker, Prévost). — D'après von Bezold, la cause de ce phénomène doit être recherchée dans un ralentissement de la secousse, qui retarde le passage de l'état d'activité à l'état de repos du muscle, de telle sorte qu'un temps plus long est nécessaire pour l'exécution d'une contraction donnée. Les caractères mêmes de la secousse d'un muscle vératrinisé, étudiés myographiquement, confirment cette explication et sont absolument typiques. Sous l'influence du poison, la hauteur de la secousse est augmentée, la période d'ascension paraît plus brusque, mais, en revanche, la période de relâchement est considérablement allongée; la courbe de descente peut être quarante à soixante fois plus longue qu'à l'état normal et présente des ondulations (Bezold, Hirt, Marey, Mendelssohn).

Quant à la puissance et à la force même du muscle, certains auteurs prétendent que non seulement elle n'est pas diminuée, mais qu'elle est plutôt augmentée, triplée d'après Rossbach. Tout récemment, Gréhant a soutenu le contraire et démontré, expérimentalement, sur le gastrocnémien de la grenouille, qu'un muscle vératrinisé perd une partie de son énergie et ne soulève qu'un poids de 400 grammes, tandis qu'un muscle sain soulève 600 et même 700 grammes.

Dans les divers effets que nous venons d'observer, il s'agit d'une action directe de l'alcaloïde sur le muscle, d'une modification immédiate de la fibre musculaire, indépendante des actions nerveuses. En effet, l'ablation du cerveau, la section du bulbe, la destruction préalable de la moelle, l'isolement des muscles d'avec les centres nerveux, par section des nerfs, l'isolement même des fibres musculaires d'avec les cordons nerveux, par imprégnation des plaques motrices terminales par le curare, n'apportent aucune entrave aux actions de la vératrine sur les muscles.

Action sur la respiration. — La mécanique respiratoire est assez profondément troublée ; au début, les mouvements sont habituellement accélérés, ils prennent un caractère saccadé, se traduisant par des inspirations brusques et fortes, immédiatement suivies d'expirations également brusques. Mais, après l'injection de doses élevées de vératrine, la respiration est constamment ralentie. Les mouvements deviennent profonds et spasmodiques, s'accompagnent de pauses expiratoires très prolongées, conséquence du ralentissement apporté au retour des puissances inspiratrices au repos. On a comparé les caractères de ces mouvements respiratoires à ceux que l'on observe après la section des pneumogastriques. Dans tous les cas, par suite de ces troubles, l'aération du poumon est imparfaite et l'asphyxie peut survenir. D'ailleurs, aux doses toxiques, la respiration s'arrête habituellement longtemps avant le cœur.

Actions sur le cœur et la circulation. — Les électivités de la vératrine pour les muscles striés en font un poison immédiat du cœur ; aussi n'est-il pas surprenant de constater que, chez les animaux à sang froid, la grenouille par exemple, le cœur éprouve absolument les mêmes modifications que les autres muscles. Le nombre de ses battements diminue, les systoles augmentent de longueur et, si la dose est suffisante, on voit apparaître de véritables interruptions systoliques, qui font que la lenteur des contractions est telle qu'elle est moitié moindre qu'à l'état normal. Il est intéressant alors de constater que l'excitation des vagues ou du sinus veineux, l'empoisonnement par l'ésérine, la muscarine, l'atropine, la curarine n'ont pas la moindre influence sur le cœur vératrinisé ; on sait, au contraire, que l'intervention de la vératrine peut combattre l'arrêt du cœur produit par la muscarine (Böhm).

Chez les mammifères, c'est la même chose, les effets cardiaques de la vératrine proviennent d'actions immédiates du poison sur les fibres musculaires du cœur. Les doses faibles accélèrent d'abord les contractions et élèvent la pression, mais, avec les doses moyennes surtout, on voit le cœur s'affaiblir, se ralentir, présenter des irrégularités, des intermittences et finalement se paralyser.

Pendant que s'affaiblissent et se ralentissent les pulsations cardiaques, la tension artérielle s'abaisse très notablement, malgré des actions vaso-constrictives certaines, qui résultent à coup sûr de l'action de la vératrine sur les centres vaso-moteurs ou sur les fibres des vaisseaux.

Il est intéressant de rappeler que, chez les fébricitants, hommes ou animaux, l'action modératrice cardiaque de la vératrine est très notable (Norvood, Faivre et Leblanc) : c'est ainsi qu'on a vu chez l'homme le nombre des pulsations diminuer de 20 à 60 et le pouls tomber à 35 (Norvood).

Action sur la température. — Chez les animaux à l'état de santé, soumis à l'action de la vératrine, on constate un abaissement très marqué de la température (Braun). Sur un chien de 12 kilogrammes, on a vu celle-ci tomber de 39° à 36°, après l'injection hypodermique de 3 milligrammes de sulfate de vératrine (Kaufmann). La même chose se produirait, et même plus facilement encore, chez les fébricitants, où la température pourrait tomber de 1° à 3°, parfois davantage (Drasche, Kocher).

Cette action sur la calorification est sans aucun doute la conséquence de l'ensemble des modifications fonctionnelles précédentes, qui produisent une sorte de collapsus artificiel, avec ralentissement dans l'activité des échanges nutritifs et respiratoires ; en effet, en plus des actions sur les glandes (favorisant les évaporations), et sur les muscles, la chute de la température est toujours accompagnée d'une forte diminution dans la fréquence de la respiration et du pouls.

C'est en raison de cette dernière action sur la température des animaux sains ou fébricitants, et de ses effets analgésiques et calmants, que la vératrine a été vantée et employée, comme *antipyrétique*, dans toutes les maladies accompagnées de fièvre et de douleur ; notamment dans le rhumatisme, la pneumonie aiguë, la bronchite, la congestion des centres nerveux, etc.

Nous n'avons pas à discuter ces indications, mais rappelons seulement que l'analyse pharmacodynamique présente la vératrine comme un agent dangereux ; aussi nous demandons-nous si l'action antipyrétique, conséquence de l'état de collapsus qu'elle provoque, ne serait pas obtenue plus facilement et avec moins de dangers par l'emploi d'un autre agent et si d'autres analgésiques ne pourraient pas la remplacer plus avantageusement, quand on songe à recourir à son action analgésiante.

DEUXIÈME SECTION

ANTISPASMODIQUES.

Ce qu'il faut penser de la constitution du groupe des antispasmodiques. —
Ce sont des agents de transition. — Étude de quelques antispasmodiques.
— Asa fœtida. — Racine de valériane. — Camphre. — Composés cya-
niques. — Énumération simple d'agents dits antispasmodiques.

Les médicaments groupés sous le titre d'*antispasmodiques* sont, comme on le voit, qualifiés par la propriété
commune qu'ils ont d'agir sur un symptôme. Ils constituent une série bâtarde, qui mériterait de disparaître,
mais que nous conservons, parce qu'en rattachant ces
agents aux groupes physiologiques auxquels ils appartiennent, nous risquerions de faire oublier certaines
indications cliniques qui existent vraiment, et que paraissent devoir remplir les substances que la tradition a
classées parmi les antispasmodiques.

De plus, ces substances peuvent au besoin servir de
transition entre les excito-nervins, que nous venons
d'étudier, et les modérateurs nervins, que nous avons à
étudier, parce que, sans savoir au juste comment, on
dit partout *qu'elles calment en excitant*.

En effet, si l'on admet que certains états d'hyperexcitabilité morbide peuvent être la conséquence d'un épuisement du système nerveux, qui fait que ce système est incapable de résister à des excitations normales, on comprend qu'il puisse exister des agents qui deviennent des
calmants, en renforçant la puissance nerveuse et en excitant les centres supérieurs.

Ces agents sont les antispasmodiques, médicaments
qui trouvent leur raison physiologique dans ce principe
que « la faculté réflexe est en raison inverse de la puissance des centres nerveux » (Brown-Séquard).

En somme, tout en reconnaissant que l'analyse physiologique du mode d'action de ces médicaments est encore très imparfaite, il faut admettre que les vrais antispasmodiques sont des excitants.

Étant dans l'impossibilité de généraliser, nous allons donner quelques renseignements sur les principaux agents de ce groupe.

Asa fœtida. — La composition de cette gomme-résine est assez mal connue ; cependant, on admet qu'elle doit son activité à une essence soufrée et à une résine, brun verdâtre, particulière. Les effets généraux, constatés après absorption d'une dose un peu forte, portent sur la respiration et la circulation qui sont accélérées ; sur les sécrétions (sueurs, salive, urine, mucus bronchique) qui sont généralement exagérées et prennent l'odeur désagréable du médicament, qui s'élimine avec ces produits. Il paraît que la stimulation, légère au début, est suivie d'une somnolence spéciale, mais tous les auteurs ne sont pas d'accord sur ce point.

Quoi qu'il en soit, localement, notamment sur les muqueuses, l'asa fœtida agit comme un excitant ; c'est à ce titre qu'introduite dans l'estomac elle stimule les fonctions sécrétoires et motrices de cet organe, excite l'appétit et facilite la digestion.

Racine de valériane. — Cette racine doit ses propriétés à une essence, mélange de *valérol* (composé oxygéné), de *valérène* (térébenthine qui en forme le quart), de *camphre valérianique* et d'acide valérianique. Ce dernier est liquide, monobasique et donne des sels : valérianates d'ammoniaque, de zinc, de fer, de quinine, de bismuth.

Les petites doses de valériane ne produisent pas d'effets pharmacodynamiques apparents ; les doses fortes seulement sont manifestement excitantes et produisent de la stimulation cérébrale, de la photophobie, de légers spasmes et de l'excitation vasculo-cardiaque. Ces propriétés appartiennent à l'essence, qui se présente aussi comme un excitant total du système cérébro-spinal. L'élimination des principes actifs se fait par la peau et par les reins, car, après ingestion de valériane, les sueurs et les urines prennent l'odeur de cette substance.

Localement, la valériane se comporte comme un astringent tonique et un stimulant léger ; c'est à ce titre qu'elle agit favorablement sur les fonctions digestives.

De par la nature de ses actions sur le système nerveux, ce serait, au dire de Gluber, le médicament qui conviendrait le mieux, lorsque « les spasmes, exprimant l'asthénie, se produisent par défaut d'incitation. »

Camphre. — Administré dans un véhicule qui le dissout (alcool, éther, huiles grasses et volatiles), le camphre s'absorbe assez facilement ; dans le cas contraire, son absorption est plus lente, car il est peu soluble dans les liquides digestifs. Son élimination se fait partiellement, en nature, par la sueur et l'air d'expiration, tandis qu'une autre partie, oxydée et transformée en acide campho-glycuronique, s'élimine par l'urine.

L'action physiologique du camphre se résume en ceci : c'est un excitant des centres nerveux, encéphaliques et médullaires. Mais ces effets qui, aux doses thérapeutiques, se traduisent par une stimulation générale simple, aboutissent à une véritable surexcitation, avec tremblements, convulsions d'apparence épileptiforme, accélération considérable du pouls, de la respiration, et augmentation de la pression sanguine, quand on atteint des doses trop élevées (5 grammes chez le chien, 100 grammes chez le cheval).

Dans ces conditions, l'excitabilité nerveuse peut arriver à s'épuiser, et si parfois l'animal meurt en plein accès convulsif, il peut souvent aussi présenter une abolition de la sensibilité et du mouvement, par paralysie des centres primitivement excités.

Ce médicament abaisse la température chez les sujets

21.

sains, mais surtout chez les fébricitants. Enfin, sous son influence, l'urine et les sécrétions bronchiques sont augmentées.

Quant aux propriétés anaphrodisiaques qu'on lui attribue communément et qui le font ordonner pour calmer les érections de diverses sources, on est dans l'obligation de reconnaître qu'elles ne sont pas très authentiques.

Dans tous les cas, les effets généraux du camphre sont fugitifs et lui donnent tous les caractères d'un excitant diffusible.

Localement, le camphre peut développer des actions antiseptiques légères, mais il est surtout excitant, parfois irritant et d'autant plus que les tissus sont plus fins et qu'une bonne friction accompagne l'application. Les mêmes effets excitants, produits sur les muqueuses, se traduisent par des modifications des fonctions physiologiques de celles-ci.

Composés cyaniques. — L'acide cyanhydrique, que les feuilles et semences d'un grand nombre d'amygdalées et de pomacées dégagent, par réaction de l'émulsine sur l'amygdaline, au contact de l'eau, est plutôt un violent poison qu'un médicament. En effet, l'analyse physiologique des actions qu'il détermine démontre que ces actions sont la conséquence d'une altération véritable du sang, par combinaison de l'acide avec l'hémoglobine, laquelle devient ainsi impropre à l'absorption de l'oxygène. Dans le sang veineux, on trouve une hémoglobine cristallisée, qui ne cède pas son oxygène et renferme de l'acide cyanhydrique, ce qui explique les manifestations asphyxiques graves qui font partie du tableau symptomatique de l'intoxication par ce poison. Mais, à côté, on ne peut méconnaître des influences directes sur les éléments nerveux centraux, qui seules peuvent aider à comprendre certains effets foudroyants des composés cyaniques.

Nous laissons donc l'acide cyanhydrique à la toxicologie,

car, dans les circonstances où il a été recommandé comme agent thérapeutique, au titre d'antispasmodique, il ne s'est pas montré plus efficace que d'autres médicaments, beaucoup moins dangereux que lui.

Les cyanures, l'eau distillée de laurier-cerise produisent les mêmes effets que l'acide cyanhydrique, moins l'intensité; mais, étant donné qu'ils n'ont pas d'indications vraiment spéciales, ce ne sont pas des agents beaucoup plus recommandables.

Parmi les agents classés dans la catégorie des antispasmodiques, et qui ne prêtent pas à des considérations physiologiques particulières, nous signalerons encore : les feuilles et fleurs d'orangers, les fleurs de tilleul, l'oxyde de zinc, le galbanum, le musc, le castoreum, l'ambre, les feuilles de Boldo, etc. Ces dernières sont d'un usage courant dans les maladies du foie.

TROISIÈME SECTION

MODÉRATEURS, CALMANTS ET PARALYSANTS NERVINS.

Les médicaments que nous classons dans cette section ont des effets ou sont employés pour des effets contraires à ceux que nous avons vu produire, par les agents nervins du premier groupe. Les principales manifestations qui les caractérisent physiologiquement, ou que l'on recherche dans leurs usages thérapeutiques, dérivent d'actions déprimantes ou paralysantes qui portent, soit sur des éléments périphériques, soit sur le système réflexe, soit sur le cerveau ou l'ensemble du système nerveux.

Bien que très artificielle, nous adoptons cette apparente classification, qui n'a pour nous que la valeur d'une division méthodique.

SOLANÉES VIREUSES.

Les principales solanées vireuses employées en thérapeutique sont, par ordre d'activité décroissante : le datura ou stramoine, la belladone, la jusquiame et le duboisia, dont les alcaloïdes actifs, la daturine, l'atropine, l'hyosciamine et la duboisine, sont considérés, par Lendenburg, comme isomères, constituant le groupe des tropéines, et, à part quelques différences, dans le détail desquelles nous ne pouvons pas entrer, ont des propriétés physiologiques à peu près identiques. Nous estimons donc que la seule description des effets de l'atropine, principe actif de la belladone, est bien suffisante pour faire connaissance avec les agents de ce groupe.

ATROPINE.

Actions principales dominant la physiologie et les indications thérapeutiques de l'atropine. — Absorption et élimination. — Description des effets de l'atropine. — Mydriase atropinique et son mécanisme. — Modifications glandulaires et sécrétoires. — Action paralysante de l'atropine sur les organes moteurs des fibres musculaires. — Action de l'atropine sur les appareils modérateurs du cœur. — Modifications de la circulation et de la respiration. — État des muscles striés pendant l'action de l'atropine. — Modification de la sensibilité périphérique. — Action de l'atropine sur les différents territoires du système nerveux central. — Impressionnabilité différente des sujets des diverses espèces.

Actions principales dominant la physiologie et les indications thérapeutiques de l'atropine. — L'action typique de l'atropine intéresse d'abord et surtout une série d'organes périphériques, à l'égard desquels cet alcaloïde se comporte essentiellement comme un *paralysant*. C'est de cette façon que, pour nous en tenir aux modifications les plus importantes et les plus utiles, l'atropine agit sur les appareils irido-pupillaires et accommodateurs de l'œil ; sur les glandes ; sur les éléments nerveux moteurs des organes à fibres musculaires lisses et sur les appareils périphériques modérateurs du cœur.

A côté de ces effets qui, par rapport aux autres, sont des *effets principaux*, l'atropine produit, sur les différents territoires du système nerveux central, des actions, qui, suivant la dose, se traduisent par de l'*excitation*, puis de la *dépression* ; de telle sorte que, finalement, il faut surtout voir, dans cet alcaloïde, un paralysant de tous les éléments qu'il touche.

Absorption et élimination. — L'atropine elle-même est fort peu soluble dans l'eau, mais ses sels, notamment le sulfate, qui est le plus employé, sont très solubles et s'absorbent facilement par toutes les voies.

A part peut-être dans l'organisme du lapin et de quelques herbivores, où l'on a prétendu, sans grandes preuves, que l'atropine pouvait se dédoubler en tropine et acide tropique, cet alcaloïde ne subit pas de décomposition et s'élimine en nature par les reins, avec une rapidité qui met à l'abri de toute crainte d'accumulation. On a signalé également l'élimination de l'atropine par le lait (Fubini).

Description des principaux effets de l'atropine. — **Modifications oculo-pupillaires.** — Un caractère très apparent et très constant de l'atropinisation est la dilatation considérable de la pupille, *mydriase atropinique*, qui s'observe aussi bien après l'absorption du médicament par une voie quelconque, que par son instillation directe dans le cul-de-sac conjonctival.

Cependant, l'instillation dans l'œil est le meilleur moyen de produire et d'observer cette première modification.

Si, à l'aide d'un compte-gouttes, on fait tomber, dans l'œil, une goutte ou deux d'une solution aqueuse d'atropine, le sujet éprouve d'abord une sensation irritante, douloureuse, qui le fait larmoyer, le pousse à se frotter, et rougit la muqueuse. Mais, au bout d'une dizaine de minutes, on observe, du côté correspondant, un commencement d'élargissement de l'ouverture pupillaire, qui s'accuse de plus en plus et atteint généralement son maximum après vingt-cinq minutes.

A ce moment, chez l'homme, chez le chien, mais surtout chez le chat où l'iris est très mobile, ce diaphragme n'est plus représenté que par une étroite bandelette circulaire, limitant une large ouverture, qui laisse voir très facilement tout le fond de l'œil. Chez les herbivores, le cheval et les ruminants, le résultat est plus lent et habituellement moins beau. Chez les oiseaux, il paraît qu'on ne l'observe pas (Kieser, W. Jones).

La pupille étant largement dilatée, les rayons lumineux pénètrent abondamment dans l'œil et, impressionnant la rétine, mettent en jeu le réflexe de l'adaptation ; celui-ci, ne pouvant retentir sur l'iris paralysé, qui reste immobile même en présence d'une vive lumière, détermine un resserrement proportionnel de la pupille du côté opposé.

Ces modifications dans l'état de l'iris s'accompagnent aussi d'un trouble de l'accommodation et, dit-on, d'une augmentation de la tension du globe oculaire (Graze, Höltzke).

La mydriase atropinique, produite par une ou deux gouttes d'une solution au centième, persiste généralement assez longtemps ; vingt-quatre à quarante-huit heures. Quelquefois, après cinq ou six jours, on peut encore en voir la trace.

Mécanisme de la mydriase atropinique. — L'explication qui paraît de beaucoup la mieux démontrée est celle qui rattache la dilatation pupillaire atropinique à une paralysie des extrémités périphériques des rameaux iriens de l'oculo-moteur commun ; en voici les raisons :

L'action de l'atropine sur la pupille est locale ; elle reste limitée à l'œil atteint et on peut même, en portant la solution sur un point restreint de l'iris, obtenir une dilatation partielle au niveau du point impressionné (Fleming). Cette dilatation s'observe également sur un œil enlevé rapidement de l'orbite et plongé dans la solu-

tion (Ruiter). — L'excitation électrique du nerf oculo-
moteur commun ne détermine plus le rétrécissement de
la pupille et la contraction de l'iris atropinisé, tandis
qu'à l'état normal, ce phénomène est très apparent.
D'ailleurs le muscle sphincter, dans les premières phases
de la médicamentation, est encore excitable quand on
l'atteint directement, alors qu'il ne réagit pas quand on
agit sur lui par l'intermédiaire de son nerf moteur.
Cependant, dans l'atropinisation intense, les fibres musculaires de l'iris finissent par être paralysées comme la
plupart des muscles lisses.

Nous nous rattachons au mécanisme précédent, mais
nous ne pouvons pas nous dispenser de rappeler que
certaines expériences de Cramer, Donders, Ruiter,
Laurent, Schur, attribuent au sympathique un rôle actif
dans la mydriase atropinique. Ce nerf serait excité par
l'alcaloïde et ajouterait le résultat de son excitation à la
paralysie de l'oculo-moteur, pour dilater la pupille. Ce
sont des expériences à discuter ailleurs que dans un
classique, mais, *à priori*, sans nier les faits, on conçoit
avec peine qu'un paralysant périphérique aussi puissant
que l'atropine, et qui se comporte comme tel sur l'oculo-
moteur, excite au contraire les rameaux sympathiques
du même système.

Action de l'atropine sur les glandes. — Chez le sujet
atropinisé, la sécrétion de toutes les glandes est diminuée
ou complètement tarie. C'est une manifestation très apparente, pour les glandes des premières voies, et qui se
traduit, chez le chien par exemple, par la sécheresse du
nez et de la bouche, sécheresse telle que la mastication
des aliments secs est rendue très difficile et leur déglu-
tition impossible. Les glandes gastriques, intestinales,
le foie, le pancréas, etc., sont dans le même cas, ainsi que
les glandes sudoripares, dont l'activité est modérée chez
les sujets qui peuvent transpirer et ont des sueurs exagérées.

Les actes digestifs sont donc considérablement troublés par l'atropine, mais cependant, si l'on voit parfois les chiens vomir, au début de son action, il ne faut pas en rechercher la cause dans le seul tarissement des sécrétions et la sécheresse des aliments ; on doit admettre aussi une action excitante directe sur les centres nauséeux.

La sécrétion lactée serait aussi diminuée ; on l'a constaté, notamment, chez la chèvre, où on a remarqué de plus que le lait, sécrété après atropinisation, est plus concentré (Goulden, Hammerbacher).

Il existe peu d'expériences bien positives, qui permettent de savoir exactement ce que fait l'atropine sur le rein ; cependant, il est probable que son action, sur les éléments sécréteurs de cet organe, est de même nature que celle que l'on observe ailleurs.

Enfin, l'atropine exercerait une action paralysante manifeste sur les fibres du plexus cœliaque, qui règlent la production du sucre dans le foie, action qui fait que l'excitation de ce plexus, après injection de l'alcaloïde, ne provoque plus l'apparition de la quantité de sucre que l'on trouve dans la veine sus-hépatique, en faisant l'expérience avant toute médicamentation (Cavazzani et Soldaini).

Toujours d'après les mêmes électivités premières, c'est par paralysie des terminaisons excito-sécrétoires intraglandulaires que les effets modérateurs de l'atropine, sur les sécrétions, sont produits ; il est facile de le vérifier, chez le chien, en répétant l'expérience classique de Cl. Bernard sur la sous-maxillaire. Après atropinisation, l'excitation directe de la corde du tympan, qui renferme les fibres excito-sécrétoires de la glande sous-maxillaire, ne provoque plus aucune sécrétion de salive, tandis que l'effet vaso-dilatateur habituel ne fait pas défaut (Heidenhain) ; particularité qui démontre bien que si les éléments sécréteurs ne fonctionnent plus, ceci ne provient pas d'une insuffisance dans l'arrivée du sang.

L'excitation du nerf sciatique, chez de tout jeunes chats, ne produit pas l'apparition de la sueur sur le coussinet plantaire des pattes (Luchsinger) et la pénétration de l'atropine, par électro-cataphorèse, jusqu'au contact des glandes sudoripares, en un point très limité de la peau de l'homme, supprime toute sudation en ce point (Aubert).

Action de l'atropine sur les organes moteurs des fibres musculaires. — C'est sur le péristaltisme intestinal que ces actions sont surtout intéressantes à étudier.

L'effet le plus évident, à la suite de l'injection d'une dose moyenne d'atropine, est la suspension des mouvements de l'estomac et de l'intestin (von Bezold). Les expériences graphiques du professeur Morat, sur ce sujet, ne laissent pas le moindre doute; les courbes obtenues, par l'introduction d'ampoules de caoutchouc dans l'estomac et l'intestin, avant médicamentation, disparaissaient régulièrement après l'injection d'atropine, sans qu'il fût même possible de les réveiller par l'excitation des nerfs moteurs de ces organes.

Cette action doit provenir, sans aucun doute, de la paralysie des ganglions moteurs de l'intestin, car, avec les doses modérées, on peut constater que la musculeuse reste excitable et répond, sans réveil du péristaltisme cependant, aux excitations portées directement sur elle, tandis que, par les voies nerveuses, on n'obtient plus rien. Seules les doses fortes diminuent ou suppriment l'excitabilité musculaire. — Ce sont les faits essentiels à bien retenir.

Mais on ne peut se dispenser de rappeler que Keuchel et Rossbach ont prétendu que, chez les lapins, des *petites* doses d'atropine rendent plus vifs les mouvements intestinaux, en faisant perdre aux nerfs splanchniques leur action modératrice sur les centres moteurs de l'intestin. — Nous ferons remarquer d'abord qu'il s'agit du lapin, animal particulièrement résistant à l'atropine; en second lieu, il n'y a rien d'irrationnel à admettre que, les terminaisons modératrices du splanchnique étant paralysées les premières, la péristaltique intestinale puisse être exagérée au début; mais ça n'empêche pas que, les centres moteurs eux-mêmes étant paralysés ensuite, la *suspension du péristaltisme* soit le phénomène le plus important à retenir. C'est une simple question de résistance et d'impressionnabilité différente de centres ayant des actions dont les résultats sont contraires.

Par conséquent, l'atropine se présentant surtout comme un paralysant de l'activité des fibres contractiles, on comprend qu'elle puisse diminuer la tonicité des différents sphincters, favorisant ainsi leur relâchement et leur dilatation. .

Action de l'atropine sur les appareils modérateurs du cœur. — Le symptôme qui caractérise l'action de l'atropine sur le cœur est l'accélération du rythme des contractions. Cette modification est très apparente, chez l'homme, chez les solipèdes, chez le chien, mais surtout chez le chat. Elle est beaucoup moins nette chez le lapin et la grenouille.

Toutefois, avant l'accélération, tout à fait au début de l'action du médicament, on peut observer, chez l'homme et chez certains animaux (lapins, grenouilles), un *ralentissement* passager des contractions cardiaques; mais cette période de ralentissement, qui d'ailleurs manque chez le chien, dure d'autant moins longtemps que la dose d'atropine est plus élevée. L'accélération atropinique reste donc le phénomène dominant et le plus durable; on l'a très justement comparée à celle qui succède à la section des nerfs pneumogastriques.

Pendant que le cœur est ainsi accéléré, on peut constater que ses battements sont parfois moins énergiques, et, particularité fort importante, que l'excitation du bout périphérique des vagues, dans la région cervicale, ne provoque plus le ralentissement habituel.

Nous disons que cette constatation est importante, parce qu'elle prouve déjà que les fibres modératrices du cœur sont paralysées, et parce qu'elle permet de rattacher l'accélération de son jeu à cette paralysie. En effet, les ganglions excito-moteurs restent longtemps intacts et, comme ils ne sont plus refrénés, ils manifestent librement leur activité, en précipitant le rythme des contractions cardiaques. — Cependant, si la dose d'atropine est élevée, ces mêmes ganglions excito-moteurs subissent à leur tour une influence déprimante, et à l'accélération succède un ralentissement toxique progressif, d'autant plus grave que, simultanément, la force et l'excitabilité du myocarde s'affaiblissant, la mort survient par un arrêt en diastole.

En résumé, avec la plupart des auteurs et sans entrer dans des discussions de détail, il faut admettre que l'atropine, aux doses moyennes, est *un paralysant des appareils périphériques modérateurs du cœur* et que c'est ainsi qu'elle détermine l'accélération ci-devant décrite (von Bezold et Blöbaum).

Quant au ralentissement *du début*, qui a été observé plus exceptionnellement, il serait la conséquence d'une excitation produite, primitivement, par l'atropine, sur le centre encéphalique des vagues, ou mieux sur les appareils modérateurs intracardiaques.

Modifications de la circulation. — Au début de l'atropinisation, les artérioles périphériques se resserrent, les vaisseaux capillaires se contractent, et, à cela s'ajoutant la rapidité plus grande des contractions du cœur, on comprend que la pression sanguine s'élève.

Mais si la dose de médicament est suffisante, l'excitabilité du système vaso-moteur, d'abord exaltée, diminue progressivement, de telle façon que, les vaisseaux périphériques, primitivement rétrécis, se dilatant peu à peu, *la tension sanguine a des tendances à baisser.* Cependant, chez le chien, les tracés manométriques montrent que la pression artérielle reste normale, avec des doses moyennes (Kaufmann), malgré une dilatation vasculaire périphérique incontestable. Ceci peut s'expliquer, d'abord par l'accélération compensatrice du cœur, ensuite par une stase sanguine qui, débutant par les capillaires, se manifeste secondairement dans les artérioles, de sorte que tous les petits vaisseaux sont hypérémiés (W. Jones, Brown-Séquard, Meuriat).

Cette stase sanguine est assurément la conséquence de l'inertie dans laquelle l'atropine plonge les artérioles et les capillaires, c'est à elle qu'il faut rattacher les congestions locales, l'érythème, les rougeurs qu'on observe à la suite de l'administration de doses élevées de belladone et d'atropine.

Modifications de la respiration et de la calorification. — Peu d'auteurs, sauf peut-être Nothnagel et Rossbach, parlent d'un ralentissement primitif de la respiration par l'atropine; ce ralentissement, s'il existe, doit être peu important et très fugace.

Le phénomène dominant est, à coup sûr, *l'accélération respiratoire*, qu'après beaucoup d'autres, les expériences de Morat et Doyon ont nettement confirmée. Non seulement les mouvements respiratoires sont plus rapides, chez le sujet atropinisé, mais ils sont aussi plus superficiels et plus courts.

Ces effets sont attribués à une excitation forte des centres respiratoires bulbaires (Nothnagel et Rossbach). Quant à la température, elle est peu modifiée par les doses faibles; mais, aux doses moyennes et aux doses élevées, produisant l'accélération du cœur et de la respiration, elle est notablement élevée chez le chien, où on peut la voir dépasser l'état normal de 2 à 4° (Schiff, Meuriat, Morat et Doyon). Ce n'est qu'aux doses toxiques que la température est abaissée; l'abaissement pouvant

se mesurer alors par une différence de 3, 4 ou 5°
(Brown-Séquard).

État des muscles striés pendant l'action de l'atropine.
— Avec des doses très élevées d'atropine, on arrive à
paralyser les terminaisons nerveuses intramusculaires
de la grenouille, mais, chez les mammifères, cette paralysie des nerfs moteurs *ne se produit jamais*, à la suite de
l'introduction du médicament par une voie d'absorption
quelconque ; chez eux, les nerfs moteurs et les muscles
striés du tronc et des membres restent excitables, pendant toute la durée de l'empoisonnement, et ce n'est
qu'après introduction directe du poison dans le muscle
qu'on voit diminuer l'amplitude de la contraction (von
Bezold, Nothnagel et Rossbach).

Action de l'atropine sur la sensibilité périphérique. —
Il n'est pas expérimentalement démontré qu'à la suite
de l'*absorption* d'une dose modérée d'atropine, on puisse
obtenir une atténuation de l'impressionnabilité des terminaisons nerveuses sensitives et une analgésie générale,
tandis qu'au contraire la thérapeutique a, depuis longtemps, constaté que, par le *contact direct* de l'alcaloïde, la
sensibilité locale est notablement diminuée. Soit à l'aide
d'injections hypodermiques, soit à l'aide d'applications
de pommades ou préparations belladonées et atropinées,
on a vu l'action sédative locale du médicament se produire sur les tissus fins, surtout dans les cas où on a eu
une douleur limitée à combattre.

Il est possible cependant, qu'à la suite de l'absorption
de doses très élevées, la sensibilité générale arrive à
être atteinte ; mais c'est alors une manifestation toxique,
sur laquelle il n'y a aucun espoir à fonder, quant au bénéfice réel à en tirer.

**Action de l'atropine sur les différents territoires du
système nerveux central.** — L'atropine a, sur le cerveau,
des actions qui rappellent un peu les effets de certains
narcotiques, qui, au début, excitent et donnent une sorte

d'ivresse, puis ensuite dépriment et conduisent au coma. Chez les sujets atropinisés, ces actions se traduisent, dans la première période, par de l'agitation, des hallucinations, des vertiges, du délire, des mouvements spasmodiques et des tremblements; dans la deuxième période, par de la dépression avec immobilité, de la somnolence, avec perte de connaissance, pouvant aller jusqu'à un coma profond, qui, peu à peu, conduit à la mort. On a même démontré, par des expériences directes, sur des singes et des chiens, que, dans la première phase, non seulement l'atropine excitait le cerveau, mais en même temps augmentait l'excitabilité de cet organe (Albertoni).

Sur la moelle épinière, les modifications sont de même ordre et consistent d'abord dans une augmentation et, finalement, dans une paralysie de l'excitabilité réflexe.

Impressionnabilité différente des sujets des diverses espèces à l'action de l'atropine. — Il est intéressant de faire remarquer, en terminant, que les sujets des diverses espèces présentent des différences notables, dans leur sensibilité à l'action de l'atropine.

L'homme y est très sensible; puis viennent les carnivores, chien et chat. Le singe offrirait une certaine résistance (Richet); mais ce sont surtout les herbivores qui supportent le mieux les effets de la belladone.

Les grands animaux leur résistent assez bien, mais ce sont les moutons, les chèvres, les cobayes et, tout particulièrement, les lapins qui ont la plus grande tolérance pour ce poison. On peut, sans les incommoder, nourrir des lapins avec des feuilles de belladone, au point même de rendre leur chair dangereuse pour l'homme qui en mangerait. On a cherché la raison de cette tolérance exceptionnelle, et on croit l'avoir trouvée dans une élimination très rapide du poison, ou dans une décomposition intraorganique qu'il subirait et qui le dédoublerait en tropine et acide tropique.

MODÉRATEURS RÉFLEXES.

BROMURE DE POTASSIUM.

Actions principales dominant la physiologie et les indications du bromure de potassium. — Absorption et localisations du bromure de potassium. — Électivités nerveuses de ce médicament. — Action du bromure sur le cerveau et l'excitabilité réflexe. — Modifications du cœur et de la circulation. — Influences du bromure sur la respiration et la température. — Accumulation du bromure de potassium. — Élimination et modifications des sécrétions. — Des effets locaux du bromure de potassium. — Quelques mots sur le bromure de sodium et le bromure d'ammonium.

Actions principales dominant la physiologie et les indications du bromure de potassium. — Le bromure de potassium est surtout un modificateur nerveux, un dépresseur du système nerveux tout entier, particulièrement de l'encéphale et de la moelle ; c'est un anticonvulsif, un calmant, auquel on attribue des propriétés hypnagogues, mais qui, en réalité, ne provoque le sommeil qu'en mettant l'organisme dans des conditions favorables au repos.

Le bromure de potassium est aussi un modificateur circulatoire, produisant, aux *doses physiologiques*, un resserrement vasculaire, qui, du côté des centres nerveux, détermine une décongestion souvent très favorable et, probablement, synergique des effets sédatifs essentiels.

Les modifications nerveuses, d'une part, les modifications cardio-vasculaires et musculaires, d'autre part, sont faciles à expliquer et à interpréter en les rattachant, les premières, à l'élément *brome*, les secondes, à l'élément *potassium*.

Il y a donc à reconnaître, dans le sel dont nous nous occupons, des électivités élémentaires et des actions distinctes, qui, bien que se produisant simultanément, ont une certaine indépendance, parce qu'elles résultent de l'activité également distincte de chacun des composants (Krosz, Nothnagel et Rossbach, etc.).

Absorption. — **Localisations**. — Le bromure de potassium, étant très soluble dans l'eau, s'absorbe facilement et rapidement. Cinq minutes après son administration par le tube digestif, on a pu le retrouver dans la salive et dans l'urine (Rabuteau).

On a proposé aussi de l'injecter dans le tissu conjonctif sous-cutané (Luigi Frigerio); mais ce mode d'absorption est moins recommandable, à cause des accidents locaux qui peuvent en être la conséquence.

Après introduction dans la circulation, le bromure se rend dans les différents organes et va se localiser, en partie, dans les centres nerveux, où l'analyse chimique a pu le déceler.

Ces analyses ont été faites surtout chez des individus de l'espèce humaine, atteints d'épilepsie et soumis, pendant longtemps, à un traitement bromuré plus ou moins intense.

Les premiers dosages, de Cazeneuve et Doyon et de Wolf, indiquaient une prédominance marquée du médicament dans l'encéphale, qui en contenait 0,1289 p. 100 et 0,112 p. 100, tandis que le foie ne donnait que 0,09 p. 100 et 0,0592 p. 100. — Les analyses de Ch. Féré, chez l'homme et chez les animaux, ont conduit à des résultats comparatifs différents, mais n'ont pas démenti, cependant, la localisation du bromure dans les centres nerveux, qui en contenaient, toujours, des proportions notables, mais moins que le foie, la rate, le rein et les muscles, surtout dans les cas où l'administration avait pu être continuée pendant longtemps.

De plus, le dosage du bromure, dans les différentes parties du système nerveux, a fait connaître certaines prédominances, qui, au point de vue de la proportion de sels qu'ils renfermaient, ont permis de classer les organes de ce système de la façon suivante: cervelet

(0,061 et 0,064 p. 100), moelle (0,060), cerveau (0,058 à 0,061) et bulbe (0,058 et 0,060).

D'ailleurs, à l'appui des électivités nerveuses du bromure, on peut encore rappeler que, chez des animaux saturés de ce sel, on a trouvé des lésions parenchymateuses et des altérations histologiques, particulièrement accusées dans la moelle, puis dans la moelle allongée, puis dans le cerveau (Aresu et Schiff).

Description des modifications nerveuses produites par le bromure de potassium. — Après avoir découvert, chez le chien, les régions motrices du cerveau, et déterminé préalablement le degré d'excitabilité des centres moteurs, Albertoni soumet l'animal à l'action du bromure de potassium et constate, ensuite, que ce médicament atténue considérablement l'excitabilité réflexe de ces centres et d'autant plus que l'administration a été continuée pendant plus longtemps; lorsque l'animal est arrivé à la saturation bromurée, il ne serait même plus possible de provoquer des accès épileptiques, par l'excitation électrique de l'écorce cérébrale.

Si, après cela, on suspend l'administration du bromure de potassium, on constate que l'excitabilité du cerveau revient à son état primitif et d'autant plus facilement que la médicamentation a été moins prolongée.

Cette expérience démontre l'influence directe du médicament sur les éléments cérébraux et permet de comprendre les modifications que l'on observe dans leurs fonctions et leur activité, chez l'homme comme chez les animaux.

En effet, il est rapporté partout qu'après l'injection d'une dose de bromure, variant de $2^{gr},50$ à 10 grammes, chez l'homme sain par exemple, on voit apparaître une sensation de fatigue, de langueur intellectuelle, souvent accompagnée de céphalalgie ; l'intelligence est plus obtuse, les idées moins nettes ; l'individu a de la peine à trouver les mots et à parler ; il peut avoir aussi des étourdissements, du vertige, avec titubation (*ivresse bromique*, de Gubler), et manifeste un besoin non douteux de sommeil.

Cependant, malgré la somnolence qu'il provoque, et d'autant mieux qu'auparavant l'individu manifestait de l'hyperexcitabilité psychique, peu d'auteurs consentent à accorder au bromure de potassium des propriétés *hypnotiques vraies*. — Adoptant l'opinion des thérapeutes allemands, on admet que le bromure ne produit pas un sommeil irrésistible, comme les narcotiques, la morphine, par exemple, mais détermine une sédation, un sentiment de repos, une diminution de l'excitabilité psycho-motrice et réflexe du cerveau, qui atténuent considérablement l'influence des impressions extérieures et *prédisposent* au sommeil (Krosz, Nothnagel et Rossbach). Il semble que, par son électivité directe pour l'élément excito-moteur central, le bromure ne permet plus la transformation du phénomène sensitif en phénomène moteur (Laborde).

Mais le bromure de potassium porte également son action sur les éléments centraux bulbo-médullaires; en effet, on voit la sensibilité et les réflexes disparaître, chez les grenouilles intoxiquées par ce sel (Eulenburg et Guttmann, Krosz), même dans les membres dans lesquels on a intercepté l'afflux sanguin, pour s'opposer au transport du poison (Nothnagel et Rossbach). — L'expérience de Schroff est plus intéressante encore, car elle démontre que le bromure doit être un anticonvulsivant remarquable, puisqu'il peut supprimer ou rendre impossible l'action tétanisante de la strychnine.

D'ailleurs, au dire de Krosz, les grenouilles bromurées, chez lesquelles la sensibilité et les réflexes ont complètement disparu, peuvent encore exécuter des mouvements *volontaires*; il leur serait possible de ramener en flexion leurs pattes postérieures, tandis que des excitations énergiques sont incapables de provoquer des réflexes. C'est ce qui a fait dire que le bromure de potassium modifie le pouvoir réflexe, en agissant sur les lieux de contact des prolongements des cellules nerveuses (Morat, Mathias Duval), altérant ainsi les relations qui doivent exister entre les éléments sensitifs et les éléments moteurs des différents départements des centres nerveux (Krosz, Eulenburg et Guttmann).

Quelle que soit l'explication, il est certain que chez l'homme, par exemple, de nombreuses modifications de la sensibilité démontrent la diminution de l'excitabilité bulbo-médullaire. — Ainsi, sous l'influence d'une dose de 5 à 10 grammes, l'impressionnabilité réflexe de la base de la langue, du voile du palais, du pharynx, de l'épiglotte, parfois celle du canal de l'urètre, du vagin et même de la cornée, est considérablement diminuée ou même complètement supprimée. Si les doses sont plus fortes, la peau tout entière peut devenir insensible aux chatouillements et aux impressions douloureuses, mais il ne s'agirait encore là que d'une modification centrale et non d'une atteinte directe des terminaisons périphériques, qui ne seraient paralysées que plus faiblement et beaucoup plus tard que les centres nerveux (Nothnagel et Rossbach).

Enfin, comme conséquence des modifications qu'il apporte à l'activité réflexe, le bromure de potassium déprime le sens génital, il modère ou rend impossible les érections, mais ne paraît pas avoir une influence anaphrodisiaque également importante, chez les sujets du sexe féminin.

Les actions nerveuses, que nous venons de décrire, sont dues au brome; elles ont été observées expérimentalement par Nothnagel et Rossbach, chez des animaux auxquels on avait administré ce corps, après dilution convenable. Les autres effets du bromure, que nous allons décrire maintenant, sont plutôt imputables au potassium, mais peuvent être, en partie, liés aux actions nerveuses du brome, qui doit produire sur les centres cardiaques, circulatoires et respiratoires, des modifications qui retentissent sur l'état et le rythme de ces fonctions.

Action du bromure de potassium sur les muscles. — Le potassium est un poison musculaire et il n'est pas douteux qu'il joue le rôle principal, dans les effets du bromure sur les muscles; ceux-ci peuvent être paralysés, mais il est non moins certain que, sous l'influence des doses thérapeutiques, ce résultat est rarement atteint.

Action du bromure de potassium sur le cœur et sur la circulation. — Avant de parler des effets des doses élevées de bromure de potassium, comme le font la plupart des auteurs, il nous paraît plus logique de mettre au tout premier plan les effets des doses faibles. — Or, ces dernières déterminent un *ralentissement* du cœur, avec *renforcement* de l'énergie de ses contractions; en même temps, il y a vaso-constriction, et augmentation de la tension artérielle, phénomène important qui explique la pâleur périphérique et le rétrécissement des vaisseaux du cerveau et de la pie-mère, observés après l'administration du bromure de potassium (Sokolowsky, Semmola, Albertoni). '

On a exagéré les conséquences de cette anémie cérébrale, en lui attribuant la plupart des effets psychiques et nerveux du médicament, mais, sans aller jusque-là, on peut reconnaître qu'elle doit aider à la production des phénomènes cérébraux du bromure, qui se présente alors comme *un sédatif et un décongestif nervin fort précieux.*

Quant aux doses élevées, chez les animaux supérieurs, elles produisent toujours le ralentissement du cœur, mais elles le rendent irrégulier dans son rythme, affaiblissent son énergie, puis, en même temps, suspendent l'activité des vaso-moteurs et font tomber la pression vasculaire.

Les expériences sur les animaux démontrent que ces effets sont la conséquence d'une action paralysante, exercée sur les nerfs du cœur, le myocarde, les vaso-moteurs et les fibres des vaisseaux. Quand la dose est immédiatement toxique, le cœur est arrêté en diastole et ne répond plus aux excitations qu'on porte sur lui.

Modifications de la respiration et de la température. — Le bromure de potassium ralentit la respiration, chez tous les animaux, et l'arrête, après le cœur, si la dose est toxique; d'ailleurs la dyspnée de l'intoxication bromique coïncide avec les troubles circulatoires et l'affaiblissement du myocarde.

Quant à la température, elle est peu influencée par les doses faibles, mais elle s'abaisse, constamment, après l'administration des doses élevées.

Les modifications de la nutrition sont encore discutées.

Accumulation et élimination du bromure de potassium. — Actions sur les sécrétions. — D'après ce que nous avons vu plus haut, à propos des localisations du bromure, on peut déjà conclure que ce médicament, administré pendant longtemps, peut s'accumuler dans l'organisme. Certaines expériences de Ch. Féré démontrent que cette accumulation peut se faire en quantité assez notable. Ainsi, dans les cendres d'un lapin incinéré en totalité, après une ingestion de 57 grammes de bromure de potassium, répartis en quatre-vingt-neuf jours, on a retrouvé $3^{gr},25$ de ce sel; ce résultat, que nous avons choisi parmi plusieurs autres, également concordants, démontre que ces accumulations énormes peuvent cependant être parfaitement compatibles avec la vie.

Si une partie du bromure s'accumule, l'autre partie s'élimine assez facilement, mais en proportions qui paraissent assez variables, par rapport à la dose totale administrée et à la durée de la médicamentation. — Les voies d'élimination sont: les reins, les glandes salivaires, sudoripares, lacrymales, mammaires et les glandules des muqueuses. Dans les produits d'excrétion de ces glandes, on trouve le brome à l'état de sel alcalin, spécialement sodique, car, dans le sang, une partie du bromure de potassium peut donner du bromure de sodium et du chlorure de potassium. — Il est peu probable que la transformation commence déjà dans les voies d'absorption, car, au contact des acides, les bromures ne se décomposent pas aussi facilement qu'on pourrait le supposer et, même par l'estomac, le bromure de potassium doit être absorbé sans décomposition. La mise en liberté de brome métalloïdique ou d'acide bromhydrique, dans l'organisme, nous paraît difficile à admettre. L'élimination, qui peut commencer moins de dix minutes après l'ingestion, se continue généralement pendant plusieurs jours.

C'est probablement en s'éliminant par le rein, que le bromure de potassium agit parfois comme un diurétique salin, dialytique (Rabuteau), mais il ne se comporte ainsi qu'après administration de doses un peu élevées.

Les accidents locaux qu'on a observés du côté des muqueuses buccales, nasales, conjonctives, et sur la peau (éruptions cutanées diverses, urticaire, acné, impétigo exanthémateux, etc.) ont été mis sur le compte d'un dégagement de brome libre, par décomposition du sel au moment de son élimination, mais on a prétendu, d'autre part, que ces accidents ne s'observeraient qu'avec les bromures impurs, contenant de l'iodure de potassium, peut-être du bromate et de l'iodate de potasse (Gubler, Rabuteau). Cependant on a trouvé du brome libre, dans les pustules d'acné des sujets soumis à l'action du bromure de potassium (Guttmann).

Effets locaux du bromure de potassium. — Sur la peau intacte ces effets sont nuls; de même, sur les muqueuses, quand le sel est convenablement dilué, il ne produit aucune modification locale. On peut donc admettre que l'ingestion de bromure de potassium pur, à doses thérapeutiques, n'a aucune influence fâcheuse sur la muqueuse et sur les fonctions de l'estomac. Ce n'est qu'à la suite de l'administration de solutions fortement concentrées qu'on a observé des sensations de chaleur et de cuisson, dans la bouche et dans l'épigastre, avec éructation, nausées, vomissements et diarrhée.

Bromure de sodium. — Comme le précédent, et par le brome qu'il contient, ce sel agit comme un modérateur réflexe et diminue la sensibilité, mais ces effets, sur le cœur et sur la circulation, sont beaucoup moins importants. Les contractions cardiaques, notamment, sont très légèrement ralenties, même après une injection veineuse de 5 grammes dans la veine d'un chien (Rabuteau).

Bromure d'ammonium. — Le bromure d'ammonium serait plus actif que les autres bromures, puisque 1^{gr},80 de ce sel seraient équivalents à 3 grammes de bromure de potassium (Brown-Séquard), mais il faut lui reconnaître encore des propriétés particulières, qu'il doit à l'élément ammonium, et qui font, qu'à côté des effets sédatifs du brome, on trouve les effets stimulants diffusibles des ammoniacaux, qui modifient les premiers, stimulent le cerveau, augmentent l'amplitude respiratoire, rendent le pouls plus fort et renforcent la puissance musculaire (Chéron et Fauquez).

HYPNOTIQUES.

Les hypnotiques (de ὑπνόω, j'endors) sont des médicaments qui provoquent le sommeil, sans produire l'insensibilité vraie, ni la résolution musculaire. Le nom de somnifères, qu'on leur donne quelquefois, convient aussi très bien et répond à la même définition.

Le sommeil que produit l'administration d'un médicament est toujours artificiel et, d'une façon absolue, ne devrait pas être comparé au sommeil naturel. Nous ne nous expliquons pas très bien une division des somnifères en *directs*, comprenant les agents qui provoqueraient directement un sommeil identique au sommeil normal, et *indirects*, comprenant les médicaments qui produiraient un sommeil « pathologique » (Huchard).

Les bases de cette division, que l'on trouve dans l'état de la circulation du cerveau, anémie dans un cas, congestion dans l'autre, ne sont pas assez fixes pour servir à une classification rigoureuse, car, même parmi les congestifs, on connaît des médicaments qui donnent un sommeil aussi réparateur et aussi bienfaisant que le sommeil naturel. — D'autre part, celui-ci pouvant, suivant les circonstances et sans être pathologique, s'accompagner d'anémie ou de congestion du cerveau, il ne nous paraît pas que les modifications circulatoires, corrélatives de l'action d'un hypnotique, puissent permettre de dire que les modérateurs de la circulation cérébrale provoquent directement un sommeil identique au sommeil naturel, tandis que les congestifs donnent un sommeil « pathologique ».

Dans un autre ordre d'idées, relativement à la recherche des causes du sommeil des hypnotiques ou des anesthésiques, nous devons déclarer, immédiatement, qu'il n'y a pas de rapport de cause à effets, entre les troubles circulatoires, que déterminent parfois ces médicaments, et l'action hypnagogue qui les caractérise.

Les électivités cellulaires nerveuses des hypno-anesthésiques, et l'imprégnation des éléments, que la chimie, l'observation microscopique et certaines altérations anatomiques ont vérifiées, sont les seules causes vraies de l'influence de ces médicaments sur l'activité des centres nerveux et suffisent à expliquer les modifications fonctionnelles qui les caractérisent.

On a critiqué beaucoup les expériences de Binz, disant qu'elles ne prouvent rien du tout ; cependant, dans les conditions de comparaison où elles ont été faites, elles ont quelques significations.

Binz a examiné, au microscope, trois fragments de substance grise du cerveau, qui avaient plongé, l'un dans une solution de chlorure de sodium, l'autre dans une solution d'atropine, le troisième dans une solution de sulfate de morphine. Or, les préparations, faites avec ce dernier, ont montré que le protoplasma des cellules était trouble, à contours très marqués, avec obscurcissement de la substance intercellulaire. A l'aide de moyens d'étude plus délicats, J. Demoor a constaté que la morphine paraît diminuer le corps de la cellule des neurones et donne, aux prolongements protoplasmiques, un aspect perlé tout spécial. — En somme, la cause première du sommeil et des effets essentiels que déterminent les hypno-anesthésiques ne doit pas être recherchée dans des modifications de la circulation encéphalique ; celles-ci accompagnent ceux-là ; elles ont pour origine des actions corrélatives, mais ne sont ni primordiales ni causales.

En appliquant, à l'explication des effets des hypnagogues, la théorie histologique du sommeil, on peut admettre que ces médicaments suppriment les activités nerveuses, par rétraction des ramifications cellulaires et interception des rapports de contiguïté qui existent entre ces ramifications. Cette explication est rationnelle ; elle permet de comprendre, par des phénomènes inverses, la résistance que quelques animaux opposent à certains hypnotiques.

OPIUM.

On sait que c'est le suc épaissi, et soumis à diverses manipulations, du *Papaver somniferum album*, qui constitue l'opium, dont les variétés sont assez nombreuses et sont différenciées d'après leur provenance. La composition de cette drogue est assez complexe et comprend, en plus des éléments ordinaires des substances végétales : de la méconine, de la méconiasine, de l'acide méconique, avec lequel sont combinés la plupart des alcaloïdes, qui ont été isolés au nombre de dix-sept. Ces alcaloïdes, dont les six premiers seulement sont pharmacodynamiquement connus et ont une importance réelle, sont : la *morphine*, la *codéine*, la *narcotine*, la *narcéine*, la *thébaïne*, la *papavérine*, l'hydrocotarnine, la pseudomorphine, la cryptopine, la laudanine, la laudanosine, la codamine, la lanthopine, la protopine, la rhœadine, la méconidine, la gnoscopine.

Nous devons rappeler de suite, que les différentes variétés d'opium ne sont pas également riches en éléments actifs, notamment en morphine ; mais on admet, généralement, qu'un bon opium, destiné à la pharmacie, contient les proportions suivantes des six alcaloïdes principaux : morphine, 10 à 12 p. 100 ; narcotine, 6 p. 100 ; papavérine, 1 p. 100 ; codéine, 0,3 p. 100 ; thébaïne, 0,15 p. 100 ; narcéine, 0,02 p. 100.

Avec l'opium, on prépare aussi quelques produits pharmaceutiques, dont la richesse en morphine et l'activité varient notablement. Ainsi, l'extrait d'opium renferme 20 p. 100 de morphine ; la teinture, 1,60 ; le laudanum de Sydenham, 1,20 ; le laudanum de Rousseau, 2,40 ; l'élixir parégorique, 0,10.

D'après les études qu'il en a faites chez les animaux, Cl. Bernard a donné, des principaux alcaloïdes de l'opium, la triple classification suivante, qui renseigne sur leurs propriétés comparatives essentielles :

Ordre d'activité soporifique.	Ordre d'activité convulsivante.	Ordre de toxicité.
Narcéine.	Thébaïne.	Thébaïne.
Morphine.	Papavérine.	Codéine.
Codéine.	Narcotine.	Papavérine.
	Codéine.	Narcéine.
	Morphine.	Morphine.
	Narcéine.	Narcotine.

D'après ces tableaux, on voit que l'opium représente un mélange de principes actifs soporifiques et de principes actifs convulsivants, mais, comme ce sont les premiers qui de beaucoup l'emportent en quantité, ce sont eux qui dominent dans les effets pharmacodynamiques de la drogue.

Il est d'ailleurs difficile de concevoir que les alcaloïdes convulsivants puissent jamais jouer un rôle prépondérant, même dans la production d'effets excitants ; aussi faut-il voir, dans les modifications produites par l'opium, l'expression des actions propres des alcaloïdes soporifiques et particulièrement de la morphine. Nothnagel et Rossbach prétendent que 10 parties du meilleur opium agissent comme 3 parties de morphine.

Il est donc inutile d'entreprendre un exposé détaillé des manifestations physiologiques consécutives à l'administration de l'opium, exposé qui ne serait, en grande partie, qu'une répétition de ce que nous dirons à propos de la morphine. Les seules différences qui, pratiquement, méritent d'être signalées, s'observent dans les effets sur l'estomac et sur l'intestin. *L'opium produirait moins souvent la nausée et serait plus anexosmotique que la morphine.*

MORPHINE.

Actions principales dominant la physiologie et les indications de la morphine. — L'action principale de la morphine n'est pas la même chez tous les animaux. — Absorption, transformations intraorganiques et élimination de la morphine. — Des manifestations apparentes du morphinisme, chez le chien. — Effets apparents du morphinisme chez les solipèdes, chez les bovins, chez le chat, chez le porc et chez les caprins. — Action convulsivante de la morphine. — La morphine sur le système nerveux. — Causes des différences dans les effets, suivant les espèces animales. — Action de la morphine sur le cœur et sur la circulation. — Modifications de la respiration, des échanges gazeux et de la thermogenèse. — Modifications des fonctions et des organes digestifs. — Action de la morphine sur les sécrétions. — Des effets locaux de la morphine.

Actions principales dominant la physiologie et les indications de la morphine. — La morphine est le type des modificateurs du cerveau, mais, quand on étudie son action chez les sujets des différentes espèces, on constate qu'il est des animaux pour lesquels elle n'est pas un *hypnotique*, se limitant, chez eux, à la production d'une sorte d'ivresse, qui, aux doses fortes, devient agitante et se traduit par des manifestations générales de vive excitation. Enfin, dans certaines espèces, chez la chèvre en particulier, les électivités cérébrales de la morphine semblent faire en grande partie défaut.

De plus, à côté des modifications du cerveau, l'analyse des symptômes du morphinisme démontre que les cellules nerveuses du bulbe et de la moelle, qui président aux réflexes, à certains mouvements et aux actions chimiques, sont impressionnées, d'où la production de troubles fonctionnels particuliers, dépendant de l'excitation ou de la suspension de l'activité de ces cellules.

Mais, chez les mammifères, après avoir imprégné le cerveau, certains centres bulbaires plus particulièrement en relation avec des actes de la vie végétative, puis les centres de la moelle, qu'elle excite ou déprime, la morphine, aux doses élevées, a une électivité dernière puissamment stimulante, pour les centres convulsifs du bulbe. Elle détermine alors des effets convulsivants, qui, dans toutes les espèces, ont mêmes caractères et ne diffèrent que par les conditions dans lesquelles ils surprennent les animaux ; ceux-ci pouvant être endormis ou se trouvant sous l'influence de l'ivresse agitante dont nous avons parlé.

Pratiquement, les effets les plus immédiatement utilisables de la morphine résultent de ces actions cérébrales et des modifications qu'elle apporte aux perceptions sensitives.

L'action principale de la morphine n'est pas la même chez tous les animaux. — C'est le premier point essentiel sur lequel on doit insister, à cause des conséquences théoriques et pratiques qu'il peut avoir. En effet, on a

dit souvent, et avec beaucoup de raisons, que l'action de
la morphine varie non seulement de l'animal à l'homme,
mais aussi d'homme à homme; il faut ajouter à cela et
poser comme un principe absolu que les manifestations
du morphinisme varient aussi considérablement, quant à
leur nature, d'une espèce animale à une autre. A ce
point de vue particulier, on peut ainsi classer les principaux mammifères :

Espèces narcotisées par la morphine..............	Chien. Lapin. Cobaye. Rat blanc. Souris.	Animaux chez lesquels la morphine trouble les fonctions du cerveau.
Espèces chez lesquelles domine l'ivresse agitante, sans narcose.............	Cheval. Ane. Bœuf. Chat. Mouton. Porc. Chèvre.	Animaux chez lesquels la morphine ne modifie pas ou très peu les fonctions du cerveau.

Cette double classification servira de base à notre étude
pharmacodynamique de la morphine.

Absorption. — La voie de choix pour l'administration
de la morphine, celle qui convient le mieux à l'absorption
de cet alcaloïde est le tissu conjonctif sous-cutané. Cinq
à dix minutes après l'injection d'une dose convenable, les
premiers effets apparaissent. Par le rectum, la pénétration se fait également assez bien, tandis qu'elle est
beaucoup plus lente et varie, suivant l'état de l'estomac,
quand le médicament est donné par ingestion.

Après absorption, la morphine paraît se localiser dans
certains organes (cerveau, rate, rein, foie), où l'analyse
chimique a permis de la retrouver (Calvet, Ball, Antheaume
et Mouneyrat). Sa rétention dans le foie et son accumulation, par électivité de cantonnement, dans cet organe
sont surtout importantes, mais, même après la cessation de
l'administration, depuis un certain nombre de jours, on
a retrouvé de la morphine dans le cerveau, où elle s'ac-

cumule, par suite de ses affinités électives fonctionnelles.

Transformations. — Élimination. — Au sujet des
transformations que subit la morphine dans l'organisme,
les avis sont partagés; les uns prétendent qu'elle n'est
pas modifiée, les autres soutiennent une opinion diamétralement opposée. Landsberg, notamment, prétend qu'il
n'a pu retrouver aucune trace de morphine en nature,
ni dans le sang, ni dans le foie, ni dans le cerveau; l'alcaloïde subirait, dans les tissus, une modification qui le
ferait passer à l'état d'*oxydimorphine*, produit dont Marmé
a signalé la présence dans le poumon et le foie de chiens
morphinisés.

Il paraît difficile de croire à une transformation complète de la morphine, puisque certains auteurs (Orfila,
Bouchardat, Le Fort, Dragendorff, Marmé, Gscheidlen, etc.)
affirment qu'ils l'ont retrouvée inaltérée, dans le sang,
dans les tissus et dans l'urine; aussi, sommes-nous tout
disposé à admettre une opinion éclectique et croyons-
nous à la conservation de l'intégrité chimique d'une
partie de la dose de morphine administrée; l'autre partie
pouvant passer à l'état d'oxydimorphine. — L'élimination
de la morphine se fait surtout par les reins, mais les
glandes salivaires (Rosenthal) et la muqueuse de l'estomac (Vogt, Marmé, Alt, Binet, etc.) peuvent aussi lui
servir de porte de sortie. A part les cas de saturation
morphinique, qui ont pour conséquence l'accumulation
du médicament dans le foie et les centres nerveux, l'élimination de la morphine se fait assez bien et, au bout de
douze à quarante-huit heures, on peut la considérer
comme complète.

**Manifestations apparentes du morphinisme chez le
chien.** — De tous les animaux domestiques, le chien est
celui qui se rapproche le plus de l'homme, par les manifestations que réveille en lui l'administration des doses
faibles de morphine. C'est lui qui donne l'idée la plus

vraie de ce que peut être la narcose opiacée, chez un animal, et qui traduit le mieux les symptômes physiologiques qui la caractérisent.

Si, dans le tissu conjonctif d'un chien, l'on injecte une solution de chlorhydrate de morphine, à la dose de 5 milligrammes par kilogramme, les premiers symptômes qu'on observe, quelques minutes après, sont des mâchonnements ; l'animal se lèche, et, bientôt, apparaît une hypersécrétion salivaire, qui est plus ou moins accusée suivant les sujets, mais qui fait rarement défaut. Cette hypersécrétion salivaire est souvent suivie de manifestations nauséeuses, et souvent aussi, mais non toujours, l'animal a des vomissements offrant les caractères de ceux que produit l'injection d'une dose faible d'apomorphine, mais ne durant pas aussi longtemps.

On peut voir aussi les sujets faire des efforts de défécation et avoir une selle ou deux, quelquefois davantage ; mais cette manifestation, pas plus que les vomissements, n'a un caractère de régularité qui puisse autoriser à la considérer comme constante. Dix ou quinze minutes après l'injection, apparaissent, plus distinctement, les effets généraux de la morphine. Ils s'annoncent par de l'inquiétude ; l'animal s'agite un peu et traduit, par son attitude, le malaise général qu'il doit éprouver.

Le premier signe de dépression nerveuse se montre ordinairement dans le train postérieur, qui s'affaiblit, au point que, bientôt, le chien ne peut rester debout ; son arrière-train s'affaisse, les articulations des membres pelviens fléchissent peu à peu, et, malgré les efforts que semble faire l'animal, il est obligé de céder à cette action et reste assis sur son derrière. — A cette phase, quelques animaux se couchent complètement et, sans autre résistance, se livrent au sommeil, surtout s'ils sont dans un endroit retiré et si on a le soin de les laisser dans le calme le plus complet. Beaucoup d'autres ne cèdent à l'influence hypnotique de la morphine, qu'après avoir fait tous leurs efforts pour se maintenir éveillés ; on les voit fermer les yeux progressivement, dodeliner de la tête, se réveillant brusquement, chaque fois qu'emportés dans un mouvement de chute, ils se sont affaissés trop rapidement et ont choqué le sol. Finalement, le sommeil les gagne complètement et ils s'endorment.

Comme on l'a si souvent dit, pendant ce sommeil, il y a seulement engourdissement des propriétés nerveuses ; le chien endormi par la morphine entend et sent parfaitement. Si l'on fait du bruit à ses côtés, si on le touche, il se réveille brusquement, jette autour de lui un regard hébété et se rendort. Si l'excitation est un peu forte, l'animal se relève d'un bond, tout effaré, et, sans paraître se rendre compte de ce qu'il fait, il part en trottinant, le train postérieur en contre-bas, dans l'attitude dite hyénoïde, et va s'arrêter dans un autre endroit où il s'affaisse, se couche pour se rendormir de nouveau. Il y a là des signes d'une imprégnation profonde des centres nerveux et d'une dépression intellectuelle considérable.

Non seulement la morphine n'abolit pas la sensibilité, mais elle détermine, au contraire, de l'hyperexcitabilité réflexe, ce que l'on a très heureusement exprimé en disant que, quant à la façon dont les réflexes se manifestent chez lui, l'animal morphinisé rappelle les sujets dépourvus de cerveau.

Généralement, le sommeil dure cinq ou six heures, parfois davantage, mais, quand survient le réveil, le sujet semble toujours hébété et conserve encore longtemps une très grande faiblesse dans le train postérieur.

Les manifestations que nous venons d'étudier varient naturellement, en intensité, avec la dose de médicament injectée et, quand celle-ci dépasse 1 centigramme par kilogramme, le sommeil et l'engourdissement déterminés sont très profonds ; l'animal est presque incapable d'exécuter les moindres mouvements spontanés et ne répond aux excitations que par des plaintes, ce qui indique que la sensibilité est encore conservée.

Cependant, il est incontestable que, par l'emploi des *doses fortes*, on peut produire, chez le chien, un abrutissement tel qu'il s'abandonnerait à une opération et à une vivisection ; il est possible que son cerveau, très imprégné, ne perçoive plus les sensations douloureuses; mais, même dans ces conditions, ces sensations provoquent des réflexes, souvent même des plaintes, sans mouvement de défense, il est vrai, mais suffisantes pour s'opposer à toute comparaison entre les effets de la morphine et les effets d'un anesthésique.

D'ailleurs, quand on atteint cette phase de presque insensibilisation, la dose n'est pas loin d'être toxique et, pour peu qu'on insiste, on arrive à réveiller les manifestations convulsivantes du médicament.

Effets apparents du morphinisme chez les solipèdes. — Chez le cheval, la morphine, injectée à la dose de 20 à 75 centigrammes, produit une sorte d'*ivresse* et une stimulation nerveuse, qui se traduisent par l'inquiétude du sujet et un besoin de mouvements, que l'animal satisfait par des piétinements sur place ininterrompus. On peut voir apparaître aussi une difficulté de la locomotion, caractérisée par la raideur des membres, qui, pendant les mouvements incessants, se fléchissent mal ou avec peine ; mais on n'observe pas la moindre influence hypnotique, rappelant en quoi que ce soit le sommeil profond que présentent les chiens morphinisés. On peut, en renforçant progressivement les doses, arriver jusqu'à 1 et 2 grammes ; mais, à part l'exagération des manifestations précédentes, il n'y a rien de changé, dans la nature des effets que développe la morphine chez le cheval.

En effet, à la suite de l'injection de 1^{gr},50 à 2 grammes, l'ivresse du début devient agitante et les premiers signes d'excitation s'exagèrent rapidement. L'animal se met à piétiner sur place des membres postérieurs;

il porte la tête haute et les oreilles droites ; parfois il fait entendre un hennissement bref ; mais, bien que très surexcité, on voit que son caractère est très modifié ; il ne s'intéresse plus à ce qui se passe autour de lui ; il repousse l'avoine qu'on lui offre, et si, avant l'injection, il était chatouilleux ou méchant, il a perdu toute défense. On peut l'aborder, le toucher, le pincer, même dans des régions très sensibles, sans qu'il paraisse s'en apercevoir.

Les effets du médicament s'accusant de plus en plus, on peut voir les sujets prendre une autre attitude : laissés à l'écurie, ils restent immobiles, la tête buttant contre le râtelier ou contre le mur ; les membres postérieurs écartés et dans la position du camper. Mais cette immobilité ne dure pas ; par intervalles, les mouvements réapparaissent spontanément ; alors les animaux s'agitent violemment et poussent au mur comme s'ils étaient atteints de vertige.

Si, dans ces conditions, on sort le sujet d'expérience de l'écurie, on constate immédiatement que sa démarche est raide ; il se déplace en titubant, lève très peu les membres, dont les articulations se fléchissent à peine, et, quand on le stimule un peu, il s'en va, à petits pas, les membres associés par bipèdes latéraux, absolument comme à l'allure de l'amble.

Abandonné à lui-même, il ne peut rester au repos, part droit devant lui, jusqu'à ce que, rencontrant un obstacle, il s'arrête et piétine sur place sans prendre spontanément l'initiative de l'éviter. En plus de ces modifications très apparentes, on note encore du nystagmus, une atténuation notable de la sensibilité, qui fait qu'on peut piquer le sujet en différentes régions, habituellement très sensibles, sans provoquer le moindre mouvement de défense.

Par conséquent, chez le cheval, l'action dominante de la morphine est l'excitation, la stimulation générale, avec troubles des fonctions du cerveau, altérations des mouvements et de la locomotion. — Si parfois on note des apparences de narcose, on ne saurait se méprendre sur leur nature, elles sont liées à l'influence ébrieuse de la morphine et ne ressemblent en rien à l'hypnose vraie produite chez le chien.

Effets apparents du morphinisme chez les bovins. — Vingt à trente minutes après une injection hypodermique de 25 à 50 centigrammes de morphine, à un sujet de poids moyen, on voit apparaître des mâchonnements réitérés, avec mouvements de diduction presque continus. Puis, l'animal paraît inquiet, il regarde autour de lui, ne peut rester au repos, piétine sans cesse et se déplace constamment, en montrant, toutefois, une certaine raideur dans ses mouvements. — Quand on atteint les doses de 1^{gr},50 à 2 grammes, l'agitation produite dépasse toute limite ; la bête est comme affolée et, si elle est laissée à l'étable, elle se déplace constamment d'un côté à l'autre, entraînée dans un mouvement de va-et-vient désordonné devant sa mangeoire.

Parfois, mais surtout avec des doses plus élevées, on peut noter des tremblements musculaires, avec affaiblissement du train postérieur.

En somme, chez les bovins, comme chez les solipèdes, à quelque moment de l'action que ce soit, on ne peut pas saisir une phase de narcose qui autorise à dire que la morphine est un hypnotique pour ces animaux. On voit toujours se succéder, à l'état physiologique, l'ivresse, puis l'ivresse agitante et l'hyperexcitabilité, proportionnelles, quant à leur intensité et à leur durée, à la dose d'alcaloïde administrée.

Effets apparents de la morphine chez le chat. — La dose de 0,0025 de morphine, injectée à un chat adulte, provoque ordinairement des nausées, des vomissements et une excitation très légère, fugace, sans hyperexcitabilité et sans aucune suite fâcheuse.

Si l'on atteint 0,005, même en fractionnant l'administration, on constate que l'hyperexcitabilité s'accuse plus nettement et se traduit par de l'inquiétude, des mouvements sur place, une agitation perpétuelle qui pousse l'animal à tourner dans tous les sens, à bondir sans causes apparentes ; tous phénomènes qui s'exagèrent, si l'on arrive jusqu'à 10 ou 15 milligrammes. Les désordres cérébraux sont alors plus évidents, l'animal a des hallucinations ; le plus léger bruit l'effraie et le fait tressaillir ; il ne paraît pas distinguer nettement les objets environnants et, dans ses mouvements de fuite affolée, il se précipite contre les parois de la cage, qu'il semble ne pas apercevoir. — Aux doses plus élevées, on constate une gêne évidente des mouvements ; les articulations ne se fléchissent pas ou très mal, le sujet trottine et paraît marcher sur des ressorts ; en même temps, le train postérieur s'affaisse, ce qui donne au chat l'attitude hyénoïde du chien morphinisé, moins la faiblesse excessive que présente toujours ce dernier animal.

En somme, la morphine plonge les chats dans une sorte d'ivresse agitante, qui, à aucun moment, n'est suivie de stupeur ni de sommeil.

Effets apparents de la morphine chez le porc. — A 5 milligrammes par kilogramme, l'action de la morphine s'annonce, chez le porc, par des mouvements des mâchoires ; l'animal fait craquer ses dents comme s'il cassait un os. A cela s'ajoutent l'inquiétude, l'agitation avec hyperexcitabilité ; mais pas de narcose, pas de faiblesse musculaire, rien de ce qui caractérise le sommeil opiacé.

Si on augmente les doses, les manifestations précédentes s'exagèrent, et, à elles, s'ajoutent certaines modifications complémentaires. — C'est d'abord la raideur musculaire, qui a pour conséquence une gêne notable des mouvements ; les articulations se fléchissent avec peine ; le train postérieur est particulièrement raide, mais ne montre pas cet affaissement typique de l'attitude hyénoïde.

Quant à l'état des fonctions du cerveau, il est assez difficile de s'en rendre compte, chez le porc, dont le facies, fort peu expressif à l'état normal, ne l'est pas davantage après la morphinisation. Elles paraissent toutefois moins modifiées que dans les autres espèces, car, en réalité, le porc a, vis-à-vis de la morphine, une tolérance assez grande.

Effets apparents de la morphine chez les sujets de l'espèce caprine. — Deux faits importants méritent d'être retenus : 1º L'absence de modifications cérébrales, caractérisée, non seulement par l'absence de toute manifestation de narcotisme, mais encore par la conservation de l'intelligence, faisant que l'on ne voit pas une chèvre morphinisée montrer des hallucinations, du vertige, pas plus d'ailleurs que du collapsus. — 2º La résistance vraiment remarquable des caprins aux doses fortes de morphine, qui permet de leur injecter des proportions énormes de médicament, sans réveiller les symptômes très graves qu'ils produisent chez les autres animaux.

Sans aucune exagération, on peut admettre, par exemple, que la chèvre peut supporter sans danger une dose de morphine 5 à 600 fois supérieure à celle qui est nécessaire pour endormir un sujet de l'espèce humaine.

Action convulsivante de la morphine. — Cette action est toujours la conséquence de l'administration des doses fortes et s'observe avec des caractères absolument semblables, chez les individus de toutes les espèces, narcotisés ou non narcotisés. C'est un symptôme grave, qui ne manque jamais avec les doses toxiques, que Cl. Bernard a signalé et qu'Amblard et Grasset ont étudié spécialement. Voici dans quelles circonstances on l'observe :

S'il s'agit d'un chien, l'animal présente, après l'injection, toutes les manifestations qui précèdent le sommeil ; puis il s'endort profondément, et c'est en pleine hypnose, après une heure et demie, deux heures ou trois heures même de calme parfait, qu'on voit survenir des mouvements brusques et rapides, isolés et séparés les uns des autres par des intervalles parfois assez longs au début, mais qui deviennent de plus en plus courts. — Le sommeil peut ne pas être troublé par les premières secousses, mais il est plus habituel de voir les manifestations convulsives s'accompagner du réveil du sujet qui, d'abord, cherche à résister à l'influence stimulante, mais est bientôt dans l'impossibilité de le faire.

Peu à peu, l'animal, dont le facies traduit les troubles cérébraux, toujours incapable de se tenir debout, devient manifestement hyperexcitable ; en plus des secousses convulsives passagères, qui l'agitent périodiquement, et des mouvements cloniques, qui se rapprochent de plus en plus, il bondit au plus léger choc et sursaute au contact comme un sujet strychnisé.

L'hyperexcitabilité va s'exagérant, les mouvements cloniques se succèdent de plus près, deviennent choréiformes, et bientôt une crise violente, avec contracture et agitation, met l'animal sur le flanc. La salive se met à couler, la bouche est mousseuse, les mâchoires claquent, les yeux pirouettent dans l'orbite. On a, en somme, tous les caractères de la crise épileptiforme. Mais l'aggravation de l'empoisonnement fait prédominer le tétanisme, et, dans les dernières phases, l'animal a des accès qui sont comparables aux crises strychniques franches.

Dans les espèces non endormies, les convulsions ont mêmes caractères, et ne diffèrent de celles que l'on voit chez le chien, que parce qu'elles surviennent en pleine période d'excitation ; mais elles sont toujours tardives, débutent par des contractions partielles, isolées, qui se rapprochent de plus en plus en se généralisant, pour aboutir enfin à la crise épileptiforme typique et au spasme tétanique, ci-devant décrits.

Action de la morphine sur le système nerveux. — Pour la plupart des mammifères, sauf les exceptions signalées, la morphine est le type des poisons du cerveau ; c'est sur la substance grise des hémisphères que ces affinités électives la portent d'abord. — Là, elle détermine, au début, des effets d'excitation, qui disparaissent bientôt et sont suivis de la période de dépression et de sommeil, dans les espèces qu'elle narcotise, ou persistent, en s'exagérant, avec manifestation ébrieuse, agitation, dans les espèces pour lesquelles elle n'est pas un hypnotique. Mais qu'il y ait excitation et hypnose, ou excitation persistante, les fonctions du cerveau sont profondément modifiées, et c'est à ces modifications cérébrales qu'il faut rattacher un grand nombre des effets apparents qui caractérisent l'action de la morphine, chez les animaux qu'elle endort ou chez ceux qu'elle n'endort pas.

Chez le chien narcotisé, les effets modérateurs ou persistants de la morphine, sur les différentes parties du système nerveux, sont en grande partie la conséquence de la suspension même de l'activité cérébrale ; celle-ci faisant défaut et n'exerçant plus son pouvoir régulateur sur les centres réflexes bulbo-médullaires, à la prostration du sommeil et aux effets calmants, on voit s'ajouter l'hyperexcitabilité qui rend le réveil provoqué irritable. — Chez le lapin, l'ablation du cerveau augmente beaucoup cette exagération de la réflectivité.

Dans les espèces non narcotisées, l'excitation cérébrale des doses suffisantes domine tout : l'inquiétude du début, l'ivresse, l'agitation, les actes désordonnés, les hallucinations, les manifestations agressives, les accès de vertiges, etc., sont la conséquence des troubles du cerveau. L'ablation de cet organe, chez le pigeon, supprime les effets excitants et l'agitation, que l'on voit, au début ou pendant la durée de la morphinisation, chez les sujets normaux.

Les électivités cérébrales sont donc dé premier ordre ; mais ce ne sont pas les seules.

L'analyse des symptômes du morphinisme démontre que, même aux doses physiologiques, les cellules nerveuses du bulbe et de la moelle, qui président aux réflexes, à certains mouvements et aux actions chimiques, sont impressionnées ; elles passent par les mêmes phases d'excitation et de dépression, ou subissent des effets excitants prolongés.

Certains centres bulbaires, plus impressionnables que les autres, subissent, immédiatement, les effets excitants de la morphine, d'où la nausée, les vomissements, les mâchonnements, qui s'observent chez le chien, dans les premières phases. La plupart des autres manifestations d'excitation paraissent être plus directement en rapport avec les influences cérébrales.

Pendant la narcose, le calme domine tout. Soit par des actions premières stimulantes, soit par des actions modératrices directes, l'ensemble des organes et des fonctions concourt à la réalisation du repos complet. Les actions déprimantes peuvent alors s'exercer plus puissamment sur certains centres moteurs de la moelle, et produire la parésie postérieure, qui donne à l'animal l'attitude hyénoïde.

Mais, c'est surtout chez les animaux que la morphine n'endort pas et, particulièrement, chez ceux dont elle semble respecter le cerveau, qu'il est intéressant de suivre la marche des symptômes qui dépendent des influences bulbo-médullaires du médicament.

Chez ces animaux, les premiers centres excités sont encore les mêmes ; aussi, dès les premières doses, voyons-nous apparaître les mâchonnements, les mouvements de diduction, les mordillements, qui précèdent l'ivresse et l'ensemble des effets excitants.

Ceux-ci apparaissent, et ils sont accompagnés de mouvements incessants, de piétinement sur place, etc., dont les caractères d'automatisme indiquent l'origine. Aux doses un peu élevées, surviennent les troubles de la locomotion qui, assurément, sont encore d'origine bulbo-médullaire. C'est la raideur progressive des mouvements, qui fait que l'animal fléchit à peine ses articulations, fait des petits pas, déplace ses membres d'une seule pièce et semble déambuler sur des piquets. Les muscles antagonistes, comme contracturés, mis dans un état de tension exagérée permanent, restent tendus comme dans les premières phases d'une affection tétanique.

Toutes ces manifestations s'observent facilement chez les caprins, parce que, dans cette espèce surtout, les influences cérébrales les troublent au minimum.

Enfin, quand après l'injection des doses fortes, on arrive aux actions convulsivantes de la morphine, on constate que, chez tous les animaux, les effets tendent à se confondre et deviennent semblables ; nous ajouterons maintenant, que, chez les mammifères, le point de départ de ces accidents se trouve dans le bulbe, dont les centres convulsifs, imprégnés lentement et en dernier lieu, sont enfin violemment excités par le poison.

En somme, on peut établir que la cause principale des variations que l'on observe, dans les modifications organiques et fonctionnelles que produit la morphine, chez les animaux qu'elle endort et chez ceux qu'elle n'endort pas, résultent probablement de la différence des actions cérébrales.

Mais ces différences mêmes ne peuvent faire penser que ceux qui ont employé avec succès et conseillent l'usage des injections de morphine, pour obtenir du calme, chez les animaux non endormis, se trompent. — En effet, il est possible d'obtenir la suppression d'une action nerveuse périphérique ou une modification de l'état psychique d'un sujet, sans arriver à la narcose ni au sommeil, et la propriété ébrieuse que possède la morphine suffit, amplement, à justifier son emploi comme modificateur cérébral.

Cette ivresse et cette action cérébrale qu'elle développe, dans presque toutes les espèces animales, précèdent le sommeil chez les unes, l'excitation chez les autres, mais elles sont suffisantes pour modifier les centres de perception sensitive et douloureuse et les centres moteurs. De plus, la morphine a, c'est incontestable, le pouvoir d'engourdir certaines parties du système nerveux, en dehors même de son action particulière sur les centres cérébraux, et elle peut faire tout cela, sans développer des actions hypnotiques vraies.

On peut donc, par l'administration de ce médicament au cheval ou au bœuf, obtenir le calme sans sommeil, faire cesser une agitation sans narcotiser, en produisant, par exemple, la disparition d'une douleur, dont on ne peut immédiatement supprimer la cause.

État de la pupille pendant la morphinisation. — Chez le chien, pendant le sommeil hypnotique, la pupille est généralement rétrécie ; ce peut être une conséquence du sommeil, car lorsqu'on réveille le sujet elle se dilate momentanément ; mais ce n'est pas constant. Nous avons vu la pupille de quelques chiens morphinisés rester resserrée constamment, sans variations apparentes, au moment des excitations, ce qui nous porte à croire à une action immédiate du médicament, dans la production de ce phénomène. Chez les animaux non endormis, notamment chez le chat et chez le porc, nous avons toujours vu la morphine produire une dilatation considérable de l'ouverture pupillaire.

Action de la morphine sur le cœur et sur la circulation. — Chez tous les animaux, la morphine augmente l'énergie des contractions cardiaques, et ce n'est qu'après l'administration des doses fortes et toxiques que l'on

observe des effets contraires d'affaiblissement progressif.
— La vagotomie modifiant très peu ou ne s'opposant pas
à la production du phénomène de renforcement, il y a
tout lieu de croire que, s'il est partiellement lié à des
actions centrales, il dépend surtout d'actions périphériques,
soit sur les ganglions automoteurs, soit sur le myocarde.

Chez le chien, le cœur est ralenti, pendant toute la
durée du sommeil morphinique, et on observe, en
même temps, des intermittences vraies, avec un rythme
associé des contractions, qui, aux doses fortes, s'accompagnent de systoles faibles, avortées, visibles seulement
à l'exploration directe de l'organe. — La vagotomie ayant
pour conséquence d'accélérer le cœur, ralenti par la
morphine, et faisant complètement disparaître les intermittences et le rythme associé des contractions, l'origine
essentiellement bulbaire de ces modifications parait
certaine ; nous ajouterons, cependant, qu'elle n'est pas
exclusive.

Dans les espèces non endormies, les effets de ralentissement ne sont bien apparents que chez les animaux
offrant quelque résistance aux actions de la morphine,
la chèvre et le mouton notamment; ce sont d'ailleurs des
effets de début, qui disparaissent et sont remplacés par
l'accélération, surtout si les doses sont progressivement
augmentées. Chez le cheval, l'âne, le bœuf, le porc et le
chat, ce sont les phénomènes d'accélération qui dominent
et qui, suivant l'espèce, doivent avoir leur cause principale,
soit dans l'excitation du système accélérateur (chat, porc),
soit dans la paralysie des organes frénateurs périphériques
(solipèdes).

Après une légère hypertension de début, le sommeil
de la morphine s'accompagne, chez le chien, d'une diminution, toujours modérée d'ailleurs, de la pression artérielle, avec ralentissement de la vitesse du sang et stase
sanguine périphérique. — La chute de pression est immédiate et beaucoup plus importante, lorsque le médica-

ment est injecté dans une veine. — Ces effets sont la conséquence de l'action de la morphine, sur le système des vaso-moteurs, qui est plongé dans l'inertie, après avoir été légèrement excité.

Chez les animaux qu'elle n'endort pas, la morphine produit une excitation du système vaso-constricteur, probablement en rapport avec les influences cérébrales spéciales qu'elle a chez eux ; aussi, dans ces espèces, avons-nous enregistré l'hypertension artérielle, avec ralentissement du courant sanguin, par gêne circulatoire périphérique.

Modifications de la respiration. — Pendant le sommeil de la morphine, la respiration se ralentit habituellement, diminue d'amplitude et présente des tendances au rythme périodique ; si parfois le rythme s'accélère, il devient irrégulier, et les mouvements, répétés par série, sont toujours superficiels. Ces actions modératrices, en partie liées à la suppression de l'activité psychique, proviennent aussi de l'influence directe de la morphine sur les centres bulbaires.

Chez les animaux pour lesquels la morphine ne constitue pas un hypnotique vrai, la caractéristique des influences respiratoires est surtout l'irrégularité du rythme des mouvements. Parfois ceux-ci sont accélérés, c'est ce qui paraît dominer chez le porc et le chat, mais, le plus souvent, on observe plutôt l'inverse. Alors, on constate que les mouvements des côtes sont plus lents, plus profonds, plus difficiles ; à une inspiration profonde, rapide, vive, quelquefois saccadée, succède une expiration lente et plaintive, s'exécutant en deux temps.

Modifications des échanges et de la thermogenèse. — Pendant la narcose morphinique, les échanges gazeux sont modifiés et diminuent dans le poumon ; le sujet endormi emprunte moins d'oxygène à l'atmosphère et exhale moins d'acide carbonique. Parallèlement on constate que, dans le sang, il y a toujours augmentation de l'acide carbonique et, le plus souvent, mais non toujours, diminution de l'oxygène. Dans tous les cas, le rapport $\frac{CO^2}{O}$ des gaz du sang s'élève d'une façon notable et, généralement, le chiffre de CO^2, en plus, est supérieur au chiffre d'oxygène, en moins.

La comparaison des résultats, fournis par l'analyse des gaz d'expiration et des gaz du sang, conduit à rechercher la cause de cette accumulation de CO^2, dans une insuffisance des échanges et de la ventilation pulmonaire.

L'influence directe de la morphine sur la thermogenèse est évidente; pendant la narcose, les oxydations organiques sont modérées et la température baisse. — C'est généralement autour de la quatrième heure, après l'injection, que les chiens morphinisés atteignent leur température la plus basse; mais l'hypothermie persiste assez longtemps.

Quand la morphine est administrée pendant longtemps, et à dose progressivement croissante, elle détermine un empoisonnement chronique, pendant lequel les sujets maigrissent énormément, s'affaiblissent et arrivent à être complètement épuisés, tombant dans une sorte de cachexie, dont ils se relèvent difficilement. On a expliqué cette dénutrition évidente par la simple diminution de l'appétit et l'insuffisance de l'alimentation ; mais ce n'est assurément pas la seule raison, car l'expérience nous autorise à accorder un rôle important aux troubles de l'assimilation.

Modifications des fonctions et des organes digestifs. — Nous avons vu qu'au début de son action la morphine produisait souvent des vomissements ; ceux-ci sont plus fréquents chez les chiens (60 p. 100) que chez les chats (37 p. 100) et proviennent de l'excitation directe des centres vomitifs bulbaires. L'état de plénitude ou de vacuité de l'estomac, la section des vagues ou l'ablation totale de l'estomac, le vieillissement des solutions n'ont qu'une influence secondaire sur la production des vomissements. Par contre, la fréquence et la durée de l'action vomitive sont généralement en raison inverse de la quantité de médicament injectée.

Au début de la morphinisation, les organes à fibres lisses se contractent et les animaux ont parfois des défécations, preuve certaine d'un réveil primitif du péristaltisme intestinal ; mais ce premier phénomène est rapidement suivi d'une action contraire et, pendant la narcose, les mouvements de l'intestin sont suspendus. C'est d'ailleurs un effet qui paraît très général et qui explique l'influence heureuse de la morphine dans les coliques avec diarrhée douloureuse, spasmes de l'intestin, ténesme rectal, etc. Le mécanisme exact de cette modification est encore discuté ; nous nous contenterons de dire qu'une action directe de la morphine, sur les fibres musculaires lisses, est douteuse.

Modifications des sécrétions par la morphine. — Chez l'homme, on admet qu'à part un peu de salivation au début, très exceptionnelle, il est vrai, et surtout appréciable avec les faibles doses, l'atténuation ou la cessation de la sécrétion salivaire est la règle, dans le morphinisme aigu ou chronique. En revanche, il est non moins certain que la sécrétion de la sueur est notablement augmentée et que cette hypersécrétion s'accompagne d'une diminution de la sécrétion rénale.

Chez le chien, la salivation se montre au début de la morphinisation ; elle persiste d'autant plus longtemps que la dose est plus faible et disparaît pendant la phase de sommeil.

Chez le bœuf, la chèvre, le mouton, le porc et le chat, l'exagération de la sécrétion salivaire est le phénomène dominant. Elle persiste pendant toute la durée de l'action, parfois avec une intensité vraiment extraordinaire, et elle est d'autant plus accusée que la dose d'alcaloïde est plus forte. — C'est chez le bœuf que l'hypersécrétion de la salive est le plus exagérée.

Chez les solipèdes, le sialisme est remplacé par une sudation abondante ; c'est cette dernière qui, parmi les modifications sécrétoires, est la plus nette et la plus constante chez ces animaux, surtout quand on administre des doses fortes d'alcaloïde, particularité qu'ont signalée aussi Kaufmann et Fröhner.

On peut s'assurer que, dans la production des effets excito-glandulaires que nous venons de décrire, la morphine agit surtout comme un modificateur direct des centres nerveux sécréteurs.

Actions locales de la morphine. — La morphine ne produit d'effets locaux et ne modifie la sensibilité que sur les tissus fins, le derme dénudé ; sur les plaies ou au point où a été faite l'injection hypodermique. — Dans ces conditions, si elle est mise en contact direct avec un nerf sensible, on peut voir des phénomènes de paralysie se manifester dans le domaine de ce nerf.

APOMORPHINE.

L'étude des effets généraux produits par l'apomorphine doit être rapprochée de celle de la morphine. — Actions principales dominant la physiologie de l'apomorphine, abstraction faite de son pouvoir vomitif. — Il importe de distinguer les sels d'apomorphine cristallisés des sels d'apomorphine amorphes. — Manifestations apparentes produites chez les animaux par les sels d'apomorphine. — Différence des effets suivant que l'introduction est faite par la voie veineuse ou par la voie hypodermique. — L'apomorphine sur le système nerveux et sur la circulation. — Influence de ce médicament sur les sécrétions et sur le péristaltisme intestinal. — Actions locales de l'apomorphine.

Comme vomitif, l'apomorphine sera étudiée plus loin ; mais, au point de vue de ses propriétés générales, il nous paraît plus logique et plus profitable de la rapprocher de la morphine et de rechercher les liens de parenté physiologique de ces deux alcaloïdes, plutôt que de les étudier isolément et dans des groupes thérapeutiques distincts. —

On sait, en effet, que l'apomorphine dérive de la morphine et n'en diffère que par un équivalent d'eau en moins.

Actions principales dominant la physiologie de l'apomorphine, abstraction faite de son pouvoir vomitif. — Quand on étudie de près, en les analysant et les comparant, les effets principaux de la morphine et de l'apomorphine, on est frappé des relations étroites qui unissent ces deux alcaloïdes et on arrive à cette conclusion que, *toutes les manifestations de l'apomorphine ne sont que la reproduction ou la simple modification de propriétés pharmacodynamiques qui appartiennent à la morphine.*

La confirmation de cette vérité se trouve encore dans cette constatation que, la morphine, elle-même, produit la plupart des effets de son dérivé, l'apomorphine, quand elle peut se comporter comme un excitant et, dans une espèce animale, perd sa propriété de médicament hypnagogue.

C'est ce que nous exprimerons en disant : Pharmaco-dynamiquement, la morphine devient apomorphine en perdant ses propriétés narcotiques et en exagérant les divers effets excitants qu'elle possède.

Ceci résume toute l'histoire de l'apomorphine et ressort de la comparaison de ses effets et de ceux de la morphine, dans les différentes espèces. Nous soulignons ce fait important sans le développer ici, car ce n'est pas le lieu de le faire.

Cependant, nous ajouterons immédiatement qu'une distinction doit être établie, entre les chlorhydrates d'apomorphine que fournit la chimie, et dont l'un, *cristallisé*, a des caractères physico-chimiques et physiologiques assez différents de ceux du sel *amorphe*.

Manifestations apparentes produites chez les animaux par les sels d'apomorphine. — Chez tous les animaux, et quelle que soit la voie d'administration, le chlorhydrate d'apomorphine *cristallisé* se comporte comme un excitant, produisant, chez le chien, l'agitation avec hyperexcitabilité, timidité, frayeur, effarement, besoin irrésistible de courir, poussant l'animal à se livrer à des courses folles, déréglées, avec mouvements désordonnés, etc. —. Après cela, survient un calme relatif, pendant lequel, bien souvent, les animaux se mettent à tourner en manège. Quand les doses sont un peu fortes d'emblée, elles peuvent provoquer des convulsions violentes et des crises épileptiformes typiques, très énergiques et prolongées, qui peuvent tuer le sujet ou se terminer simplement comme les effets des doses modérées.

Il est évident aussi, qu'au milieu de la dominante excitation, on trouve des manifestations dépressives non douteuses, se traduisant surtout par la lassitude musculaire, l'affaiblissement du train postérieur, la difficulté de se mouvoir et l'attitude hyénoïde.

Dans les autres espèces, cheval, âne, bœuf, porc, chèvre, mouton, chez lesquelles on ne voit pas d'effets nauséeux, l'apomorphine provoque des mouvements des mâchoires, lèchements, mâchonnements, mouvements de diduction, qui poussent les animaux à mordiller et à saisir des aliments. Ce besoin de mordiller s'exagère et devient plus impérieux, au fur et à mesure que les doses sont augmentées, de telle sorte que, bientôt, pour mordre et tenir quelque chose entre les dents, les animaux s'attaquent à tout ce qu'ils peuvent atteindre, même à leurs propres organes, à défaut de corps étrangers.

Avec ce symptôme, on observe de l'agitation, un besoin irrésistible de se déplacer et de marcher ; des troubles moteurs, caractérisés par de la raideur des articulations et de la faiblesse, surtout dans le train postérieur ; des tremblements musculaires, de l'accélération respiratoire et cardiaque, enfin une exagération des sécrétions salivaires et sudoripares.

Quand on l'injecte à dose forte, *dans une veine*, le chlorhydrate d'apomorphine *amorphe* produit des effets dépressifs nervins presque immédiats, avec tendance syncopale, insensibilité, résolution musculaire, collapsus profond, etc., tous symptômes qui le séparent nettement du sel cristallisé. — Ces accidents s'observent chez le chien, comme chez les animaux des autres espèces, chat, chèvre, mouton, par exemple, que nous avons vu résister à la dépression nerveuse morphinique, même après injection dans une veine.

Par contre, quand l'apomorphine amorphe est injectée par la voie hypodermique, elle se comporte généralement comme le sel cristallisé, mais elle paraît encore plus rapidement déprimante et plus parésiante que lui.

Action de l'apomorphine sur le système nerveux. — Chez les animaux, y compris le chien, les influences cérébrales de l'apomorphine sont plutôt excitantes ; elles se traduisent par des troubles psychiques, de l'effarement, une sorte d'ivresse agitante avec hallucinations ; mais elles ont d'autant moins d'importance, que l'animal considéré appartient à une espèce qui résiste, habituellement, aux effets soporifiques de la morphine.

Du reste, les affinités électives de l'apomorphine en font surtout un modificateur bulbo-médullaire, dont les actions, pour les parties périphériques du système nerveux, paraissent également renforcées. Les effets convulsivants qu'elle détermine, aux doses fortes, particulièrement l'apomorphine cristallisée, dépendent de l'action du poison sur les centres convulsifs du bulbe.

Modifications circulatoires. — L'étude graphique des modifications de la tension artérielle, chez le chien, montre que les injections veineuses d'apomorphine cristallisée relèvent la courbe manométrique, ou du moins ne produisent pas d'hypotension, tandis que celles d'apomorphine amorphe la font tomber progressivement, ou très rapidement, à un niveau parfois très inférieur.

Par injection hypodermique, les effets excitants dominent et la pression a plutôt des tendances à monter.

Actions de l'apomorphine sur les sécrétions et le péri-

staltisme intestinal. — L'apomorphine, surtout son chlorhydrate cristallisé, est un hypersécréteur, pour tous les
animaux, et l'origine de cette modification doit être
recherchée surtout dans des influences nerveuses centrales.
— Après une injection veineuse d'apomorphine, et particulièrement du chlorhydrate amorphe, on observe un réveil
du péristaltisme intestinal, dans la production duquel
peuvent intervenir des effets directs du médicament sur
les fibres musculaires lisses.

Actions locales de l'apomorphine. — Un certain nombre d'expériences positives, faites chez la grenouille, le
cobaye et le chien, ajoutées aux observations de Berg-
meister et Ludwig et de Stocquart, démontrent que l'apomorphine possède des propriétés anesthésiques locales;
mais, pratiquement, ces propriétés nous ont paru inutilisables, car, par rapport aux médicaments actuellement
employés dans l'anesthésie locale, l'apomorphine a plus
d'inconvénients que d'avantages réels.

Narcéine. — Cl. Bernard a dit que la narcéine est la
substance la plus somnifère de l'opium ; elle endort les
animaux plus profondément que la codéine et ne les
abrutit pas, comme le fait la morphine. Le sommeil est
calme, profond, exempt de l'irritabilité particulière de la
narcose morphinique, et suivi d'un réveil généralement
simple.

La narcéine est encore donnée comme un bon analgésique, un antisécrétoire et un anexosmotique un peu moins
actif que la morphine. Elle ne provoquerait ni nausée, ni
vomissement.

Codéine. — Des expériences de Cl. Bernard et de Laborde, il ressort que la codéine a une toxicité supérieure
à celle de la morphine; elle est certainement somnifère,
mais elle agit rapidement sur l'irritabilité réflexe et aboutit assez vite à une phase convulsivante dangereuse. Le

sommeil qu'elle produit est moins profond que celui de l'opium et de la morphine ; les animaux codéinisés semblent plutôt calmés qu'endormis.

A propos de la codéine, M. Laborde a émis une opinion que nous tenons pour très vraie; il a dit : « La codéine ne doit être employée qu'avec une précaution extrême, sinon totalement abandonnée, à raison de l'insidiosité de son action toxique. »

Apocodéine. — On a prétendu et certains auteurs écrivent encore que l'apocodéine est un vomitif; or, il est probable que, dans les circonstances où ce médicament a produit la nausée, il était impur et contenait de l'apomorphine, car *nous n'avons jamais vu de vomissements après l'administration de l'apocodéine.*

Quand l'apocodéine est administrée par la voie hypodermique, dans la proportion de 25 à 35 milligrammes par kilogramme, chez le chien, elle détermine un sommeil calme, léger, sans excitation préliminaire trop vive. Ce sommeil semble physiologique ; le sujet dort, en conservant une attitude normale, et se réveille sans effarement, quand on l'approche.

On peut obtenir également le calme apocodéique, par administration veineuse ; mais il faut avoir soin, d'abord, de se servir de solutions diluées, ensuite, d'injecter avec une très grande lenteur, car, par les veines, on obtient rapidement, aux doses élevées, des effets violents d'excitation nerveuse, déterminant des convulsions énergiques, au milieu desquelles on perçoit à peine quelques apparences de dépression cérébrale.

Le réveil qui suit l'action soporifique de l'apocodéine est fort simple ; l'animal est vite rétabli et ne montre jamais l'hébétude, l'effarement et l'abrutissement qui suivent habituellement le sommeil morphinique.

Quand on compare les principaux effets de l'apocodéine à ceux de la codéine, on trouve, entre les deux médica-

ments, des analogies bien évidentes, qui ont trait surtout
à la façon dont ils font dormir et à l'action convulsivante
qu'ils possèdent. Si l'on entre dans les détails, on voit
aussi, entre la codéine et l'apocodéine, des différences bien
tranchées qui, dans l'ensemble, nous font dire que la codéine est moins hypersécrétoire, moins calmante, beaucoup
plus convulsivante et plus dangereuse que l'apocodéine.
Cette dernière, ayant des effets qui sont plus constants,
devrait être substituée à la codéine, dans tous les cas où
cette substance est indiquée et employée.

Paraldéhyde. — Médicament introduit en thérapeutique en 1882 et étudié par Cervello, Albertoni, Mor-
selli, Masius, Dujardin-Beaumetz, Desnos, Coudroy,
Fröhner, etc. — C'est un hypnotique qui procure un sommeil
généralement calme, exceptionnellement précédé d'un
peu d'agitation; sommeil sans analgésie, ni anesthésie,
dont le réveil est simple, sans abrutissement ni lourdeur
de tête.

Les chiens sont parfaitement endormis par la paraldéhyde, mais, chez les solipèdes, elle produit simplement
une grande faiblesse, sans hypnose (Fröhner).

La paraldéhyde atteint successivement le cerveau, la
moelle et le bulbe ; elle laisse persister les réflexes et ne
produit l'anesthésie qu'aux doses élevées, dangereuses,
produisant un sommeil profond qui, finalement, se transforme en coma.

Aux doses modérées, elle modifie peu le cœur et la
circulation et ne détermine le ralentissement du premier
et la baisse de la pression qu'après l'administration de
doses très élevées, par paralysie des vaso-constricteurs.

Les mouvements respiratoires sont ralentis et diminuent d'amplitude, phénomène qu'on attribue à une
diminution du réflexe respiratoire et à l'action du médicament sur les extrémités intrapulmonaires des vagues.

Les échanges gazeux sont peu influencés par les doses faibles ; seule l'exhalation de l'acide carbonique diminue un peu ; mais, quand on atteint un centimètre cube par kilogramme d'animal, il y a diminution de l'oxygène, dans le sang artériel et dans le sang veineux. Ces effets résultent d'une altération des éléments du sang par la paraldéhyde, qui, à dose toxique, fait apparaître la *méthémoglobine* (Hénoque et Quinquaud).

Les altérations du sang et la dissolution des globules sont surtout évidentes chez les solipèdes ; elles s'accompagnent d'aglobulie, d'hémoglobinurie (Fröhner).

Aux doses physiologiques, la température baisse légèrement, mais, aux doses élevées, l'hypothermie peut être très accusée.

La paraldéhyde est ordinairement sans action sur les fonctions et l'appareil digestifs ; il est rare de lui voir déterminer des nausées et des vomissements.

Enfin, comme nous l'avons déjà vu, dans nos généralités, Cervello fait de la paraldéhyde un antagoniste remarquable de la strychnine.

Sulfonal. — Le sulfonal est un hypnotique dont les effets sont parfois lents à apparaître, mais qui produit un sommeil assez calme, prolongé, suivi d'un réveil généralement simple.

La faible solubilité de ce corps rend son absorption difficile, irrégulière et, pour la faciliter, il importe de faire prendre, simultanément, une boisson très chaude. L'élimination serait également lente et permettrait des accumulations d'action.

Chez le chien, 2 à 3 grammes de sulfonal déterminent de la faiblesse musculaire dans le train postérieur, puis dans les membres antérieurs ; l'animal titube, comme sous l'influence d'une sorte d'ivresse.

Ces premiers troubles s'exagèrent et l'animal s'endort progressivement et plus ou moins profondément, pré-

sentant parfois un sommeil rappelant assez bien le
sommeil naturel.

Aux doses fortes, le médicament produit des accidents
convulsifs primitifs, avec hyperexcitabilité, qui aboutissent à une phase toxique de résolution musculaire, au
coma et à la mort.

Les effets paraissent identiques chez tous les animaux ;
cependant, l'action hypnotique est moins nette chez le
chat que chez le chien (Mairet).

A part un léger abaissement de la température centrale, observé chez le cobaye, par Lépine, le sulfonal ne
paraît pas avoir d'action sur la circulation, la respiration,
la digestion et les autres grandes fonctions (Kast, Cramer,
Mairet, etc.).

CHLORAL.

Actions principales dominant la physiologie et les indications du chloral. —
Administration et absorption. — Effets hypnotiques du chloral. — Effets
anesthésiques. — Action du chloral sur le cœur et sur la circulation. —
Modifications de la respiration, des échanges respiratoires et de la calorification. — Action du chloral sur les sécrétions et les organes d'élimination. — Mode d'action du chloral. — Théorie de Liebreich; le chloral
agirait comme chloroforme. — De l'autonomie physiologique du chloral et
de son action indépendante de toute transformation. — Des effets
locaux du chloral. — Pouvoir antiseptique de ce médicament. — Quelques mots sur le chloralose.

Seul l'hydrate de chloral (C^2HCl^3O, H^2O) est employé
dans les laboratoires et en médecine ; aussi, tout ce que
nous allons voir ici se rapportera exclusivement à ce
corps.

**Actions principales dominant la physiologie et les in-
dications du chloral.** — La caractéristique pharmacodynamique du chloral, en fait un *agent à la fois hypno
tique et anesthésique*; c'est-à-dire qu'à dose modérée,
ce médicament fait simplement dormir les animaux
auxquels on l'administre, sans déterminer la perte de
la sensibilité, tandis que, si on l'administre à dose plus
élevée, le sommeil devient très profond, toutes les mani-

festations conscientes disparaissent, les réflexes sensitifs s'atténuent, les impressions douloureuses ne sont plus senties, la résolution musculaire survient, complétant la série des caractères essentiels de l'anesthésie vraie.

Seulement, tout en se comportant comme un hypnotique ou un anesthésique, le chloral est un médicament qui a sa physionomie propre, sa façon d'agir bien spéciale, différente des autres et impossible à confondre avec celle des hypnotiques et anesthésiques des groupes voisins.

Administration et absorption du chloral. — Pour l'obtention des effets hypnotiques qu'on attend habituellement du chloral, son administration par la bouche peut suffire; mais, lorsqu'il s'agit d'arriver jusqu'à l'anesthésie, surtout chez les animaux, le seul procédé pratique est l'introduction directe dans une veine, en ayant grand soin de prendre la précaution de se servir d'une solution convenablement diluée et de l'injecter lentement. — Il y a lieu, en effet, de tenir compte de l'altération possible du sang par le médicament, sans exagérer cependant son importance, car, bien qu'altérant du sang, le chloral est moins dangereux pour ce liquide, en circulation dans les vaisseaux, qu'*in vitro*.

Au laboratoire, nous avons toujours employé et employons couramment la solution au 1/5, sans avoir jamais observé le moindre accident.

Le point capital est de procéder avec une sage lenteur et de n'introduire le médicament que très progressivement, en suivant presque pas à pas l'apparition et le déroulement des symptômes qu'il détermine.

Le chloral peut aussi être donné, avec avantage, en lavements, mais, dans ce cas, on le combine parfois avec la morphine en injection hypodermique (Cadéac et Malet).

Manifestations apparentes des effets hypnotiques du chloral. — Le chien qui a reçu 1 à 2 grammes de chloral s'endort paisiblement et sans manifester d'excitation primitive bien accusée. L'action hypnotique débute par une sorte d'ivresse, rapidement suivie des effets déprimants et de la narcose. Pendant que l'animal est endormi, on peut remarquer qu'il n'est pas insensible ; si on le pince, si on le frappe, il pousse des gémissements, cherche à relever la tête et à sortir de sa torpeur, mais il ne présente pas l'hyperesthésie réflexe du sujet morphinisé.

Chez tous les animaux, c'est la même chose ; l'hypnose chloralique s'obtient simplement, sans période d'exaltation primitive, sans hypercinésie accusée et prolongée, comme il est habituel de l'observer avec l'alcool et les anesthésiques, éther et chloroforme.

Le sommeil obtenu se rapproche beaucoup du sommeil physiologique; il est bon, calme, aussi réparateur que peut l'être un sommeil artificiellement provoqué par un médicament, et le réveil est généralement simple, débarrassé des multiples inconvénients et conséquences pénibles qui succèdent à la narcose opiacée, chloroformique ou éthérée.

Manifestations apparentes des effets anesthésiques du chloral. — L'anesthésie chloralique a une physionomie particulière, elle ne ressemble pas à l'anesthésie par l'éther ou par le chloroforme ; elle a des caractères tels qu'il est impossible de confondre un chien chloralisé avec un chien chloroformisé, par exemple. C'est ce qui peut ressortir de l'exposé suivant :

Un chien, du poids moyen de 15 à 20 kilos, étant immobilisé sur une table, si on lui injecte, lentement, une solution de chloral, au 1/5, dans une veine, les premiers effets qui apparaissent sont des mâchonnements, des mouvements des mâchoires, avec quelques manifestations d'inquiétude; mais l'animal reste cependant toujours calme et on peut continuer l'injection, sans provoquer plus d'agitation.

24.

Mais, bientôt, survient un symptôme très significatif, que nous n'avons jamais vu manquer; c'est le réveil du péristaltisme intestinal, réveil qui se traduit par des borborygmes bruyants, que l'on perçoit habituellement, à distance et avec intensité, quand on ausculte l'abdomen. Ces bruits intestinaux persistent pendant toute la période pré-anesthésique, ils fixent presque la dose que l'on doit introduire, car, au moment où on les perçoit, on n'est pas loin de la limite convenable pour obtenir une bonne anesthésie.

Après ces premières manifestations, le chien présente des signes non douteux d'une action déprimante nerveuse progressive; parfois, à cette phase, il a quelques mouvements de défense, il s'agite en poussant des cris, mais ça ne dure pas. D'ailleurs, cette agitation n'affecte aucun des caractères de la période d'excitation des autres anesthésiques et le sommeil survient lentement, dans le plus grand calme et presque insensiblement.

Pendant l'anesthésie chloralique, confirmée et complète, l'animal est en résolution musculaire absolue; il est inerte, les yeux en strabisme inféro-interne, couverts par la troisième paupière; tous les réflexes de la vie de relation ont disparu; seuls les centres respiratoires et les ganglions automoteurs du cœur résistent longtemps à l'imprégnation, sans être pour cela indemnes de toute influence modificatrice. Bien que certainement influencés aussi, les réflexes, qui ont leur domaine dans les voies nerveuses appartenant au système de la vie végétative, conservent beaucoup mieux et plus longtemps leur activité; c'est pourquoi, chez un chien profondément endormi par le chloral, on peut déterminer des modifications de la pression, de la respiration et du rythme cardiaque, par des excitations portées sur le péritoine et par la manipulation des anses intestinales, sorties depuis six à dix minutes de l'abdomen (L. Guinard et Tixier).

L'action modératrice ou paralysante réflexe du chloral
en fait un excellent agent à opposer aux poisons (strychnine, picrotoxine, etc.), dont la convulsion et l'hyperexcitabilité réflexe constituent la dominante pharmacodynamique ou toxique.

Action du chloral sur le cœur et sur la circulation.
— Pendant la chloralisation, la pression diminue dans
l'oreillette et le ventricule droits du cœur ; de plus, après
la légère augmentation d'énergie et de nombre, qui suit
l'injection, les systoles cardiaques ont moins de force,
elles s'allongent ; la contraction du ventricule est moins
brusque, la fibre musculaire semble avoir perdu de son
énergie et le cœur est ralenti (Arloing).

Ce ralentissement du cœur paraît être sous la dépendance d'une diminution de l'excitabilité des centres gan-
glionnaires moteurs, plutôt que de l'excitation du système
modérateur, car il s'observe aussi bien chez les sujets
normaux que chez ceux dont on a coupé les vagues ou
paralysé les appareils frénateurs, à l'aide de l'atropine.
Du reste, la résistance de ces centres doit être excessivement réduite, puisque une excitation modérée du bout
périphérique du vague peut arrêter le cœur d'une façon
définitive (Vulpian).

Il existe cependant des faits contradictoires, démontrant que, chez les grenouilles dont le bulbe est coupé,
l'action du cœur se maintient plus longtemps que chez
celles dont la moelle est intacte (Labbé), ce qui accorde
assurément une certaine importance aux influences du
chloral sur les centres modérateurs bulbaires.

Au début de la chloralisation, la tension artérielle
augmente, la vitesse du sang diminue, le pouls a plus de
force, les artérioles sont contractés. — Pendant l'hypnose
ou l'anesthésie chloralique, au contraire, la pression artérielle baisse, tandis que la pression veineuse s'élève ;
la vitesse du courant sanguin est généralement accrue, le
pouls devient filant, polycrote ; les petits vaisseaux péri-

phériques sont relâchés et tous les organes sont conges-
tionnés. Chez certains animaux chloralisés, cette congestion aurait été assez intense pour déterminer, parfois,
une augmentation de la tension oculaire et des hémorragies rétiniennes (Ulrich).

Cette dernière série de modifications, de beaucoup la
plus importante, résulte probablement d'une paralysie
des centres vaso-moteurs et des nerfs vasculaires périphériques ; en effet, des excitations périphériques simples
ou douloureuses sont de moins en moins perçues et
arrivent même à ne plus déterminer le moindre mouvement ascensionnel de la courbe de pression. Nous disons,
le moindre mouvement ascensionnel, car certaines excitations du péritoine, légèrement irrité par le contact de
l'air, peuvent produire des réflexes vaso-dilatateurs d'une
grande intensité (L. Guinard et Tixier).

**Modifications de la respiration, des échanges respi-
ratoires et de la calorification.** — Pendant le sommeil
chloralique, les mouvements respiratoires sont ralentis,
parfois très superficiels, avec pause en expiration, surtout lorsque le médicament a été donné à dose un peu
forte, pour obtenir l'anesthésie profonde ; dans ces cas,
il y a lieu de s'attendre à quelques irrégularités dans le
rythme. Ce n'est qu'au début de l'action, ou à la suite de
l'administration de doses faibles, que les mouvements respiratoires s'accélèrent un peu ; mais ce n'est pas là l'effet
dominant ; le ralentissement succède à cette accélération
et persiste.

Après l'injection des doses toxiques, l'arrêt de la respiration précède l'arrêt du cœur, particularité vérifiée gra-
phiquement par Arloing, qui a confirmé ainsi les constatations de Liebreich et de Richardson.

Quant à l'origine des modifications et troubles mécaniques précédents, il n'y a pas lieu de la rechercher ailleurs
que dans le pouvoir déprimant et parésiant du chloral
sur les centres nerveux bulbo-médullaires ; l'activité de

ces centres est fortement atténuée et leur résistance considérablement amoindrie.

Pendant la chloralisation, la proportion d'acide carbonique diminue et la proportion d'oxygène augmente dans les gaz de l'expiration; mais il y a aussi une modification notable du rapport $\dfrac{CO^2}{O}$, qui s'élève d'une façon appréciable; de telle sorte que, *par rapport à l'oxygène absorbé*, l'acide carbonique exhalé augmente pendant le sommeil chloralique (Arloing).

Du côté des gaz du sang, on remarque que la quantité d'acide carbonique diminue, tandis que la quantité d'oxygène augmente dans le sang artériel; si parfois on observe un résultat inverse (augmentation de CO^2 et diminution d'O), c'est que le médicament est donné à dose trop faible et simplement hypnotique (Arloing). Enfin, si l'on compare les proportions d'oxygène, contenues dans les gaz d'expiration et dans les gaz du sang, on constate que l'augmentation de l'oxygène, dans le sang artériel des animaux anesthésiés, coïncide avec une diminution dans l'absorption au niveau de la surface pulmonaire. — Ces résultats ne peuvent dépendre que d'une cause unique : le ralentissement des oxydations dans le réseau capillaire général. La diminution de combustion du carbone, l'économie d'oxygène sont encore assez grandes pour augmenter la proportion de ce gaz dans le sang, malgré la diminution de son absorption dans le poumon.

Tout ceci coïncide avec un abaissement de la température des animaux.

En effet, on a depuis longtemps constaté que, pendant le sommeil chloralique, la température baisse; elle peut même descendre très bas, lorsque les doses de médicament administrées sont un peu fortes et produisent une anesthésie profonde. On a signalé, chez le lapin, chez le chien et chez l'âne, des refroidissements de 1°, 2°, 3°, 4°;

parfois de 5 à 7° (Guinard), 8 à 9° (Labbé), 10° (Krishaber) et même 11° (Vulpian).

L'action du chloral, sur les centres nerveux thermogénétiques, est donc généralement plus profonde que celle des autres anesthésiques.

Action du chloral sur les sécrétions et les organes d'élimination. — En règle générale, le chloral exagère les principales sécrétions. Chez les animaux, on voit la salive, sécrétée en plus grande quantité, couler abondamment, surtout après une injection hypodermique.

La sécrétion urinaire est également augmentée et, sans que la preuve en ait été fournie d'une manière indiscutable, on a prétendu qu'il s'agissait d'un effet congestif rénal. L'urine des sujets soumis au chloral réduit la liqueur cupro-alcaline; mais, en dehors de la présence du sucre, qui a été reconnue fausse, l'existence de l'*acide urochloralique* suffit à la production de cette réaction chimique.

On n'est pas très bien renseigné sur les causes de l'hémoglobinurie et de l'hématurie, qui ont été vues et succèdent presque toujours à une injection veineuse de doses fortes de chloral; mais l'idée d'une destruction partielle des globules rouges, par le médicament, est admissible.

Mode d'action du chloral. — Sous l'influence des hydrates et carbonates alcalins, le chloral se dédouble en chloroforme et formiate de soude. C'est cette réaction essentielle qui, dès le début, a fait dire à Liebreich qu'après son introduction dans le sang, le chloral amènerait le sommeil par le chloroforme qu'il abandonnerait peu à peu en circulant. — Mais cette théorie n'est pas admise par tout le monde, et la question se pose encore, entre ceux qui discutent pour savoir si l'on doit accorder une autonomie complète au chloral, ou si l'on doit admettre qu'il n'agit que comme chloroforme.

A l'appui de la théorie du dédoublement, un grand nombre d'auteurs ont apporté des arguments, dont voici les principaux :

Richardson perçoit l'odeur du chloroforme dans les gaz d'expiration d'animaux intoxiqués par des doses élevées de chloral.

Personne introduit une solution d'hydrate de chloral dans du sang de bœuf, distille le mélange, et, en condensant les produits volatilisés, obtient une petite quantité de chloroforme.

Horand et Peuch retirent du sang de plusieurs animaux chloralisés, puis, employant une méthode déjà utilisée par Personne, le font traverser par un courant d'air destiné à entraîner les vapeurs et gaz volatils qu'il contient ; ils dirigent le tout à travers un tube de porcelaine, chauffé au rouge, et dans une solution de nitrate d'argent. Ils obtiennent un précipité de chlorure d'argent, qu'ils attribuent au chlore provenant des vapeurs de chloroforme entraînées et décomposées par la chaleur. Byasson et Follet recherchent et trouvent les vapeurs de chloroforme, dans l'air expiré par les animaux auxquels ils ont administré du chloral. Ils retrouvent le formiate de soude dans les urines et, les premiers, admettent que l'acide formique a une action adjuvante dans l'anesthésie chloralique.

Lawrence, Turnbull, Lissonde, Arloing admettent aussi la participation du formiate de soude, et Rabuteau complète la théorie du dédoublement, en ajoutant que le formiate, en dissolution dans le sang, se transforme à son tour en bicarbonate de soude, régénérant ainsi le sel alcalin, de telle façon qu'il n'y a bientôt, dans le sang, que le chloroforme qui a pris naissance.

Frappé de la divergence des résultats obtenus par les expérimentateurs, qui ont voulu résoudre la question par la chimie, M. Arloing s'est adressé aux réactifs physiologiques, les animaux et les plantes, et, des expériences qu'il a faites, il a tiré les conclusions suivantes :

1° Le chloral se dédouble, dans le torrent circulatoire, en chloroforme et formiates alcalins ; 2° les effets du chloral, sur les fonctions autres que la sensibilité, ne sont pas semblables à ceux du chloroforme ; 3° les modifications circulatoires, que produit le chloral, expriment une résultante des modifications propres au chloroforme et au formiate ; 4° on peut en dire autant des modifications des principales fonctions : respiration, calorification ; 5° les effets anesthésiques du chloral sont dus entièrement au chloroforme qu'il fournit dans l'organisme ; 6° le formiate alcalin favorise mécaniquement l'anesthésie, en facilitant le transport du chloroforme au contact des éléments nerveux.

Mais la théorie du dédoublement a trouvé des adversaires nombreux et autorisés qui, contrairement à tout ce que nous venons de voir, ont soutenu que le chloral agirait par lui-même et non comme chloroforme.

Dès le début, Demarquay a combattu la théorie de Liebreich, disant que le chloral s'exhale en nature par la voie pulmonaire et que ses effets sur le système nerveux ne ressemblent pas à ceux du chloroforme. Labbé et Goujon adoptent cette manière de voir, quant aux effets du médicament, et nient la présence du chloroforme dans l'air expiré et dans le sang.

Gubler démontre que la réaction des carbonates alcalins, sur le chloral, ne peut se faire que dans des conditions qu'on ne rencontre pas dans le milieu intérieur.

Cl. Bernard s'inscrit aussi contre la théorie du dédoublement, en faveur de laquelle, dit-il, les expériences de Personne ne prouvent rien du tout.

Liégeois et Giraud-Teulon, Dieulafoy et Krishaber, Ferrand, Giraldès, Giovanni et Ranzoli, Lewisen, Heidenhain, Arndt, Nothnagel et Rossbach, Soulier, etc. admettent aussi que le chloral agit par lui-même.

Von Mering, Musculus et de Mermé constatent que les urines des sujets chloralisés dévient à gauche la lumière polarisée, et Musculus et de Mermé isolent de ces urines l'*acide urochloralique* qui, pour eux, doit être du chloral combiné à une substance organique.

Ces analyses sont confirmées par Külz qui, de plus, démontre que les résultats ne sont pas les mêmes, quand on examine les urines de sujets chloroformisés. Le même auteur ajoute que l'alcool éthylique trichloré, un des produits de dédoublement de l'acide urochloralique, étant hypnotique, il n'y a rien d'extraordinaire à ce que la molécule d'hydrate de chloral jouisse de la même propriété et soit hypnotique par elle-même.

A ces arguments, on peut en ajouter d'autres tirés de la proportion de chloroforme qui, dans un temps donné, peut se former dans le sang, eu égard à la teneur de ce liquide en carbonates alcalins. — Or, Richardson, partisan du dédoublement, fixe à 25 ou 30 centigrammes seulement la quantité de chloroforme qui peut se dégager, en une heure, dans le sang d'un sujet chloralisé. Cette limite étant imposée par la proportion de sels alcalins utilisables dans le dédoublement, elle est logique et devrait fatalement conduire à la conclusion suivante :

Les quantités de sels alcalins du sang étant fixes, les effets du chloral, *quelle que soit la dose absorbée*, ne peuvent varier beaucoup, et, à part leur durée, ont une intensité limitée par le poids de l'alcali qui peut transformer le médicament.

Mais ce n'est pas ce que l'on voit ; les effets du chloral sont parfaitement en rapport avec les doses absorbées, et suivant ces doses, ils peuvent être très différents. Avec 1 à 2 grammes, on calme et endort un chien de poids moyen ; avec 4 à 5 grammes, on l'anesthésie ; avec 10 à 12 grammes, on le tue, *indépendamment du facteur temps* qui, pour chaque résultat, est toujours assez court. Or ce chien contient moins de 1 gramme de sels alcalins dans son sang.

Enfin, si à cela on ajoute que les effets du chloral sont vraiment bien différents de ceux du chloroforme, on est forcé d'avouer que la théorie du dédoublement ne suffit pas ; que le chloral doit posséder une autonomie réelle et que les actions pharmacodynamiques qu'il détermine sont la conséquence de ses effets propres sur le système nerveux.

Mais ceci n'enlève rien à la valeur réelle des expériences et des faits que nous avons discutés ; si nous les interprétons différemment, nous entendons bien ne porter aucune atteinte à leur valeur scientifique, et nous ajouterons même que la transformation *partielle* du chloral en formiate et chloroforme nous paraît possible. C'est un dédoublement qui doit se faire très lentement et dans des limites très restreintes ; il est corrélatif des grandes modifications fonctionnelles que produit le médicament, mais il ne joue pas le rôle essentiel.

On voit, en somme, que, relativement au mode d'action du chloral, l'éclectisme que professait Vulpian nous paraît assez juste et que nous nous y rattachons très volontiers.

Effets locaux du chloral. — Des cristaux ou une solution concentrée d'hydrate de chloral déterminent, en application cutanée, une douleur vive, avec irritation locale pouvant aller jusqu'à la vésication ; on a d'ailleurs utilisé cette propriété et préconisé le chloral comme vésicant (Schulz, Testut, etc.). Sur les muqueuses, les mêmes accidents peuvent s'observer, ainsi qu'après l'injection hypodermique de solution à 1/10 ou à 1/5.

Après ingestion, le chloral peut avoir sur l'estomac une action topique, qu'il importe d'éviter, en ne le prescrivant, à l'intérieur, que convenablement dilué.

Enfin, le chloral possède des propriétés antiseptiques et antifermentescibles, qui ont été étudiées particulièrement par Dujardin-Beaumetz et Hirne et qui paraissent tenir surtout au pouvoir qu'il a de former un coagulum imputrescible avec les matières albuminoïdes.

Chloralose. — Signalé par Heffter en 1889 ; étudié et introduit en thérapeutique par Hanriot et Ch. Richet, le

chloralose est un médicament qui, de l'avis même de
ces derniers auteurs, a des ressemblances phàrmacody-
namiques avec la morphine.

On peut résumer son action en disant qu'il engourdit
l'action psychique et stimule l'action médullaire.

Injecté, dans la veine du chien, à la dose de 0gr,04
par kilogramme, le chloralose produit d'abord de la stimulation ; l'animal est pris de vertige, titube, s'agite violemment et présente une cécité psychique qui fait qu'il voit
les objets, sans paraître se rendre compte de leur signification (Richet).

Ce sont ces premiers phénomènes d'agitation avec hyperesthésie qui s'observent seuls, avec la dose précédente.
— Si on atteint 7 centigrammes par kilogramme, on
obtient du sommeil, mais un sommeil avec anesthésie,
conséquence d'une imprégnation élective du médicament
sur l'écorce cérébrale.

Pendant cette phase, on constate que la sensibilité à
la douleur est abolie, tandis que la sensibilité aux chocs,
aux excitations mécaniques, est extrêmement surexcitée.
On peut dilacérer un nerf sans provoquer le moindre
signe de douleur, tandis qu'on provoque un grand mouvement réactionnel, par un petit choc sur la table. « Il y
a, en somme, abolition totale de la conscience et de la
spontanéité, avec une hyperesthésie énorme, de telle
sorte qu'on peut exprimer l'état d'hypnose bien spécial
d'un animal chloralisé en disant que le *cerveau* est engourdi, et que la moelle est éveillée. » (Hanriot et Richet.)

Le chloralose ne trouble pas le cœur et, soit après
ingestion, soit après injection veineuse, maintient la
pression artérielle à un niveau supérieur au niveau
normal. La température s'abaisse un peu, mais beaucoup
moins qu'avec le chloral.

Aux doses toxiques, les animaux meurent par arrêt
primitif de la respiration et asphyxie, conséquence de la
paralysie de l'innervation respiratoire.

Le chloralose est donc, parmi les autres, un hypnotique tout à fait spécial, qui, à ce seul titre, méritait bien
d'être sommairement étudié ici.

ANESTHÉSIE ET ANESTHÉSIQUES.

Définition de l'anesthésie. — Quelques mots d'historique. — Voies de pénétration et administration du chloroforme et de l'éther. — Des conditions
essentielles que doivent présenter les mélanges d'anesthésique et d'air. —
Loi de la tension partielle de P. Bert et zone maniable d'un anesthésique.
— Manifestations fonctionnelles qui accompagnent l'anesthésie par l'éther
et par le chloroforme. — Premières phases de l'action. — Anesthésie confirmée. — Etat du cœur, de la circulation et de la respiration pendant l'anesthésie par l'éther et le chloroforme. — Modifications de la thermogenèse. —
Variations de la pupille, pendant l'anesthésie. — État de la sensibilité et
du mouvement pendant l'anesthésie. — Étude spéciale de la disparition de
la sensibilité et de certains réflexes. — Modifications des sécrétions par
les anesthésiques. — Marche, durée et terminaison de l'anesthésie. —
Action intime des anesthésiques. — Des accidents de l'anesthésie. —
Syncopes diverses et leurs causes. — Apnée toxique. — Complications de
l'anesthésie. — Moyens de combattre les accidents de l'anesthésie. —
Moyens pour prévenir les accidents de l'anesthésie. — Méthodes des mélanges titrés et méthodes mixtes d'anesthésie. — Recherches des contre-
indications de l'anesthésie. — Choix d'un anesthésique et d'une méthode.

Étymologiquement, le mot anesthésie (de α privatif,
et αἴσθησις, sensibilité) signifie affaiblissement ou disparition de la sensibilité en général, ou de la sensibilité
d'un point quelconque de l'organisme.

On l'emploie couramment avec cette signification en
physiologie, en pathologie, en chirurgie et en thérapeutique. Mais, en thérapeutique générale, on étudie, sous
le titre d'anesthésie et d'anesthésiques généraux, une
méthode et des médicaments qui produisent le sommeil,
avec *insensibilité* et *résolution musculaire*.

L'anesthésie chirurgicale, telle qu'on l'obtient avec
l'éther et le chloroforme, répond absolument à cette
définition. Son étude est du plus haut intérêt, non seulement pour le chirurgien, qui ne saurait rien faire sans
son précieux concours, mais aussi pour le physiologiste
qui, en se livrant à l'analyse et en donnant l'explication

des modifications organiques, des symptômes et des accidents qui l'accompagnent, dirige son emploi et règle son usage.

Historique. — En tant que méthode scientifique, l'*anesthésie* est de date relativement récente, mais il y a longtemps que les opérateurs ont cherché le moyen d'éviter la douleur et de réaliser ce qu'Hippocrate plaçait au premier rang, parmi les devoirs du médecin, en disant : *Divinum opus est sedare dolorem.*

De tout temps, l'insensibilisation a été l'idée fixe qui a obsédé l'esprit des chirurgiens, et, s'ils n'ont pas atteint complètement ce but, ils se sont tous efforcés de trouver et d'employer des moyens capables d'atténuer, dans la mesure du possible, la douleur des patients.

C'est dans ce but qu'ont été utilisés, à des époques diverses : la compression des vaisseaux du cou, des drogues et breuvages narcotiques et stupéfiants à base de suc de pavot, de lierre terrestre, de jusquiame, de ciguë, de mandragore, de belladone, de chanvre indien, etc.; l'ivresse alcoolique ; le somnambulisme artificiel ; la réfrigération ; la compression méthodique des troncs nerveux (J. Moore); la compression circulaire des membres, au-dessus du point malade (Liégard), etc., etc.

Tous ces procédés, dont quelques-uns remontent à la plus haute antiquité, étaient fort imparfaits à cause des suites graves qu'ils pouvaient avoir ou à cause de leur insuffisance dans les grandes opérations; mais ils témoignent de la bonne volonté de ceux qui, de tout temps, ont été émus par les plaintes des patients soumis à l'épreuve d'une intervention chirurgicale.

En somme, on ne possédait pas le moyen d'obtenir le sommeil profond, inerte et passager, qui caractérise essentiellement l'anesthésie actuelle.

La première indication s'en trouve seulement dans une phrase d'Humphry Davy, qui, après avoir découvert et étudié le protoxyde d'azote, à l'Institut pneumatique dirigé par Beddoes, écrivait, en 1795 : « Le protoxyde d'azote paraît jouir, entre autres propriétés, de celle d'abolir la douleur. On pourrait l'employer avec avantage, dans les opérations de chirurgie qui ne s'accompagnent pas d'une grande effusion de sang. » C'est cette découverte qui devait devenir l'origine de la vulgarisation de l'anesthésie par l'éther.

En effét, un dentiste américain de Hartford, Horace Wells, ayant cherché à répandre l'usage du protoxyde d'azote, pour pratiquer sans douleur l'avulsion des dents, un chimiste de Boston, du nom de Jackson, qui dès 1841 avait accidentellement constaté sur lui-même l'anesthésie que procure l'inhalation des vapeurs d'éther, eut l'idée de substituer ce dernier corps au protoxyde, qui ne donnait pas alors toute satisfaction. Il s'associa avec Morton, ancien élève et confrère de H. Wells, et, le 30 septembre 1846, la première opération, sous anesthésie par l'éther, fut pratiquée avec succès par Morton.

La méthode fut communiquée, en janvier 1847, à l'Académie des sciences de Paris; elle se répandit très rapidement, fut essayée et employée par un grand nombre de chirurgiens, et c'est à dater de cette époque seulement que l'anesthésie chirurgicale exista comme méthode scientifique.

Tout en reconnaissant l'importance du service rendu par Jackson et Morton, qui sont les initiateurs de l'éthérisation et les inventeurs de l'anesthésie, on ne saurait cependant oublier les noms des auteurs qui, avant eux, connaissaient les propriétés physiologiques de l'éther, notamment Thornton (1795), Faraday (1818), Orfila, C. Long, Brodie, Giacomini et Cruveilhier, dont quelques-uns avaient même utilisé parfois l'insensibilisation de l'éther, mais n'avaient pas songé à l'ériger en méthode.

Pendant que l'éthérisation faisait des progrès et se généralisait, Flourens apportait à l'Académie des sciences, en mars 1847, les résultats qu'il avait obtenus avec le chloroforme, qu'il disait capable de produire, sur les animaux, une action analogue à celle de l'éther, mais bien plus énergique et plus rapide.

Ce nouvel anesthésique fut essayé, en chirurgie et en obstétrique, par Simpson (d'Édimbourg), qui fit à son sujet des communications si convaincantes qu'il réussit bien vite à détrôner l'éther. Cependant, il est bon d'ajouter, immédiatement, que beaucoup de chirurgiens anglais et italiens, ainsi que les chirurgiens lyonnais, en France, sont toujours restés fidèles à ce dernier médicament.

Toute médaille a son revers; à côté des avantages nombreux qu'on retira de l'usage de l'éther et du chloroforme, surtout lorsqu'on se servit beaucoup de ce dernier, on enregistra des accidents et des cas de mort, qui refroidirent un peu l'enthousiasme, eurent pour résultat de provoquer des recherches plus approfondies sur l'anesthésie et de favoriser les découvertes d'anesthésiques nouveaux.

C'est ainsi qu'on accueillit favorablement d'abord, l'amylène, le chloral, le bromure d'éthyle, l'aldéhyde, le tétrachlorure de carbone, le chlorure de méthylène, le chlorure d'éthyle, etc., dont l'usage a été ensuite complètement délaissé ou limité à certaines indications.

En somme, les anesthésiques les plus communément employés et qui nous occuperont seuls, sont l'*éther* et le *chloroforme* ; le chloral est déjà étudié; le protoxyde d'azote et le bromure d'éthyle ne nous intéressent que très indirectement.

D'ailleurs, dans la pratique de la chirurgie vétérinaire, l'anesthésie n'a pas l'importance qu'on lui accorde dans la médecine de l'homme ; nous estimons que c'est un tort et, comme en dehors des circonstances que nous exposerons plus loin, nous pensons qu'il y aurait lieu d'y avoir recours beaucoup plus souvent, nous n'hésiterons pas à faire son étude aussi complètement que possible, afin que les élèves puissent s'initier à sa pratique, en possession de toutes les données physiologiques qui sont indispensables pour réussir.

Voies de pénétration du chloroforme et de l'éther. — Étant connues la volatilité et la diffusibilité considérables des vapeurs d'éther et de chloroforme, on comprend que l'administration de ces agents ne soit pas également bonne par toutes les voies. En effet, introduits par le tissu conjonctif sous-cutané, par le rectum ou par une veine, ils arrivent dans le cœur droit et de là sont lancés, avec le sang, dans le poumon, où, divisés à l'infini, ils s'éliminent en grande partie et ne restent qu'en quantité insuffisante dans la circulation générale.

Cependant, on a tenté d'obtenir l'anesthésie par la voie rectale en se servant d'éther, qui, moins irritant que le chloroforme, et entrant en ébullition à un degré plus inférieur (35°), se prête assez bien à ces expériences. Mais il faut avouer qu'on a assez mal réussi, car l'anesthésie, qu'on a obtenue avec cette méthode, est très insuffisante chez le chien (Debierre, Guinard) et non moins imparfaite chez le cheval. Cagny dit pourtant avoir constaté de bons effets, surtout chez le cheval couché, en faisant volatiliser, dans le rectum, 20 à 40 grammes d'éther et en renouvelant cette injection, pendant l'opération, quand c'était nécessaire. Il est bon de faire remarquer que cet auteur pratiquait simultanément une injection de codéine.

Expérimentalement, et cela n'a d'intérêt qu'à ce seul titre, on a produit l'anesthésie, en injectant, dans les veines, des solutions fortement diluées de chloroforme dans l'eau (Arloing).

Le mode d'introduction qui s'impose, consiste donc à faire inhaler les vapeurs anesthésiques avec les gaz de la respiration et à les faire pénétrer ainsi dans le sang, à travers la muqueuse respiratoire, suivant le mécanisme physiologique de l'osmose pulmonaire.

Quelles que soient les tentatives faites dans une autre

direction, la voie du poumon reste la voie de choix pour l'administration de l'éther et du chloroforme.

Naturellement, comme il s'agit alors de troubler partiellement un acte physiologique, par le mélange, avec l'air d'inspiration, de vapeurs étrangères, qui peuvent modifier les muqueuses, au contact, et apportent un élément anormal dans le phénomène de l'hématose, il y a certaines précautions à prendre dans cette administration.

Un principe général qui s'impose, c'est de s'arranger pour que l'anesthésique ne pénètre, dans le poumon, que mélangé à une quantité suffisante d'air respirable ; agir autrement, c'est courir la chance de dangers nombreux et redoutables pour la vie des sujets, surtout lorsqu'il s'agit du chloroforme.

La démonstration de ce principe a été fournie par Paul Bert, qui, par une étude raisonnée et très mathématique des mélanges d'air et d'anesthésique, est arrivé à poser la loi physiologique de la *tension partielle* et la base d'une méthode, que nous étudierons plus loin sous le nom de *méthode des mélanges titrés*.

En ajoutant, graduellement, des vapeurs anesthésiques à une quantité déterminée d'air respirable, Paul Bert a constaté qu'il arrive un moment où la proportion d'anesthésique est telle, que le mélange peut produire le sommeil et l'insensibilité sans aucun danger.

A partir de ce moment, si, dans la même proportion d'air, on continue toujours d'augmenter la proportion des vapeurs d'éther ou de chloroforme, on remarque que le mélange, toujours inoffensif, est de plus en plus anesthésique, mais qu'il arrive un point, cependant, où son titre est tel, que l'animal qui le respire meurt.

Il y a donc un volume d'air donné, une dose anesthésique minimum et une dose anesthésique maximum, entre lesquelles se trouve un intervalle, auquel Paul Bert a donné le nom de *zone maniable*.

25.

Ainsi, on obtient un mélange anesthésique, pour le chien, en faisant volatiliser, *dans* 100 *litres d'air*, 37 grammes d'éther ou 19 grammes de chloroforme ; mais, en augmentant graduellement les quantités d'anesthésiques, on obtient un mélange mortel, quand, dans la même proportion d'air, se trouvent les vapeurs de 74 grammes d'éther ou de 39 grammes de chloroforme.

La dose maniable, pour l'éther, est donc comprise entre 37 grammes et 74 grammes ; pour le chloroforme, entre 19 grammes et 39 grammes.

On voit déjà, par ces chiffres, que le chloroforme est de beaucoup plus actif que l'éther.

En somme, d'après tout ceci, on conclut que ce qui importe surtout, *ce n'est pas de donner telle ou telle quantité d'anesthésique, mais de connaître la quantité d'air dans laquelle cet anesthésique est dilué* ; la pénétration du médicament dans l'organisme est en effet complètement réglée sur la composition centésimale du mélange.

Ainsi, avec un mélange déterminé, l'organisme absorbe des vapeurs anesthésiques, jusqu'à ce que la tension de ces vapeurs, dans le sang, soit égale à leur tension dans le mélange offert à l'animal. A partir de ce moment, les liquides et les tissus sont saturés et ne prennent plus rien au mélange anesthésique, qui ne se détitre plus.

Si on augmente le titre, une nouvelle quantité d'anesthésique pénètre dans le sang, jusqu'à saturation nouvelle, correspondant au nouveau titre, et ainsi de suite.

Cette loi des tensions partielles a non seulement un haut intérêt scientifique par sa rigueur, mais une grande utilité, par les conséquences pratiques qu'elle justifie et entraîne. Malheureusement, on verra qu'elles ne sont pas toutes applicables.

Dans tous les cas, nous y trouvons immédiatement une démonstration, de l'importance qu'il y a à ne pas donner les anesthésiques d'une façon massive, mais de les administrer toujours dans des conditions telles, que, par leur mélange convenable avec l'air, ils soient autant que possible dans les limites de la *zone maniable*.

Nous y reviendrons d'ailleurs, avec plus de profit, quand nous traiterons des procédés ordinaires d'administration.

Manifestations fonctionnelles qui accompagnent l'anesthésie par l'éther et par le chloroforme. — La première chose qui s'observe, dès le début d'une inhalation anesthésique, est un mouvement de défense du sujet, provoqué par l'odeur et la sensation du médicament. L'animal, surpris par ce contact étranger, cherche à se dégager; mais ce n'est qu'une première alerte, de peu d'importance par rapport à celle que déterminera ensuite l'irritation locale, plus accusée, de l'anesthésique, et son arrivée dans les centres nerveux.

On doit reconnaître, en effet, dans les premiers moments de l'administration, une période d'excitation, pendant laquelle toutes les fonctions subissent une stimulation générale, due à deux causes essentielles :

Premièrement. — L'action irritante, déterminée par les vapeurs anesthésiques sur la muqueuse des premières voies respiratoires, produit, par réflexe, de la salivation, de l'hypersécrétion laryngée et bronchique (plus accusée avec l'éther) ; du *ralentissement* respiratoire et cardiaque, habituellement peu marqué, mais pouvant, comme nous le verrons plus loin, devenir l'origine d'accidents graves (syncopes primitives, laryngo-réflexe).

On peut éviter cette excitation de début, ou en diminuer l'importance, en faisant pénétrer les vapeurs directement dans la trachée (P. Bert), ou en mettant le sujet dans l'obligation de respirer surtout par la cavité buccale (L. Guinard, A. Guérin).

Deuxièmement. — Les vapeurs anesthésiques, transportées par le sang et arrivées au contact des centres nerveux encéphalo-médullaires, commencent par agir sur eux comme des excitants purs et provoquent une stimulation générale de toutes les fonctions.

C'est à ce moment que le cerveau, tout d'abord imprégné, est troublé dans son fonctionnement, comme il l'est dans les premières phases de l'ivresse alcoolique. Cela se traduit, chez l'homme, par tous les signes d'incoordination mentale du début : hallucination, délire loquace, bavardages, déréglement intellectuel, etc. ; chez les animaux, les chiens en particulier, par des plaintes, des cris, des aboiements incohérents, parfois en rapport avec les habitudes et les fonctions ordinaires du sujet.

Par le fait de l'imprégnation successive et de la stimulation des centres nerveux médullaires et bulbaires, on assiste à l'accélération et à l'irrégularité respiratoires, avec augmentation des échanges gazeux intrapulmonaires ; la circulation et la calorification subissent la même influence ; la sensibilité est exaltée ; tous les muscles du corps sont animés de mouvements désordonnés ; il y a ainsi une véritable phase convulsive, contre laquelle on ne saurait rien dire, car, habituellement, quand elle est bien franche, c'est que le sujet offre toute la réaction et toute la résistance voulues. On doit considérer comme insidieuse, une anesthésie qui n'est pas précédée de cette période d'agitation, qui coïncide avec l'arrivée des vapeurs anesthésiques au contact des centres.

Mais, progressivement, au fur et à mesure que l'imprégnation s'accentue, les éléments nerveux passent de la phase réactionnelle à la phase dépressive ; le cerveau cède le premier ; l'animal cesse de crier, se calme et s'endort. La résolution musculaire n'est pas encore obtenue, mais elle ne se fait pas attendre et, peu de temps après, le sujet est en pleine période d'anesthésie confirmée.

La durée de la phase d'excitation est variable ; elle dépend beaucoup de la façon dont l'anesthésique est administré ; mais, toutes choses étant égales d'ailleurs et en opérant très lentement, elle est plus longue avec l'éther qu'avec le chloroforme. Cependant, même avec l'éther, elle peut être assez courte ; il suffit de faire inhaler les vapeurs d'une façon intensive.

Anesthésie confirmée. — L'aspect d'un animal parfaitement anesthésié est celui d'un corps inerte, chez lequel, seuls, les mouvements du thorax et du cœur témoignent que la vie n'est pas encore éteinte.

A part cela, le sujet est complètement réduit, insensible à toute excitation et à tout contact douloureux ; seules quelques zones bien limitées du système sensitivo-moteur veillent encore, avec les centres bulbaires, respiratoires et cardiaques.

Il est instructif de prendre chaque fonction en particulier, pour voir dans quel état elle se trouve, pendant la phase d'anesthésie confirmée.

Circulation. — En règle générale, il semble qu'il y ait peu de changement dans le rythme du cœur, pendant la phase d'anesthésie confirmée ; cependant, beaucoup d'auteurs parlent d'un ralentissement de l'organe, et c'est ce que nous avons observé nous-même plusieurs fois, chez le chien profondément endormi par l'éther. D'autres auteurs signalent au contraire l'accélération cardiaque, qu'ils expliquent par une paralysie des centres modérateurs (Arloing, Kaufmann, etc.).

On a signalé, d'autre part, l'augmentation de la pression intra-auriculaire et intraventriculaire, plus considérable, dans le cœur droit, avec le chloroforme, lequel augmente aussi très notablement la force et la brusquerie des systoles (Arloing).

Le cours du sang est également modifié. Le chloroforme, ayant une action vaso-constrictive assez puissante, détermine l'hypertension artérielle, avec diminution de la vitesse diastolique et augmentation de la vitesse systolique (Arloing).

L'éther, beaucoup moins vaso-constricteur que le chloroforme, produit au contraire une dilatation graduelle des petits vaisseaux et une hypotension artérielle notable, pendant l'anesthésie confirmée.

Respiration. — Pendant le sommeil anesthésique, la respiration est ralentie, parfois assez profonde et ronflante, le plus souvent superficielle et abdominale ; non seulement les mouvements thoraciques ont moins d'amplitude, mais on note des *pauses fréquentes en expiration*. L'explication physiologique de cette dernière particularité est simple : par suite de l'atténuation considérable de la sensibilité de toutes les voies centripètes, qui apportent normalement aux centres respiratoires l'excitation qui les fait entrer en activité, ces centres en sont presque réduits à ne répondre, directement, qu'au contact du sang chargé d'acide carbonique ; or, l'effet de ces dernières excitations peut se faire sentir à des intervalles plus éloignés que les excitations périphériques et laisser, entre chaque mouvement respiratoire, une phase de repos plus marquée. — De plus, seul l'effort inspiratoire trouve, dans les conditions de vitalité organique très réduites qui accompagnent l'anesthésie, l'activité suffisante pour fonctionner sans encombre. L'effort expiratoire, au contraire, est très notablement affaibli ; l'animal anesthésié est réduit à l'expiration purement passive, de telle sorte que, si, par exemple, on le fait respirer à travers une colonne de mercure, l'effort expiratoire qu'il est capable de développer ne peut soulever une colonne de 10 millimètres (Richet et Langlois).

Une conséquence pratique découle naturellement de cette constatation, c'est que, dans l'emploi de l'anesthésie chirurgicale, il faut éviter le plus léger obstacle à l'expiration.

Pendant que du côté des puissances mécaniques de la respiration, se passent les modifications que nous venons de décrire, on constate une diminution dans les échanges gazeux.

A l'analyse de l'air inspiré et de l'air expiré, on note

la diminution du chiffre d'oxygène absorbé et de l'acide carbonique exhalé par la surface pulmonaire : parallèlement, il y a augmentation du chiffre absolu de l'oxygène et une diminution du chiffre absolu de l'acide carbonique dans le sang artériel (Arloing), ce qui signifie que, pendant le sommeil anesthésique, il y a *modération des combustions intraorganiques.* La preuve éloquente s'en trouve dans ce fait que, non seulement l'absorption pulmonaire du principe comburant est ralentie, mais que, malgré cela, ce principe s'accumule dans le sang artériel, pendant que, dans le poumon comme dans les vaisseaux, diminue la proportion d'acide carbonique.

Calorification. — La modération des échanges respiratoires est déjà une indication en faveur du refroidissement des animaux anesthésiés; c'est en effet ce qui s'observe pendant le sommeil de l'éther et du chloroforme ; la température des sujets baisse ; mais, à la cause précédente, il faut ajouter, pour justifier cette hypothermie, assez variable et parfois peu marquée, l'immobilité et la cessation de tout travail musculaire ; enfin, l'augmentation du rayonnement, par la surface du corps et par l'exhalation pulmonaire.

On admet généralement que le refroidissement est plus accusé pendant l'éthérisation (Arloing, Dastre) que pendant la chloroformisation, ce qui est très exact et pourrait s'expliquer par ce fait que l'éther produit une vaso-dilatation assez marquée, tandis qu'au contraire le chloroforme est surtout vaso-constricteur (Angelesco).

Variations pupillaires. — Certains physiologistes ajoutent une haute importance à ces variations et disent les avoir parfaitement observées chez le chien; nous n'avons pas toujours été aussi heureux et nombre de fois, pour ne pas dire toujours, nous avons vu des animaux éthérisés ou chloroformisés, dans d'excellentes conditions, avoir la pupille notablement dilatée. Paul Bert était d'ailleurs de cet avis et avait établi que, chez le chien, la dilatation pupillaire serait la règle, et la contraction l'exception. Quoi qu'il en soit, voici, en substance, les conclusions auxquelles paraissent s'être arrêtés la plupart des auteurs :

Pendant l'anesthésie confirmée, la pupille doit être *immobile et resserrée*; si on la voit entrer en mouvement et se dilater graduellement, c'est l'annonce du réveil ; sa dilatation brusque serait l'annonce d'une intoxication et d'une mort imminente.

Si c'est exact chez l'homme, ce ne l'est sûrement pas chez les animaux.

Il est un signe autrement fréquent que, depuis longtemps, nous avons relevé chez le cheval, c'est un pirouettement particulier du globe oculaire dans l'orbite, qui, d'abord accéléré au début de l'anesthésie, se ralentit progressivement pour cesser complètement pendant la narcose et reparaître avec le réveil.

Système nerveux, sensibilité, mouvements. — Tous les éléments nerveux sont impressionnés par les anesthésiques qui, comme on l'a vu plus haut, excitent d'abord avant de paralyser ; mais la marche même de l'imprégnation est intéressante à rappeler, car elle ne se fait pas au même moment, dans tous les départements des centres encéphalo-bulbo-médullaires.

Il y a une gradation dans la disparition de l'activité des différents centres, gradation que Wilhème a ainsi exprimée :

1° Suspension des fonctions des hémisphères cérébraux, produisant le *sommeil*;

2° Suspension des fonctions de la protubérance, du bulbe ou de la moelle, comme organe de sensibilité, produisant l'*anesthésie* ;

3° Suspension des centres cérébro-spinaux, comme organes excito-moteurs, produisant la *résolution musculaire* et l'*immobilité*; — à cette phase, le système de la vie de relations tout entier est plongé dans l'inertie absolue ; —

4° Suspension des fonctions du bulbe et des nerfs du système organique, comme principe des mouvements respiratoires et cardiaques, produisant l'arrêt du cœur, de la respiration et la mort.

Pratiquement, cette succession est très exacte ; l'animal dort avant d'être insensible, il cesse d'éprouver toute sensation avant d'être complètement paralysé et, en dernier lieu, lorsqu'il est plongé dans la narcose, dans l'insensibilisation et la résolution musculaire parfaite, les centres bulbo-médullaires, qui dominent les actes de la vie végétative, veillent encore. C'est à cette phase qu'il faut limiter l'anesthésie ; c'est le moment propice pour l'intervention chirurgicale.

L'unique cause qui fait que, physiologiquement, l'anesthésie est possible se trouve, précisément, dans la gradation qui vient d'être exposée et dans la susceptibilité inégale des centres nerveux aux actions paralysantes. Parmi les autres, les centres qui commandent aux fonctions de la vie végétative sont les plus résistants et les derniers imprégnés ; ils doivent cette propriété à leur indépendance relative et à l'habitude qu'ils ont de fonctionner presque automatiquement. Entraînés, depuis la naissance jusqu'à la mort, dans une perpétuelle activité, indépendants de la volonté, ils veillent, pendant le sommeil anesthésique, comme ils veillent pendant le sommeil naturel, et, si tout marche bien, ils ne cèdent qu'à l'intoxication directe et massive.

En somme, par l'administration convenable de l'éther et du chloroforme, on arrive à suspendre l'activité de tout ce qui est du domaine de la vie de relation, en réduisant le sujet à ses seules fonctions végétatives.

Étude spéciale de la disparition de la sensibilité et de certains réflexes. — On a l'habitude de rechercher, dans la façon dont sont impressionnés les appareils sensoriels, des renseignements utiles sur la marche et le degré de l'anesthésie.

C'est la sensibilité à la douleur qui est la première atteinte ; puis la sensibilité des membres, du tronc, de la tête, enfin celles de certaines régions tégumentaires ou épidermiques de la face.

Conformément à ce qu'a constaté Claude Bernard, l'insensibilisation marche donc de la périphérie au centre et, en explorant la peau des membres, du tronc, des lèvres et la muqueuse conjonctive, on suit parfaitement la marche ascendante de l'anesthésie, dans le domaine de la moelle, du bulbe et de la protubérance.

Quand, au toucher de la cornée, on ne voit plus la paupière se mouvoir, c'est qu'on a atteint le degré suffisant et extrême d'insensibilisation, qui marque le point culminant de l'anesthésie confirmée.

C'est ce réflexe *oculo-palpébral* qu'interroge habituellement l'anesthésiste, pour se renseigner sur le degré d'imprégnation du sujet ; il est bon de savoir que, chez le chien, on le provoque beaucoup mieux en touchant les cils ou les paupières, que la cornée elle-même.

Mais ce n'est cependant pas le seul réflexe localisé qui puisse être interrogé ; après lui, on trouve encore celui que M. Dastre a découvert, chez le chien, et qu'il qualifie d'*ultimum reflex*, pour bien indiquer que c'est le dernier qui persiste, quand on pousse l'anesthésie un peu loin.

On l'observe, en excitant légèrement la muqueuse de la gencive supérieure, au niveau des incisives, ce qui provoque un mouvement remarquable et très localisé dans la lèvre inférieure. Cette lèvre est tirée en avant, par une secousse brusque, de manière à recouvrir plus complétement la base des incisives inférieures. C'est ce caractère particulier, qui a valu à ce réflexe le nom de *labio-mentonnier*, sous lequel il est communément désigné.

En résumé, pendant l'anesthésie, on voit disparaître progressivement, et de la périphérie au centre, la sensibilité et le pouvoir excito-réflexe ; mais, quand le sujet en est arrivé au point de ne plus présenter de mouvements des paupières, lorsqu'on lui touche la conjonctive (réflexe oculo-palpébral), il y a lieu de ne pas aller plus loin, car, bien qu'il reste encore le réflexe labio-mentonnier, on est arrivé au degré extrême qu'il ne faut pas dépasser, sous peine de voir s'arrêter aussi la respiration et le cœur.

Sécrétions. — Au début de l'anesthésie par l'éther ou par le chloroforme, on constate, habituellement, une hypersécrétion salivaire ; chez le chien, elle ne manque jamais. C'est un effet étranger à l'anesthésie proprement dite et qu'il faut rapporter à un phénomène réflexe, ayant pour origine l'action irritante des vapeurs sur les premières voies.

Abstraction faite de ces phénomènes de début, la salive se tarit en général pendant le sommeil chloroformique confirmé, et ce sont aussi des diminutions que l'on enregistre du côté des autres sécrétions.

L'éther n'agit pas absolument de la même façon, et il est certain que cet agent est beaucoup plus hypersécrétoire que le chloroforme. Chez les animaux soumis à son action, non seulement on note l'hypersalivation du début, mais il y a de plus exagération des sécrétions muqueuses de tout l'appareil bronchique ; on entend des râles humides nombreux, des rhonchus qui se prolongent même après le réveil ; les animaux expectorent assez abondamment.

Quant au pouvoir réducteur que possèdent parfois les urines des sujets anesthésiés, il semble qu'il faille définitivement l'attribuer à un tout autre élément qu'au glucose (Kast, Vidal) bien qu'il soit évident cependant que, sous l'influence des anesthésiques, la glycoso-formation intrahépatique est exagérée (Seegen, Kaufmann, Lépine, etc.).

Marche et durée de l'anesthésie. — D'après tout ce

que nous venons de voir, la marche régulière d'une bonne anesthésie comprend : une première période, période ébrieuse, *phase d'excitation*, pendant laquelle les fonctions sont généralement stimulées ; puis une deuxième période, *phase de sommeil* avec résolution musculaire, période chirurgicale, pendant laquelle l'animal dormant profondément est complètement insensible.

En règle générale, l'anesthésie doit être poussée jusqu'à l'insensibilité cornéenne, mais il importe de ne pas aller plus loin ; il est aussi assez important de ne pas trop rester en deçà, car il paraît bien démontré, qu'au point de vue des accidents auxquels sont exposés les animaux, une demi-anesthésie est plus redoutable qu'une anesthésie complète.

Une fois l'anesthésie obtenue, il est possible, si on le désire, de la maintenir assez longtemps, une demi-heure, une heure et plus. Pour cela, il suffit de faire respirer, de temps en temps et avec modération, les vapeurs anesthésiques aussitôt que l'on pressent que la sensibilité va réapparaître.

Si, dans l'ensemble, la marche de l'anesthésie est telle que nous venons de la présenter, il faut bien savoir qu'il y a de grandes variations, tenant non seulement à l'agent, — le chloroforme étant plus rapide que l'éther, — mais aussi au sujet. Certains animaux s'endorment bien, ont une phase d'excitation assez courte ; d'autres résistent beaucoup, se défendent vivement et ne cèdent qu'aux doses massives ; il en est d'autres enfin, chez lesquels la phase d'excitation est à peine marquée, ou manque complètement, ce qui doit être considéré comme un avertissement à surveiller de très près le sujet, car les anesthésies trop silencieuses sont parfois insidieuses.

Terminaison. — A partir du moment où l'on cesse les inhalations, le sommeil et l'anesthésie persistent encore quelques instants : trois ou quatre minutes avec l'éther, huit ou dix minutes avec le chloroforme.

L'activité des fonctions renaît peu à peu et dans un ordre inverse de sa disparition ; c'est le cerveau qui est le dernier débarrassé de l'imprégnation médicamenteuse, et, au moment du réveil, on peut voir reparaître une phase ébrieuse de retour. Parfois, au contraire, le coma et la stupeur peuvent persister pendant un temps variable.

Action intime des anesthésiques. — D'après tout ce qui précède, il est notoire que l'origine des manifestations essentielles de l'anesthésie se trouve dans l'action même de l'éther et du chloroforme, sur les éléments nerveux. Une seule chose est intéressante, c'est de savoir de quelle nature est la modification produite par le médicament, sur les centres qu'il imprègne ainsi passagèrement.

La clef de l'explication a été donnée par Claude Bernard qui, en dernière analyse, s'est rattaché à l'idée d'une modification protoplasmique, comparable à celle que produisent les autres substances médicamenteuses et toxiques.

Le premier, il a émis l'opinion que les anesthésiques suspendent l'activité du protoplasma, en le déshydratant et en lui faisant perdre sa consistance semi-fluide. Il a, en effet, constaté, sur des fibres nerveuses, musculaires et sur le corps entier des anguillules du blé niellé, que le protoplasma cellulaire, qui a subi le contact d'un anesthésique, est plus granuleux, plus trouble que normalement et se trouve dans un état de semi-coagulation temporaire.

C'est cette même idée qu'a développée aussi M. R. Dubois, en insistant d'abord sur l'importance de l'état d'hydratation du protoplasma, comme condition fondamentale de son fonctionnement physiologique, et en démontrant ensuite que non seulement les anesthésiques généraux empêchent l'hydratation des éléments anatomiques, mais encore qu'ils les sollicitent à perdre une partie de l'eau qu'ils contiennent. Ils augmentent la tension de dissociation de l'eau des tissus, de telle sorte que les organismes, soumis à leur action déshydratante, tombent dans un état de vie latente, analogue à celui des rotifères desséchés, qui se raniment seulement quand on les humecte d'eau.

Cette action déshydratante des anesthésiques, cause essentielle de la suspension de l'activité cellulaire, peut s'étendre successivement à tous les tissus d'un même animal; mais, comme le protoplasma des centres nerveux est le plus délicat, c'est sur lui d'abord que porte cette action, qui, d'ailleurs, commence par atteindre les éléments les plus nobles, pour suivre ensuite la gradation que nous avons indiquée.

Cette sorte de gradation hiérarchique n'existe pas seulement pour les différents départements du système nerveux et pour les différents tissus d'un même animal, mais elle s'observe encore, dans la série des êtres vivants; c'est ce qui fait que, toutes choses égales d'ailleurs, l'anesthésie frappera le mammifère avant l'oiseau, celui-ci avant la grenouille, cette dernière avant le végétal, etc.

Parallèlement à la gradation des tissus, on a donc la gradation des êtres, mais, en général, il faut bien savoir que tous les éléments vivants, animaux ou végétaux, peuvent être anesthésiés.

Accidents de l'anesthésie. — D'après l'exposé précédent, on voit que les seules manifestations vitales importantes, qui sont respectées et que l'on doit surveiller très attentivement, pendant l'anesthésie, sont les mouvements respiratoires et les mouvements du cœur; or, c'est naturellement de ce côté que, dès le début, se trouve le danger, quand on administre l'éther ou le chloroforme.

Les accidents mortels, signalés par les auteurs, se ramènent donc tous à des *syncopes de la respiration* et à des *arrêts du cœur*, auxquels s'ajoute l'*apnée toxique* ou mort par intoxication véritable, résultant soit d'un usage immodéré ou trop prolongé de l'anesthésique, soit d'une sensibilité excessive du sujet.

Syncopes. — Avant d'étudier le mécanisme de production de ces accidents, nous devons rappeler que la syncope qui, soit avec l'éther, soit avec le chloroforme, est de beaucoup la plus fréquente est la syncope respiratoire (Commission de Hyderabad, 500 expériences, 1890). Nous n'avons pas souvenir d'avoir vu le cœur s'arrêter le premier, dans les accidents ou menaces d'accident auxquels nous avons assisté, chez le chien; et c'est aussi ce qui a été constaté, chez l'homme, par certains anesthésistes (Aubeau, Lawrie, Horsley, Lauder-Brunton, Dudley-Buxton). Ceci ne veut pas dire que la syncope cardiaque primitive n'est pas à redouter; elle est particulièrement à craindre avec le chloroforme (Lobo), mais fort heureusement, nous le répétons, elle est rare.

Suivant la cause immédiate qui les provoque, les syncopes ont été divisées en *syncopes réflexes* et *syncopes automatiques* (Dastre).

Les premières sont le plus souvent primitives et se montrent dès le début des inhalations de chloroforme ou d'éther; mais elles peuvent survenir aussi pendant le sommeil. Les secondes sont toujours secondaires et n'apparaissent qu'après l'arrivée du médicament au contact des centres.

La cause des syncopes dites réflexes (respiratoire ou cardiaque) se trouve : 1° dans l'excitation, réfléchie sur le bulbe, des nerfs sensitifs des premières voies aériennes (trijumeau, laryngé) par les vapeurs irritantes. C'est un phénomène qui rentre dans le cadre de ceux que l'on étudie en physiologie sous le nom d'inhibition; ces syncopes représentent le danger des premiers moments; elles ne sont plus à craindre quand l'animal a respiré de l'anesthésique depuis un instant; 2° des syncopes réflexes sont encore à redouter, lorsque, l'animal étant incomplètement endormi ou se trouvant dans un état particulier de dépression générale, une excitation un peu vive porte sur un nerf sensitif, rencontré par le chirurgien au cours de l'opération. Agissant suivant un mécanisme analogue au précédent, cette excitation remonte au bulbe et peut produire l'arrêt de la respiration ou du cœur, par inhibition des centres.

C'est certainement de cette façon que sont morts sous anesthésie, et au cours d'une opération portant sur les organes malades, quelques individus de l'espèce humaine, atteints de lésions graves de l'intestin (hernies diverses, étranglements, obstructions intestinales), pour lesquels l'intervention s'était imposée (Augagneur, Carry, Bardeleben). La preuve expérimentale en a été fournie du reste, chez des animaux porteurs des mêmes lésions et endormis ensuite à l'éther et au chloroforme. Par conséquent, toute irritation portant sur des viscères malades, peut devenir, pendant l'anesthésie, l'origine d'une inhibition bulbaire et de l'arrêt réflexe de la respiration (Augagneur, L. Guinard).

La cause des syncopes secondaires, dites *automatiques* (Dastre) se trouve encore dans un phénomène d'excitation ; seulement, cette fois, ce ne sont pas les nerfs périphériques qui reçoivent l'irritation et la transmettent aux centres, ce sont les centres bulbaires eux-mêmes qui sont excités directement par les molécules d'éther ou de chloroforme, que leur apporte le sang. Voilà pourquoi ces syncopes secondaires sont encore qualifiées de *bulbaires*.

Inutile de rappeler que, quand, à la suite d'une irritation réflexe ou directe par l'anesthésique, il y a arrêt du cœur, c'est par la voie centrifuge du pneumogastrique que se produit l'accident.

Apnée toxique. — Dans la production de ces accidents mortels, il n'y a rien de spécial ; il s'agit simplement d'une intoxication, analogue à celle que peuvent déterminer tous les poisons.

Soit parce que les centres nerveux offrent moins de résistance, soit parce que l'anesthésique est donné à dose trop élevée ou pendant trop longtemps, les éléments anatomiques sont atteints dans leur vitalité et meurent. Dans cette intoxication, c'est habituellement la respiration qui est frappée la première (Arloing, P. Bert, Dastre), mais l'arrêt du cœur ne se fait pas attendre et suit de très près l'arrêt respiratoire.

Cette apnée toxique peut affecter diverses modalités. Beaucoup plus redoutable avec le chloroforme qu'avec l'éther, elle est singulièrement favorisée par toute gêne mécanique apportée à la respiration ou par toute lésion pulmonaire, de quelque nature ou de quelque importance qu'elle soit.

Elle peut s'annoncer par des troubles prémonitoires (lenteur des inspirations, diminution de leur amplitude, arrêts passagers, etc.), ou apparaître brusquement, sans que rien la fasse prévoir, comme nous avons eu occasion de le voir, sur un cheval atteint de lésions du poumon et tué par le chloroforme, après vingt minutes d'une anesthésie très régulière.

Tels sont les accidents mortels qui peuvent s'observer au cours de l'anesthésie ; ce sont certainement les plus à craindre, mais ce ne sont pas les seuls.

A la suite du réveil, quelques heures ou plusieurs jours après, l'animal peut mourir d'accidents secondaires ou éloignés, conséquences de l'anesthésie.

Complications de l'anesthésie. — Ces complications, qui, par leur mécanisme et leur marche habituelle, diffèrent absolument des accidents dont nous venons de parler, peuvent être divisées en complications immédiates et complications médiates ou post-anesthésiques.

Les premières s'observent, au cours même de l'anesthésie, pendant que le sujet reçoit de l'éther ou du chloroforme ; ce sont d'abord, chez le chien, des *vomissements*, plus rares avec le chloroforme qu'avec l'éther, vomissements dus à une action du médicament sur les centres nauséeux et dont le principal inconvénient est d'amener la possibilité de l'introduction des matières alimentaires

dans les voies aériennes. En dehors des troubles respiratoires immédiats, parfois mortels (Vallas, Tellier, Son-
nenburg), occasionnés par la pénétration de ces matières
dans la trachée, il y a à redouter encore les bronchites
ou broncho-pneumonies, consécutives à leur accumulation dans les fines bronches.

On évitera la plupart de ces inconvénients en recommandant la diète préparatoire des sujets à endormir.

On peut avoir ensuite une agitation prolongée, une
période d'excitation plus longue et plus violente que
normalement. Ceci peut provenir d'une susceptibilité
particulière du sujet, ou d'une administration défectueuse
de l'anesthésique.

Cette phase d'excitation exagérée s'observe d'ailleurs
plus souvent avec l'éther qu'avec le chloroforme, qui est
plus actif, mais, même avec le premier de ces agents, on
peut en diminuer considérablement l'importance et la
durée, en augmentant rapidement la dose d'anesthésique.

Enfin, au cours de l'anesthésie, on peut noter des
menaces de syncopes, des irrégularités du cœur, des
troubles de la respiration, dont les mouvements deviennent parfois lents, superficiels avec tendance à
l'arrêt; on dirait que l'animal retient sa respiration;
mais il suffit souvent de le stimuler, de le frapper, pour
donner aux soulèvements des côtes leur caractère
régulier et voir disparaître ces menaces d'accidents, qui
constituent parfois des avertissements utiles.

Complications médiates ou post-anesthésiques. — Ce
sont celles qui surviennent après le réveil, plus ou moins
longtemps après la disparition de la narcose proprement
dite; les plus remarquables sont le réveil lent et la
dépression nerveuse prolongée, la congestion cérébrale,
la congestion pulmonaire, la bronchite et la broncho-
pneumonie, enfin des troubles organiques divers, se
produisant particulièrement du côté du rein.

A la suite d'une anesthésie un peu intense et un peu prolongée, le réveil peut être lent ou suivi d'une sorte de collapsus, qui est d'autant plus à craindre que le sujet était déjà déprimé avant l'administration du médicament. Habituellement, le réveil est plus lent chez le cheval que chez le chien, et ceux-là sont plus déprimés que ceux-ci; de même, il paraît démontré que, généralement, le réveil du chloroforme est plus rapide et moins déprimé que le réveil de l'éther, mais cela n'a rien de constant. En face de ces cas, on emploie avantageusement des injections excitantes et stimulantes de caféine.

Les bronchites ou broncho-pneumonies, observées après l'anesthésie, qu'on a attribuées au contact irritant des vapeurs médicamenteuses avec la muqueuse des voies respiratoires, sembleraient plus fréquentes chez le cheval que chez le chien; plus à craindre également avec l'éther qu'avec le chloroforme. Mais ce sont là, fort heureusement, des accidents assez rares et qui pourraient avoir aussi des causes différentes.

D'après ce que nous avons constaté, à la lecture des observations se rapportant aux broncho-pneumonies produites, chez le cheval, par l'éther (Menveux) et par le chloroforme (Violet), nous aurions des tendances à considérer ces complications pulmonaires graves comme des infections secondaires d'origine septique, favorisées soit par l'action irritante du médicament, soit, et plutôt, par un état antérieur pathologique d'un organisme déjà taré ou prédisposé aux infections.

Enfin, après la chloroformisation, on a signalé des lésions organiques diverses, particulièrement du rein.

Chez l'homme et chez le chien, on a constaté que le chloroforme pouvait produire de la dégénérescence graisseuse vraie de différents organes, parmi lesquels certains muscles, le cœur et le rein (Fraenkel, Junkers, Sokoloff, etc.). — D'autres auteurs ont insisté plus spécialement sur une albuminurie consécutive, qui, pour les uns, serait légère et transitoire (Kouwer, Sokoloff), pour les autres, grave et même mortelle (Pozzi, Luther, Rindskopf, Israël, Terrier).

Moyens de combattre les accidents de l'anesthésie. — Contre la syncope respiratoire, de beaucoup la plus fréquente, on dispose de certains procédés, parmi lesquels quelques-uns ont une réelle efficacité.

Dès que l'on constate un arrêt de la respiration, la première chose à faire est immédiatement de supprimer l'administration de l'anesthésique, de dégager la face, d'ouvrir largement la bouche pour saisir et amener la langue au dehors, pendant que, sans perdre une seconde et simultanément, un aide exerce les manœuvres de la *respiration artificielle*.

A la mise en pratique de ces procédés, on peut ajouter les tractions rythmées de la langue, de Laborde, mais surtout des excitations cutanées aussi violentes que possible, tels que coups, flagellations, etc., pour réveiller, par réflexe, l'activité des centres.

Si les premières voies sont obstruées et présentent un obstacle au plein effet de la respiration artificielle, on ne doit pas hésiter à pratiquer hâtivement une trachéotomie, qui non seulement permettra la libre pénétration des gaz, mais offrira au besoin la possibilité d'insuffler artificiellement de l'air dans le poumon, quand on aura le moyen de le faire.

D'après ce que nous avons pu en juger, de tous les moyens c'est la respiration artificielle, convenablement pratiquée, qui offre le plus de garantie; elle suffit à sauver le sujet, quand il peut l'être, non seulement parce qu'elle assure le renouvellement de l'air, mais aussi par les excitations nombreuses qui accompagnent ses manœuvres.

Tant que le cœur bat, on doit avoir quelque confiance et, alors même que les mouvements spontanés mettent longtemps à réapparaître, on ne doit pas désespérer et cesser de comprimer et relâcher alternativement la cage thoracique.

A part certaines circonstances malheureuses, on peut donc espérer combattre avantageusement un arrêt de la respiration. — Il n'en est pas de même des arrêts du cœur; contre ceux-ci, il y a généralement peu de chose à faire, et très rares sont les cas dans lesquels on est parvenu à rappeler à la vie des sujets dont l'activité cardiaque s'était suspendue.

L'électrisation et les excitations cutanées sont les seuls moyens à tenter; cependant on a proposé, comme pouvant donner d'excellents résultats, une manœuvre consistant à frapper à coups redoublés et à comprimer fortement la région précordiale (Kœnig, Maas). Sous l'influence de cette compression médiate du cœur, il y aurait excitation de l'organe et déplétion du ventricule, habituellement dilaté et gorgé de sang.

Moyens de prévenir les accidents et les complications de l'anesthésie. — Ces moyens, dont quelques uns constituent de véritables règles pratiques à observer dans l'emploi de l'anesthésie, comprennent aussi un certain nombre de méthodes ou procédés spéciaux, proposés pour diminuer les chances d'accidents syncopaux, ou éviter l'imprégnation trop considérable du sujet par le médicament.

Pureté de l'anesthésique. — Une première condition de sécurité se trouve dans l'emploi de médicaments de bonne qualité, et aussi purs que possible.

Il faut se servir de l'éther officinal à 0,720, parfaitement rectifié et débarrassé, aussi complètement que possible, d'eau, d'alcool, d'aldéhyde, d'acide acétique et autres impuretés.

Nous n'admettons pas, en effet, qu'au point de vue de l'anesthésie, on reconnaisse un *éther pour la médecine vétérinaire*. L'éther à 0,735 du Codex, qui, en plus d'eau et d'alcool, contient nombre de produits étrangers, ne vaut

26.

pas mieux pour les animaux que pour l'homme ; les impuretés qu'il renferme ajoutent à son action irritante particulière et peuvent produire, sinon des accidents immédiats, au moins des complications éloignées telles que bronchites ou broncho-pneumonies, comme celles qui ont été observées chez le cheval.

La qualité du chloroforme est non moins utile à surveiller. Beaucoup de chirurgiens, en effet, ont recherché de ce côté l'explication des accidents qu'ils ont obtenus (Reynier, Lucas-Championnière, etc.) et ont demandé à la chimie non seulement un chloroforme pur, mais des moyens de conservation suffisants pour éviter sa décomposition et la formation ultérieure de chlore, d'acide chlorhydrique ou de gaz chloroxycarbonique. C'est pour cela qu'on a proposé de conserver le chloroforme à l'obscurité, ou plus simplement d'y ajouter une quantité minime d'éther (1 p. 1000).

D'après les expériences de Pictet, — qui a réalisé, au point de vue industriel, la purification absolue du chloroforme, en le soumettant à un refroidissement de 80 à 120 degrés, — ce seraient les impuretés complexes, non cristallisables, de la série carbonée, qui produiraient les accidents mortels observés chez les animaux.

En fait, tout en ajoutant une importance réelle à la pureté du chloroforme, il ne faut pas l'exagérer au point de lui faire endosser la responsabilité de tous les accidents immédiats que cet agent a déterminés.

Nous croyons que les impuretés, soit de l'éther, soit du chloroforme, sont surtout à craindre, au point de vue de la production des complications ou des accidents éloignés, qui sont la conséquence de l'irritation des voies respiratoires.

Mode d'administration. — Pratique de l'anesthésie. — Si l'administration de l'éther ou du chloroforme expose les animaux à des dangers parfois sérieux, on peut trouver, dans la pratique de l'anesthésie, des moyens de diminuer beaucoup les chances d'accident, ou au contraire de les exagérer considérablement, si l'administration est faite dans des conditions défectueuses.

On peut, sans crainte d'exagération, affirmer que, dans la façon de procéder, se trouve tout le secret de réussir constamment, même avec un agent dangereux comme le chloroforme. C'est donc de ce côté que devra se porter l'attention des débutants, auxquels on ne saurait trop répéter que, pour l'anesthésie, plus que pour toute autre administration médicamenteuse, l'observation de certaines règles, la pratique et l'expérience acquises sont les facteurs les plus importants du succès.

Méthodes ordinaires d'administration. — Nous ne parlerons pas de l'usage des muselières de différents modèles, qui ont été construites pour grands et petits animaux et qui sont fort peu employées du reste. Habituellement, on se contente d'imbiber des éponges, des compresses, ou des étoupes, de chloroforme ou d'éther, qu'on place ensuite devant l'ouverture des cavités nasales et de la bouche des animaux à endormir ; puis, pour concentrer les vapeurs, on recouvre la tête de deux linges pliés en double, avec lesquels on forme une sorte de bonnet, dans lequel le sujet respire. Quand c'est possible, il est préférable, pour économiser la matière, de placer les corps poreux, à imprégner d'anesthésique, dans une soucoupe ou une capsule dans laquelle on verse la quantité convenable de médicament ; c'est cette capsule qu'on introduit sous le linge, au moment de l'anesthésie.

Dans tous les cas, il importe de veiller à ce que rien n'entrave la respiration et, lorsqu'il s'agit du chloroforme, il faut s'arranger pour que les vapeurs anesthésiques n'arrivent pas massivement ou en trop grande quantité, dans les voies d'absorption. Pour cela, on doit d'abord éviter un enveloppement trop hermétique, qui ne laisserait pas arriver une quantité suffisante d'air respirable ; on peut même, pour prévenir cet inconvénient, surtout au début de l'administration, maintenir le linge légèrement soulevé et ne faire respirer les vapeurs qu'avec lenteur et progression.

On doit encore, toujours quand il s'agit du chloroforme, et dans le cas particulier de l'anesthésie du chien, éviter le plus possible l'inhalation par les cavités nasales ; il faut forcer l'animal à respirer par la bouche, en lui maintenant la gueule largement ouverte. C'est une pratique déplorable et des plus dangereuses, que celle qui consiste à entourer d'une chevillère, fortement serrée, les mâchoires du chien qu'on désire soumettre aux inhalations chloroformiques ; on l'expose, de cette façon, à tous les dangers des syncopes réflexes et bulbaires, dont nous parlions plus haut. C'est un fait sur lequel nous avons insisté déjà bien souvent et que nous tenons pour très vrai, car il trouve sa justification : 1° dans les dangers de l'irritation de la muqueuse nasale, par les vapeurs qui arrivent en masse (P. Bert, A. Guérin) ; 2° dans le principe des tensions partielles (L. Guinard).

En effet, étant donnée la petite quantité de vapeurs de chloroforme, qui est nécessaire pour constituer un mélange respirable dangereux, on conçoit facilement que l'animal, qui a la gueule fermée et respire exclusivement par les narines, absorbe des vapeurs presque pures et qui n'ont ni le temps ni le moyen de se mélanger avec une quantité d'air suffisante ; il s'ensuit fatalement que la proportion de vapeurs anesthésiques, arrivant dans le poumon, dépasse souvent la tension convenable et atteint la zone mortelle.

Voilà pourquoi, pour l'administration du chloroforme au chien, nous avons, après vérification expérimentale de l'explication théorique, conseillé la fixation des mâchoires sur un mors qui les tient écartées et qui permet la libre respiration par la bouche largement ouverte.

Avec l'*éther*, cette pratique n'est pas indispensable.

En somme, tout ceci démontre la nécessité de veiller à

ce que l'animal ne respire jamais de vapeurs anesthésiques pures, mais puisse inhaler, en même temps, une proportion suffisante d'air.

Les animaux de petite taille, petits chiens, chats, lapins, cobayes, rats, peuvent être anesthésiés en les enfermant simplement sous une cloche de verre, contenant une éponge imprégnée de chloroforme ou d'éther ; mais, comme la plupart de ces animaux sont très sensibles aux anesthésiques, surtout au chloroforme, il ne faut pas, pour les sortir de la cloche, attendre qu'ils soient complètement endormis. Dès qu'on les voit chanceler, c'est le moment de les mettre à l'air, car on risque, en insistant, de les ressortir à l'état de cadavre. Si l'anesthésie n'est pas suffisante ou si l'opération à faire doit avoir une certaine durée, on a toujours la possibilité de l'entretenir, hors de la cloche, par les procédés ordinaires d'inhalation, mais en opérant toujours avec la plus grande modération.

Quels que soient les animaux et les procédés employés, l'administration de l'anesthésique doit être suspendue dès que, la résolution musculaire étant obtenue, on a constaté la disparition du réflexe cornéen ; pratiquement, il n'y a pas lieu d'aller plus loin.

S'il est nécessaire de prolonger la durée du sommeil, on peut y arriver, soit en maintenant les éponges à une petite distance des voies respiratoires, soit en redonnant l'anesthésique suivant les procédés classiques, lorsqu'on constate que l'animal est sur le point de se réveiller.

Mais tout ce que nous venons de dire ne constitue que des descriptions, qui ne vaudront jamais l'expérience que l'élève pourra acquérir en voyant pratiquer souvent, ou en pratiquant lui-même, des chloroformisations ou des éthérisations.

Méthode des mélanges titrés. — De tous les procédés d'anesthésie, celui qui est basé sur l'emploi des mélanges titrés d'air et de chloroforme — ou d'éther — est le plus scientifique et le plus rationnel, car c'est une application immédiate du principe très général et très vrai des *tensions partielles* de Paul Bert.

Il consiste à faire respirer un mélange d'anesthésique et d'air, exactement préparé, quant aux proportions, d'après les doses reconnues convenables pour procurer sûrement le sommeil.

Le sujet est donc soumis à des inhalations d'un mélange qui contient toujours assez d'air, pour l'entretien des échanges respiratoires, et assez de vapeurs anesthésiques, pour déterminer et entretenir le sommeil; ce mélange, exactement préparé, ne saurait être dangereux, car il se trouve compris dans les limites de ce que nous avons appelé plus haut la *zone maniable.*

Malheureusement, la préparation du mélange nécessite l'emploi d'appareils qui, soit par leur délicatesse, soit par leur prix ou par leur volume, seront toujours des obstacles insurmontables à la vulgarisation de la méthode (gazomètre double de Saint-Martin; machine à anesthésie de Raphaël Dubois).

En somme, le procédé des mélanges titrés est théoriquement l'idéal à atteindre, mais, pratiquement, il est encore inutilisable et, comme le dit M. Dastre, la chirurgie pratique doit trouver ailleurs le moyen de prévenir les accidents de l'anesthésie.

Méthodes mixtes d'anesthésie. — Nous étudierons, sous ce titre, les procédés dans lesquels le sommeil est obtenu, par l'action combinée de deux anesthésiques, ou d'un hypnotique et d'un anesthésique, association qui a généralement pour but d'éviter les dangers de l'agent principal (chloroforme ou éther), en favorisant ses effets par un adjuvant, ou en préparant synergiquement le sujet, par une action narcotique préalable.

Ces divers procédés ont surtout pour résultat heureux de diminuer beaucoup la proportion d'anesthésique nécessaire pour produire et maintenir le sommeil, et d'éviter ainsi l'imprégnation excessive de l'organisme.

A. Association adjuvante de deux anesthésiques. — Nous signalerons seulement l'association du protoxyde d'azote à l'éther ou au chloroforme (Clover); l'association du bromure d'éthyle et du chloroforme (Poitou-Duplessy, Richelot, Terrier, Segond, Pavlow, etc.); l'emploi successif du chloroforme, pour obtenir l'anesthésie, puis de l'éther pour l'entretenir (Kocher); procédés qui, pour beaucoup de raisons, ont fort peu de chances d'entrer dans la pratique.

On a proposé aussi de substituer, à l'emploi du chloroforme, des inhalations d'un mélange composé de 1/10 d'éther et de 9/10 de chloroforme, qui, d'après les essais faits chez le chien, posséderait une activité nocive bien inférieure à celle de ce dernier agent, et procurerait une anesthésie complète plus rapide et plus simple (Laborde). M. Desoubry a confirmé ces conclusions, mais il se sert d'un mélange à parties égales des deux anesthésiques, pratique qui nous semble plus logique.

Nous nous sommes très bien trouvé, pour l'anesthésie des petits animaux, d'un mélange composé de 1 partie de chloroforme, pour 2 parties d'éther.

B. Préparation de l'anesthésie par l'administration préalable d'un hypnotique. — Ce sont les méthodes mixtes, proprement dites; elles sont basées sur l'action synergique, découverte par Nussbaum et Claude Bernard, qui fait que tout animal, préalablement morphinisé, s'anesthésie plus vite, plus simplement, plus profondément et plus longtemps que lorsqu'on lui administre de l'éther ou du chloroforme pur.

Pour réussir avec ce procédé, on doit pratiquer, quinze à vingt minutes avant l'anesthésie, une piqûre de morphine (5 milligrammes par kilogramme pour le chien et le chat), et, lorsque les effets de l'hypnotique sont bien développés, on fait respirer l'éther ou le chloroforme, en s'entourant de toutes les précautions de rigueur. Habituellement, en trois ou quatre minutes, au maximum, le sommeil est parfait; mais il est bon de faire remarquer que ce sommeil, très profond et très lourd, chez le chien en particulier, est souvent bien long à disparaître; il faut savoir également que, pendant toute sa durée et même au réveil, la respiration est très ralentie, superficielle, et a comme des menaces d'arrêt qui, le plus souvent, ne sont pas dangereuses.

Il est aussi intéressant de constater que, même chez les animaux que la morphine n'endort pas, l'action synergique de cet alcaloïde avec les anesthésiques ne fait pas défaut; cependant il y a un inconvénient : c'est que, chez ces animaux, quand survient le réveil, l'excitation morphinique reparaît avec toute son intensité; c'est ce que nous avons constaté chez le chat, et ce que d'autres ont observé aussi chez le cheval.

Dans la même catégorie de faits rentre la combinaison *chloral-chloroforme* (Forné) ou chloral-éther (Kappeler), dans laquelle le chloral, administré à dose hypnotique, soit par la bouche, soit par le rectum, est employé au lieu et place de la morphine et dans des conditions absolument identiques. Ces méthodes n'ont pas d'histoire en médecine vétérinaire.

Il n'en est pas de même du procédé qui consiste à associer la morphine au chloral (U. Trélat). Ce procédé a été essayé, chez le chien et chez le cheval, par MM. Cadéac et Malet qui, à son sujet, s'expriment de la façon suivante : — On obtient une anesthésie parfaite en combinant l'injection sous-cutanée de morphine avec l'administration d'un lavement de chloral; 10 centigrammes de chlorhydrate de morphine, en injection hypodermique, 20 grammes de chloral, en lavement, plongent, pendant une demi-heure et plus, un chien de 20 kilos dans le sommeil anesthésique; 120 grammes de chloral et 1 gramme de chlorhydrate de morphine insensibilisent complètement un cheval de taille moyenne.

Ce procédé donne une anesthésie parfaite et très prolongée, trop prolongée peut-être par rapport au temps nécessaire pour faire la plupart des opérations ; d'ailleurs on l'a accusé d'avoir produit quelques accidents. C'est pour ces raisons qu'il a subi quelques modifications, dont une consiste à adopter pour le chien le *modus operandi* suivant :

Administration préalable d'un lavement d'eau de savon ou mieux de glycérine, pour provoquer la défécation et vider le rectum. Cette précaution prise, coucher l'animal sur la table et, quand il est de taille moyenne (15 à 20 kilos), lui faire une injection hypodermique de 2 centigrammes de chlorhydrate de morphine ; puis lui administrer un lavement de tisane de graines de lin, tenant en solution 4 grammes de chloral.

Sept à huit minutes après, renouveler la dose, et enfin, s'il s'agit d'un chien de forte taille, procéder, après le même intervalle, à une troisième, à une quatrième injection. — Si les chiens sont très petits, agir par centigramme ou demi-centigramme de morphine, en réduisant dans le même rapport la proportion de chloral (Bouchet).

Des moyens spéciaux immédiatement destinés à prévenir les syncopes. — Ce sont ceux que l'on emploie pour atténuer la sensibilité des muqueuses des premières voies, au moyen de la cocaïne, par exemple (Casasovici), ou pour prévenir l'arrêt du cœur, par suspension de l'activité du pneumogastrique par l'atropine.

Partant de ce principe que les véritables accidents de la chloroformisation sont dus à l'action du pneumogastrique, MM. Dastre et Morat ont proposé de supprimer l'activité de ce nerf, par une dose suffisante d'atropine, médicament qui, en détruisant l'excitabilité des filets cardiaques du vague, donne des résultats qui équivalent à la section du nerf.

Seulement l'atropine, employée seule, déterminant

aussi des phénomènes d'excitation excessifs, les auteurs ont proposé d'écarter ces inconvénients, en l'associant à la morphine.

Dans son excellent ouvrage sur les anesthésiques, M. Dastre nous apprend que, pendant dix ans, tous les chiens opérés dans son laboratoire ont été anesthésiés par le procédé mixte qu'il préconise, et que, sur des centaines d'animaux, il n'en a pas vu mourir un seul. Voici comment il opère :

Un quart d'heure avant l'opération, il introduit, en injection sous-cutanée, une solution contenant :

Chlorhydrate de morphine............	2 décigrammes.
Sulfate d'atropine..................	2 centigrammes.
Eau distillée......................	10 grammes.

M. Dastre injecte ce mélange à raison d'un demi-centimètre cube par kilogramme du poids de l'animal, c'est-à-dire 5 centimètres cubes, si le chien pèse 10 kilos, 10 centimètres cubes, s'il en pèse 20 ; ce qui représente, en somme, une administration de 1 centigramme de chlorhydrate de morphine et 1 milligramme de sulfate d'atropine par kilogramme d'animal.

Nous avons employé souvent ce procédé, avec grand avantage, mais nous devons dire qu'avec des doses moitié moindres nous avons obtenu des résultats aussi satisfaisants, en ayant, de plus, l'avantage de ne pas voir les effets de la morphine et de l'atropine persister aussi longtemps après le réveil.

La méthode mixte atropo-morphine-chloroforme est également applicable au cheval et procure chez cet animal tous les bénéfices qu'on lui reconnaît ailleurs, notamment la rapidité, l'insensibilité parfaite, avec des doses de chloroforme moitié moindres de celles qui sont nécessaires quand ce médicament est employé seul (Desoubry et Almy).

Enfin, nous rappelerons en terminant que MM. Langlois

et Maurange ont cherché à modifier la formule d'anesthésie mixte de Dastre et Morat, en proposant de remplacer l'atropine par le sulfate de spartéine ; ce dernier alcaloïde agirait convenablement, soit comme régulateur du cœur, soit pour diminuer l'excitabilité des pneumogastriques.

Recherches des contre-indications. — Si beaucoup d'accidents, observés pendant l'anesthésie, sont imputables à la méthode elle-même, il en est quelques-uns dont la cause directe ou adjuvante se trouve dans l'état constitutionnel ou pathologique du sujet. Par conséquent, s'occuper de ces circonstances prédisposantes aux accidents, dont quelques-unes constituent même de véritables contre-indications, c'est prévenir et se mettre en garde contre des suites funestes, toujours désagréables.

D'une manière générale, il faut se souvenir que l'anesthésie est dangereuse chez les animaux anémiés, affaiblis, déprimés, atteints d'une maladie du cœur, des gros vaisseaux, du poumon ou de la plèvre ; chez les sujets porteurs de lésions graves des viscères abdominaux, fortement déprimés et plus ou moins en état de collapsus.

De plus, il est bon de savoir que certaines opérations exposent plus particulièrement que les autres aux dangers de la syncope respiratoire et que tel est le cas, par exemple, de celles qui portent sur des viscères déjà malades et plus ou moins enflammés.

De nombreux exemples pourraient être apportés à l'appui de l'importance que nous accordons à l'examen attentif du sujet à anesthésier et à la recherche des lésions organiques ou tares constitutionnelles qui peuvent rendre une anesthésie mortelle, non seulement immédiatement, mais par le fait des accidents secondaires que peut faire éclore l'anesthésique chez des organismes prédisposés et déjà tarés (1).

(1) Consulter à ce sujet l'article que j'ai publié dans le *Journal de l'École vétérinaire de Lyon*, 1895, p. 65.

Nombre de fois la méthode a été incriminée à tort, chez le cheval en particulier, alors qu'il eût fallu chercher ailleurs la cause d'un accident qui était presque fatal.

Choix d'un anesthésique et d'une méthode. — A la suite de l'exposé précédent, on ne saurait se dispenser de conclure, en dirigeant un peu le choix qu'il y a à faire, parmi les procédés nombreux que nous venons de décrire.

Le chloral en injection veineuse, dont il a été question dans un autre paragraphe, peut rendre des services, mais on lui reproche, avec juste raison, son mode d'administration, la vaso-dilatation extrême, qui accompagne son action et qui fait que les plaies saignent abondamment, et parfois la difficulté avec laquelle on combat les accidents qui peuvent survenir à la suite d'une administration trop forte. En effet, dans ces cas, il s'agit presque toujours d'intoxications graves contre lesquelles on a peu de prise, étant données l'imprégnation profonde de l'organisme et la lenteur de l'élimination.

Ces reproches sont d'ailleurs applicables à toutes les méthodes dans lesquelles figure le chloral, quelle que soit la voie d'introduction (rectum ou estomac) et quel que soit l'agent avec lequel on l'associe.

Pratiquement, le choix se limite entre l'éther et le chloroforme ; or il y a, entre ces deux agents, une telle différence d'activité, qu'abstraction faite de l'habitude que l'on peut acquérir de l'usage du plus dangereux des deux, il ne saurait y avoir aucune hésitation.

Le chloroforme est certainement un anesthésique excellent, à cause de la rapidité de son action, du peu de sécrétions bronchiques qui l'accompagne et de la simplicité habituelle du réveil ; mais il est particulièrement dangereux quand on ne l'emploie pas avec toutes les précautions de rigueur et quand il est manié par quelqu'un qui ne s'est pas exercé souvent à son administration.

L'éther, au contraire, donne toute sécurité ; il est peut-être un peu plus lent que l'autre, mais on peut trouver une compensation partielle à ce léger inconvénient, en l'administrant d'une façon plus massive, sans faire courir aucun risque aux animaux.

Dans tous les pays, les chirurgiens de l'homme, divisés en écoles, ont discuté et discutent encore sur les avantages et les dangers de l'éthérisation ou de la chloroformisation. En France, notamment, l'école de Paris, essentiellement chloroformiste, s'est trouvée en opposition avec l'école lyonnaise, qui n'a jamais cessé de préconiser l'éther ; on peut même dire que le différend n'est pas encore tranché et que, pendant longtemps encore, l'un et l'autre anesthésique aura ses défenseurs et ses partisans.

Cependant on ne saurait méconnaitre que, depuis quatre ou cinq ans, une réaction complète, en faveur de l'éther, s'est nettement accusée à l'étranger comme en France. Des travaux signés de Julliard, Cobjabachy, Gurlt, Vallas, Körte, Rosenstein, Monod et Michaux, Chalot, Le Dentu, Campbell, Neyraud, etc., constituent de véritables plaidoyers en faveur de l'éther, de telle sorte que, dans tous les centres, et ils sont la majorité, où la chloroformisation représentait la méthode de choix, l'éther gagne du terrain ; on cède peu à peu à l'éloquence des statistiques, qui démontrent l'innocuité relative de ce dernier anesthésique.

Si, en médecine vétérinaire, la lutte n'a pas eu la même ardeur ni la même importance, nous ne devons pas cependant nous en désintéresser complètement ; chez nous, comme dans la médecine de l'homme, il y a lieu de recommander l'usage de l'anesthésique reconnu le plus sûr et le moins dangereux. Or, abstraction faite des statistiques qui, malgré les chloroformistes, ne sauraient être négligées et sont toutes en faveur de l'éther, il y a des façons multiples de prouver que ce dernier agent est le plus inoffensif, et partant le plus recommandable. En voici des exemples.

Toutes les fois qu'on administre le chloroforme à un

chien d'*une façon massive*, après lui avoir fermé solidement la bouche, pour le mettre dans l'obligation de ne respirer, exclusivement, que par les narines, on a huit ou neuf chances sur dix, pour le tuer sûrement et rapidement.

Or, quand il s'agit d'éther, on peut opérer exactement de la même façon et aussi lourdement, sans aucun danger ; le sommeil est seulement obtenu beaucoup plus vite que dans les conditions ordinaires, et on n'a pas la moindre alerte.

A propos des précautions à prendre, pour prévenir certains accidents de l'anesthésie, nous avons dit qu'en principe il faut admettre d'une façon absolue que toute tare, toute lésion de l'appareil pulmonaire ou circulatoire expose aux plus grands dangers les animaux qu'on soumet à l'anesthésie. — Or, même dans ces circonstances spéciales, nous avons acquis la preuve que l'éther est beaucoup moins dangereux que le chloroforme.

Sur dix-neuf animaux, chiens ou chats, atteints d'emphysème pulmonaire, de pleurésie, de péricardite, de myocardite avec hypertrophie du cœur, nous avons étudié, comparativement, les effets de l'administration de l'éther et du chloroforme, et nous avons constaté que, dans les conditions où le premier de ces médicaments avait été supporté, le second était très redoutable et pouvait tuer les animaux, souvent d'une manière foudroyante.

Ces expériences nous paraissent suffisantes, pour nous faire admettre que, par la sécurité qu'il offre dans la totalité des cas, l'éther doit être préféré au chloroforme.

Il faut donc désormais, au lieu de s'évertuer à chercher des moyens ou des mélanges prévenant ou atténuant les dangers du chloroforme, vulgariser davantage l'emploi de l'éther, dont l'administration est simple et habituellement sans danger.

Avec ce médicament, la période d'excitation apparaît assez rapidement, mais, quand l'administration est bien faite, elle disparaît assez vite aussi, et on peut, en donnant d'emblée des doses assez élevées d'éther, arriver à endormir parfaitement un chien, en cinq ou huit minutes, quelquefois moins.

Comme méthode d'anesthésie, particulièrement recommandable, nous plaçons donc, au premier rang, l'*éthérisation simple*.

Parmi les bons procédés d'anesthésie, il faut enfin classer les méthodes mixtes, éther-chloroforme, morphine-chloroforme ou mieux *morphine-éther*.

Les développements que nous venons de donner aux méthodes d'insensibilisation générale, nous autorisent à répéter, en terminant, que, en dehors de certaines contre-indications toutes spéciales, parfois même étrangères à des considérations d'ordre scientifique (impossibilité d'utiliser la viande des animaux qui ont été anesthésiés), la pratique de l'anesthésie, dans la chirurgie vétérinaire, devrait être beaucoup plus généralisée qu'elle ne l'est en réalité, surtout quand il s'agit des petits animaux. Avec les moyens dont on dispose aujourd'hui, il n'y a pas de raison pour qu'il en soit autrement.

Bromure d'éthyle. — En plus de l'éther et du chloroforme, dont nous venons de faire une étude comparative assez complète, nous parlerons seulement du bromure d'éthyle.

Cet anesthésique se distingue d'abord par la *rapidité* de son action et la brusquerie avec laquelle cette action cesse complètement.

Par suite, il ne produit pas la vive agitation primitive des précédents anesthésiques et n'expose pas aux arrêts réflexes de la respiration et du cœur. Il imprègne les centres nerveux rapidement et les paralyse d'emblée, sans les exalter d'abord d'une manière appréciable.

En outre, c'est un excellent *analgésique*, car il atteint et supprime les fonctions du cerveau, bien longtemps avant d'atteindre l'axe bulbo-médullaire; aussi les réflexes moteurs persistent-ils encore, alors même que le sujet est parfaitement insensible. C'est la raison pour laquelle la résolution musculaire n'est jamais bien complète.

Au bromure d'éthyle on a reproché de produire une hypersécrétion glandulaire exagérée et d'être un vasodilatateur désagréable, à cause des congestions et des hémorrhagies qui accompagnent son action.

Il est donc surtout avantageux par la rapidité et le peu de durée de son action.

ANESTHÉSIE LOCALE.

L'anesthésie locale comporte l'insensibilisation d'un point isolé de l'organisme, par atténuation ou abolition de l'excitabilité des terminaisons sensitives et des nerfs périphériques. Elle est réalisée par des moyens, agents ou médicaments, qui modifient la sensibilité des éléments par actions mécaniques, par actions physiques ou par le fait de propriétés anesthésiantes spécifiques.

On peut, en effet, insensibiliser une région ou un organe déterminé par une *compression* méthodiquement appliquée, par *réfrigération*, ou par l'action d'une substance médicamenteuse, telle que la cocaïne, par exemple, qui a des électivités particulières pour les éléments périphériques de la sensation.

Le problème de l'anesthésie locale, dont la solution a préoccupé les médecins de toutes les époques, est de ceux dont on voudrait pouvoir trouver la solution définitive et complète, car il serait infiniment avantageux de pouvoir opérer, sur une région absolument insensible, en laissant au sujet la sensibilité générale, le mouvement, les conditions ordinaires de l'état de veille, le fonctionnement cérébral, etc., en lui évitant ainsi les multiples inconvénients de l'anesthésie générale. Malheureusement, il est difficile de concevoir qu'une substance quelconque, appliquée sur un point du tégument ou introduite superficiellement sous le derme, soit capable d'imprégner assez profondément les organes que doit atteindre le scalpel, pour les insensibiliser exclusivement, sans passer à l'absorption.

Il s'ensuit donc que, quelque nombreux et variés que soient les procédés d'anesthésie locale, aucun d'eux ne remplit absolument tous les desiderata et ne réalise une insensibilité assez profonde et assez complète pour permettre, dans la plupart des cas, d'opérer sans anesthésie générale.

Cependant, ces réserves faites, ce serait une faute. que de méconnaître les services que l'anesthésie locale peut rendre à la chirurgie ; l'utilité de son emploi dans les opérations de courte durée, portant sur les organes appendiculaires, intéressant les parties superficielles du tégument ou se limitant à un point d'une muqueuse, aux organes de la vision, etc., est de premier ordre.

D'autre part, beaucoup d'anesthésiques locaux, insuffisants pour insensibiliser assez complétement une région à opérer, donnent des résultats très satisfaisants pour éteindre une douleur locale et deviennent, ainsi, d'excellents *analgésiques*, au sens vrai de ce mot.

PROCÉDÉS MÉCANIQUES ET PHYSIQUES D'ANESTHÉSIE LOCALE.

COMPRESSION ET RÉFRIGÉRATION.

Compression. — Lorsqu'on comprime, assez fortement, un membre ou un organe, de manière à interrompre la circulation et à exercer une pression sur les cordons nerveux, les parties situées en aval s'engourdissent ; elles sont le siège d'une sorte de fourmillement et peu à peu deviennent insensibles.

27.

Il y a dans ce résultat, non seulement une conséquence d'un trouble de la nutrition, par suppression de l'apport sanguin, mais aussi une interruption des communications nerveuses. On sait, en effet, que la conductibilité d'un nerf est interrompue et que l'influx nerveux est arrêté, en dehors de toute destruction des éléments, par une pression d'une certaine valeur (0,50 de mercure environ) qui s'exerce en un point du cordon.

C'est ce qui permet de comprendre les résultats qu'obtenait J. Moore qui, pour pratiquer sans douleur l'amputation de la jambe, appliquait, sur le nerf sciatique et sur le nerf crural, des pelotes compressives avec lesquelles il exerçait une pression méthodique. D'après le même principe, on a préconisé la compression circulaire des membres (Liégard), l'application de la bande d'Esmarch, etc., que l'on s'accorde à considérer, aujourd'hui, non comme des moyens d'anesthésie locale, mais comme des auxiliaires de cette anesthésie. D'ailleurs, il ne faut pas oublier qu'un arrêt trop prolongé de la circulation et la pression exagérée d'un nerf exposent à quelques accidents.

Réfrigération. — L'action d'un refroidissement intense, sur une partie de la peau, s'accompagne de troubles circulatoires périphériques; le sang stagne dans le réseau capillaire, les tissus subissent une congélation légère, deviennent blancs, durcissent peu à peu, s'engourdissent et le tégument perd une très grande partie de sa sensibilité. C'est cette insensibilité, depuis longtemps connue, qui a donné l'idée de supprimer la douleur d'une opération, par la réfrigération artificielle, méthode dont le médecin anglais James Arnott est le premier initiateur.

Avec ce procédé, il y a deux inconvénients principaux à signaler. Et d'abord l'insensibilisation obtenue n'est que superficielle, elle ne dépasse guère l'épaisseur du tégument; la couche organique, sous-jacente à la peau, est au contraire très sensible, de telle sorte que la réfrigération ne peut convenir que pour la pratique des opérations superficielles.

En second lieu, l'action du froid ne peut pas être prolongée pendant longtemps, car ses conséquences pourraient être fâcheuses et aboutir à la mortification des tissus.

Les divers moyens qui peuvent être mis en œuvre pour produire la réfrigération sont nombreux, mais se divisent en deux groupes distincts : 1° ceux qui sont basés sur l'emploi des mélanges réfrigérants (glace et sel marin ; glace, sel marin et chlorydrate d'ammoniaque, etc.) 2° ceux qui produisent du froid par évaporation de liquides volatils.

Pour réaliser la réfrigération, à l'aide des méthodes du deuxième groupe, le chirurgien dispose d'appareils spéciaux, dont quelques-uns sont très simples (pulvérisateurs de Richardson, par exemple), appareils à l'aide desquels il pulvérise, sur la région à opérer, le liquide dont l'évaporation rapide doit produire le froid insensibilisateur. Les liquides recommandés, sont : l'éther, le chlorure de méthyle, le bromure d'éthyle, le chlorure d'éthyle, l'acide carbonique liquide et solidifié, etc. Nous nous contentons de l'énumération simple de ces substances, dont les conditions d'emploi et l'application immédiate doivent être décrites ailleurs.

MÉDICAMENTS ANESTHÉSIQUES LOCAUX.

Dans la série de ces médicaments, il y a lieu, comme nous le disions plus haut, de bien distinguer ceux qui produisent l'insensibilisation et permettent de faire des opérations légères, *anesthésiques locaux proprement dits,* des agents qui ne sont que des calmants d'une douleur locale, mais n'atteignent pas ou fort peu la sensibilité. A ces derniers, le qualificatif *d'analgésiques* (de ά privatif et ἄλγος douleur) convient beaucoup mieux et nous le leur laisserons, pour bien les séparer des premiers, dont ils ne remplissent pas toutes les indications.

Les anesthésiques locaux proprement dits seront étudiés d'abord.

COCAÏNE.

Origine de la cocaïne. — Actions principales dominant la physiologie et les indications de la cocaïne. — Effets anesthésiques locaux de la cocaïne. — Mécanisme de l'action anesthésique de la cocaïne; c'est une modification protoplasmique. — Effets généraux produits par la cocaïne; dominante excito-convulsivante. — Description des effets apparents, consécutifs à l'absorption. — Modifications des fonctions nerveuses. — Action de la cocaïne sur les muscles. — Modifications cardio-vasculaires, respiratoires et sécrétoires. — Influence de la cocaïne sur la nutrition. — Dangers de la cocaïne.
Succédanés de la cocaïne et anesthésiques locaux divers. — Tropacocaïne. — Gaïacol. — Eucaïne. — Holocaïne.

C'est de l'*Erythroxylon coca* que Gardeke puis Niemann ont extrait la cocaïne, alcaloïde qui, en thérapeutique, est généralement employé à l'état de chlorhydrate et dont le succès, comme anesthésique local, est surtout dû aux travaux de Köller (1884), bien que, dès 1868, Moréno, y Maiz eût nettement indiqué ses propriétés analgésiantes.

Actions principales dominant la physiologie et les indications de la cocaïne. — La cocaïne est une substance paralysante, pour tout élément protoplasmique vivant, *au contact duquel elle est directement portée.* C'est à ce titre qu'agissant sur les terminaisons sensitives périphériques, cet alcaloïde produit l'anesthésie locale qui est la base de ses indications thérapeutiques principales.

A côté de ses actions locales, conséquences d'un contact immédiat, la cocaïne, après absorption, atteint le système nerveux central, qui, chez les mammifères, est d'abord vivement excité, de telle sorte que les effets généraux produits se traduisent par une augmentation de l'excitabilité du sujet, avec grande agitation.

Quand la dose physiologique est dépassée, l'excitation

s'exagère progressivement, et, aux doses fortes, aboutit à des convulsions qui, toniques d'abord, deviennent rapidement cloniques.

Il faut donc, des effets pharmacodynamiques de la cocaïne, se faire le schéma suivant : *au point d'application, anesthésie locale*, par action de contact sur les éléments nerveux périphériques touchés ; *après absorption, excitation générale, effets convulsivants*, par action sur les centres nerveux.

Effets locaux de la cocaïne. — Lorsqu'on met sur une muqueuse, sur la peau dépourvue de son épiderme, sur une plaie, ou, lorsqu'on injecte dans le tissu cellulaire, quelques gouttes d'une solution à 1 p. 20 ou à 1 p. 50 de chlorhydrate de cocaïne, on observe, après quelques instants, la *perte de la sensibilité* dans les points touchés ; en même temps, les surfaces pâlissent, s'anémient et sont le siège d'une *vaso-constriction locale* très remarquable. Trois à cinq minutes suffisent, généralement, pour obtenir ce résultat, parfois un peu plus, mais l'anesthésie ainsi obtenue ne dure guère plus de quinze à vingt minutes ; on peut la prolonger par l'application d'une nouvelle dose, en se mettant toutefois en garde contre l'absorption possible du médicament.

Cette méthode d'insensibilisation a trouvé son application principale en oculistique, et c'est depuis que Köller l'a préconisée dans la chirurgie oculaire, qu'elle a définitivement pris rang dans la pratique courante.

Se servant généralement de la solution à 1 p. 20 ou à 1 p. 50, on en fait tomber sept ou huit gouttes sur l'œil ; dans ces conditions, il ne faut pas loin de dix à quinze minutes, pour que le résultat soit obtenu, mais il est habituellement très satisfaisant. En plus de l'insensibilité de la conjonctive et de la cornée, on obtient la pâleur et l'anémie des membranes de l'œil, l'écartement des paupières, la propulsion et la fixité du globe, enfin, un peu plus tardivement, une dilatation accusée de la pupille.

L'anesthésie que l'on obtient, par instillation de cocaïne dans le cul-de-sac conjonctival, reste assez superficielle et, à moins de renouveler les applications au cours de l'opération ou de faire pénétrer le médicament par injection, n'est point suffisante pour les interventions profondes.

Au lieu et place de solutions aqueuses de cocaïne, quelques auteurs avaient préconisé des pommades à 1 p. 20 (Katzaouroff et Zachariewsky), qu'ils introduisaient dans l'un des culs-de sac palpébraux ; dernièrement encore, on a vanté beaucoup les avantages des *collyres huileux*, dont l'action serait supérieure ou au moins égale à celle des préparations aqueuses et qui se signaleraient de plus par l'absence de toute altération épithéliale et la suppression du blépharospasme (Panas, Scrini).

L'anesthésie locale cocaïnique trouve encore des applications multiples dans les interventions médicales ou les opérations à faire sur les diverses muqueuses. Appliquée en *badigeonnages* (muqueuse de la bouche, du pharynx, vulvo-vaginale, etc.), en *pulvérisations* (nez, larynx, etc.), en *injections* (canal de l'urètre), au moyen d'un tampon laissé à demeure (col utérin, anus), etc., la solution de chlorhydrate de cocaïne a rendu, et rend encore, de très grands services par l'*insensibilisation* et la *décongestion* qu'elle produit sur les surfaces touchées ; mais il ne faut pas oublier cependant que cette insensibilisation, par simple application sur une muqueuse, est toujours assez superficielle, peu durable et ne suffît pas pour la pratique des opérations importantes. Pour obtenir une anesthésie plus profonde et plus persistante, il faut introduire la solution médicamenteuse dans l'épaisseur même des tissus, sous les téguments, et recourir aux injections hypodermiques et dermiques.

A fortiori, ce dernier procédé s'impose-t-il quand il s'agit d'opérer sur des régions protégées par la peau, car la seule application d'une solution de cocaïne, même concentrée, sur l'épiderme intact ne donne absolument aucun résultat.

La pratique des injections hypodermiques et dermiques de cocaïne, dont M. Reclus s'est fait un des vulgarisateurs les plus autorisés, est du ressort de la chirurgie; elle est indiquée dans un grand nombre d'opérations courantes, limitées, et ne doit être rappelée ici qu'à cause des accidents qui peuvent en être la conséquence et qui résultent de l'absorption possible du médicament.

En résumé, des faits précédents, il ressort que l'action locale de la cocaïne se traduit essentiellement par l'*insensibilisation* des parties touchées et un *effet vaso-constricteur* énergique. Cette insensibilisation n'est possible que sur les tissus fins, jouissant d'une perméabilité naturelle ou accidentelle (muqueuses, plaies, derme dénudé, hypoderme) au contact desquels le médicament est directement porté. Elle est toujours assez superficielle et limitée aux seules parties que le médicament a pu atteindre.

Mécanisme de l'action locale de la cocaïne. — La vaso-constriction qui accompagne l'insensibilisation cocaïnique a fait songer à rattacher cette dernière à l'anémie locale, provoquée par le resserrement des vaisseaux, et à la perte momentanée des fonctions physiologiques des éléments nerveux sensitifs insuffisamment nourris. Or cette explication ne saurait convenir, car il y a une indépendance absolue entre l'anesthésie et les modifications vasculaires.

En effet, si après cocaïnisation de l'œil d'un lapin, on sectionne le cordon cervical du sympathique, on voit l'anémie produite par le médicament disparaître et la conjonctive se congestionner, *sans réapparition de la sensibilité.* L'anesthésie pouvant être produite après comme avant la section du sympathique cervical, avec ou sans congestion locale, ne doit pas être attribuée à la constriction des vaisseaux (Arloing).

La seule explication possible de cette anesthésie se

trouve dans l'action propre de la cocaïne sur les éléments anatomiques avec lesquels elle a des contacts directs. C'est par l'imprégnation immédiate des terminaisóns nerveuses sensitives que cette substance modifie leur activité et supprime leur excitabilité.

Arloing a immergé un fragment du nerf sciatique de la grenouille dans une solution forte de chlorhydrate de cocaïne et il l'a vu prendre peu à peu une couleur brun jaunâtre. A l'examen microscopique, tous les éléments des fibres de ce nerf cocaïnisé étaient coagulés, si bien, qu'à un grossissement moyen, les cordons nerveux semblaient entièrement formés de granulations.. On est donc autorisé à admettre, avec notre savant maître, que les sels de cocaïne *altèrent temporairement les propriétés physiques du protoplasma* des éléments nerveux terminaux et fibrillaires, et que cette altération est la cause des effets anesthésiques propres de cette substance. C'est ce qui a été encore vérifié tout récemment par Verebély et Horvath.

D'ailleurs, comme nous le disions dès le début, cette action locale paralysante sur les terminaisons sensitives n'est pas spécifique ; la cocaïne suspend l'activité de tous les éléments vivants au contact desquels elle est apportée à dose suffisante ; c'est un poison paralysant banal, qui agit sur les nerfs et les terminaisons nerveuses motrices comme sur les terminaisons sensitives.

Un cordon nerveux quelconque, moteur ou sensitif, peut perdre sa conductibilité par l'injection localisée, dans sa gaine celluleuse, d'une dose convenable de cocaïne. Cette perte de conductibilité est complète et équivaut à celle que produirait une section (François-Franck).

L'action suspensive, ou paralysante locale de la cocaïne peut s'exercer sur les centres nerveux et suspendre temporairement leur activité ; c'est ce qui ressort des essais de cocaïnisation de la zone motrice corticale, des centres bulbaires, d'une région circonscrite de la moelle, etc. (François-Franck, Charpentier, Tumass, Carvalho, Adduco,

Belmondo, etc.). La cocaïnisation de ces centres équivaut à une destruction localisée et présente l'avantage de ne produire qu'une suspension d'action temporaire.

Les éléments musculaires subissent aussi l'influence immédiate paralysante de la cocaïne et, indépendamment de l'imprégnation de ses terminaisons motrices, un muscle cocaïnisé perd son irritabilité propre. (Laborde, François-Franck, Guinard et Carougeau). C'est probablement en paralysant, temporairement, les fibres musculaires de l'iris que la cocaïne produit la dilatation pupillaire que nous avons signalée plus haut (Sighicelli).

En résumé, tous les éléments vivants, cellules épithéliales vibratiles, éléments glandulaires, spermatozoïdes, globules blancs (Maurel), globules rouges, moisissures, végétaux inférieurs, microbes, etc., sont paralysés par la cocaïne, dont les effets locaux, sur la sensibilité, sont maintenant faciles à comprendre. Mais, pour que les modifications précédentes soient possibles, *il faut un contact direct*; lorsque le médicament, après avoir été absorbé et réparti dans la masse du sang, arrive aux éléments, dilué et à dose insuffisante, il ne produit pas, ou plus difficilement, les effets paralysants que nous venons de décrire et qui sont la base de ses indications thérapeutiques essentielles.

Effets généraux produits par la cocaïne. — Un fait important à bien mettre en évidence, dès le début, car c'est le seul utile au point de vue des conséquences pratiques à en tirer, c'est que la cocaïne, anesthésique local par excellence, ne peut être rangé parmi les anesthésiques généraux. Après absorption, elle se comporte au contraire comme un *excito-convulsivant énergique* et ne modifie la sensibilité périphérique qu'à la fin de son action, après avoir été administrée à doses élevées, doses qui produisent une imprégnation profonde de l'organisme, qui équivaut à une intoxication grave.

Description des effets apparents produits par l'absorp-

tion de la cocaïne. — Un chien qui a reçu, dans le tissu conjonctif sous-cutané ou dans la veine, une dose physiologique de cocaïne, manifeste d'abord une grande agitation. Il paraît inquiet, ne peut pas rester au repos, piétine sur place et, s'il est libre, se met à courir avec une sorte d'effarement qui enlève à ses mouvements toute apparence de direction réfléchie.

Entraîné par un besoin impérieux de course que la moindre provocation exagère, il marche précipitamment, part droit devant lui, dans un élan irrésistible et affolé que rien ne calme et qui le porte à fuir sans répit pendant toute la durée de l'action du médicament.

Sa physionomie d'ailleurs a une expression anormale ; il a l'air effrayé, paraît sous le coup d'hallucinations permanentes et, à côté de l'impulsion motrice qui l'entraîne, semble être dominé par une sorte d'ivresse qui modifie considérablement son état de conscience. Ce dernier fait peut être vérifié par les modifications que l'on peut noter du côté des sensations. — Si la dose est plus forte, l'agitation s'exagère, mais elle se complique de troubles moteurs, perte d'équilibre, titubation, faiblesse du train postérieur qui rendent la marche difficile et bientôt impossible, car, après avoir chancelé, l'animal tombe et se relève avec peine.

Avec les doses toxiques apparaissent les effets convulsivants qui, annoncés parfois par des secousses modérées, des mouvements de natation ou de roulement sur l'axe, aboutissent à de grands accès, avec spasmes et décharges tétaniques d'une grande violence.

Quand ces accès surviennent, tous les muscles y participent ; les membres s'étendent et tremblent comme dans le tétanos, la respiration est arrêtée, le thorax immobile, les muscles abdominaux sont contractés, la tête est en opisthotonos ; on a, en somme, le tableau complet d'un empoisonnement par la strychnine.

Dans les différentes phases de cette action, certains

auteurs, Laborde notamment, disent avoir observé un degré notable d'*analgésie* généralisée, avec prédominance aux extrémités des pattes et s'étendant aux muqueuses nasale, buccale et pharyngienne, mais non, d'une façon appréciable, à la conjonctive oculaire (Laborde).

H. Mosso, prétend avoir vu, lui aussi, une diminution de la sensibilité tactile et, pour Dastre, « le contraste de l'agitation et de l'analgésie, de l'anesthésie tégumentaire et de la suractivité motrice serait le trait caractéristique de l'*empoisonnement* cocaïnique ».

Ces constatations, en apparence contradictoires avec le principe essentiel que nous posions plus haut, méritent d'être discutées, car, d'abord, elles n'ont pas été vérifiées par tous les auteurs. M. Arloing déclare qu'à aucun instant de la période d'état des effets de la cocaïne, injectée à doses fortes mais non toxiques, il n'a pu constater une véritable diminution de la sensibilité de la peau ou des muqueuses superficielles, tandis qu'il suffisait de verser une goutte de la solution dans l'œil de l'animal en expérience pour obtenir aussitôt l'anesthésie, localisée à l'organe touché. — On assistait alors à ce curieux spectacle d'un sujet fortement cocaïné et présentant tous les effets généraux de l'alcaloïde, qui avait perdu la sensibilité cornéenne sur le seul œil directement médicamenté, tandis que la sensibilité subsistait encore dans le reste du corps.

Pour Arloing, l'action analgésiante générale, sur laquelle a insisté M. Laborde, ne s'observe qu'avec les doses excessives; tant que l'agitation convulsive ne se montre pas, la sensibilité de la cornée ou de la peau n'est pas diminuée, l'excitabilité paraît, au contraire, notablement accrue.

Il faut, en effet, admettre que l'analgésie tégumentaire que produit la cocaïne, après absorption, ne survient que dans la seconde phase de l'empoisonnement, et correspond généralement à un degré d'imprégnation profond et grave. — Les apparences d'insensibilisation périphérique qu'on a parfois observées, aux doses faibles, résultent ou bien de l'emploi d'un mode d'exploration insuffisant, ou d'*une simple modification des centres de perception et de conscience*. On en trouvera la preuve dans le paragraphe suivant.

Action de la cocaïne sur le système nerveux. — Après absorption, la cocaïne manifeste des électivités non douteuses pour les centres nerveux. Obéissant à la loi générale d'excitation et de paralysie, réglant son imprégnation sur l'importance anatomique et la hiérarchie fonctionnelle des organes, elle modifie d'abord le cerveau puis les autres parties de l'axe encéphalo-médullaire. Chez l'homme et chez les animaux où la masse cérébrale a une certaine importance, la cocaïne produit, au début, des perturbations des facultés psychiques qui correspondent à la phase d'excitation, d'agitation et d'impulsion motrice que nous avons décrite. C'est cette excitation, dominante chez l'homme, accompagnée d'une ivresse spéciale avec gaîté et extase exhilarante, qui est recherchée par les individus qui s'adonnent à la cocaïne.

Après le cerveau, dont certaines parties peuvent rester asséz longtemps sous l'influence de l'action excitante tandis que l'impressionnabilité des autres diminue, les centres bulbo-médullaires sont à leur tour excités puis paralysés ; mais les effets paralysants sont d'autant plus précoces et rapides que l'animal est moins élevé en organisation. — Ainsi, chez les animaux à sang froid, la grenouille notamment, l'excitabilité primitive fait défaut et la cocaïne se comporte presque toujours comme un paralysant.

Par conséquent, dans quelques espèces, cobaye, lapin, la suspension de certaines activités cérébrales peut survenir prématurément ; l'animal peut traduire une analgésie périphérique partielle, parce que, chez lui, la perception consciente, qui constitue la sensation perçue, manque, tandis qu'au contraire l'hyperexcitabilité médullaire persiste et justifie l'exagération corrélative de la réflectivité.

Quant aux attaques convulsives que produisent les doses fortes de cocaïne, et qui rappellent celles de la strychnine, elles ne sont pas, comme ces dernières, sous l'unique dépendance de l'exagération, du pouvoir réflexe (H. Mosso); de plus, d'après Anrep, Danini, Richet, elles ne se produiraient pas chez les chiens, après la section de la moelle, d'où l'on pourrait conclure que leur point de départ se trouve dans les centres supérieurs.

Se basant surtout sur la relation directe qu'ils ont observée entre la masse cérébrale et la dose convulsivante de cocaïne, Ch. Richet et Delbosc pensent que les convulsions sont dues à l'excitation des zones motrices de l'encéphale; mais d'autres expérimentateurs ont obtenu des résultats différents et pensent que la moelle épinière peut, à elle seule, sans le concours du cerveau, produire des contractions cocaïniques, qui ressemblent aux accès qui caractérisent l'action de la cocaïne sur l'animal sain (Laborde, H. Mosso).

Personnellement nous croyons avoir acquis la conviction que, dans le mécanisme des effets excitants du début et des effets convulsifs, la *part qui revient aux actions cérébrales est très importante*; mais nous ne doutons pas de la participation et de l'indépendance relatives des centres bulbo-médullaires dans la production de certains accidents.

D'ailleurs ces effets peuvent varier et n'ont pas toujours la même violence: suivant l'espèce animale et suivant la dose de poison, on peut voir la titubation, la perte de l'équilibre et la parésie l'emporter sur les convulsions (Vulpian).

En résumé, l'action directe, surtout excitante, de la cocaïne sur les centres nerveux des mammifères supérieurs est incontestable.

Action sur les muscles. — Il ne s'agit pas ici de l'action locale dont nous parlions plus haut, mais des modifications de la contraction musculaire observées après absorption.

La cocaïne agit sur le système musculaire comme un toni-stimulant, mais elle peut produire également la paralysie, si elle passe rapidement dans la circulation sanguine, à doses élevées. Chez l'homme, l'injection de 0,10 centigr. de chlorhydrate de cocaïne augmente la puissance de travail des muscles, renforce leur contraction, effet qui est surtout évident lorsque ces organes sont fatigués (H. Mosso). Les fibres lisses subissent la même influence stimulante; le peristaltisme intestinal est exagéré par les doses faibles, mais il est important de noter qu'aux doses élevées les mouvements intestinaux s'affaiblissent et finissent par s'arrêter définitivement.

Modifications cardio-vasculaires et circulatoires. — Sous l'influence de la cocaïne, la force et la fréquence des systoles cardiaques augmentent (H. Mosso), et dans les modifications que produit l'alcaloïde sur le ventricule, on retrouve tous les caractères des poisons systoliques. En effet, l'hypertonicité du myocarde est accompagnée du rythme périodique et de la dissociation auriculo-ventriculaire (Pachon et Moulinier). L'arrêt du ventricule se fait en *systole*, alors que les oreillettes sont très dilatées et remplies de sang (Mosso, Dastre, Pachon et Moulinier).

L'accélération du cœur, sous l'influence de la cocaïne, ne dépend pas d'une paralysie des pneumo-gastriques, car ceux-ci conservent leur excitabilité et sont seulement moins sensibles même après l'administration de très fortes doses (H. Mosso).

A doses moyennes, la pression sanguine est élevée, par vaso-constriction périphérique corrélative avec l'accélération cardiaque (Mosso); mais, quand le médicament est injecté dans une veine, les deux phénomènes cardio-vasculaires essentiels peuvent être précédés d'un ralentissement du cœur et d'un abaissement très fugace de la pression (Vulpian, Arloing). Aux doses fortes, on observe toujours une chute de la tension. — Les modifications vasculaires produites par la cocaïne résultent de son action excitante énergique sur les vaso-constricteurs ; du reste les autres branches du système sympathique subissent des effets analogues et c'est à cela qu'il faut attribuer une bonne part du réveil des mouvements de l'estomac, de l'intestin et autres organes à fibres lisses.

Modifications de la respiration. — Sous l'influence de la cocaïne, la respiration augmente de fréquence et, dans l'empoisonnement, cette accélération s'exagère considérablement en s'accompagnant d'une diminution de l'amplitude des mouvements avec irrégularité profonde du rythme (Laborde, Arloing). Ces phénomènes sont dus à l'excitation des centres respiratoires bulbaires (Mosso).

Modifications de la thermogénèse. — Presque tous les expérimentateurs attribuent à la cocaïne le pouvoir d'augmenter la température centrale (Laborde, Vulpian, Arloing, Grasset, Mosso, Richet) ; on a vu la température rectale s'élever parfois à plus de 41°.

Cette hyperthermie, indépendante des convulsions, puisqu'elle apparaît avant elles (Mosso), résulte de l'action propre du médicament sur les centres de la thermogénèse et d'une véritable surproduction de chaleur. Cependant les convulsions contribuent certainement, pour beaucoup, à l'exagérer et subissent de sa part une influence favorisante qui place l'animal dans un cercle vicieux. — En effet, l'action convulsivante de la cocaïne est d'autant plus intense que l'animal est soumis à une température plus élevée et produit plus de chaleur ; d'un autre côté, les mouvements convulsifs augmentant eux-mêmes la température, il s'ensuit que l'hyperthermie devient, à son tour, une cause d'aggravation des con-vulsions (Ch. Richet et Langlois).

Action sur les sécrétions. — En injectant des doses fortes de cocaïne dans la circulation rénale, Mosso a obtenu la paralysie des vaisseaux et une augmentation considérable de la sécrétion du rein. Par ingestion, Bignon a obtenu des effets différents, c'est-à-dire un ralentissement de la sécrétion urinaire pouvant aller à l'anurie, si la dose est massive. Mais, après ce premier effet paralysant, surviendrait une diurèse très abondante.

On sait encore que les sécrétions salivaires sont augmentées ; les effets excitants généraux de la cocaïne sont toujours accompagnés d'un ptyalisme notable. Par contre, lorsqu'elle est appliquée, en lotions ou badi-geonnages, sur le mamelon d'un sein en pleine activité, la cocaïne supprime la sécrétion lactée (Guénel), effet que l'on a mis sur le compte de son action vaso-cons-trictive énergique (Desarnaux) et qui peut tenir aussi à une action nerveuse. Dans les cas où il y a intérêt à supprimer l'activité sécrétoire de la glande mammaire, on peut avoir recours à ce procédé qui, dit-on, réussit très bien (Joire).

Influence de la cocaïne sur la nutrition. — Les premiers observateurs faisaient de la coca, un aliment d'épargne et un antidéperditeur puissant ; Fleischer a prétendu, par exemple, qu'en cas d'inanition, la cocaïne diminuait le taux d'urée éliminé, dans la proportion de 40 p. 100.

Par contre, d'autres auteurs ont affirmé que, sous son influence, l'urée augmente, le poids diminue, la tempé-rature monte, le pouls et la respiration s'accélèrent (Gazeau, Morino y Maïz, Rabuteau, Roux), de telle sorte que la cocaïne produirait plutôt une suractivité fonc-tionelle que la modération des échanges.

Nous croyons, en effet, que si la cocaïne est un tonique et un stimulant fonctionnels, c'est à la façon de la caféine, en exagérant les échanges nutritifs, à la faveur, sans doute, de son action excitante nerveuse. Elle ne peut donc pas, comme on l'a dit parfois, remplacer l'insuffisance des réparations alimentaires et faciliter le travail pendant l'inanition; elle ne remplace que l'excitation tonique générale, qui fait défaut pendant le jeûne.

Dangers de la cocaïne. — Dans l'emploi de la cocaïne, comme anesthésique local, particulièrement en injection hypodermique, on a observé, parfois, des accidents rappelant quelques-uns des phénomènes généraux que nous avons décrits et qui sont dus, comme eux, à l'absorption du médicament. Mais, en plus de ces accidents, faciles à comprendre, on a observé, particulièrement chez les individus de l'espèce humaine, des troubles soudains, remarquables par la rapidité avec laquelle ils apparaissent après l'injection.

Ces accidents — pâleur de la face, sueurs froides, accélération du pouls et de la respiration, syncopes, claquements de dents, vertiges, céphalalgie, convulsions toniques et cloniques, etc. — ont été attribués à l'action vaso-constrictive énergique de la cocaïne, produisant brusquement l'anémie cérébrale et la perte de connaissance. Peut-être doivent-ils être attribués à l'impressionnabilité excessive des centres cérébraux de quelques sujets, qui subiraient ainsi une influence déprimante immédiate, au contact de la plus petite dose de cocaïne. Peut-être y a-t-il lieu aussi de faire intervenir, dans les cas où la rapidité de l'accident ne peut faire penser à une absorption, un mécanisme périphérique, rappelant les faits d'inhibition de Brown-Sequard, mécanisme que le professeur Soulier range dans le cadre de ses actions *propulsives*.

Quoi qu'il en soit, il est bien possible encore, comme le pense Reclus, que certains troubles soudains puissent être mis sur le compte d'une injection accidentelle dans une veine où aurait pénétré la canule, au moment de la piqûre de la peau.

Pour prévenir l'anémie cérébrale, on a proposé d'associer à la cocaïne des vaso-dilatateurs, trinitrine, nitrite d'amyle, qui ont donné de bons résultats; mais, en résumé, à part les cas où les accidents sont fatals, par suite de l'usage maladroit d'une dose massive, il ne faut pas exagérer les dangers des cocaïnisations locales (Reclus).

En ne se servant que de solutions à 1 ou 2 p. 100 ; en limitant bien les doses, d'après la taille des sujets, 5, 10, 15 centigrammes, sans jamais dépasser 20 centigrammes, même dans les grandes espèces; en répartissant bien les piqûres et en pratiquant l'injection pendant qu'on enfonce ou qu'on retire l'aiguille, pour éviter les veines (Reclus), on est dans d'excellentes conditions pour éviter tous les accidents.

Tropacocaïne. — Bien qu'extrait aussi des feuilles de coca (Giesel), cet alcaloïde appartient aux groupes des atropines; chimiquement c'est la benzoylpseudotropéine. — D'après les recherches de Chadbourne, Hugenschmidt, Pinet et Viau, le chlorhydrate de tropacocaïne possède des propriétés anesthésiques locales analogues, peut-être supérieures, à celles de la cocaïne et serait beaucoup moins toxique. — Les modifications organiques, qu'ont produites les doses fortes, non toxiques (vertige, anxiété précordiale, abaissement subit et notable de la pression), ont été de courte durée. Pour les petits animaux, le cobaye notamment, la dose de 4 centigrammes doit être considérée comme mortelle et, comme avec la cocaïne, à dose égale, l'action de la tropacocaïne est d'autant plus rapide, d'autant plus violente que la solution est plus concentrée.

Gaïacol. — Les produits phénolés et créosotés, appliqués sur la peau, déterminent des modifications de la sensibilité locale, depuis longtemps connues mais qui

sont inutilisables à cause des effets caustiques et irritants spéciaux qui les accompagnent. Les applications ou
injections de gaïacol n'ont pas ces derniers inconvénients
et ont des actions analgésiques importantes, qui ont
d'ailleurs été avantageusement employées (Ferrand, Des-
plats, Balzer, André, Pize, Drouin, etc.).

La simple application épidermique du gaïacol, 1 à
2 grammes en badigeonnages, atténue la douleur des
opérations superficielles, telles que l'application du feu
par exemple (Pize); mais, pour les opérations de petite
chirurgie, ablation de tumeurs, ouverture d'abcès, etc., le
médicament, doit être, comme la cocaïne, introduit hypodermiquement; on le mélange alors à l'huile d'olives
stérilisée dans la proportion de 1 p. 20 (André).

L'anesthésie locale gaïacolée est plus lente à apparaître
que celle de la cocaïne, mais elle semble plus persistante;
M. Laborde la met entièrement sur le compte des effets
vaso-constricteurs énergiques du gaïacol, quoiqu'il ne
paraisse pas douteux, cependant, qu'elle puisse être
attribuée, en partie, à des modifications locales des terminaisons sensitives.

Eucaïnes. — Après avoir étudié assez longuement la
cocaïne, ce serait une faute de ne rien dire des substances nouvelles qui sont recommandées comme ses
succédanées, substances parmi lesquelles figurent les
eucaïnes. Il y a en effet une eucaïne α et une eucaïne β.

Eucaïne α. — L'eucaïne α est l'éther méthylique de
l'acide benzoylméthyl-tétraméthyl-γ-oxypipéridine-car-
bonique, composé basique faible, dont le chlorhydrate,
soluble dans l'eau, jouit de propriétés anesthésiques
locales, recommandées et utilisées dans les conditions
où l'on se sert de la cocaïne. L'anesthésie locale de l'eucaïne α, précédée d'une légère douleur au point d'introduction, est complète cinq minutes après l'application;
comme intensité, elle est à peu près égale (Reclus), ou
un peu inférieure à celle de la cocaïne dans le rapport

de 7 à 10 (Pouchet, Hernette), mais elle est certainement plus courte et a complètement disparu après vingt-cinq minutes.

De plus, contrairement à la cocaïne, l'eucaïne α provoque une vaso-dilatation locale qui favorise les hémorrhagies à la surface du champ opératoire.

Son équivalent toxique, 0,10 à 0,15 centigrammes par kilogr. de lapin (Pouchet), est un peu supérieur à celui de la cocaïne, 0,12 à 0,13 centigrammes (Schmitt), mais, comme on le voit, de ce côté, la différence n'est pas grande.

Après son absorption, les symptômes essentiels que l'on observe sont assez semblables à ceux de la cocaïne (Vinci); en général, ils se traduisent par de l'incoordination des mouvements : titubation, tremblements, crises convulsives; le cœur est ralenti d'une façon notable et si les systoles conservent leur énergie, les diastoles sont longues et pénibles (Pouchet).

Un des inconvénients de l'eucaïne, inconvénient que quelques auteurs contestent mais que Pouchet affirme, serait, dans certains cas, de ne pas avoir de phase prodromique dans l'intoxication, et de laisser éclater des troubles fonctionnels très graves sans les annoncer. Chaque fois que le cobaye, notamment, présente une crise convulsive eucaïnique, il est rare qu'il y survive (Hernette); cependant, on a vu des lapins et des cobayes, chez lesquels des doses subtoxiques d'eucaïne avaient produit des convulsions violentes, longues et fréquemment renouvelées, qui se sont rétablis à la suite d'une phase paralytique terminale (Schmitt).

EUCAÏNE β. — C'est le chlorhydrate de la benzoylvinyldiacetonealkamine. Cette substance a, au point de vue chimique, une grande analogie avec la précédente, avec la cocaïne, mais surtout avec la tropacocaïne; mais elle diffère de ces deux produits en ce qu'elle est extraordinairement moins toxique (Silex). Comme l'eucaïne α, l'eucaïne β peut être stérilisée par l'ébullition, sans se décomposer ; avantage que ne possède pas la cocaïne.

Comme anesthésique local, elle a été beaucoup employée en ophtalmologie, et si, dans son usage, elle s'est montrée l'équivalent de l'eucaïne α, par l'intensité et la durée des effets produits, elle lui est supérieure parce qu'elle est moins hypérémiante, altère beaucoup moins la surface de la cornée et ne détermine pas de mydriase.

De plus, l'eucaïne β est beaucoup moins toxique que l'eucaïne α ; tandis que celle-ci tue le cobaye à 0,10 centigrammes par kilogramme, la première ne le tue qu'à 0,30 centigrammes ; mais les manifestations générales et les symptômes toxiques sont les mêmes (Dumont et Legrand).

Lohmann préconise beaucoup l'eucaïne β, comme anesthésique local en chirurgie ; les solutions à 10 p. 100, qu'il recommande, lui paraissent supérieures aux solutions de cocaïne : 1° à cause de la facilité de leur stérilisation et de leur conservation ; 2° parce que, d'une activité incontestable, elles sont beaucoup moins dangereuses et n'exposent pas à des accidents secondaires fâcheux ; 3° enfin parce que le prix de l'eucaïne β est très modéré. Toutefois, en faisant remarquer que l'eucaïne β a des propriétés analgésiques moins prononcées que celles de la cocaïne, qu'elle est vaso-dilatatrice et que son injection est assez douloureuse, Reclus déclare qu'elle n'est pas supérieure à cette dernière pour les opérations de chirurgie générale.

Holocaïne (Para-diéthoxyéthényldiphénylamidine).— Préparée par Täuber, l'holocaïne est une base peu soluble qui, avec l'acide chlorhydrique, donne un chlorhydrate soluble, dont les propriétés anesthésiques locales ont été étudiées d'abord par Guttmann.

Trois à cinq gouttes d'une solution aqueuse de chlorhydrate d'holocaïne, instillées dans le cul-de-sac conjonctival, donnent une anesthésie remarquable par sa rapidité ;

28.

elle serait complète après trois minutes (Deneffe), même après une minute et demie (Chevalier).

Sa durée varie de cinq à quinze minutes ; elle atteint les couches profondes de l'œil, au point de permettre la résection d'un fragment d'iris, sans aucune douleur (Chevalier).

L'anesthésie oculaire de l'holocaïne est précédée d'une espèce de picotement, de peu de durée et non douloureux ; elle se produit sans mydriase, sans troubles d'accommodation, sans augmentation de la tension du globe, sans ischémie ou hypérémie ; enfin elle ne ternit pas la cornée et ne risque pas de produire la moindre intoxication (Berger), même en solution à 5 p. 100 (Heinz).

Cependant l'holocaïne jouit d'une toxicité assez grande ; chez la grenouille, la souris et le lapin, on a constaté qu'elle est 5 fois plus toxique que la cocaïne et 7,5 fois plus toxique que l'eucaïne β (Heinz). C'est pour cette raison que Guttmann se refuse à l'employer en injection hypodermique.

En somme, si l'holocaïne est telle que semblent le dire les travaux précédents, c'est un produit fort recommandable ; mais la pratique ne nous a pas encore apporté assez de documents, pour affirmer sa supériorité réelle sur la cocaïne.

Anesthésiques locaux divers. — En plus des substances précédentes, beaucoup d'autres médicaments possèdent des propriétés anesthésiques locales, mais la plupart d'entre eux n'ont pas réussi à détrôner la cocaïne, soit parce qu'ils lui sont inférieurs comme intensité d'action ; soit à cause de leur prix, de la difficulté de les obtenir toujours purs et identiques à eux-mêmes, ou enfin, à cause des inconvénients et des dangers auxquels ils exposent les malades.

On a trouvé des anesthésiques locaux dans la plupart des substances qui, comme la cocaïne d'ailleurs, renferment dans leur constitution chimique la molécule benzoïle (Filehne); on en a trouvé encore dans un certain nombre d'alcaloïdes et de glucosides et, notamment, dans un groupe de médicaments ayant des effets spéciaux sur le système cardiaque.

Parmi ces derniers, nous citerons l'*érytrophléine*, que son pouvoir irritant et sa toxicité ont fait rapidement abandonner, malgré l'anesthésie prolongée qu'elle donne; l'*ouabaïne*, la *strophantine*, qui, même en solution à 1 p. 1000, donnent une anesthésie complète et prolongée (Gley), mais jouissent d'une haute toxicité; l'*helléboréine* et la *spartéine*.

On avait fait de l'*helléboréine* un anesthésique local précieux pour la thérapeutique oculaire (Venturini, et Gasparini), disant qu'elle agirait profondément, sans irritation, sans vaso-constriction, sans modification de la tension de l'œil. Nous avons vérifié l'exactitude de son action anesthésique importante mais constaté, en même temps, qu'elle provoque de la douleur, de la congestion de la conjonctive, parfois suivie d'opacité cornéenne. Pour nous, l'hélléboréine est un anesthésique local évident, mais irritant et dangereux (Guinard et Geley). — La *spartéine*, si on la trouvait toujours pure, nous a paru un excellent anesthésique local, sans inconvénients et sans dangers. Son action est lente à se produire, elle est moins profonde mais plus prolongée que celle de la cocaïne. Les solutions à 1/40, 1/20 peuvent être employées couramment, car la spartéine est très peu toxique et ne produit aucun trouble local apparent (Guinard et Geley).

Enfin, tout récemment, on a introduit, en thérapeutique, un anesthésique local nouveau, dont nous croyons devoir au moins signaler l'existence, car il paraît devoir rester et rendre des services: c'est l'*orthoforme* (Éther p-amido-m-oxybenzométhylique). Ce corps, qui s'emploie et s'administre en poudre, est dépourvu de toute toxicité dans les conditions de son usage, mais il est beaucoup plus *analgésique* qu'anesthésique et ne peut agir que sur les solutions de continuité.

ANALGÉSIE ET ANALGÉSIQUES.

Sans nulle intention de jouer sur les mots, nous croyons utile de rappeler et de comparer ici la signification éthymologique d'*analgésie* et d'*anesthésie*.

Analgésie, de ά privatif et ἄλγος *douleur*, exprime le fait particulier d'une insensibilité spéciale à la douleur, sans préoccupation de ce que peut être l'état des autres sensibilités. Beau, qui le premier en France a employé ce terme, le réservait exclusivement à la perte de la sensation douloureuse avec conservation des autres sensibilités.

Anesthésie, de ά privatif et αἴσθησις *sensibilité* a une signification beaucoup plus générale et exprime le fait de la disparition de *toutes les sensibilités*.

Il est clair d'après cela que toute anesthésie comporte en même temps une analgésie et l'on comprend qu'à ce point de vue il y ait, entre les deux phénomènes, des rapports étroits qui, parfois, amènent à les confondre; mais, comme la réciproque n'est pas vraie, on est forcé de séparer l'analgésie de l'anesthésie et de laisser à chaque mot sa signification propre, d'autant plus que, en pathologie et en pharmacodynamie, les faits distincts qu'ils expriment s'observent fréquemment.

Ainsi, dans certaines formes d'hystérie et dans beaucoup de maladies nerveuses, on a l'occasion de voir l'insensibilité à la douleur coïncider avec la conservation des autres sensibilités tactiles ; de même, dans l'arsenal pharmacodynamique, il existe des médicaments et des poisons qui produisent la même dissociation et peuvent abolir la douleur, sans faire perdre la sensibilité tactile et excito-motrice.

Il y a plus, certains médicaments ne manifestent apparemment et d'une façon bien évidente leurs propriétés spéciales de modificateurs de la sensibilité, qu'en présence de l'élément douleur et dans les seules circonstances où précisément on les utilise pour combattre celle-ci.

De telle sorte que, forcément, si le mot *analgésie* n'existait pas, il faudrait le créer, ou un autre qui le remplace, pour exprimer des faits qui, incontestablement, doivent être différenciés des autres.

Pratiquement, il y a donc nécessité absolue à ne pas confondre anesthésie et analgésie et à ne pas employer ces deux mots l'un pour l'autre. Si un anesthésique est analgésique, un analgésique n'est pas anesthésique, au sens vrai du mot ; les propriétés de l'un sont limitées à une partie des propriétés de l'autre et ne comportent, pas les mêmes indications.

Nous dirons donc que les *analgésiques sont les médicaments de la douleur*, les agents qui, localement ou après absorption, atténuent ou abolissent les sensations douloureuses sans atteindre les autres sensibilités.

La plupart des agents que l'on peut qualifier d'analgésiques sont ou seront étudiés ailleurs, car, à côté de leurs propriétés analgésiantes, ils ont des effets principaux qui les rattachent à des groupes pharmacodynamiques plus naturels, à cause de la similitude plus grande de leurs électivités et de leurs indications. Nous nous limiterons donc ici à un exposé très sommaire des médicaments employés comme analgésiques.

Le plus anciennement connu et le plus réputé est l'opium.

En effet, en plus des modifications cérébrales qu'elle produit, la morphine est un calmant parfait des douleurs pathologiques ; elle peut, comme nous l'avons vu, supprimer une action nerveuse périphérique, engourdir certaines parties du système nerveux, en dehors même de son action particulière sur les centres. Ceci est surtout évident chez les animaux qu'elle n'endort pas, cheval et bœuf par exemple, animaux chez lesquels elle peut faire cesser une agitation sans narcotiser, en produisant la disparition d'une douleur dont on ne peut immédiatement supprimer la cause.

Chez un chien fortement morphinisé, la sensibilité tactile est conservée, le moindre contact détermine une réaction et un réflexe ; si l'on fait une incision, une opération douloureuse, l'animal crie et s'agite ; mais dès que l'opération elle-même est achevée, l'animal, bien que souvent très gravement mutilé, ne paraît plus ressentir la moindre douleur.

La même chose peut s'observer et beaucoup mieux chez l'homme. Après une injection thérapeutique de morphine, l'individu qui souffre, quoiqu'éveillé, a une sensibilité émoussée et ne perçoit plus qu'une douleur sourde, indistincte, bien différente de la douleur lancinante, aiguë, intolérable qu'il ressentait avant la médicamentation. C'est pour expliquer et qualifier ces faits d'atténuation de la douleur que M. Richet a proposé le mot d'*hypoalgésie*.

Après la morphine, l'*antipyrine* a des propriétés analgésiantes remarquables, qui la font classer parmi les meilleurs remèdes de la névralgie congestive et des autres manifestations douloureuses. L'*exalgine* ou *méthylacétanilide* viendrait après, suivie de la *phénacétine* et de l'*acétanilide* (Dujardin-Beaumetz) que nous étudierons ensemble dans le groupe des antipyrétiques. — Qui ne connaît aussi les propriétés calmantes, si précieuses, de l'acide salicylique et des salicylates de soude et de méthyle, dans les cas de douleurs rhumatismales et tabétiques (Stricker, Sée, Bouchard, Luys) ?

Aux préparations belladonées, on a, depuis longtemps, reconnu des actions analgésiques ; enfin, à l'aconit et à l'aconitine, à la ciguë et à la cicutine, etc., on s'est adressé, et on s'adresse encore, pour le traitement de certaines névralgies douloureuses.

La théorie et l'explication physiologique de l'analgésie seraient bien intéressantes à connaître, mais, à leur sujet, on ne peut faire que des hypothèses. Parmi les autres, celle que donne Ch. Richet fait assez bien saisir le phénomène.

Si l'on admet que la douleur est constituée par le retentissement d'une vibration nerveuse, soit des nerfs périphériques, soit des centres, on comprend d'abord que son intensité et son acuité puissent être mesurées par l'amplitude de la vibration; ensuite, on conçoit aisément que toute substance est hypoalgésique ou *analgésique*, qui a le pouvoir d'agir sur cette vibration et d'en diminuer l'amplitude,

Naturellement, au fond de cette action, nous voyons toujours l'imprégnation cellulaire et la modification protoplasmique initiale.

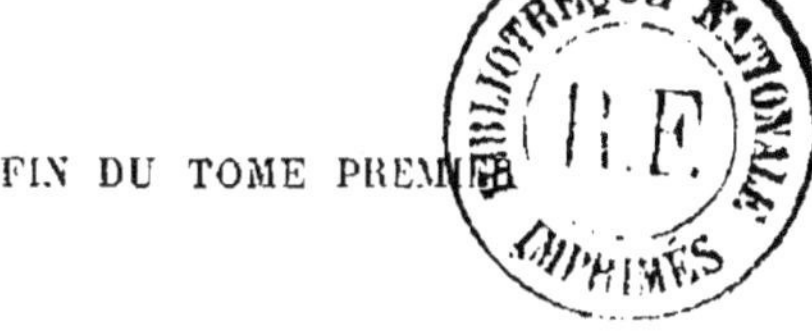

FIN DU TOME PREMIER.

ERRATA

TABLE DES MATIÈRES
DU TOME PREMIER

Une table alphabétique des matières contenues dans les tomes I et II se trouvera à la fin du tome II.

5638-96. — CORBEIL. Imprimerie ÉD. CRÉTÉ.

MÉDECINE VÉTÉRINAIRE

Formulaire des vétérinaires praticiens, comprenant environ 1500 formules et rédigé d'après les nouvelles méthodes thérapeutiques, par Paul CAGNY,

vétérinaire, membre de la Société centrale de médecine vétérinaire, du Collège Royal vétérinaire de Londres, etc. 2e *édition*, 1899, 1 vol. in-18 de 332 pages, cartonné.................................... 3 fr.

Ouvrage dont l'acquisition par les corps de troupe à cheval a été autorisée par circulaire du Ministère de la guerre du 12 août 1897.

En rédigeant ce *Formulaire des vétérinaires praticiens*, M. Cagny s'est proposé deux buts différents :

1º Présenter aux vétérinaires un résumé des principes thérapeutiques, basé sur les modifications apportées, dans ces dernières années, aux théories médicales.

Puisque les méthodes doivent suivre les théories dans leurs changements, le moment était venu, en médecine vétérinaire, de faire paraître un *Formulaire*, qui ne fût pas inspiré par des théories considérées aujourd'hui comme erronées.

2º Réunir dans un même chapitre toutes les formules applicables aux maladies d'un organe donné.

Grâce au classement adopté, on n'aura pas l'ennui de feuilleter tout le volume pour trouver la médication applicable à une pneumonie ou à une entérite, par exemple.

Un *Mémorial thérapeutique* très complet permettra de retrouver soit la maladie et par suite le traitement qui lui convient, soit le médicament et par suite la maladie à laquelle il s'applique.

Voici le titre des vingt chapitres de ce *Formulaire* :

I. Thérapeutique générale. — II. Modificateurs de la cause externe de la maladie (antiseptiques et parasiticides). — III. Modificateurs de l'appareil digestif. — IV. Modificateurs de la nutrition. — V. Modificateurs du sang. — VI. Modificateurs de l'appareil circulatoire et de la circulation. — VII. Modificateurs de l'appareil respiratoire. — VIII. Modificateurs du système nerveux. — IX. Modificateurs des organes de la vision. — X. Modificateurs de la peau. — XI. Modificateurs des mamelles et de la sécrétion lactée. — XII. Modificateurs de l'appareil urinaire. — XIII. Modificateurs des organes génitaux. — XIV. Agents thérapeutiques sans action fonctionnelle spéciale (électricité, hydrothérapie, exercice et massage, caustiques, astringents, émollients, mélanges adhésifs). — XV. Poisons et contrepoisons. — XVI. Médicaments antivirulents. — XVII. Thérapeutique des opérés. — XVIII. Posologie vétérinaire. — XIX. Virus contagieux employés pour la destruction des animaux nuisibles. — XX. Toxines employées pour le diagnostic des maladies contagieuses.

Pour compléter ses connaissances personnelles, M. Cagny s'est inspiré des recherches des professeurs des Écoles vétérinaires d'Alfort, de Lyon et de Toulouse, et des Écoles étrangères, ainsi que des observations publiées par les praticiens de la France et de l'étranger.

Précis d'ophtalmoscopie vétérinaire,

par T. NICOLAS, vétérinaire en 2e de l'armée, docteur en médecine, et C. FROMAGET, ancien chef de clinique ophtalmologique à la Faculté de médecine de Bordeaux. 1898, 1 volume in-8 de 120 pages avec 9 planches en couleurs et 25 figures. Cartonné........... 8 fr.

Ce précis d'ophtalmoscopie vétérinaire est destiné à vulgariser parmi les vétérinaires un ensemble de notions dout l'extrême utilité pour le diagnostic des maladies n'a plus besoin d'être démontrée. L'examen clinique du fond de l'œil permet de déceler non seulement beaucoup d'affections oculaires qui passeraient inaperçues , mais encore certaines affections cérébrales, rénales, vasculaires, certains troubles généraux de la nutrition, etc. C'est donc une des méthodes principales d'exploration clinique.

L'Atlas a été spécialement composé pour le praticien ; les planches, des-inées d'après nature, sont remarquablement exactes et leur impression en couleurs dépasse tout ce qui a été fait. Il existe déjà en France et à l'étranger un nombre considérable de traités d'ophtalmoscopie humaine ; à l'étranger, il a déjà été publié un certain nombre d'ouvrages d'ophtalmoscopie vétérinaire. Le présent ouvrage vient combler une lacune regrettable dans la littérature vétérinaire française.

Les auteurs étaient mieux placés que personne pour écrire un ouvrage vraiment pratique. Voici les titres des principaux chapitres de l'ouvrage :

Chap. I. *Anatomie du globe oculaire.* — Chap. II. *Réfraction en général.* — Chap. III. *Méthodes d'exploration de l'œil.* — Examen à l'œil nu, éclairage latéral ou oblique, examen ophtalmoscopique, tonométrie, examen de la fonction visuelle. — Chap. IV. *État normal du fond de l'œil* chez le cheval, l'âne et le mulet, le bœuf, les mouton, la chèvre, le chien et le chat. — Chap. V. *État pathologique du fond de l'œil,* Corps vitré, nerf optique, rétine, choroïde.

ENCYCLOPÉDIE VÉTÉRINAIRE

Publiée sous la direction de

C. CADÉAC, professeur de clinique à l'École vétérinaire de Lyon.

Avec la collaboration de

MM. BOUCHER, DELAUD, GUINARD, MOREY, STOURBE, chefs des travaux à l'Ecole vétérinaire de Lyon.

BOURNAY, professeur ; CONTE, chef des travaux à l'Ecole vétérinaire de Toulouse.

CAREAU, vétérinaire à Dijon ; GALLIER, vétérinaire à Caen

THARY, vétérinaire de l'armée, etc.

Collection nouvelle de 25 volumes, à 5 fr. le vol. cart.

On peut souscrire à forfait à ces 25 volumes moyennant la somme de 112 francs.

En vente au 1er août 1898, les tomes I à XII, XV et XVI :

I. Pathologie générale. — II-III. Sémiologie, 2 vol. — IV. Hygiène. — V. Médecine légale. — VI. Police sanitaire. — VII. Maréchalerie. — VIII à XII. Pathologie interne (Tomes I à V). — XV. Jurisprudence, 1 vol. — XVI. Thérapeutique (tome I).

Sous presse :

XIII et XIV. Pathologie interne (Tomes VI et VII). — XVII. Thérapeutique (tome II).

En préparation : **Médecine opératoire,** par C. CADÉAC, 1 vol. — **Obstétrique vétérinaire,** par J. BOURNAY, 1 vol. — **Pharmacologie et Toxicologie vétérinaires,** par DELAUD et STOURBE, 1 vol. — **Zootechnie,** par H. BOUCHER, 1 vol. — **Inspection des viandes,** par CAREAU, 1 vol. — **Maladies contagieuses,** 1 vol. — **Pathologie chirurgicale,** 2 vol.

ENVOI FRANCO CONTRE UN MANDAT POSTAL

Aide-mémoire du vétérinaire, *médecine, chirurgie,*

obstétrique, formules, police sanitaire et jurisprudence commerciale, par Jules SIGNOL, membre de la société centrale de médecine vétérinaire, membre correspondant de l'Académie de médecine. 2ᵉ *édition* mise au courant des plus récents travaux et de la jurisprudence nouvelle, 1894, 1 vol. in-18 jésus de 648 pages, avec 411 fig., cart. **7 fr.**

L'auteur s'est proposé de réunir sous une forme aussi concise et aussi pratique que possible les faits les plus importants de la médecine vétérinaire. Il a voulu fournir aux praticiens, tous les documents nécessaires pour se tenir au courant de la science.

Les résultats si féconds des travaux de M. Pasteur sur le charbon, le choléra des poules, le rouget du porc, et sur l'application des virus atténués, ont été exposés avec soin. Le chapitre consacré à la thérapeutique contient des renseignements précieux sur l'action des médicaments nouveaux.

M. Signol a exposé dans des chapitres spéciaux, les principes généraux de la *police sanitaire* et de la *jurisprudence commerciale.*

L'inspection des objets de consommation ayant pris une importance de premier ordre, au point de vue de l'hygiène publique, et une part plus grande étant faite aux vétérinaires dans ce service, une plus grande étendue a été donnée aux chapitres de l'inspection et de la conservation des viandes.

Une nouvelle loi sur les vices rédhibitoires ayant été promulguée depuis la première édition, le chapitre concernant la jurisprudence a été remanié complètement.

Concision, exactitude, indication de documents nouveaux, telles sont les qualités de ce *vade-mecum* du vétérinaire.

Précis de thérapeutique, de matière médicale et de pharmacie vétérinaires,

par P. CAGNY, président de la Société centrale de médecine vétérinaire de France. Préface de M. PEUCH, professeur à l'École vétérinaire de Lyon. 1 vol. in-18 jésus de 676 pages avec 106 figures, cartonné..................................... **8 fr.**

Ouvrage dont l'acquisition par les corps de troupe à cheval a été autorisée par circulaire du Ministère de la guerre du 22 février 1892.

Cet ouvrage est divisé en quatre parties : la thérapeutique générale, c'est-à-dire l'action et l'administration des médicaments ; la matière médicale vétérinaire, c'est-à-dire les effets et la manière d'employer les médicaments usités dans les maladies ; la thérapeutique spéciale, c'est-à-dire l'examen des troubles des diverses fonctions dans l'état de maladie ; la thérapeutique appliquée, c'est-à-dire l'emploi des médicaments et la méthode à adopter dans les principales maladies.

C'est le premier ouvrage vétérinaire où l'on trouve l'exposé des *applications des nouvelles méthodes antiseptiques* à la thérapeutique vétérinaire et l'étude des effets des *médicaments nouveaux* sur les animaux malades.

Dictionnaire de médecine, de chirurgie, de pharmacie, de l'art vétérinaire

et des sciences qui s'y rapportent, par Émile LITTRÉ, membre de l'Institut. 18ᵉ *édition*, 1898, 1 vol. gr. in-8 de 1910 pages, à deux colonnes, avec 602 figures.

Cartonné.................. **20 fr.** — Relié.................... **25 fr.**

ENVOI FRANCO CONTRE UN MANDAT POSTAL

Les industries des abattoirs, connaissance,

achat et abatage du bétail, préparation, commerce et inspection des viandes, produits et sous-produits de la boucherie et de la charcuterie, par L. BOURRIER, vétérinaire sanitaire du département de la Seine, 1897, 1 vol. in-16 de 356 pages avec 77 figures, cartonné...... 4 fr.

Après une étude générale sur les abattoirs et le commerce de la *boucherie*, de la *charcuterie* et de la *triperie*, l'auteur passe successivement en revue le bœuf, le veau, le mouton, la chèvre et le cheval de boucherie, le porc ; pour chacun, il étudie l'achat et la connaissance des diverses races, l'abatage, la préparation des bêtes abattues, les abats, les issues, les suifs, les cuirs et les produits accessoires.

M. Bourrier examine ensuite la viande abattue, les différentes catégories de viande, leurs qualités, leur conservation. Il termine enfin par l'inspection sanitaire des viandes, si importante au point de vue de l'hygiène.

Un long séjour aux abattoirs de la Villette comme vétérinaire inspecteur le mettait, mieux que tout autre, à même d'écrire ce livre plein de renseignements utiles et inédits.

Cuirs et peaux, par VOINESSON DE LAVELINES, chimiste au laboratoire municipal, 1894,

1 vol. in-16, de 451 pages, avec 88 figures, cartonné........... 5 fr.

L'alimentation des animaux domestiques, formulaire des rations avec table d'équivalents en principes nutritifs digestibles, par SIDERIUS, 1893,

1 vol. gr. in-8, de 170 pages, avec 15 tableaux............... 7 fr.

Les substances alimentaires étudiées au microscope surtout au point de vue de leurs altérations et de leurs falsifications, par

MACÉ. 1891, 1 vol. in-8, de 512 pages, avec 402 fig. et 24 pl. color. 14 fr.

200 pages sont consacrées aux substances alimentaires d'origine animale. Les altérations des viandes occupent 150 pages.

Le pain et la viande, par J. DE BRÉVANS. Préface par M. E. RISLER, directeur

de l'Institut national agronomique, 1892, 1 vol. in-16 de 368 pages, avec 86 figures, cartonné.................................... 4 fr.

Manuel de culture fourragère, par C. et A. DENAIFFE,

1896, 1 vol. in-16 de 384 pages avec 108 figures, cartonné...... 4 fr.

Traité de botanique agricole. par Julien VESQUE,

maître de conférences à la Faculté des sciences et à l'Institut Agronomique, 1885, 1 vol. in-8 de 976 pages, avec 598 fig., cart........ 18 fr.

Éléments de botanique agricole, à l'usage

des écoles d'agriculture, par SCHRIBAUX et NANOT, professeurs à l'Institut national agronomique, 1 vol. in-18 jésus de 328 pages, avec 260 figures, 2 planches coloriées et carte. Cartonné.......... 4 fr.

ENVOI FRANCO CONTRE UN MANDAT POSTAL

Traité de zootechnie générale, par CH. CORNE

VIN, professeur à l'Ecole vétérinaire de Lyon. 1891, 1 vol. gr. in-8 d
1088 pages avec 204 figures et 4 planches coloriées .... 22 f
Ouvrage dont l'acquisition par les corps de troupe à cheval a été aut
risée par circulaire du ministère de la guerre du 23 avril 1891.

I. — Les animaux domestiques dans le passé et le présent. — Affinités et filiatio
— Domestication. — Statistique. — Valeur des produits. — Importations et exporta
tions. — Consommation. — II. — Les individus et les groupes. — Le couple et le
différences sexuelles. — Variations. — Hérédité. — Espèces. — Caractères ethnique
— III. — Les procédés zootechniques. — Reproduction. — Consanguinité. — Sélectio
— Croisements et métissage. — Hybridation. — Procédés d'exploitation. — Dressage
entraînement. — Forçage, engraissement. — Galactologie. — Acclimatation. — IV.
Les entreprises zootechniques. — Production des jeunes. — Du travail. — De la viand
et de la graisse. — Du lait. — Exploitation de la laine, poils et plume.

Traité de zootechnie spéciale,

par CH. CORNEVIN. — Tome I. — *Les oiseaux de basse-cour*, 189
1 vol. gr. in-8 de 322 p., avec 116 fig. et 4 pl. col... 8 fr
Tome II. — *Les petits mammifères de la basse-cour et de la maison*
1896, 1 vol. gr. in-8 de 408 pages avec 88 figures et 2 planche
coloriées. ... 10 fr
Tome III. — *Les porcs*, 1898, 1 vol. gr. in-8 de 150 p. avec fig. 4 fr

Ce Traité de Zootechnie spéciale est le complément naturel du *Traité de Zootechni
générale* du même auteur. En effet, après avoir exposé les modalités et les lois de l
formation des races animales domestiques ainsi que les règles de leur multiplication
amélioration et exploitation, il restait à faire connaître en détail chaque groupe ethni
que, de façon qu'on arrive à leur détermination aussi couramment qu'on procède à cell
d'une forme spécifique quelconque du règne animal ou végétal; c'est l'objet du pré
sent livre.

Voyage zootechnique dans l'Europe centrale et orientale, par CH. CORNEVIN, 1895

gr. in-8, 103 pages, avec fi
gures, cartonné... 3 fr.

Traité de zoologie agricole et industrielle,

comprenant la pisciculture, l'apiculture et la
sériciculture, par P. BROCCHI, professeur à
l'Institut agronomique. 1 vol. gr. in-8 de 984 pages, avec 63 figures,
cartonné... 18 fr.

Les Mammifères, par A. E. BREHM, édition française

par Z. GERBE, 2 vol. gr. in-8, de
1636 p., avec 728 fig. et 40 pl... 24 fr.

ENVOI FRANCO CONTRE UN MANDAT POSTAL

Traité d'anatomie comparée des animaux domestiques, par A. CHAUVEAU, inspecteur général des écoles vétérinaires et ARLOING, directeur de l'Ecole vétérinaire de Lyon. 4e *édition*, 1890. 1 vol. gr. in-8 de 1064 p., avec 455 fig., la plupart coloriées. 24 fr,

Éléments d'anatomie comparée, par Rémy PERRIER 1892, 1 vol. in-8 de 1208 p., avec 650 fig. et 8 pl. color., cart... 22 fr.

Anatomie comparée du système dentaire chez l'homme et chez les animaux, par E. ROUSSEAU, 1 vol. gr. in-8 de 320 p. avec 30 planches........ 10 fr.

Précis de tératologie, anomalies et monstruosités chez l'homme et chez les animaux, par L. GUINARD, chef des travaux de physiologie à l'Ecole vétérinaire de Lyon. Préface par le professeur C. DARESTE. 1892, 1 vol. in-18 jésus de 512 pages, avec 272 figures, cartonné... 8 fr.

Les anomalies chez l'homme et chez les mammifères, par L. BLANC, chef des travaux d'anatomie à l'école vétérinaire de Lyon. Préface par C. DARESTE. 1893, 1 vol. in-16 de 324 pages avec 127 figures.. .... 3 fr. 50

Traité de physiologie comparée des animaux, considérée dans ses rapports avec les sciences naturelles, la médecine, la zootechnie et l'économie rurale, par G. COLIN, professeur à l'Ecole vétérinaire d'Alfort, 3e *édition*. 1886-1888, 2 vol. in-8 avec 216 figures............ 28 fr.

Traité élémentaire de Parasitologie, par R. MONIEZ, professeur à la Faculté de médecine de Lille. 1896, 1 vol. in-8 de 680 pages avec 111 figures................. 10 fr.

Traité des Entozoaires, et des maladies vermineuses chez l'homme et les animaux domestiques, par C. DAVAINE, 2e édit., 1877, 1 vol. in-8 de 1004 pages avec 110 figures..................... 14 fr.

La trichine et la trichinose, par J. CHATIN, 1883, 1 vol. in-8 de 282 pages, avec 11 planches........................... 10 fr.

La ladrerie des bêtes bovines et le ténia inerme de l'homme, par E. ALIX. 1887, in-8, 56 pages................. 2 fr.

ENVOI FRANCO CONTRE UN MANDAT POSTAL

e cheval, extérieur, régions, pied, proportions, aplombs, allures, âge, aptitudes, robes, tares, vices, achat

et vente, examen critique des œuvres d'art équestre, structure et fonctions, races, origine, production et amélioration, démontrés à l'aide de planches coloriées, découpées et superposées. Dessins d'après nature par E. CUYER ; texte par E. ALIX, vétérinaire militaire, lauréat du ministère de la guerre. 1 vol. gr. in-8 de 703 pages de texte, avec 172 figures et 1 atlas de 16 planches coloriées. Ensemble 2 volumes grand in-8, cartonnés.................................... 60 fr.

Ce livre s'adresse aux vétérinaires, aux maréchaux, aux éleveurs, à tous ceux qui oit par nécessité, soit par goût, s'occupent du cheval et veulent éviter dans leurs acquisitions les erreurs qu'entraîne l'ignorance de l'organisation du cheval.

Le texte est dû à la plume autorisée de M. E. ALIX, vétérinaire en premier de armée, dont les travaux et l'expérience garantissent l'exactitude de ses descriptions t la compétence de ses conseils.

Ce qui constitue l'originalité des seize planches hors texte, coloriées, découpées et uperposées, dessinées par ED. CUYER, prosecteur à l'Ecole des Beaux-Arts, c'est qu'elles endent tangibles et saisissables tous les détails des différents organes. Dessinées 'après nature, exactes en tous points, quant à la situation, aux rapports, à la forme, à a teinte et aux proportions des parties, ces planches sont irréprochables au point de ue artistique.

es allures du cheval, une planche coloriée, découpée, superposée et articulée,

par E. CUYER. 1886, gr. in-8, 43 pages, avec 13 figures et 1 planche coloriée.. 7 fr. 50

Marchands de cheval et marchands de chevaux. Guide des acheteurs, par PIERRE. 1891, 1 vol. in-8 de 388 p., avec 70 figures....... 6 fr.

Conférences sur l'hygiène et l'étude des races des chevaux des armées,

par AURREGGIO. 1895, gr. in-8, 168 pages.................. 2 fr.

Amélioration de l'espèce chevaline,

par des accouplements raisonnés, par ALASONNIÈRE. 1885, in-8, 126 pages.. 4 fr.

os chevaux. Zootechnie générale, hippologie et hippotechnie à l'usage des gens du monde, amateurs et éleveurs, par GÉRARD. 1891. 1 vol. in-8 de 254 pages avec

5 planches.. 5 fr.

Traité des vices rédhibitoires, par MM. GALISSET

et MIGNON, 3e *édition*, 1864, 1 vol. in-18 jésus de 542 pages... 6 fr.

Les vaches laitières, choix, entretien, production, élevage, par E. THIERRY,

directeur de l'Ecole d'agriculture de l'Yonne. 1895, 1 vol. in-16 de 349 pages, avec 75 figures, cartonné...................... 4 fr.

L'ouvrage débute par des notions sommaires d'anatomie et de physio'ogie des bovidés, et par l'étude de la connaissance de l'âge. Vient ensuite l'examen des principales races françaises et étrangères utilisées comme laitières. Les chapitres suivants sont consacrés à la production du lait, au choix des vaches laitières, à leur amélioration. L'hygiène de la vache laitière est longuement traitée, tant au point de vue de l'habitation, du pansage, que de l'alimentation aux pâturages et à l'étable. Apres avoir parlé de la traite, des causes de variation de la production du lait, puis de l'engraissement de la vache laitière, M. THIERRY entre dans des considérations étendues sur tout ce qui intéresse le producteur (choix des reproducteurs, rut, chaleur, monte, gestation, parturition, etc.) et l'éleveur (allaitement, sevrage, castration, régime, etc.). Puis il donne quelques conseils pratiques sur l'achat de la vache laitière. Il passe en revue les maladies qui peuvent affecter la vache et le veau.

Enfin il termine par l'étude du lait, de la laiterie et des industries laitières.

L'industrie laitière, le lait, le beurre et le fromage, par E. FERVILLE. 1888, 1 vo-

lume in-16 de 350 pages, avec 50 figures, cartonné........... 4 fr.

Le lait : essayage ; lait condensé ; le beurre ; la crème ; système Swartz ; écrémeuses centrifuges ; barattage ; délaitage mécanique ; margarine ; fromages frais et affinés, fromages pressés et cuits ; construction des laiteries ; comptabilité ; enseignement.

Le lait, par E. DUCLAUX, membre de l'Institut, professeur à la Faculté des sciences et à l'Institut agronomique,

2e édition, 1894. 1 vol. in-16 de 376 pages, avec figures.... 3 fr. 50

L'exploration de l'abdomen du bœuf,

par J.-N. DETROYE, vétérinaire de la ville de Limoges, directeur de l'Abattoir. 1892, 1 volume in-8 de 311 pages................. 6 fr.

Les boiteries de l'espèce bovine,

par FURLANETTO. Traduit de l'italien par TH. CROUZEL. 1893, in-8, 248 pages...................................... 4 fr.

Pathologie bovine, par GUITTARD. I. Maladies de l'appareil digestif. 1895. 1 vol.

in-8, 392 pages...................................... 6 fr.

Le manuel opératoire pour l'espèce bovine, par GUITTARD. 1898. 1 volume in-8, 392 pages, 112 figures........................... 10 fr.

L'Art de conserver la santé des animaux dans les campagnes, par FONTAN.

Nouvelle médecine vétérinaire domestique, à l'usage des agriculteurs, fermiers, propriétaires ruraux, etc. *Ouvrage couronné par la Société des agriculteurs de France.* 1 vol. in-16 de 378 p., avec 100 fig., cart... **4 fr.**

Cet ouvrage comprend trois parties :

1º L'*hygiène vétérinaire* : M. Fontan a réuni les règles à suivre pour entretenir l'état de santé chez nos animaux ; 2º *Médecine vétérinaire usuelle* : il donne une idée générale des maladies les plus faciles à reconnaître et du traitement à opposer en attendant la visite du vétérinaire : 3º *Pharmacie vétérinaire domestique* : le traitement indiqué à propos de chaque maladie se compose de moyens excessivement simples et inoffensifs, que le propriétaire peut employer lui-même impunément. Tout ce qui concerne la préparation, l'application ou l'administration de ces moyens se trouve détaillé.

Nouveau manuel de médecine vétérinaire homéopathique, par GUNTHER et PROST-LACUZON,

1 vol. in-16 de 396 pages, cartonné........................... **4 fr.**

Traitement homœopathique des maladies du cheval, des bêtes bovines, des bêtes ovines, des chèvres, des lapins, des chiens, des chats et des oiseaux de basse-cour et de volière, à l'usage des vétérinaires, des propriétaires ruraux, des fermiers et de toutes les personnes chargées du soin des animaux domestiques.

Le Matériel agricole, machines, outils, instruments employés dans la

grande et la petite culture, par J. BUCHARD, 1890, 1 vol. in-16 de 384 pages, avec 142 figures, cartonné........................ **4 fr.**

Guide pratique du vétérinaire, par LA-CASSIN,

1865, 1 vol. in-18 de 412 pages........................... **4 fr.**

Les animaux de la ferme, par E. GUYOT, 1 volume in-16,

de 314 pages, avec 146 figures, cartonné.................... **4 fr.**

Résumer tout ce que l'on sait sur nos différentes espèces d'animaux domestiques, cheval, bœuf, mouton, porc, chien, chat, poules, dindons, pigeons, canards, oies, lapins, abeilles, et leurs nombreuses races, par leur anatomie, leur physiologie, leur utilisation et leur amélioration, leur hygiène, leurs maladies, etc.. était une œuvre difficile ; aussi ce livre pourra-t-il être très utilement placé dans les bibliothèques rurales.

Constructions agricoles et architecture rurale, par J. BUCHARD, 1 volume in-16 de 392 pages,

avec 143 figures, cartonné........... **4 fr.**

Matériaux de construction : préparation et emploi : maison d'habitation, hygiène rurale, étables, écuries, bergeries, porcheries, basses-cours, granges ; magasins à grains et à fourrages, laiteries, cidreries, pressoirs, magnaneries, fontaines, abreuvoirs, citernes, pompes hydrauliques agricoles, drainages ; disposition générale des bâtiments, alignements, mitoyenneté et servitudes ; devis et prix de revient.